Wunderer/Schnebel
Interdisziplinäre Essstörungstherapie

Eva Wunderer
Andreas Schnebel

Interdisziplinäre Essstörungstherapie

Psychotherapie, Medizinische Behandlung,
Sozialpädagogische Begleitung, Ernährungstherapie

Unter Mitarbeit von
Vera Baumer, Eveline Müller, Lisa Pecho und
Sigrun Schönburg

Beltz Verlag · Weinheim und Basel

Dr. *Eva Wunderer*, Diplom-Psychologin, wissenschaftliche Leiterin von ANAD e.V., arbeitet dort in der Fachöffentlichkeitsarbeit und der psychotherapeutischen Betreuung der Patientinnen und Patienten. Sie ist Lehrbeauftragte im Paarbeziehungs- und Essstörungsbereich an verschiedenen Hochschulen und systemische Paar- und Familientherapeutin (DGSF). Die Autorin ist verheiratet und lebt mit ihrem Mann und ihren Kindern in München.

Andreas Schnebel, Diplom-Psychologe, therapeutischer Leiter von ANAD e.V., Gründungsmitglied von ANAD, Gründungsmitglied von Cinderella e.V. Er war beteiligt am Aufbau der Essstörungsstation in der Klinik Roseneck in Prien, ist niedergelassener Verhaltenstherapeut und Vorsitzender des Bundesfachverbandes Essstörungen BFE.

1. Auflage

www.beltz.de
Herstellung: Lore Amann
Satz: Druckhaus »Thomas Müntzer«, Bad Langensalza
Druck: Druck Partner Rübelmann, Hemsbach
Umschlaggestaltung: Federico Luci, Odenthal
Umschlagabbildung: Mauritius, Mittenwald / Fotomontage: Simone Konejung
Printed in Germany

ISBN 978-3-621-27682-5

Inhaltsverzeichnis

Danksagung

Dieses Buch ist zu großen Teilen das Produkt der jahrzehntelangen Erfahrung und Konzeptarbeit in den ANAD Beratungsstellen und Wohngruppen. Es wäre ohne das engagierte und kompetente Team der Einrichtungen nicht möglich gewesen. Unser Dank gebührt daher allen Mitarbeiterinnen und Mitarbeitern, die mit ihrem Einsatz dazu beitragen, dass junge Menschen mit Essstörungen wieder eine Perspektive finden und Schritt für Schritt gemeinsam aus der Essstörung gehen.

Einen besonderen Beitrag lieferten Studentinnen verschiedener Fachbereiche, die bei ANAD ihre Diplomarbeit schrieben. Sie werteten Daten aus und gaben wertvolle Hinweise auf konzeptionelle Weiterentwicklungen. Stellvertretend für alle seien Vanessa Mares, Carolin Martinovic, Katerina Obermeier, Julia Rohling, Martina Scheer, Gloria Schmid und Sabine Weis erwähnt.

Die Koautorinnen aus den verschiedenen Fachbereichen, Vera Baumer, Eveline Müller, Dr. Lisa Pecho und Sigrun Schönburg, haben mit ihren Erfahrungen dazu beigetragen, dass sich das Buch durch einen starken Praxisbezug auszeichnet. Dank geht an dieser Stelle zudem an Birgit Hermann, Diplom-Psychologin in den ANAD intensivtherapeutischen Wohngruppen, die bei der Beschreibung des gruppentherapeutischen Angebotes mitwirkte. Zudem bedanken wir uns bei all denjenigen, die das Buch Korrektur lasen, insbesondere unserer Verwaltungsleiterin Susanne Kiemer.

Unser besonderer Dank jedoch gilt unseren Patientinnen und Patienten. Sie haben mit ihren Therapieverläufen und ihren Rückmeldungen nicht nur dazu beigetragen, dass das interdisziplinäre Therapiekonzept der ANAD Wohngruppen beständig weiterentwickelt und so zu dem wurde, was es heute ist. Sie haben sich vielmehr auch in dieses Buch in starkem Maße eingebracht, indem sie sich für Interviews zur Verfügung stellten, ihre Erfahrungen aufschrieben oder ihr Einverständnis dazu gaben, dass wir Therapieausschnitte auf Tonband aufzeichneten und im Buch abdruckten. Die Patientinnen wollten anonym bleiben, und so seien sie auch an dieser Stelle mit den Vornamen erwähnt, die sie sich für das Buch gaben: Herzlichen Dank an Simone, Sarah, Luise und Carmen.

München, April 2008 *Eva Wunderer* und *Andreas Schnebel*

Vorbemerkung

Am Anfang des Schreibprozesses galt es eine schwierige Frage zu klären: Wie halten wir es mit geschlechtsspezifischen Formulierungen? Um der besseren Lesbarkeit willen wollten wir auf Konstrukte wie Patienten/innen, Patientinnen und der/die Betroffene verzichten. Andererseits wollten wir nicht ein Geschlecht bevorzugen, das andere benachteiligen oder ausschließen. Und so suchten wir in Absprache mit dem Verlag einen lesefreundlichen Mittelweg.

Da es sich bei den Betroffenen zum allergrößten Teil um Mädchen und Frauen handelt, wurde im Singular die weibliche Form gewählt (»die Patientin«). Jungen und Männer sind selbstverständlich genauso gemeint. Im Plural wählten wir hingegen die Formulierung »die Patienten«, da diese am ehesten beide Geschlechter mit einbezieht. Gleiches gilt für Betroffene, Therapeuten, Pädagogen etc.: Jeweils wurde im Singular die weibliche, im Plural die männliche Form gewählt.

Wenn es sich um geschlechtsspezifische Aspekte handelt, die nur für Frauen oder Männer zutreffen, ist dies entsprechend gekennzeichnet.

Wir hoffen, damit für alle Leserinnen und Leser eine befriedigende, lesefreundliche und wenig verwirrende Lösung gefunden zu haben.

Teil I
Essstörungen erkennen und erklären

1 Von Magersucht, Ess-Brech-Sucht und Ess-Sucht: Betroffene berichten

Mehr als 20 % aller Jugendlichen in Deutschland weisen Merkmale einer Essstörung auf. So lautete das erschreckende Fazit des Kinder- und Jugendsurveys des Robert-Koch-Instituts im Jahr 2006 (www.kiggs.de). Essen erhält für viele Menschen in unserer Gesellschaft eine neue Bedeutung, fernab der Nahrungsaufnahme. »*Hunger! Hunger nach Liebe. Hunger nach Anerkennung. Hunger aus Langeweile. Hunger aus Trauer. Hunger nach Essen*«, so beschreibt es die 20-jährige Simone, die im Sommer 2005 in die ANAD intensivtherapeutischen Wohngruppen in München kommt. Ihre Geschichte wird uns durch das Buch begleiten, ebenso wie die von Sarah, 26, und Luise, 15 Jahre alt. Alle drei verbringen mehrere Monate in den ANAD intensivtherapeutischen Wohngruppen in München, um einen Weg aus ihrer Essstörung zu finden – einen Weg, ihren seelischen Hunger zu stillen.

1.1 Luise: nach Hänseleien in die Anorexie

> *»Ich habe mich schon seit ich mich erinnern kann unwohl mit meiner Figur gefühlt. Zum Beispiel habe ich mich immer mit anderen dünneren Freundinnen verglichen. Dazu kam auch, dass mein älterer Bruder mich immer wegen meiner Figur gehänselt hat, und auch im Familienkreis wurden Anspielungen auf meine Figur gemacht. Nach einem Streit mit meinem Bruder habe ich mich dann das erste Mal wieder gewogen, seit langem. Davor habe ich immer gesagt, meine Waage sei kaputt, wenn mich jemand nach meinem Gewicht gefragt hat. Die Zahl hat mich damals total geschockt, und ich habe versucht, etwas dagegen zu unternehmen. Bald hatte ich es raus, den ›kleinen Sünden‹ zu widerstehen. Vor allem in der Weihnachtszeit war ich sehr stolz.«*

Fortan ernährt sich die damals 13-jährige Luise nur mehr von Müsli, Magerjoghurt und Milch. Als sie sich nach einem Vierteljahr wieder auf die Waage stellt, ist sie mit dem Ergebnis sehr zufrieden.

> *»Ich wollte so bleiben, konnte aber nicht stoppen: Ich hatte einfach zu viel Angst wieder zuzunehmen. Von da an wog ich mich täglich, und die Menge, die ich aß, und meine Laune, hingen von der Zahl ab, die die Waage anzeigte. Es wurde immer schlimmer, ich aß wenig, lernte und joggte.*
> *Ich beschäftigte mich dauernd mit Lebensmitteln. Entweder roch ich daran, besonders an Schokolade, kaufte mir Kochzeitschriften oder ging durch alle möglichen Lebensmittelgeschäfte. Das Riechen befriedigte meine Lust nach Süßem. Ich konnte den Geschmack schon auf der Zunge spüren und genoss den Moment total, aber ich aß nie etwas davon, da die Angst zuzunehmen zu groß war – selbst bei einem ganz kleinen Stück Schokolade. Ich hatte die Disziplin zu widerstehen, was viele nicht können. Ich hatte meinen Körper und meine Gedanken unter Kontrolle. Wenn die Essstörung sagte, ich darf nicht, dann durfte ich auch nicht. Ich blätterte Zeitschriften durch, schaute mir die Bilder an, rechnete die Kalorien aus und schrieb Rezepte ab. Zubereitet habe ich keines, auch wenn mir manchmal das Wasser im Mund zusammenlief. Ich*

ging in Geschäften die Regale entlang, nahm die Lebensmittel in die Hand, schaute die Nährwerte an, roch daran und tastete die Packungen ab. Im Einkaufskorb landete jedoch keines.«

Die Eltern bemerken bald, dass etwas mit Luise nicht stimmt, sie kommt in die Klinik, wieder nach Hause, wieder in die Klinik. Im Sommer 2006 zieht sie in die ANAD intensivtherapeutischen Wohngruppen ein – zu diesem Zeitpunkt ist sie 15 Jahre alt.

1.2 Simone: von der Anorexie in die Bulimie

Wie Luise ist auch Simone schon als junges Mädchen unzufrieden mit ihrem Gewicht und ihrer Figur. Als sie mit 14 Jahren für ein Jahr in ein Internat kommt, nimmt sie deutlich zu, der Spott ihrer Umwelt und familiäre Probleme machen ihr zu schaffen. Und so beginnt sie zu hungern – für Liebe und Anerkennung und eine schlanke Figur:

»Die Pfunde purzelten nur so, ich hörte Sätze wie: ›Wow, hast du abgenommen?! Toll, echt!‹, dies spornte mich natürlich an. Am Mittagstisch mit der Familie war ich nicht mehr anzutreffen, hatte Ausreden, in denen ich z. B. mitteilte, ich hätte schon unterwegs gegessen, oder ich würde das Gericht nicht mögen und würde mir später selbst etwas machen. Manchmal nahm ich das Essen auch mit in mein Zimmer und warf es dann aber in die Toilette.
Anfangs hatte ich noch keine gesundheitlichen Probleme, während meiner ›Fastenzeit‹, das mag wohl daran gelegen haben, dass ich immerhin noch Säfte getrunken habe. Doch nach und nach machte sich das Ganze bei meinem Kreislauf bemerkbar. Oft wurde mir schwarz vor Augen, doch das beunruhigte mich kaum – bin eben zu schnell aufgestanden, ganz normal. Doch einmal, als ich während des Unterrichts im Klassenzimmer saß, wurde alles ganz schummrig, ich sah wie durch eine einen Meter dicke Glaswand und fiel beinahe vom Stuhl. Ich muss kreidebleich gewesen sein. Der Unterricht wurde gestoppt – alle Augen auf mich. Der Kreislauf hatte versagt. Dann erst einmal an die frische Luft. Habe mich dann aber schnell wieder erholt. Bedenken hatte ich damals keine, kann doch jedem mal passieren!«

35 Tage fastet Simone radikal, dann schreitet ihre besorgte Mutter ein und drängt darauf, dass Simone wieder etwas zu sich nimmt. Bald wird aus der Magersucht eine Bulimie:

»Also habe ich wieder ›normal‹ gegessen. Nachdem ich aber auf der Waage feststellen konnte, dass mein Gewicht anstieg, war ich sehr traurig, deprimiert und wütend. Wütend wieder etwas essen zu müssen, wütend kontrolliert zu werden, wütend meine Ziele nicht durchsetzen zu können. Die Gedanken drehten sich nur darum abzunehmen, einfach alles loswerden zu können.
Und so kam ich dann auf den ›glorreichen‹ Einfall zu erbrechen: Ein kurzer Besuch auf der Toilette, und gut ist es. Ich empfand das als geniale Lösung, denn meine Mutter

sah, dass ich etwas zu mir nehme, und ich musste mir keine Ausreden und Lügen mehr einfallen lassen. Guter Nebeneffekt für mich war noch dazu, dass ich nun ganz ohne Reue essen konnte, was ich auch mochte, denn es landete ja eh alles in der Toilette. Als ich dann auch noch feststellte, dass ich dabei an Gewicht verlor, wurde mein Verhalten weiter bestätigt und verstärkt.
Es begann eine Zeit, in der ich abwechselnd hungerte und dann wieder aß und erbrach. Einmal sprach meine Mutter mich an, ob ich denn erbrochen hätte. Ich sagte, dass mir schlecht gewesen sei, vielleicht hätte ich ja etwas Schlechtes gegessen. Fortan habe ich sehr darauf geachtet, dass meine Mutter nichts bemerkt. Ich habe das Bad im Obergeschoss benützt, dort war kaum jemand aus meiner Familie, und versucht das Geräusch zu übertönen, indem ich den Wasserhahn oder die Dusche aufdrehte.«

Simone steckt mitten im Kreislauf aus Essanfällen und Erbrechen. Später kommen Drogen hinzu. Simone nimmt immer weiter ab und langsam begreift sie, dass sie Hilfe braucht:

»Bald erbrach ich täglich. Manchmal auch zweimal am Tag. Ich wollte es lange Zeit nicht wahrhaben: Ich Simone, eine Essstörung? NEIN! Nach und nach wurde mir aber klar, dass ich wirklich eine Essstörung habe. Aber nun war ich mitten drin, und so konnte ich in diesem Moment nicht mehr machen als weiter zu essen und zu erbrechen.«

1.3 Sarah: von der Bulimie in die Binge-Eating-Störung

Sarahs Geschichte beginnt ähnlich wie die beiden anderen, auch sie will schlank sein und beginnt eine radikale Diät:

»Bereits in der zweiten Klasse schrieb ich Diätpläne, da ich unbedingt abnehmen wollte. Dieses Thema war in meiner Familie immer sehr präsent. Ich wuchs größtenteils bei meinen Großeltern auf. Mein Großvater hatte Herzprobleme, konnte aber aufgrund seines Übergewichts nicht operiert werden, so dass er hätte abnehmen müssen. Daher war ich schon als Kind ständig mit diesem Thema konfrontiert, bis meine Gedanken um Diäten in der Pubertät schließlich dazu führten, dass ich begann, nur noch einen Joghurt am Tag zu essen. Es war kein Problem, die Mahlzeiten zu umgehen. Da ich ein Morgenmuffel war, wollte keiner mit mir frühstücken, so dass es nicht auffiel, dass ich nichts aß. Das Mittagessen, das meine Großmutter jeden Tag für mich zubereitete, kippte ich in den Topf zurück. Auch dies bemerkte niemand, da meine Oma immer sehr viel mit der Hausarbeit beschäftigt war, und ich beim Mittagessen alleine war. Gegen den Joghurt, der zu meinem Abendessen wurde, hatte niemand etwas einzuwenden, im Gegenteil, man bewunderte mich für meine Disziplin.
Natürlich konnte ich diese Lebensweise nicht lange beibehalten. Nach einigen Monaten wurde ich schwach. Es begann damit, dass ich eine Magen-Darm-Grippe bekam

und alles erbrach, was ich zu mir nahm. Dies war der Anfang meiner Bulimie. Alles, was ich mir in der Zeit zuvor verboten hatte, wurde nun interessant für mich, denn ich wusste, dass ich es wieder erbrechen kann, und so kam es immer häufiger zu Ess-Brech-Anfällen.
Als ich zum Studium in eine andere Stadt zog, wollte ich auf keinen Fall in eine WG ziehen, da ich dort nicht ungestört der Bulimie hätte nachgehen können. Ich zog es vor, in ein Einzimmerappartement zu ziehen, um dort in aller Ruhe meine Krankheit ausleben zu können. Dies tat ich dann auch. Die Ess-Brech-Anfälle nahmen noch einmal zu, doch fanden sie ein jähes Ende, als mir eine Freundin erzählte, dass eine ihrer Bekannten aufgrund von Bulimie an Magenkrebs erkrankt sei. Von diesem Tag an habe ich nie mehr absichtlich erbrochen. Damals war ich 21 Jahre alt.«

Die Essanfälle jedoch bleiben, und so entwickelt Sarah nach einer anfänglichen restriktiven und einer bulimischen Phase eine Binge-Eating-Störung. Da sie nicht mehr durch Erbrechen gegensteuert, nimmt sie an Gewicht zu.

»Aufgrund meiner unterschiedlichen Phasen schwankte mein Gewicht extrem. Dass es 10 kg nach unten und 10 kg wieder nach oben ging, war normal. In meinem Schrank hatte ich Kleidung in drei verschiedenen Größen. Am Ende jedoch traten die Essphasen so häufig auf, dass ich leichtes Übergewicht bekam. Ich fühlte mich so schlecht. Ich hasste mich, ekelte mich vor mir selbst und verließ das Haus nur, wenn es unbedingt sein musste. Ich hatte Angst, Diabetes zu bekommen, da ich mich hauptsächlich von Süßigkeiten ernährte. Ständig lief ich zum Spiegel, um zu überprüfen, ob ich Geweberisse am Bauch habe, da ich innerhalb kürzester Zeit zunahm. Meine Gedanken kreisten nur noch ums Essen. Wenn ich zur Uni musste, da ich in der Veranstaltung nicht fehlen konnte, ging ich im Kopf schon den Supermarkt durch und überlegte, was ich für den nächsten Essanfall einkaufen würde. Nach dem Unterricht fuhr ich wie in einem Wahn dort hin und kaufte massenweise Lebensmittel.
Wenn ich nicht zur Uni ging, sah mein Tag so aus, dass ich nach dem Aufstehen sofort zum Supermarkt ging und einkaufte: Kuchen und Gebäck für das Frühstück, Kekse und Schokolade für zwischendrin, ein Fertiggericht für das Mittagessen und Brot und Käse für das Abendessen. Nach dem Einkauf aß ich das Gebäck und die Hälfte des Kuchens, dann begann ich zu lernen oder, je nachdem, wie vollgegessen ich war, legte ich mich vor den Fernseher. Ca. eine Stunde später machte ich mit der Schokolade weiter. Ich aß eine Tafel Schokolade und dann noch eine halbe Packung Schokoriegel. Mittags ging es mit dem Fertiggericht weiter und als Nachtisch den restlichen Kuchen. Nachmittags kamen Kekse und Schokoriegel, abends Brot, Käse und wieder Kekse und Schokoriegel.
Ich hasste meinen Körper, zog nur noch schlabberige Kleidung an, wenn ich aus dem Haus ging, und in der Wohnung lief ich nur noch im Jogginganzug herum. Ich zog mich total zurück, wollte niemanden mehr sehen, begann Notlügen zu erfinden. Ich erzählte, dass ich wegfahren würde oder Besuch bekäme, nur damit ich in Ruhe meine Essanfälle ausleben konnte. Wenn ich bei meinem Freund war, war ich unerträglich,

wir stritten nur noch. Ich verstand nicht, wie man jemanden wie mich lieben konnte. Wenn ich bei ihm war, fanden die Essanfälle heimlich statt, da ich mich geschämt hätte, vor ihm so viel zu essen. Ich versteckte Süßigkeiten in meinem Rucksack und ging ständig dort hin, um etwas herauszuholen. Ich wurde immer einsamer. Wenn ich darauf angesprochen wurde, was mit mir los sei, erzählte ich, ich hätte Depressionen.«

Essstörungen sind heimliche Störungen. Oft dauert es mehrere Jahre, bis die Betroffenen sich selbst eingestehen, dass etwas mit ihrem Leben und ihrem Essverhalten nicht stimmt – so auch bei Sarah.

»Lange Zeit wusste ich nicht, dass ich noch essgestört bin. Magersüchtig war ich nicht und erbrochen hatte ich seit fünf Jahren auch nicht mehr, aber ich spürte, dass irgendetwas an meinem Essverhalten nicht normal war. Bei meinen Recherchen in Büchern und im Internet stieß ich auf den Begriff Binge-Eating-Disorder. Bei meinen Essanfällen konsumierte ich innerhalb von kurzer Zeit ungewöhnlich große Mengen an Nahrungsmitteln, bis ein unangenehmes Völlegefühl einsetzte. Ich aß dabei sehr schnell und ekelte mich danach vor mir selbst. Ich empfand diese Situation einfach als unerträglich. Doch so belastend ich sie auch fand, ich kam alleine nicht davon los und machte mich daher auf die Suche nach einer Therapeutin.«

1.4 Überblick über die Inhalte des Buches

Luise, Simone und Sarah stehen stellvertretend für eine große Zahl an Essstörungspatienten. Viele haben einen ähnlichen Leidensweg hinter sich. Sie sind unzufrieden mit ihrem Körper, beginnen ihren Weg in die Essstörung mit einer Diät. Sie verlieren an Gewicht und werden dafür gelobt. Luise hungert weiter, aus Angst wieder zuzunehmen. Simone und Sarah können ihrem Heißhunger irgendwann nicht mehr widerstehen, die Essanfälle häufen sich und dominierten ihr Leben. Bis sie eines Tages merken, dass es so nicht weitergehen kann und sich Hilfe suchen.

Luise, Simone und Sarah nehmen bei ANAD den Kampf gegen ihre Essstörung auf. Unterstützt von Psychotherapeuten, Sozialpädagogen, Ernährungstherapeuten und der ärztlichen Leitung der intensivtherapeutischen Wohngruppen gehen sie Schritt für Schritt ihren Weg aus der Essstörung zurück in ein gesundes Leben.

Im zweiten Teil des Buches werden wir einige Aspekte des Therapieprozesses der drei jungen Frauen wiedergeben. Vignetten aus der psychotherapeutischen Behandlung von Simone veranschaulichen in Kapitel 8 und 9 die Beschreibung des Psychotherapiekonzepts. Für Sarah spielte die Fortsetzung ihres Studiums eine zentrale Rolle bei ANAD. Sie wird uns vor allem in Kapitel 11 wieder begegnen, wenn es um die sozialpädagogische Begleitung geht. Und Luise geht in Kapitel 8 mit ihrer Ernährungstherapeutin erfolgreich den langen Weg hin zu einem normalen Essverhalten.

Gegliedert ist der zweite und praktische Teil des Buches jedoch nicht nach den Fachbereichen, sondern nach Problemfeldern und Zielen in der Behandlung von Menschen mit Essstörungen. Ein Einführungskapitel informiert über die wesentlichen Inhalte, Setting und Prognose der Essstörungstherapie und stellt Konzept und Aufbau der ANAD intensivtherapeutischen Wohngruppen vor (Kapitel 5). Anschließend geht es um die Arbeit an der Motivation der Patienten, die uns oft durch den gesamten Therapieprozess hindurch begleitet (Kapitel 6). Über die medizinische Behandlung informiert Kapitel 7, Kapitel 8 beschäftigt sich mit der Veränderung des Ess- und Purgingverhaltens aus interdisziplinärer Sicht. In weiteren Abschnitten geht es um die Arbeit an Körperwahrnehmung und Körpererleben (Kapitel 9), verzerrten und irrationalen Kognitionen (Kapitel 10) sowie dem Selbstwert und der sozialen Integration der Betroffenen (Kapitel 11). Kapitel 12 ist dem familiären Umfeld gewidmet, das im Therapieprozess ebenfalls eine wichtige Rolle spielt. Und Kapitel 13 gibt abschließend einige Hinweise für professionelle Helfer, die sich mit Essstörungen beschäftigen – und dabei nicht selten an ihre Grenzen stoßen. Der Ausblick (Kapitel 14) beschreibt neue Entwicklungen in den ANAD intensivtherapeutischen Wohngruppen: die Wohngruppe für Männer mit Essstörungen, für adipöse Patienten und die Integrierte Gesundheitsversorgung.

Dieser zweite Teil ist als eine Art »Praxis-Handbuch« konzipiert. Kolleginnen aus allen Fachrichtungen berichten darin aus ihrem Alltag in der Essstörungstherapie. Die theoretischen Grundlagen legt der erste Teil des Buches, in dem es um Diagnostik (Kapitel 2), Epidemiologie (Kapitel 3) und Pathogenese (Kapitel 4) von Essstörungen geht, und der einen Überblick gibt über aktuelle wissenschaftliche Erkenntnisse, Ansätze und Diskussionen.

2 Essstörungen erkennen

Essstörungen sind psychosomatische Erkrankungen mit Suchtcharakter. Es lassen sich diagnostisch drei Formen unterscheiden: Anorexia nervosa (vgl. Kapitel 2.1), Bulimia nervosa (vgl. Kapitel 2.2) und Atypische bzw. Nicht näher bezeichnete Essstörungen (vgl. Kapitel 2.4), zu denen streng genommen auch die Binge-Eating-Störung gezählt wird (vgl. Kapitel 2.3). Allen gemeinsam ist, dass es sich um weit mehr handelt als nur um Probleme mit dem Essen (vgl. Kapitel 2.5) – das zeigten bereits die Beispiele im vorangegangenen Kapitel. Dahinter stecken ein psychischer Hunger, eine Seele, die nicht satt wird.

Und dies spiegelt sich auch in den diagnostischen Bezeichnungen wider: durch den Zusatz *nervosa*. Die Appetitlosigkeit (Anorexia) bzw. der Heißhunger oder »Ochsenhunger« (Bulimia, von griechisch limos = Hunger und bous = Stier, Ochse) haben »nervöse«, also psychische Ursachen. Weniger differenziert ist hingegen die Bezeichnung Binge-Eating-Störung (von englisch binge eating = Essgelage).

Hilde Bruch, eine der bedeutendsten Forscherinnen in diesem Bereich, nennt drei gemeinsame Merkmale aller Essstörungen: »erstens, schwere Störungen im Körperbild, in der Art und Weise, wie die Jugendlichen sich sahen; zweitens, Fehldeutungen innerer und äußerer Reize, wobei Ungenauigkeit in der Art des Hungererlebens das hervorstechendste Symptom bildete; und drittens, ein allem zugrunde liegendes lähmendes Gefühl des Unvermögens, die Überzeugung, so hilflos und unfähig zu sein, dass sie nichts in ihrem Leben ändern könnten« (Bruch 1982, S. 16f.; Bruch 1997). Der erste Punkt findet sich auch in den diagnostischen Manualen. Fehlende Interozeptionsfähigkeit und mangelndes Selbstwertgefühl sind ebenfalls wichtige Ansatzpunkte in der therapeutischen Behandlung der Essstörungen. Sie sind die ständigen Begleiter der Essstörung, jedoch nicht zwingend notwendig, um eine entsprechende Diagnose zu stellen.

Selbstverständlich ist bei allen Arten von Essstörungen zunächst differenzialdiagnostisch abzuklären, ob die Symptomatik (Gewichtsverlust, Erbrechen, Amenorrhoe etc.) nicht auf andere körperliche oder psychiatrische Erkrankungen zurückzuführen ist (vgl. Kapitel 2.6). Screeningfragen und standarisierte Testverfahren zur Essstörungsdiagnostik sind in Kapitel 2.7 und 2.8 beschrieben. Und im letzten Abschnitt geht es schließlich um komorbid auftretende psychische und psychiatrische Erkrankungen bei Essstörungen (vgl. Kapitel 2.9).

2.1 Anorexia nervosa

Die Anorexie ist eine sehr auffällige Essstörung, das mit ihr in aller Regel verbundene massive Untergewicht ist augenscheinlich.

2.1.1 Diagnostische Kriterien

Die diagnostischen Kriterien im Diagnostischen und Statistischen Manual psychischer Störungen DSM-IV und in der Internationalen Klassifikation psychischer Störungen

ICD-10 sind sehr ähnlich (vgl. Abbildung 2.1). Zwingende Voraussetzungen für die Diagnose sind neben dem alters- und entwicklungsgemäß viel zu niedrigen Gewicht die Störung des Körperbildes sowie endokrine Störungen. Letztere zeigen sich bei Frauen zunächst vor allem im Ausbleiben der Menstruationsblutung, bei Männern als Libido- und Potenzverlust. Eine umfangreiche Zusammenstellung von Symptomen, wie sie sich bei Patienten mit Essstörungen im Alltag zeigen, liefern Gerlinghoff und Backmund (2000).

Kritik an den diagnostischen Kriterien

Schweiger et al. (2003) weisen allerdings auf Schwierigkeiten in der Diagnose nach DSM-IV hin. So ist Kriterium B, die »Gewichtsphobie«, kulturabhängig zu sehen – in westlichen Kulturen besteht auch bei Mädchen und Frauen ohne manifeste Essstörung vielfach die Angst zu dick zu werden. Nicht alle Patienten leugnen ferner den Schweregrad ihres Untergewichts, jedoch fehlt in den allermeisten Fällen die Angst vor den Folgen, es bleibt bei einer rein intellektuellen Einsicht, die nicht in Handeln umgesetzt wird. Fumi und Fichter (2005) warnen vor einem Verzicht auf die Diagnose der Anorexie, wenn die Patientin Ängste vor einer Gewichtszunahme oder die Störungen des Körperbildes zu Beginn der Therapie verneint. Ihrer Erfahrung nach empfinden viele Patienten diese Phänomene selbst als krankhaft oder übertrieben und verheimlichen sie daher gerade in der Anfangsphase der Therapie.

Auch Kriterium D (Amenorrhoe bei Frauen) ist bei Einnahme von Hormonpräparaten nicht klar zu beurteilen. Schweiger et al. (2003) empfehlen in diesem Fall andere Anpassungsvorgänge an die Mangelernährung bei der Diagnostik zu Hilfe zu nehmen, z. B. leichtes Frieren oder hormonelle Veränderungen. Während im DSM zudem nur von Frauen die Rede ist, ist das entsprechende Kriterium der ICD-10 weiter gefasst.

Hebebrand (2007) übt weiterhin Kritik am DSM-Kriterium A. So impliziere die Weigerung ein adäquates Körpergewicht zu halten einen bewussten kognitiv-intentionalen Prozess. Dies sei jedoch empirisch bislang nicht nachgewiesen und vor dem Hintergrund biologischer Einflussfaktoren auf Essstörungen (vgl. Kapitel 4.3) anzuzweifeln.

Zwei Typen der Anorexie

Unterschieden werden zwei Formen: Menschen mit restriktiver Anorexie verlieren Gewicht, indem sie fasten. Sie verwenden keine anderen Maßnahmen zur Gewichtsregulation, wie beispielsweise Erbrechen, Abführmittel oder Diuretika. Anders ist es bei der Anorexia vom Binge-eating-/Purging-Typus (engl. to purge = abführen, reinigen), bei der auf die eben beschriebene Weise versucht wird, weiter abzunehmen bzw. zumindest nicht zuzunehmen. Meist treten dann auch Heißhungerattacken auf, daher wird diese Form auch als »bulimische Anorexie« oder »Bulimanorexie« bezeichnet. Im Gegensatz zur Bulimie ist das Gewicht zwingend im Untergewichtsbereich angesiedelt.

Diagnostische Kriterien der Anorexia nervosa	
ICD-10 (F 50.0)	**DSM-IV (307.10)**
Untergewicht	
1. Tatsächliches Körpergewicht mindestens 15 % unter dem erwarteten Gewicht (entweder durch Gewichtsverlust oder nie erreichtes Gewicht) oder Body-Mass-Index von 17,5 kg/m² oder weniger. Bei Patienten in der Vorpubertät kann die erwartete Gewichtszunahme während der Wachstumsperiode ausbleiben.	A. Weigerung, das Minimum des für Alter und Körpergröße normalen Körpergewichts zu halten z. B. der Gewichtsverlust führt dauerhaft zu einem Körpergewicht von weniger als 85 % des zu erwartenden Gewichts; oder das Ausbleiben einer während der Wachstumsperiode zu erwartenden Gewichtszunahme führt zu einem Körpergewicht von weniger als 85 % des zu erwartenden Gewichts).
2. Der Gewichtsverlust ist selbst herbeigeführt durch: a) Vermeidung von hochkalorischen Speisen; sowie eine oder mehrere der folgenden Verhaltensweisen: b) selbst induziertes Erbrechen, c) selbst induziertes Abführen, d) übertriebene körperliche Aktivitäten e) Gebrauch von Appetitzüglern oder Diuretika	
Störung des Körperbildes bzw. »Gewichtsphobie«	
3. Körperschema-Störung in Form einer spezifischen psychischen Störung: die Angst, zu dick zu werden, besteht als tiefverwurzelte überwertige Idee; die Betroffenen legen eine sehr niedrige Gewichtsschwelle für sich selbst fest.	B. Ausgeprägte Ängste vor einer Gewichtszunahme oder davor, zu dick zu werden, trotz bestehenden Untergewichts.
	C. Störung in der Wahrnehmung der eigenen Figur und des Körpergewichts, übertriebener Einfluss des Körpergewichts oder der Figur auf die Selbstbewertung, oder Leugnen des Schweregrades des gegenwärtigen geringen Körpergewichts.
Endokrine Störung	
4. Eine endokrine Störung auf der Hypothalamus-Hypophysen-Gonaden-Achse. Sie manifestiert sich bei Frauen als Amenorrhoe und bei Männern als Libido- und Potenzverlust. Erhöhte Wachstumshormon- und Kortisolspiegel, Änderungen des peripheren Metabolismus von Schilddrüsenhormonen und Störungen der Insulinsekretion können gleichfalls vorliegen.	D. Bei postmenarchalen Frauen das Vorliegen einer Amenorrhoe, d. h. das Ausbleiben von mindestens drei aufeinander folgenden Menstruationszyklen (Amenorrhoe wird auch dann angenommen, wenn bei einer Frau die Periode nur nach Verabreichung von Hormonen, z. B. Östrogen, eintritt).

Diagnostische Kriterien der Anorexia nervosa (Fortsetzung)	
ICD-10 (F 50.0)	**DSM-IV (307.10)**
Entwicklungsverzögerung bei präpuberalem Beginn	
5. Bei Beginn der Erkrankung vor der Pubertät ist die Abfolge der pubertären Entwicklungsschritte verzögert oder gehemmt (Wachstumsstopp; fehlende Brustentwicklung und primäre Amenorrhoe bei Mädchen; bei Knaben bleiben die Genitalien kindlich). Nach Remission wird die Pubertätsentwicklung häufig normal abgeschlossen, die Menarche tritt aber verspätet ein.	
Untertypen	
F 50.00: Anorexie ohne aktive Maßnahmen zur Gewichtsabnahme (Erbrechen, Abführen etc.) – dazugehörige Begriffe: asketische Form der Anorexie, passive Form der Anorexie, restriktive Form der Anorexie.	**Restriktiver Typus:** Während der aktuellen Episode der Anorexia nervosa hat die Person keine regelmäßigen Essanfälle gehabt oder kein Purging-Verhalten (d. h. selbstinduziertes Erbrechen oder Missbrauch von Laxanzien, Diuretika oder Klistieren) gezeigt.
F 50.01: Anorexie mit aktiven Maßnahmen zur Gewichtsabnahme (Erbrechen, Abführen etc. u. U. in Verbindung mit Heißhungerattacken) – dazugehörige Begriffe: aktive Form der Anorexie, bulimische Form der Anorexie.	**Binge-eating/Purging-Typus:** Während der aktuellen Episode des Anorexia nervosa hat die Person regelmäßig Essanfälle gehabt und hat Purging-Verhalten gezeigt.

Abbildung 2.1: Diagnostische Kriterien der Anorexia nervosa

2.1.2 Somatische Beeinträchtigungen

Trotz ihres erheblichen Untergewichts weisen viele Patienten lediglich geringe körperliche Begleit- und Folgeerscheinungen und -schädigungen auf. Diese können jedoch, gerade bei chronifizierten Erkrankungen oder sehr starkem Gewichtsverlust, erheblich sein. Auch Simone, deren Geschichte wir in Kapitel 1.2 kennengelernt haben, fühlt sich lange körperlich stark, obwohl sie wochenlang so gut wie nichts isst. Später halten sie auch massive Kreislaufprobleme nicht davon ab weiter zu hungern. Ihre Beschwerden sind durchaus typisch für Anorexie-Patienten, Näheres dazu findet sich in Kapitel 7 im zweiten Teil dieses Buches.

Da alle bislang gefundenen metabolischen, endokrinologischen und neurochemischen Veränderungen auch bei Mangelernährung anderer Ursachen zu finden sind, ist davon auszugehen, dass »sie physiologisch primär der Anpassung an Mangelernährung dienen und keine ätiologische Bedeutung haben« (Herpertz & Schweiger 2001, S. 196). Allerdings haben sie sehr wohl Konsequenzen für die Verhaltensregulation und können mit dazu beitragen, die Essstörung aufrechtzuerhalten.

2.2 Bulimia nervosa

Die Bulimia nervosa wurde 1979 von Russel in seinem Aufsatz »Bulimia nervosa: An ominous variant of anorexia nervosa?« beschrieben und ist seit 1980 Bestandteil des DSM.

2.2.1 Diagnostische Kriterien

Die wichtigsten diagnostischen Kriterien der Bulimie sind Essanfälle mit kompensatorischen Maßnahmen. Bei Letzteren können Erbrechen, Medikamente und Abführmittel zum Einsatz kommen (Purging-Typus) oder aber die Betroffenen versuchen einer Gewichtszunahme durch Fasten oder exzessive sportliche Betätigung entgegen zu wirken (Non-Purging-Typus). Mittlerweile hat sich auch der Begriff der »Sportbulimie« eingebürgert. In einer Untersuchung von Fichter (2005) berichteten mehr als 70 % der bulimischen und um die 80 % der anorektischen Patienten exzessive körperliche Betätigung.

Kritik an den diagnostischen Kriterien

Nur im DSM-IV ist die Diagnose an die Häufigkeit und Dauer der Symptomatik geknüpft (vgl. Abbildung 2.2). Jedoch findet sich bei Betroffenen kein Zusammenhang zwischen der Häufigkeit des bulimischen Verhaltens, der Psychopathologie und dem Therapieerfolg (de Zwaan 2000). Das Gewicht liegt laut DSM zumeist im normalen Bereich. Hingegen impliziert die Formulierung in der ICD-10: »Die Patientin setzt sich eine scharf definierte Gewichtsgrenze, weit unter dem prämorbiden, vom Arzt als optimal oder ›gesund‹ betrachteten Gewicht«, dass die Patientin untergewichtig ist bzw. zumindest sein will. Geht man davon aus, dass die Betroffene die von ihr definierte Gewichtsgrenze auch einhält, so müsste eine Bulimie mit Normalgewicht als atypisch diagnostiziert werden (vgl. Jacobi et al. 2000). Allerdings ist der entsprechende Satz in der ICD nicht eindeutig formuliert und könnte folglich auch lediglich die »Gewichtsphobie« der Betroffenen zum Ausdruck bringen. Das National Institute for Health and Clinical Exellence (BPS 2004) gibt in seinen von britischen Experten zusammengestellten Leitlinien an, dass die Diagnose der Anorexie vor der der Bulimie Vorrang hat und setzt somit für die Bulimie ein Gewicht von mehr als 17,5 kg/m^2 voraus.

Interessanterweise finden sich bei der Bulimia nervosa in der ICD-10 geschlechtsspezifische Formulierungen, es ist von »Patientinnen« die Rede. Dies steht in einem gewissen Gegensatz zu den diagnostischen Kriterien der Anorexia nervosa, die in der ICD – im Gegensatz zum DSM – explizit auch die spezifische Symptomatik bei männlichen Jugendlichen und Erwachsenen beschreiben.

Diagnostische Kriterien der Bulimia nervosa	
ICD-10 (F 50.2)	**DSM-IV (307.51)**
Essanfälle	
1. Eine andauernde Beschäftigung mit Essen, eine unwiderstehliche Gier nach Nahrungsmitteln; die Patientin erliegt Essattacken, bei denen große Mengen Nahrung in sehr kurzer Zeit konsumiert werden.	A. Wiederholte Episoden von Essanfällen: Eine Episode von Essanfällen ist gekennzeichnet durch beide der folgenden Merkmale: ▶ Verzehr einer Nahrungsmenge in einem bestimmten Zeitraum (z. B. innerhalb eines Zeitraums von zwei Stunden), wobei diese Nahrungsmenge erheblich größer ist, als die Menge, die die meisten Menschen in einem vergleichbaren Zeitraum und unter vergleichbaren Bedingungen essen würden. ▶ Das Gefühl, während der Episode die Kontrolle über das Essverhalten zu verlieren (z. B. das Gefühl, weder mit dem Essen aufhören zu können, noch Kontrolle über Art und Menge der Nahrung zu haben).
Kompensatorische Maßnahmen	
2. Die Patientin versucht, dem dickmachenden Effekt der Nahrung durch verschiedene Verhaltensweisen entgegenzusteuern: selbstinduziertes Erbrechen, Missbrauch von Abführmitteln, zeitweilige Hungerperioden, Gebrauch von Appetitzüglern, Schilddrüsenpräparaten oder Diuretika. Bei Diabetikerinnen kann es zu einer Vernachlässigung der Insulinbehandlung kommen.	B. Wiederholte Anwendung von unangemessenen, einer Gewichtszunahme gegensteuernden Maßnahmen, wie z. B. selbstinduziertes Erbrechen, Missbrauch von Laxanzien, Diuretika, Klistieren oder anderen Arzneimitteln, Fasten oder übermäßige körperliche Betätigung.
»Gewichtsphobie«, Einfluss Körperbild auf Selbstachtung	
3. Eine der wesentlichen psychopathologischen Auffälligkeiten besteht in einer krankhaften Furcht davor, dick zu werden; die Patientin setzt sich eine scharf definierte Gewichtsgrenze, weit unter dem prämorbiden, vom Arzt als optimal oder »gesund« betrachteten Gewicht.	D. Figur und Körpergewicht haben einen übermäßigen Einfluss auf die Selbstbewertung.
Abgrenzung zur Anorexia nervosa	
3. Häufig lässt sich in der Vorgeschichte mit einem Intervall von einigen Monaten bis zu mehreren Jahren eine Episode einer Anorexia nervosa nachweisen. Diese frühere Episode kann voll ausgeprägt gewesen sein oder war eine verdeckte Form mit mäßigem Gewichtsverlust oder einer vorübergehenden Amenorrhoe.	E. Die Störung tritt nicht ausschließlich im Verlauf von Episoden einer Anorexia nervosa auf.

Diagnostische Kriterien der Bulimia nervosa (Fortsetzung)	
ICD-10 (F 50.2)	**DSM-IV (307.51)**
Chronizität	
	C. Die Essanfälle und das unangemessene Kompensationsverhalten kommen drei Monate lang im Durchschnitt mindestens zweimal pro Woche vor.
Untertypen	
	Purging-Typus: Die Person induziert während der aktuellen Episode der Bulimia nervosa regelmäßig Erbrechen oder missbraucht Laxanzien, Diuretika oder Klistiere.
	Nicht-Purging-Typus: Die Person hat während der aktuellen Episode der Bulimia nervosa andere unangemessene, einer Gewichtszunahme gegensteuernde Maßnahmen gezeigt wie beispielsweise Fasten oder übermäßige körperliche Betätigung, hat aber nicht regelmäßig Erbrechen induziert oder Laxanzien, Diuretika oder Klistiere missbraucht.

Abbildung 2.2: Diagnostische Kriterien der Bulimia nervosa

2.2.2 Somatische Beeinträchtigungen

Informationen zu den somatischen Folgen der Bulimia nervosa und Hinweise auf deren Behandlung finden sich in Kapitel 7.

Nicht selten geht einer Bulimie eine Anorexie voraus – wie wir es im ersten Kapitel bei Simone gesehen haben. Sie wird von ihrer besorgten Mutter zum Essen angehalten, ihre rigide Kontrolle bricht zusammen, und sie erbricht, um ihr Gewicht zu regulieren. Auch Sarah fastet zunächst und wird dann bulimisch. Aufgeschreckt durch drohende Gesundheitsschäden hört sie auf zu erbrechen. Die Essanfälle bleiben, ihre Essstörung fällt folglich unter die diagnostische Kategorie der »Binge-Eating-Störung«.

2.3 Binge-Eating-Störung

Die Binge-Eating-Störung ist bislang lediglich über Forschungskriterien im DSM-IV definiert, auch in der ICD-10 gibt es keine eigene diagnostische Kategorie. Bei Personen, die die Forschungskriterien erfüllen, muss daher eine Nicht näher bezeichnete Essstörung diagnostiziert werden, nach der ICD-10 fällt die Binge-Eating-Störung ebenfalls unter die Atypischen Essstörungen (F 50.9) (vgl. Kapitel 2.4).

2.3.1 Diagnostische Kriterien

Abbildung 2.3 zeigt die Forschungskriterien im DSM-IV, die derzeit als Leitlinie für die Diagnostik der Binge-Eating-Störung gelten.

Kritik an den diagnostischen Kriterien

Kritik wird vor allem am Häufigkeitskriterium geübt, da die reine Häufigkeit der Essanfälle nach bisherigen Erkenntnissen nicht mit anderen Merkmalen der Binge-Eating-Störung in Verbindung steht (Munsch 2003). Ähnliches gilt für das Zeitkriterium. Für Kinder mit einer Binge-Eating-Störung werden eigene diagnostische Merkmale diskutiert, bei denen neben dem Kontrollverlust das Essen in Abwesenheit von Hunger bei Essattacken im Vordergrund steht (Marcus & Kalarchian 2003).

Forschungskriterien der Binge-Eating-Störung nach DSM-IV
A. Wiederholte Episoden von Essanfällen. Eine Episode von Essanfällen ist durch die beiden folgenden Kriterien charakterisiert: (1) Essen einer Nahrungsmenge in einem abgrenzbaren Zeitraum (z. B. in einem zweistündigen Zeitraum), die definitiv größer ist als die meisten Menschen in einem ähnlichen Zeitraum unter ähnlichen Umständen essen würden. (2) Ein Gefühl des Kontrollverlustes über das Essen während der Episode (z. B. ein Gefühl, dass man nicht mit dem Essen aufhören kann bzw. nicht kontrollieren kann, was und wie viel man isst).
B. Die Episoden von Essanfällen treten gemeinsam mit mindestens drei der folgenden Symptome auf: (1) wesentlich schneller essen als normal, (2) essen bis zu einem unangenehmen Völlegefühl, (3) essen großer Nahrungsmengen, wenn man sich körperlich nicht hungrig fühlt, (4) alleine essen aus Verlegenheit über die Menge, die man isst, (5) Ekelgefühle gegenüber sich selbst, Deprimiertheit oder große Schuldgefühle nach dem übermäßigen Essen.
C. Es besteht deutliches Leiden wegen der Essanfälle.
D. Die Essanfälle treten im Durchschnitt an mindestens 2 Tagen pro Woche für 6 Monate auf.
E. Die Essanfälle gehen nicht mit dem regelmäßigen Einsatz von unangemessenen kompensatorischen Verhaltensweisen einher (z. B. Purging-Verhalten, fasten oder exzessive körperliche Betätigung) und sie treten nicht ausschließlich im Verlauf einer Anorexia nervosa oder Bulimia nervosa auf.

Abbildung 2.3: Diagnostische Kriterien der Binge-Eating-Störung

2.3.2 Abgrenzung zu anderen Essstörungen

Bis zu 40 % der Patienten mit Binge-Eating-Störung, die sich in klinischen Einrichtungen vorstellen, sind adipös (vgl. Munsch 2003; Herpertz 2000). Zur reinen Adipositas lässt sich die Binge-Eating-Störung vor allem durch das regelmäßige Auftreten von Essanfällen abgrenzen, zudem durch ein negativeres Körperbild, größere Einschränkungen im Sozialverhalten sowie höhere Prävalenzraten komorbider psychiatrischer Störungen. Während Adipositas weitgehend in unteren sozialen Schichten auftritt, findet sich für die Binge-Eating-Störung keine Häufung in bestimmten Schichten (vgl. Kapitel 3).

Der größte Unterschied zur Bulimie (Purging-Typus) liegt im Fehlen gegenregulierender Maßnahmen nach Essanfällen. Weiterhin finden sich zwischen Patienten mit Bulimie und Binge-Eating-Störung unter anderem folgende Unterschiede (vgl. zusammenfassend Munsch 2003):

- Patienten mit Bulimie fühlen sich schon während des Essanfalls unwohl, Patienten mit Binge-Eating-Störung erst und verstärkt danach.
- Patienten mit Bulimie essen zwischen den Essanfällen restriktiver.
- Die Erstmanifestation ist bei der Binge-Eating-Störung im Durchschnitt später als bei der Bulimia nervosa.
- Patienten mit Bulimie weisen häufiger komorbide psychiatrische Störungen auf.
- Bei Patienten mit Binge-Eating-Störung handelt es sich insgesamt um eine heterogenere Gruppe bzgl. soziodemographischer und psychopathologischer Merkmale.

2.4 Atypische/Nicht näher bezeichnete Essstörungen

Ein nicht unbeträchtlicher Teil an Essstörungen passt nicht in eine der vorgenannten diagnostischen Kategorien. So zum Beispiel, wenn bei Frauen alle Kriterien einer Anorexia nervosa erfüllt sind außer der Amenorrhoe. In diesem Fall muss nach der ICD-10 die Diagnose »Atypische Essstörung« gestellt werden, nach DSM-IV die Diagnose »Nicht näher bezeichnete Essstörung« (vgl. Abbildung 2.4). Auch die Binge-Eating-Störung fällt, wie bereits erwähnt, bislang in diese Kategorie. Zwar wird die Stellung der Diagnose in der ICD »eher nicht empfohlen«, doch lässt sich dies in vielen Fällen nicht vermeiden.

Diagnostische Kriterien der Atypischen Essstörungen	
ICD-10	**DSM-IV**
Atypische Anorexia nervosa (F 50.1) Ein oder mehrere Kernmerkmale der Anorexia nervosa (F 50.0), z. B. Amenorrhoe oder signifikanter Gewichtsverlust, fehlen bei ansonsten ziemlich typischem klinischem Bild. Auch für Patientinnen, die alle Kernsymptome aufweisen, allerdings in leichterer Ausprägung. Die Kategorie ist nicht gedacht für anorexieähnliche Essstörungen, die auf einer bekannten körperlichen Krankheit beruhen.	**Nicht näher bezeichnete Essstörung (NNB) (307.50)** Die Kategorie dient der Einordnung von Essstörungen, die die Kriterien für eine spezifische Essstörung nicht erfüllen, z. B. ▶ Bei einer Frau sind sämtliche Kriterien der Anorexia nervosa erfüllt, außer dass die Frau regelmäßig Menstruationen hat. ▶ Sämtliche Kriterien der Anorexia nervosa sind erfüllt, nur liegt das Köpergewicht der Person trotz erheblichen Gewichtsverlustes noch im Normalbereich.
Atypische Bulimia nervosa (F 50.3) Ein oder mehrere Kernmerkmale der Anorexia nervosa (F 50.2) fehlen, bei ansonsten recht typischem klinischem Bild. Meistens trifft dies auf Patientinnen mit Normalgewicht oder auch Übergewicht zu, die typische Perioden von Essattacken mit anschließendem Erbrechen und Abführen aufweisen. Partialsymptome mit depressiven Symptomen sind ebenfalls häufig. Wenn die depressiven Symptome aber die Diagnose einer depressiven Störung rechtfertigen, sind zwei Diagnosen zu kodieren.	▶ Sämtliche Kriterien der Bulimia nervosa sind erfüllt, jedoch sind die Essanfälle und das unangemessene Kompensationsverhalten weniger häufig als zweimal pro Woche für die Dauer von weniger als 3 Monaten. ▶ Die regelmäßige Anwendung unangemessener, einer Gewichtszunahme gegensteuernder Maßnahmen durch eine normalgewichtige Person nach dem Verzehr kleiner Nahrungsmengen (z. B. selbstinduziertes Erbrechen nach dem Verzehr von zwei Keksen).
Essattacken bei sonstigen psychischen Störungen (F 50.4) Übermäßiges Essen, das eine Reaktion auf belastende Ereignisse ist und zu Übergewicht geführt hat (psychogene Essattacken).	
Erbrechen bei anderen psychischen Störungen (F 50.5) Im Rahmen dissoziativer Störungen, hypochondrischer Störungen und im Rahmen der Schwangerschaft durch emotionale Faktoren.	
Sonstige Essstörungen (F 50.8) **Dazugehörige Begriffe:** ▶ Psychogener Appetitverlust ▶ Nicht organische Pica (Essen von Papier, Sand etc.) bei Erwachsenen	▶ Wiederholtes Kauen und Ausspucken großer Nahrungsmengen, ohne sie herunterzuschlucken.
Nicht näher bezeichnete Essstörung (F 50.9)	▶ **Binge-Eating-Störung:** Wiederholte Episoden von »Essattacken« ohne die für die Bulimia nervosa charakteristischen regelmäßigen, einer Gewichtszunahmen gegensteuernden Maßnahmen.

Abbildung 2.4: Diagnostik der Nicht näher bezeichneten bzw. Atypischen Essstörungen

2.5 Abgrenzung zwischen den verschiedenen Arten der Essstörung

Die verschiedenen Arten der Essstörung voneinander abzugrenzen fällt nicht leicht. Es exisitieren erhebliche Überschneidungen. Dennoch soll eine Einteilung versucht werden.

2.5.1 Differenzierungsversuch nach Symptomatik und Gewichtsbereich

Eine einfache schematische Übersicht bietet Abbildung 2.5. Grundlage für die Kategorisierung ist dabei in erster Linie der Bereich, in dem sich das Körpergewicht der Betroffenen typischerweise bewegt.

Während die Anorexie per definitionem mit Untergewicht verbunden ist, liegen bulimische Patienten mit ihrem Gewicht meist im Normalbereich. Wie bei der Bulimie verzichtet auch bei der Anorexie nur ein geringer Teil der Betroffenen dauerhaft auf Purging-Verhalten. Die Binge-Eating-Störung ist im Normal- oder Übergewichtsbereich bis hin zur Adipositas angesiedelt. Auch eine Bulimie, vor allem des Non-Purging-Typus, kann mit Übergewicht einhergehen.

Das Alter der Erstmanifestation der Essstörung ist bei der Anorexie am niedrigsten, es liegt in der Regel zwischen 14 und 18 Jahren. Die Bulimie beginnt häufig im Alter zwischen 16 und 19 Jahren und die Binge-Eating-Störung typischerweise zwischen dem 20. und 30. Lebensjahr (vgl. Kapitel 3).

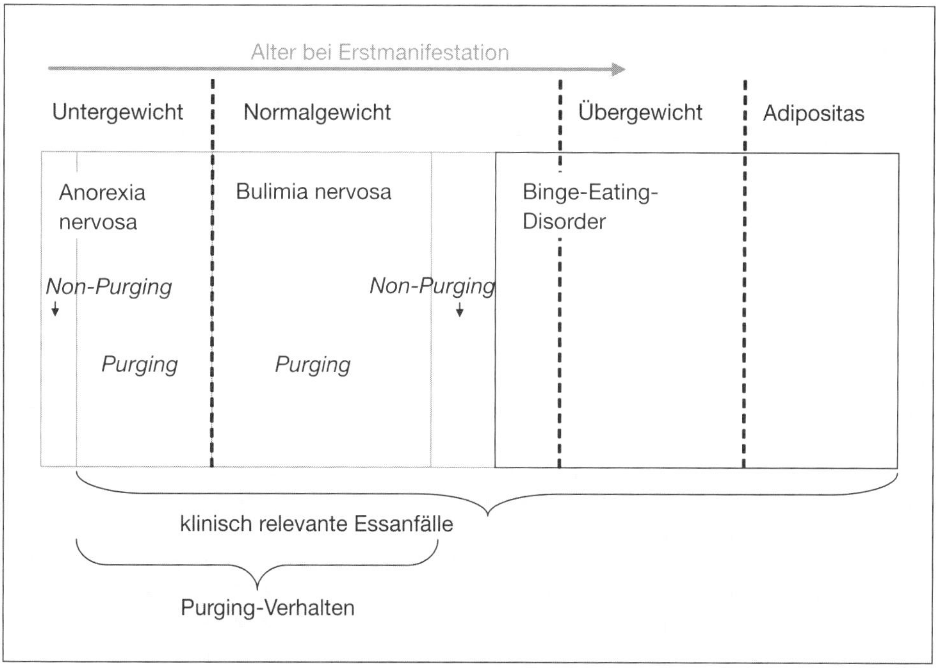

Abbildung 2.5: Abgrenzung der Essstörungen

Body-Mass-Index BMI

Um zu ermitteln, in welchem Gewichtsbereich sich eine Person befindet, wird üblicherweise der Body-Mass-Index herangezogen. Er bezieht Größe und Gewicht mit ein und berechnet sich wie folgt: BMI = Gewicht (kg)/Größe² (m²). Es lassen sich folgende Gewichtsbereiche unterscheiden (WHO 2000):

BMI < 18,5 kg/m²	➪	**Untergewicht**
BMI 18,5–24,9 kg/m²	➪	**Normalgewicht**
BMI 25–29,9 kg/m²	➪	**Übergewicht, Präadipositas**
BMI 30–34,9 kg/m²	➪	**Adipositas Grad I**
BMI 35–39,9 kg/m²	➪	**Adipositas Grad II**
BMI > 40 kg/m²	➪	**Extreme Adipositas, Grad III**

Abbildung 2.6: Einteilung in Gewichtsbereiche mittels BMI

Eine 1,70 m große Frau mit 53 kg Körpergewicht hat demnach beispielsweise einen BMI von 18,3 und ist untergewichtig, im Übergewichtsbereich befindet sie sich ab einem Gewicht von rund 73 kg und mit 87 kg gilt sie als adipös. Auch im Untergewichtsbereich lassen sich weitere Einteilungen treffen. So spricht man bei einem BMI unter 14 kg/m² von hochgradigem Untergewicht, bei einem BMI zwischen 14 kg/m² und 16 kg/m² von mittelgradigem und bei einem BMI zwischen 16 kg/m² und 18 kg/m² von leichtgradigem Untergewicht (DGPPN 2000). Uneinigkeit besteht bezüglich der Grenzwerte. So definiert die Deutsche Gesellschaft für Psychiatrie, Psychotherapie und Nervenheilkunde in ihrer Behandlungsleitlinie Essstörungen (DGPPN 2000) den Normalgewichtsbereich zwischen 18 kg/m² und 26 kg/m².

Kritisiert wird, dass der BMI sich auch mit dem Körperbau und dem Alter verändert. Daher sollten zur Diagnostik der Adipositas nach Möglichkeit weitere Verfahren zur Bestimmung der Körperzusammensetzung hinzugezogen werden (vgl. z. B. Müller et al. 2003). Zudem beziehen sich die Grenzwerte auf Erwachsene, für Kinder und Jugendliche bis 16 Jahren müssen eigene Referenztabellen herangezogen werden, wie sie beispielsweise die »Arbeitsgemeinschaft Adipositas im Kindes- und Jugendalter« zur Verfügung stellt (www.a-g-a.de). Eine Berechnung des BMI mit einer entsprechenden Einordnung kann im Internet über www.mybmi.de erfolgen.

2.5.2 Überschneidungen zwischen den Essstörungsarten

Zwischen den Essstörungen finden sich erhebliche Überschneidungen. So sind sich die Bulimie vom Non-Purging Typus und die Binge-Eating-Störung beispielsweise in ihrer Symptomatik ähnlich, Kennzeichen beider sind schließlich Essanfälle begleitet von Gefühlen des Kontrollverlusts, der Schuld, Scham und Depression. Fichter (2005) berichtet die Ergebnisse einer Untersuchung an mehr als 1000 stationär behandelten Patienten mit einer majoren Essstörung. Dabei zeigten sich in allen Fällen sehr hohe Werte in der »Gewichtsphobie« – auch 87 % der Patienten mit Binge-Eating-Störung gaben an, schon einmal starke Angst vor einer Gewichtszunahme verspürt zu haben. Figurzentriertheit und Störungen des Körperbildes fanden sich ebenfalls bei allen diagnostischen Gruppen in hohem Ausmaß. Keel et al. (2004) fanden in einer latenten Klassenanalyse vier Untergruppen von Essstörungen, die sich grob als restriktive Anorexie, restriktive Anorexie ohne essens- und körperbezogene Zwangssymptome, Anorexie und Bulimie mit multiplen Methoden des Purging-Verhaltens sowie Bulimie mit selbstinduziertem Erbrechen als einziger Form des Purging-Verhaltens beschreiben lassen.

2.5.3 Wege aus dem diagnostischen Dilemma

Da ein beträchtlicher Teil der Patienten, die zur Therapie kommen, zudem nach gängigen Kriterien den Nicht näher bezeichneten bzw. Atypischen Essstörungen zugewiesen werden muss, fordern eine Reihe von Autoren eine Vereinfachung bzw. Neustrukturierung der Klassifikation der Essstörungen. Fairburn und Bohn (2005) gehen davon aus, dass die Kategorie der Nicht näher bezeichneten Essstörung ca. 60 % aller Essstörungsdiagnosen beinhaltet – und auf die Binge-Eating-Störung ist dabei nur ein geringer Teil von weniger als 10 % zurückzuführen. Die Ähnlichkeiten zu Patienten mit Anorexia oder Bulimia nervosa sind groß, sowohl was störungsspezifisches Verhalten und Einstellungen, als auch was Krankheitsdauer, soziale Beeinträchtigung und psychiatrische Komorbidität angeht. 50–64 % der Patienten mit einer Anorexia nervosa entwickeln bulimische Symptome, der umgekehrte Weg von der Bulimie in die Anorexie kommt seltener vor (APA 2006). Unterstützt wird dies durch die Ergebnisse von Milos et al. (2005), die die Stabilität der Essstörungsdiagnosen über einen Zeitraum von 30 Monaten hinweg untersuchten. Lediglich ein Drittel der untersuchten Frauen erhielt über alle Messzeitpunkte dieselbe Diagnose. Die Veränderungen waren dabei nur zu einem geringen Teil auf Remission zurückzuführen, vielmehr wurden bei einem großen Teil der Stichprobe im Laufe der Jahre unterschiedliche Diagnosen gestellt. Folglich kommen die Autoren zu dem Schluss, dass die drei diagnostischen Kategorien Anorexie, Bulimie und Nicht näher bezeichnete Essstörung »might be best viewed as a single entity« (S. 577), also nicht einzeln und unabhängig voneinander betrachtet werden sollten.

Fairburn und Bohn (2005) nennen drei Auswege aus dem diagnostischen Dilemma: (1) Eine Aufweichung der diagnostischen Kriterien für Anorexie und Bulimie, indem beispielsweise bei Frauen auf das Amenorrhoe-Kriterium der Anorexie verzichtet wird. Allerdings würde dies die Kategorie der Nicht näher bezeichneten Essstörungen nur geringfügig verkleinern. (2) Zusätzlich eine Neuklassifizierung der Nicht näher bezeichneten Essstörungen, beispielsweise als »mixed eating disorder«, da in vielen Fällen Kombinationen aus Anorexie und Bulimie auftreten. Zudem sollte die Diagnose der Binge-Eating-Störung aufrechterhalten werden. (3) Die »transdiagnostische« Lösung, das heißt, die Zusammenfassung aller Essstörungen zu einer einzigen Kategorie ohne weitere Unterteilungen. Die Autoren selbst sprechen sich zunächst für die zweite Lösung aus, sehen langfristig jedoch die »transdiagnostische« Lösung im Vorteil.

2.6 Differenzialdiagnose

Bevor eine Essstörung oder eine Adipositas diagnostiziert wird, sind andere somatische Ursachen der Symptomatik auszuschließen. Zudem können Gewichtsveränderungen und Essanfälle Begleiterscheinungen anderer psychiatrischer Erkrankungen bzw. deren Medikation sein.

2.6.1 Anorexia und Bulimia nervosa

Von der Anorexie und Bulimie lassen sich unter anderem konstitutionelles Untergewicht und subklinische Essstörungen abgrenzen.

Konstitutionelles Untergewicht

Entsprechend der Gauß-Verteilung für das Körpergewicht gibt es einen geringen Prozentsatz an Menschen mit konstitutionellem Untergewicht, die an der Schwelle oder unterhalb des BMI-Normbereichs liegen, ohne an einer Essstörung zu leiden. Hierfür sprechen ein unauffälliges Essverhalten sowie unauffällige klinisch somatische, psychiatrische und laborchemische Parameter.

Subklinische Essstörungen

Des Weiteren gibt es Menschen mit subklinischen Essstörungen, die einzelne Auffälligkeiten in ihrem Essverhalten zeigen, wie kontrolliertes Essverhalten mit grenzwertig niedrigem Gewicht, seltene Essanfälle oder seltenes selbstinduziertes Erbrechen. Sie leiden jedoch nicht in dem Maße darunter, dass sich wesentliche psychosoziale oder körperliche Beeinträchtigungen zeigen würden und erfüllen somit nicht die Kriterien einer psychischen Störung (vgl. Schweiger et al. 2003). In diesem Fall kann es hilfreich sein, durch psychoedukative Maßnahmen der Entwicklung einer manifesten Essstörung vorzubeugen.

Somatische Erkrankungen

Bei Anorexia und Bulimia nervosa muss weiterhin eine Reihe von somatischen Erkrankungen differenzialdiagnostisch ausgeschlossen werden:

- gastroenterologische Erkrankungen: Dysphagie, Oesophagusstenose, funktionelle Störungen des Magen-Darmtraktes, Gastritis, Ulcus ventriculi oder duodeni, Malabsorptions- und -digestionssyndrome, Sprue, M. Crohn, Colitis ulcerosa;
- endokrinologische Erkrankungen: Hyperthyreose, Diabetes mellitus, Nebennierenrindeninsuffizienz (Morbus Addison), Hypophysenvorderlappeninsuffizienz (Morbus Simmonds), Hyperparathyreoidismus;
- entzündliche Erkrankungen: Hepatitis, Tuberkulose, HIV, systemische Pilzerkrankungen, Parasiten;
- maligne Erkrankungen;
- Medikamenten- oder Drogenwirkungen.

Psychiatrische Erkrankungen

Zudem sind psychiatrische Differenzialdiagnosen auszuschließen. Anorektische oder bulimische Reaktionen können im Rahmen von zahlreichen psychiatrischen Erkrankungen auftreten, wie Belastungs- und Anpassungsstörungen, somatoformen Störungen, dissoziativen Störungen, Borderline-Persönlichkeitsstörungen, Angst- und Zwangsstörungen, Suchterkrankungen, Depressionen, schizophrenen Psychosen oder anderen wahnhaften Störungen.

2.6.2 Übergewicht und Adipositas

Bei Übergewicht und Adipositas sind differenzialdiagnostisch folgende sekundäre Formen der Adipositas abzuklären (DHS 2004):

- endokrinologische Erkrankungen: Hypothyreose, M. Cushing, Insulinom, Hypogonadismus, ovarielle Unterfunktion, Stein-Leventhal-Syndrom;
- zentral bedingte Erkrankungen, wie Hirntumore (Hypothalamus, Hypophyse) und Zustand nach Operation und Bestrahlung dieser Erkrankungen;
- Medikamente wie Corticosteroide, Antidepressiva, Neuroleptika;
- genetische Syndrome, wie z. B. Trisomie 21, Prader-Willi-Syndrom, Hyperostosis frontalis interna.

2.7 Screening auf Essstörungen

Mittels Screeningfragen können Hinweise auf Essstörungen abgeklärt werden, bevor eine gezielte und umfangreiche Diagnostik begonnen wird. Dabei haben sich folgende Fragen bewährt (vgl. Schweiger et al. 2003).

- Haben Sie in letzter Zeit an Gewicht verloren oder zugenommen? In welchem Ausmaß? In welchem Zeitraum?
- Halten Sie Diät oder vermeiden Sie bestimmte Nahrungsmittel?
- Denken Sie häufig nach über das, was Sie essen?
- Essen Sie, wenn Sie sich einsam oder traurig fühlen oder aus Langeweile?
- Sind Sie besorgt wegen Ihres Gewichts?
- Haben Sie Essanfälle?
- Erbrechen Sie, treiben Sie Sport oder nehmen Sie Medikamente, um eine Gewichtszunahme zu verhindern?
- Fällt es Ihnen schwer, zu erkennen, wann sie hungrig bzw. satt sind?

Der im Folgenden abgebildete Test (vgl. Abbildung 2.7) fasst ebenfalls die wesentlichen Merkmale einer Essstörung zusammen und kann von den Betroffenen selbst beantwortet werden (vgl. Arbeitsblatt 1) oder Basis eines anamnestischen Gesprächs sein.

Testen Sie sich selbst: »Habe ich eine Essstörung?«

Wenn Sie über einen längeren Zeitraum eine oder mehrere der folgenden Verhaltensweisen an sich selbst beobachtet haben, dann sind das deutliche Hinweise dafür, dass Ihr Essverhalten gestört ist und Sie unbedingt etwas unternehmen sollten!

- **Essen ist mit Ängsten verbunden:** Ich habe ständig Angst, zuviel zu essen und dadurch zuzunehmen. Ich kontrolliere mein Gewicht sehr streng und ändere mein Essverhalten bei einer geringfügigen Zunahme sofort. Auch bei massivem Untergewicht habe ich Angst, zu dick zu sein bzw. zu werden.
- **Essen bestimmt das Körpergefühl:** Ich begutachte meinen eigenen Körper kritisch und nehme ihn als dicker wahr als er tatsächlich ist. Mein Körpergefühl hängt vom Gewicht und von meinem aktuellen Essverhalten ab.
- **Essen gegen den Stress:** Ich neige dazu, Misserfolge, Enttäuschungen und andere unangenehme Gefühle durch Essen zu kompensieren – das sogenannte »Frustessen«.
- **Essen beherrscht das Denken:** Ich bin von morgens bis abends nur damit beschäftigt, Kalorien zu zählen und meine Mahlzeiten zu planen.
- **Essen unter Kontrolle:** Spontan etwas zu essen, weil ich Lust darauf habe, und es einfach nur zu genießen, kann ich kaum mehr. Ich halte mich an strenge Diätpläne und teile Lebensmittel ganz genau in »erlaubte« und »verbotene« ein.
- **Essen außer Kontrolle:** Ich esse nicht in regelmäßigen Abständen oder zu festgelegten Mahlzeiten, sondern mal viel, mal wenig, oft direkt aus dem Kühlschrank und ohne einen Überblick darüber zu behalten. Oder mein ansonsten sehr kontrolliertes Essverhalten wird durch Heißhungeranfälle unterbrochen. Ich leide darunter, dass ich dann völlig die Kontrolle über mich verliere.
- **Essen ohne Maß:** Ich kann nicht mehr einschätzen, wie groß eine vernünftige Mahlzeit ist. Manchmal stürzt mich schon eine kleine Menge von süßem oder fettem Essen in fürchterliche Gewissenskonflikte.
- **Essen ohne Gefühle:** Ich verspüre keine Hungergefühle mehr und/oder weiß nicht mehr, wie es ist, sich angenehm »satt« zu fühlen, weil ich regelmäßig über die Sättigung hinaus esse.

Abbildung 2.7: (Selbst-)Test auf Essstörungen

2.8 Standardisierte Essstörungsdiagnostik

Standardisierte Selbstberichtverfahren liefern Auskünfte über einzelne Störungsbereiche und den Schweregrad der Essstörungssymptomatik, können in aller Regel jedoch nicht eine Diagnose nach den in den vorangegangenen Unterkapiteln beschriebenen standardisierten Kriterien ersetzen. Zwei weit verbreitete Verfahren sind das Eating-Disorder-Inventory (EDI) sowie der Fragebogen zum Essverhalten (FEV). Im Folgenden sind vier gebräuchliche Verfahren dargestellt, darüber hinaus gibt es eine Reihe anderer, die zum Teil nur bestimmte Aspekte des Störungsbildes erfassen (z. B. Störung des Körperbildes, Depressivität).

2.8.1 Eating-Disorder-Inventory

Das Eating-Disorder-Inventory (EDI-2) erfasst mit 91 Items Haltungen, Gefühle und Verhaltensweisen in Bezug auf Essen und andere Lebensbereiche im Selbstbericht (Garner et al. 1983; Paul & Thiel 2005; Thiel & Paul 1988; Thiel et al. 1997). Das Inventar enthält in seiner erweiterten Form 11 Skalen:

- Schlankheitsstreben, z. B. »Ich habe fürchterliche Angst, an Gewicht zuzunehmen.«
- Bulimie, z. B. »Ich stopfe mich mit Essen voll.«
- Unzufriedenheit mit dem Körper, z. B. »Ich denke, meine Oberschenkel sind zu dick.«
- Ineffektivität, z. B. »Ich halte nicht viel von mir.«
- Perfektionismus, z. B. »Entweder sollte ich Dinge perfekt machen oder ganz sein lassen.«
- Zwischenmenschliches Misstrauen, z. B. »Es fällt mir schwer, meine Gefühle anderen gegenüber auszudrücken.«
- Interozeptive Wahrnehmung, z. B. »Ich habe Gefühle, die ich kaum benennen kann.«
- Angst vor dem Erwachsenwerden, z. B. Ich wünschte, ich könnte in die Geborgenheit der Kindheit zurückkehren.«
- Askese, z. B. »Ich wünschte, ich hätte meine körperlichen Bedürfnisse völlig unter Kontrolle.«
- Impulsregulation, z. B. »Ich erlebe erhebliche Stimmungsschwankungen.«
- Soziale Unsicherheit, z. B. »Ich bin lieber allein als mit anderen zusammen.«

Für jedes Item steht eine sechsstufige Skala mit Antwortmöglichkeiten zur Verfügung (»immer«, »normalerweise«, »oft«, »manchmal«, »selten«, »nie«). Für jede Skala wird ein Summenwert berechnet. Die interne Konsistenz des Tests ist für Stichproben mit weiblichen Personen zufrieden stellend, für die männliche Vergleichsstichprobe ist insbesondere die Reliabilität der Skala Askese sehr dürftig. Die faktorielle Validität lässt sich nur für einen Teil der Skalen sichern, die Bildung einer Summenskala über alle Items hinweg erbringt für alle untersuchten Stichproben sehr hohe Reliabilitäten. Der

Test vermag zwischen Essstörungsgruppen und gesunden Vergleichsgruppen in zufriedenstellendem Ausmaß zu trennen. Es existieren für alle Skalen Normwerte für eine weibliche und männliche Kontrollstichprobe sowie für Anorexia nervosa (Restriktiver und Purging-Typ) und Bulimia nervosa.

2.8.2 Fragebogen zum Essverhalten

Der Fragebogen zum Essverhalten (FEV) als deutsche Version des Three-Factor Eating Questionnaires (TFEQ) (Stunkard & Messick1985) umfasst insgesamt 60 Items (Pudel & Westenhöfer1989). Erfasst werden die drei Faktoren:

- Kognitive Kontrolle, z. B. »Ich esse absichtlich kleine Portionen, um nicht zuzunehmen.«
- Störbarkeit des Essverhaltens, z. B. »Ich kann mich bei einem leckeren Duft nur schwer vom Essen zurückhalten, auch wenn ich vor kurzer Zeit erst gegessen habe.«
- Erlebte Hungergefühle, z. B. »Ich bin meistens so hungrig, dass ich öfter zwischen den Mahlzeiten esse.«

Es bestehen für verschiedene Gruppen von Items unterschiedliche Antwortalternativen. Das Verfahren zeichnet sich vor allem durch seine Referenzwerte für große Bevölkerungsstichproben aus und verfügt über eine gute interne Konsistenz.

2.8.3 Eating Disorder Examination

Das Eating Disorder Examination (EDE) (Fairburn & Cooper1993; deutsche Version: Hilbert et al. 2004) erfasst die Psychopathologie von Essstörungen auf vier Skalen: restraint, eating concern, shape concern und weight concern. Es handelt sich um ein sehr weit verbreitetes Interview, das jedoch ein spezifisches Training erfordert. In seiner neuesten Version erlaubt es auch eine Diagnosestellung der Anorexia nervosa und Bulimia nervosa sowie der Binge-Eating-Störung nach DSM-IV. Die Gütekriterien des Verfahrens sind gut. Mit dem Eating Disorder Examination-Questionnaire (EDE-Q) steht auch eine Fragebogenversion des Verfahrens zur Verfügung.

2.8.4 Strukturiertes Inventar für Anorektische und Bulimische Essstörungen

Das Strukturierte Inventar für Anorektische und Bulimische Essstörungen (SIAB) (Fichter & Quadflieg1999) umfasst ein Experteninterview sowie einen Selbstberichtsbogen, der von den Betroffenen ausgefüllt wird. Es erlaubt die Diagnostik von Anorexia nervosa und Bulimia nervosa samt Subtypen nach DSM-IV und ICD-10 sowie die Diagnostik der Binge-Eating-Störung nach den Forschungskriterien des DSM-IV. Die Gütekriterien sind gut.

2.9 Komorbidität

Bei vielen Essstörungspatienten finden sich komorbid eines oder mehrere psychiatrische Störungsbilder. So konnten Milos et al. (2003) bei nur 17 % der von ihnen untersuchten Frauen keinerlei Komorbidität finden, bei 15 % bzw. 12 % eine komorbide Störung nur auf Achse I bzw. II, bei 56 % jedoch auf beiden Achsen. Fichter et al. (2006) fanden zum Katamnesezeitpunkt nach 12 Jahren bei Anorexiepatienten eine Lebenszeitprävalenz für weitere Achse-I-Störungen von 77 %, von den Patienten mit Bulimia nervosa wiesen 80% eine weitere Lebenszeitdiagnose und 41 % eine akute komorbide Störung auf (Fichter & Quadflieg 2004). Herpertz-Dahlmann et al. (2001) berichten bei einer Stichprobe jugendlicher Anorexiepatienten über einen Katamnesezeitraum von 10 Jahren eine Lebenszeitprävalenz psychiatrischer Störungen von 92 %. Blinder et al. (2006) fanden bei ihrer Stichprobe von mehr als 2400 Essstörungspatientinnen gar bei 97 % mindestens eine komorbide Diagnose auf Achse I.

Die Lebenszeitprävalenz für andere psychiatrische Störungen ist gegenüber der Allgemeinbevölkerung stark erhöht. Die Lebenszeitprävalenz für mindestens eine weitere psychiatrische Störung belief sich in einer Untersuchung an jungen Amerikanerinnen bei Frauen mit einer Essstörung auf fast 90 %, bei Frauen ohne Essstörung hingegen nur auf 47 % (Lewinsohn et al. 2000).

Auch bei Patienten mit Binge-Eating-Störung finden sich häufiger komorbide Achse-I- sowie Achse-II-Störungen als bei gesunden Kontrollstichproben und Patienten mit reiner Adipositas (vgl. zusammenfassend Munsch 2003). Am häufigsten treten affektive Störungen und Angststörungen auf, ferner Störungen mit Substanzabhängigkeit und strukturelle Störungen (v. a. Borderline-Persönlichkeitsstörung).

Einschränkend muss jedoch angemerkt werden, dass Patienten in einer klinischen Stichprobe, wie sie den im Folgenden berichteten Studien zugrunde liegt, möglicherweise eine höhere Komorbidität aufweisen als Betroffene, die keine Therapie in Anspruch nehmen (de Zwaan 2000). Zudem schränken unterschiedliche diagnostische Kriterien, kleine Stichproben und divergierende Erhebungsmethoden die Vergleichbarkeit und Verallgemeinerbarkeit vieler Studien ein (O'Brien & Vincent 2003). Auch die genauen Zusammenhänge zwischen Essstörungen und komorbiden Störungen sind weitergehend ungeklärt.

2.9.1 Depressive Störungen

Mindestens die Hälfte aller anorektischen und bulimischen Patienten leidet bzw. litt bereits einmal an depressiven Störungen (Fichter et al. 2006; Fichter & Quadflieg 2004; Milos et al. 2003; O'Brien & Vincent 2003). Blinder et al. (2006) fanden gar bei 94 % der von ihnen untersuchten Essstörungspatientinnen Störungen der Stimmungslage, größtenteils Depressionen; dabei gab es keine Unterschiede zwischen den verschiedenen Essstörungen (Anorexie, Bulimie, Nicht näher bezeichnete Essstörung). In einer großen Stichprobe stationär behandelter Essstörungspatienten (Anorexie, Bulimie,

Binge-Eating-Störung) berichteten jeweils deutlich über 90 % der Befragten, schon einmal in ihrem Leben depressive Symptome erlebt zu haben (Fichter 2005). Die Lebenszeitprävalenz lag entsprechend bei 55 % für die Anorexiepatienten, die Punktprävalenz der akut von einer Major Depression Betroffenen bei 17%. Teilweise finden sich Depressionen bereits im Vorfeld der Essstörung, sie können aber auch im Zuge der Essstörung oder in deren Folge auftreten. Auf den Verlauf der Essstörung scheinen sie keinen wesentlichen Einfluss zu haben (vgl. zusammenfassend Köpp 2000).

2.9.2 Angst- und Zwangsstörungen

Ein hoher Anteil der Essstörungspatienten weist Angststörungen auf, insbesondere Agoraphobien und soziale Phobien. Die Schätzungen liegen zwischen 40 % und 90 %. Milos et al. (2003) fanden bei 52 % der von ihnen untersuchten Frauen mit Essstörungen komorbid auftretende Angststörungen. In der von Fichter (2005) untersuchten Stichprobe stationär behandelter essgestörter Männer und Frauen berichten mehr als 80 % Angstsyndrome (Lebenszeit) und zwischen 77 % und 96 % – je nach Essstörungssymptomatik – sexuelle Ängste. In der Studie von Blinder et al. (2006) wiesen 56 % der Essstörungspatientinnen zusätzlich eine Angststörung auf. Zudem scheint es einen Zusammenhang zwischen traumatischen Erlebnissen in der Kindheit und nachfolgender Posttraumatischer Belastungsstörung und Bulimia nervosa zu geben (APA 2006).

Zwangsstörungen treten bei 30 % bis 40 % der anorektischen und bulimischen Patienten auf (Milos et al. 2002; Thiel et al. 1998). Dabei sind die Zwangssymptome wiederum teilweise bereits prämorbid vorhanden. Fichter (2005) fand bei rund 60 % der von ihm untersuchten Essstörungspatienten Zwangssymptome, die sich nicht auf das Essverhalten bezogen (Lebenszeit). Die Punktprävalanz für Zwangsstörungen betrug bei Anorexiepatienten in der Langzeitstudie von Fichter et al. (2006) 13 %, die Lebenszeitprävalenz 18 %. Zwangsstörungen sind bei anorektischen Patientinnen häufiger als bei Patientinnen mit Bulimie bzw. Nicht näher bezeichneter Essstörung (Blinder et al. 2006).

2.9.3 Persönlichkeitsstörungen

Der Anteil der mit Essstörungen komorbid auftretenden Persönlichkeitsstörungen wird ebenfalls sehr unterschiedlich eingeschätzt und liegt vermutlich bei rund zwei Drittel. »As with mood and anxiety disorders, the presence of comorbid personality pathology (whether or not it is severe enough to meet DSM criteria for a personality disorder) is the norm rather than the exception« (APA 2006, S. 59). In einer Metaanalyse (Rosenvinge et al. 2000) zeigte sich bei durchschnittlich 58 % der Patienten mit einer Essstörung eine Persönlichkeitsstörung, hingegen nur bei durchschnittlich 28 % in den Vergleichsgruppen. Patienten mit einer Bulimia nervosa erfüllten häufig die Kriterien für eine Cluster-B-Persönlichkeitsstörung (antisoziale, Borderline-, histrionische, narzisstische Persönlichkeitsstörung) (durchschnittlich 44 %), insbesondere für eine Borderline-Persönlichkeitsstörung (durchschnittlich 31 %). Bei den Cluster-C-Persönlichkeitsstörungen (vermeidend-selbstunsichere, dependente, zwanghafte Persönlichkeitsstörung) zeigten sich keine Unterschiede zwischen den Patienten mit einer Anorexia nervosa oder einer Bulimia nervosa (durchschnittlich rund 45 %).

Umgekehrt findet sich bei mehr als 60 % der Patientinnen mit einer Borderline-Persönlichkeitsstörung eine komorbid auftretende Essstörungssymptomatik (Zanarini et al. 1998). An einer Borderline-Persönlichkeitsstörung leiden in Stichproben stationär behandelter Patienten mehr als 10 % der anorektischen und rund ein Viertel der bulimischen Patienten, eine größere Anzahl weist zudem einzelne Symptome der Borderline-Persönlichkeitsstörung auf (vgl. Sipos & Schweiger 2005).

2.9.4 Suchterkrankungen

Bei bis zu 40 % der bulimischen Patienten finden sich Substanzmissbrauch und Suchtverhaltensweisen. In den Stichproben von Milos et al. (2003) und Blinder et al. (2006) erhielten jeweils 22 % der essgestörten Frauen zusätzlich die Diagnose einer Suchterkrankung, bulimische Frauen waren dabei häufiger betroffen (Blinder et al. 2006). Fichter et al. (2006) berichten bei Anorexiepatienten eine Lebenszeitprävalenz von 30 % und eine Punktprävalenz von 9 %, bei bulimischen Patienten betragen die entsprechenden Werte 36 % (Lebenszeit) bzw. 15 % (akut) (Fichter & Quadflieg 2004). Die Parallelen sind leicht zu erkennen: Sucht wird ebenso verheimlicht wie die Bulimie, beides dient der Abfuhr von Spannung, dem Verdrängen unangenehmer Erlebnisse und Gefühle. Nicht umsonst werden Essstörungen als psychosomatische Erkrankungen mit Suchtcharakter aufgefasst. Bei anorektischen Patienten treten seltener komorbide Suchterkrankungen auf, die Schätzungen liegen bei 12 % bis 18 % (APA 2006). Betroffen ist dann vor allem der bulimische Subtyp der Anorexie.

2.9.5 Selbstverletzendes Verhalten und Suizidalität

Ein großer Teil der Essstörungspatienten zeigt selbstverletzende Verhaltensweisen. Auch Purging-Verhalten lässt sich als Mittel der Selbstverletzung und -bestrafung werten und wird gerade von bulimischen Patienten auch als solches beschrieben.

Studien von Favaro und Santonastaso (2002) untermauern dies, dabei zeigten 72 % der bulimischen Patienten selbstverletzendes Verhalten, Purging-Verhalten eingeschlossen. Anorektische Patienten berichteten ähnliche Häufigkeiten, lediglich Suizidversuche und Alkohol- und Substanzmissbrauch waren seltener als bei bulimischen Patienten. Die Autoren schlagen wie Favazza und Simeon (1995) ein dimensionales Modell vor, das zwanghafte selbstverletzende Verhaltensweisen (z. B. Haare ziehen oder schweres Nägelkauen) von impulsiven (z. B. Schneiden oder Verbrennen der Haut, Suizidversuche) unterscheidet.

In einem Übersichtsartikel fassen Svirko und Hawton (2007) Studien zu selbstverletzendem Verhalten und Essstörungen, die zwischen 1989 und 2005 erschienen sind, zusammen. Die Häufigkeiten für selbstverletzendes Verhalten lagen bei restriktiver Anorexia nervosa zwischen 14 % und 42 %, bei Anorexia nervosa vom Binge-eating-/Purging-Typus zwischen 28 % und 68 % und bei Bulimia nervosa zwischen 26 % und 55 %. Die große Spannweite ist auch darauf zurückzuführen, dass selbstverletzendes Verhalten auf unterschiedliche Art und Weise erfasst wurde. Nur eine Studie verglich Essstörungspatienten mit anderen psychiatrischen Patienten und Kontrollpersonen und stellte bei ersteren eine deutlich höhere Häufigkeit von selbstverletzendem Verhalten fest (26 % vs. 11 % vs. 2 %; Welch & Fairburn1996).

Vor allem bulimische Patienten berichteten in der Untersuchung von Fichter (2005) gehäuft Suizidgedanken (Lebenszeit: 43 %), Suizidversuche hatten bereits 25 % unternommen. Bei der Anorexie vom Binge-eating-/Purging-Typus und der Binge-Eating-Störung lagen die Häufigkeiten etwas niedriger, bei der Anorexie kamen vor allem Suizidversuche weitaus seltener vor (Lebenszeit: 4 %).

2.9.6 ADHS (Aufmerksamkeitsdefizit-/Hyperaktivitätssyndrom)

Zunehmend diskutiert wird der Zusammenhang zwischen ADHS und Essstörungen. Biederman et al. (2007) konnten zeigen, dass das Risiko, eine Essstörung zu entwickeln, bei Mädchen mit ADHS signifikant erhöht ist gegenüber einer Kontrollgruppe ohne ADHS. Dies galt insbesondere für bulimische Symptomatik: Die Wahrscheinlichkeit für Mädchen mit ADHS, eine Bulimie zu entwickeln, war 5.6 mal höher als bei den Kontrollpersonen, wobei jedoch auch subklinische Essstörungen berücksichtigt wurden. Mädchen mit ADHS und Essstörung berichteten zudem häufiger weitere komorbide psychiatrische Erkrankungen und ein früheres Einsetzen der Menarche als Mädchen mit ADHS ohne Essstörung.

Eine Untersuchung an einer großen Stichprobe von Kindern und Erwachsenen mit und ohne ADHS erbrachte ähnliche Resultate (Surman et al. 2006). Wiederum zeigten Frauen mit ADHS signifikant häufiger eine bulimische Symptomatik als Kontrollpersonen. Bei Männern sowie Kindern konnten diese Zusammenhänge nicht gefunden werden. Weitere Untersuchungen sind nötig, da gerade die Komorbidität von ADHS und Essstörungen veränderte Anforderungen an die Psychopharmakotherapie stellt.

3 Epidemiologie der Essstörungen

Ende des 19. Jahrhunderts lieferten die Ärzte Ernest-Charles Lasègue und William W. Gull in ihren Beiträgen eine Symptomatologie und klinische Definition der Anorexie, deren Ursache sie in der Psyche sahen (Habermas 1994). Der Begriff »Anorexia nervosa« wurde immer wieder infrage gestellt, und »nervöse Appetitlosigkeit« trifft sicherlich nicht den Kern der Krankheit. Vielmehr sind die meisten Betroffenen keineswegs appetitlos, zwingen sich vielmehr, selbst auferlegte Hungerpläne einzuhalten.

Willentliche Nahrungsverweigerung ist freilich keine Erscheinung der heutigen Zeit. Religiöses Fasten und Berichte von Hungerkünstlern sind seit vielen Jahrhunderten überliefert. Hunger*künstler* wohl gemerkt, Hungern wurde als Kunst betrachtet, als bewundernswerte Attraktion. Krankheitswert erhielt die Nahrungsverweigerung erst im 19. Jahrhundert, vermutlich war sie zuvor höchst selten und hatte im soziokulturellen Umfeld eine völlig andere Bedeutung (Vandereycken et al. 1992). Zu diesem Zeitpunkt kam auch ein entscheidendes Kriterium hinzu: die Sorge um den Körperumfang als Motivation zu fasten (Habermas 2000).

Der Begriff der Bulimie ist ähnlich alt wie der der Anorexie, er findet sich bereits bei den alten Griechen (Habermas 1990). Auf verstärktes wissenschaftliches Interesse stieß das Symptom der Bulimie Ende des 19. Jahrhunderts, in einer Zeit, in der man sich mit hysterischen Störungen, aber auch Störungen der Verdauung und Ernährung beschäftigte. Fallbeschreibungen, die die heutigen diagnostischen Kriterien einer Bulimia nervosa erfüllen, finden sich jedoch erst nach dem Ersten Weltkrieg und dann in wachsender Anzahl seit den 40er-Jahren des 20. Jahrhunderts. Gerald Russell (2007), der die Bulimia nervosa in seinem Artikel im Jahr 1979 erstmals als »bedrohliche Variante« der Anorexia nervosa beschrieb, geht davon aus, dass das Krankheitsbild erst durch soziokulturelle Veränderungen in den 60er- und 70er-Jahren des 20.-Jahrhunderts weitere Verbreitung fand. So stieg beispielsweise der gesellschaftliche Druck dünn zu sein in diesem Zeitraum stark an – man erinnere sich an das Model Twiggy.

3.1 Essstörungen und Übergewicht als Volkskrankheiten

Essstörungen sind also keine neuen Erkrankungen – und dennoch Erkrankungen unserer Zeit. Diskutiert wird, ob die Anzahl der Betroffenen in den vergangenen Jahrzehnten anstieg oder nur ein größerer Teil der Essstörungen auch in Behandlung gelangte und damit in der Statistik auftauchte. Habermas (2000, S. 12f.) kommt zu dem Schluss, dass sowohl die Magersucht als auch die Bulimie »zumindest über gewisse Zeiträume stark zugenommen haben. Und einiges spricht dafür, dass seit der Einführung der Bulimie die Magersucht nicht mehr wesentlich zugenommen hat«. Westenhöfer (2001) untersuchte repräsentative deutsche Stichproben in den Jahren 1990 und 1997 und fand in diesem Zeitraum eine abnehmende Häufigkeit von Binge Eating und dem Einsatz von Maßnahmen zur Gewichtskontrolle. So gaben die befragten Frauen 1997 beispielsweise seltener an, Laxanzien oder Appetitzügler zu nehmen oder ihr Gewicht durch häufiges Wiegen oder gezügeltes Essverhalten unter Kontrolle zu halten – zu all diesen Maßnahmen griffen sie im Übrigen signifikant häufiger als Männer. Allerdings wurden lediglich Personen über 18 Jahren untersucht, das Altersmittel der Befragten lag bei rund 46 Jahren. Und bei gestörtem Essverhalten ist von einer hohen Dunkelziffer auszugehen. Jedoch finden sich auch in anderen Studien Hinweise auf einen signifikanten Rückgang der Punktprävalenz der Bulimia nervosa in der Allgemeinbevölkerung (Keel et al. 2005).

3.1.1 Prävalenz der Essstörungen

Bezüglich der Anzahl der Betroffenen gibt es ebenso divergierende Aussagen. Sprechen die einen davon, dass in der Hauptrisikogruppe von Mädchen und jungen Frauen rund jede Zwanzigste an Anorexia oder Bulimia nervosa leidet (Krüger et al. 2001), so finden die anderen lediglich eine Prävalenz von 0,3 % für Anorexie und 1 % für Bulimie (Hoek & van Hoeken 2003). Thiels und Garthe (2000) kamen bei einer Stichprobe von deutschen weiblichen Studierenden auf eine Punktprävalenz von 0,8 % für die Bulimie, von 0,3 % für die Anorexie und von 3,8 % für die Binge-Eating-Störung. Favaro et al. (2003) fanden bei einer großen Stichprobe 18- bis 25-jähriger Frauen in Italien eine Lebenszeitprävalenz von 2 % für Anorexie, 4,6 % für Bulimie und 4,7 % für Atypische Essstörungen. Die Lebenszeitprävalenz für die Binge-Eating-Störung wird auf 1–5 % geschätzt (Zipfel & Groß 2005). Jährlich erkranken rund 8 von 100 000 Personen neu an Anorexie und 12 von 100 000 neu an Bulimie (Hoek 2006; Hoek & van Hoeken 2003). Insgesamt ist davon auszugehen, dass die Auftretenshäufigkeit von Essstörungen in epidemiologischen Studien eher unterschätzt wird (Hoek & van Hoeken 2003).

3.1.2 Prävalenz von Übergewicht

Übergewicht ist inzwischen eine Volkskrankheit: In Deutschland hat mindestens jeder zweite Erwachsene Übergewicht (Body-Mass-Index BMI > 25) und jeder fünfte bis sechste ist adipös (BMI > 30) (Krüger et al. 2001). Beinahe jedes siebte Kind zwischen 3 und 17 Jahren in Deutschland ist dem Kinder- und Jugendgesundheitssurvey des Robert-Koch-Institutes zufolge übergewichtig, mehr als 6 % leiden an Adipositas (www.kiggs.de). Besonders stark betroffen sind dabei Kinder aus sozial schwachen und Migrantenfamilien, zudem ist das Risiko bei Kindern erhöht, deren Eltern ebenfalls übergewichtig sind.

Kritisch ist allerdings anzumerken, dass die Prävalenz in unterschiedlichen Studien sehr unterschiedlich eingeschätzt wird, je nachdem, welche Stichprobe untersucht und welche diagnostischen Kriterien angesetzt werden.

3.1.3 Alter bei Erkrankungsbeginn

Übergewicht findet sich gehäuft bei Personen im Alter zwischen 40 und 60 Jahren. Die Binge-Eating-Störung beginnt meist zwischen dem 20. und 30. Lebensjahr, eine zweite Spitze findet sich im Lebensalter von 45 bis 54 Jahren (Munsch 2003). Das Alter bei Erkrankungsbeginn bei Anorexia nervosa beträgt im Mittel 14 Jahre mit einem Erkrankungsgipfel in der Früh- und einem weiteren in der Spätadoleszenz, bei Bulimia nervosa liegt es mit 16 bis 19 Jahren etwas höher (Schweiger et al. 2003; Naab 2005).

3.1.4 Teures Leid rund um Essen und Gewicht

Rechnet man die gesamten stationären Behandlungskosten sowie indirekte Kosten, z. B. für Arbeitsunfähigkeitszeiten, zusammen, so ergeben sich in Deutschland pro Jahr geschätzte Gesamtkosten von mehr als 195 Millionen Euro für die Anorexie und 127 Millionen Euro für Bulimie (Krauth et al. 2004). Diese Schätzung ist noch als konservativ zu werten, da die ambulanten Behandlungskosten nicht mit einbezogen wurden. Leiden, die mit Fehlernährung, Übergewicht und Bewegungsmangel zusammenhängen, kosten die deutschen Krankenkassen bis zu 47 Milliarden Euro im Jahr, das sind mindestens 30 % des Gesamtetats (GEO 2005).

3.2 Risikofaktoren für Essstörungen

Jacobi und Neubert (2005) identifizieren in ihrem Überblick über Risikofaktoren und aufrechterhaltende Bedingungen von Essstörungen eine nicht-asiatische ethnische Zugehörigkeit als festen Marker, das heißt als unabänderlichen Risikofaktor. Weiterhin stellten sich Komplikationen während der Schwangerschaft, Geschlecht, frühkindliches Essverhalten, Fütter- und gastrointestinale Störungen, Beschäftigung mit Gewicht und Figur, negative Selbstbewertung, sexueller Missbrauch sowie andere ungünstige Erfahrungen und allgemeinpsychiatrische Krankheiten als wesentliche Risikofaktoren heraus (vgl. Kapitel 4).

3.2.1 Risikofaktoren für Anorexie und Bulimie

Der größte Risikofaktor für Anorexie und Bulimie ist das weibliche Geschlecht.

Geschlecht und Lebensumfeld

Von Anorexia und Bulimia nervosa sind vor allem Frauen betroffen, Männer bislang nur in maximal jedem zehnten Fall. Die Bulimie tritt in städtischen Gebieten häufiger auf als in ländlichen, bei der Anorexie ist die Befundlage nicht eindeutig (Favaro et al. 2003; Hoek et al.1995).

Sportart und Berufstätigkeit

Als Risikogruppen gelten neben Models auch Sportler und Tänzer. Santonastaso et al. (2002) verglichen Models aus der Modebranche mit Kontrollpersonen und fanden bei Ersteren ein niedrigeres Gewicht sowie eine erhöhte Häufigkeit subklinischer Essstörungen, nicht jedoch klinischer Essstörungssymptomatik. Zudem berichteten Models häufiger Alkohol- oder Substanzmissbrauch. Schon fünfjährige Mädchen, die Sportarten betreiben, bei denen die Figur eine große Rolle spielt (z. B. Ballett, Eiskunstlauf), haben größere Gewichtssorgen als ihre Altersgenossinnen (Davison et al. 2002). Ringham et al. (2006) fanden unter Balletttänzerinnen eine Lebenszeitprävalenzrate für Essstörungen von 83 %, mehr als die Hälfte litt an Nicht näher bezeichneten Essstörungen. Experten sprechen von der »female athlete triad«, die gestörtes Essverhalten, Amenorrhoe und Osteoporose umfasst, und die Kriterien einer Nicht näher bezeichneten Essstörung erfüllt (APA 2006). Während Frauen besonders bei Wettkampf-Sportarten, die einen schlanken Körper voraussetzen (z. B. Gymnastik, Eiskunstlauf, Langstreckenlauf) einem hohen Risiko ausgesetzt sind, Symptome einer Essstörung zu entwickeln, erhöhen für Männer Sportarten wie Bodybuilding oder Ringen diesbezüglich die Gefährdung.

Körperunzufriedenheit und Schlankheitsideal

Übergewicht scheint keine direkten Auswirkungen auf eine spätere Essstörungssymptomatik zu haben, jedoch erhöht es den erlebten Schlankheitsdruck, die Unzufriedenheit mit dem eigenen Körper und die Bereitschaft, sich Diäten zu unterziehen (Stice 2002). Der in westlichen Gesellschaften massive Druck schlank zu sein und die Internalisierung des Schlankheitsideals haben sich als kausale Risikofaktoren für bulimische Symptomatik erwiesen. Auch die Unzufriedenheit mit dem eigenen Körper sagt spätere Essstörungssymptome voraus und trägt weiterhin dazu bei, diese aufrechtzuerhalten.

Bildungsstand

Die These, dass vor allem Magersucht gehäuft in höheren Bildungsschichten auftritt, ist mittlerweile umstritten (Gard & Freeman1996). Favaro et al. (2003) fanden keine Zusammenhänge zwischen der Häufigkeit verschiedener Essstörungen und Bildungsstand sowie sozialer Schicht. Auch bei einer Untersuchung von mehr als 2000 Schülerinnen und Schülern in Halle fanden sich keine signifikanten Unterschiede in der Auftretenshäufigkeit gestörten Essverhaltens zwischen verschiedenen Schultypen (Bahrke et al. 2003). Dagegen zeigten in der Untersuchung von Aschenbrenner et al. (2004) vor allem Gymnasiastinnen Merkmale einer Essstörung.

3.2.2 Risikofaktoren für die Binge-Eating-Störung

Risikofaktoren für die Binge-Eating-Störung lassen sich bislang weniger gut identifizieren.

Geschlecht

Die Binge-Eating-Störung betrifft – im Unterschied zur Anorexie und Bulimie – zu mindestens 25 % Männer (Fairburn & Harrison 2003), rund ein Drittel der Betroffenen ist adipös.

Westenhöfer (2001), der Binge Eating und bulimische Verhaltensweisen untersuchte, fand bzgl. der Häufigkeit keine Unterschiede zwischen erwachsenen Männern und Frauen. Dies mag einerseits daran liegen, dass er eine nicht-klinische Stichprobe untersuchte, andererseits auch an der Erfassung der Essstörungen und dem verhältnismäßig hohen Durchschnittsalter der Stichprobe. Frauen wogen sich häufiger, hielten öfter Diät, verwendeten eher Diuretika und Laxanzien und berichteten vermehrt ein gezügeltes Essverhalten als Männer. Letztere versuchten eher durch körperliche Ertüchtigung und Bodybuilding auf ihre Körperform und ihr Gewicht einzuwirken (vgl. Kapitel 14.2).

Sozialer Status

Im Gegensatz zur Anorexia und Bulimia nervosa tritt (extremes) Übergewicht vor allem in der Unterschicht auf. Für die Binge-Eating-Störung gibt es bislang jedoch keine Hinweise auf spezifische soziodemographische Merkmale oder auf familiäre Häufung.

3.3 Subklinische Essstörungen

Nicht jede Essstörung erreicht klinisches Ausmaß. Ein beträchtlicher Teil der Bevölkerung zeigt jedoch einzelne Symptome.

3.3.1 Häufigkeit subklinischer Essstörungen

Im aktuellen Kinder- und Jugendgesundheitssurvey wiesen 21,9 % der 11- bis 17-jährigen Jugendlichen in Deutschland Merkmale einer Essstörung auf (www.kiggs.de). Eine von der Europäischen Union geförderte Studie an mehr als 4000 Schülerinnen in Europa kam zu dem alarmierenden Schluss, dass rund 8 % der Mädchen zwischen 11 und 13 Jahren und 14 % der weiblichen Jugendlichen zwischen 14 und 19 Jahren der

Hochrisikogruppe zuzurechnen sind (Kabera1999; nach Reich et al. 2005). Fast 50 % der Mädchen zwischen 11 und 13 Jahren hatten bereits eine Diät gemacht, 40 % der normal- und untergewichtigen Mädchen und weiblichen Jugendlichen zwischen 11 und 19 Jahren fühlten sich zu dick. Und Diäten scheinen zumindest für Essanfälle (Stice 2002), wenn nicht gar für Essstörungen (Favaro et al. 2003) zu prädestinieren.

Lamerz et al. (2005) untersuchten mehr als 2000 5- bis 6-jährige Kinder in Aachen und fanden bei immerhin 2 % episodisch auftretendes Binge Eating, bei übergewichtigen Kindern (BMI ≥ 90. Perzentil) waren es gut 6 %. Insgesamt finden sich bei 10 % der Bevölkerung episodische Essanfälle im Sinne einer subklinischen Essstörung (Munsch 2003).

Die Universität Jena stellte in einer Studie an 12- bis 32-jährigen Schülern und Studenten bei fast 29 % der Frauen und 13 % der Männer Frühzeichen von Essstörungen fest, dazu zählten unter anderem Essanfälle und gewichtsregulierende Maßnahmen (Aschenbrenner et al. 2004). Gymnasiastinnen waren dabei besonders häufig betroffen, jede Dritte von ihnen gehörte zur Risikogruppe, mehr als 14 % zeigten bereits ernst zu nehmende Störungen des Essverhaltens. Mehr als 40 % der befragten Frauen und 20 % der befragten Männer gaben an, in den vergangenen 12 Monaten eine Diät gemacht zu haben. Zudem stimmte die Selbsteinschätzung oftmals nicht mit dem Gewicht überein, die meisten Teilnehmer nahmen sich als dicker wahr als sie tatsächlich waren.

3.3.2 Verzerrte Wahrnehmung von Figur und Gewicht

Schon bei 8- bis 12-Jährigen ist der Wunsch (noch) dünner zu sein stark ausgeprägt (Berger et al. 2005). Bei der Untersuchung der Autoren an Schülern glaubten 17 % der normalgewichtigen Kinder, dass sie zu dick seien, 32% wollten gerne dünner sein. Zudem hatten 32% der normalgewichtigen Kinder schon einmal versucht abzunehmen, bei den Übergewichtigen waren es 88 %. Mädchen äußerten signifikant mehr Gewichtssorgen als Jungen, insgesamt zeigten sich jedoch kaum Geschlechtsunterschiede.

Ähnliches findet sich bei Hähne und Zubrägel (2004), deren Zusammenstellung auf dem Jugendgesundheitssurvey basiert. Demnach erlebten sich nicht einmal die Hälfte der untergewichtigen Mädchen und Jungen im Alter zwischen 10 und 16 Jahren als zu dünn, 12 % der untergewichtigen Mädchen befanden sich gar als zu dick. Bei den Normalgewichtigen waren rund 48 % der Mädchen und 29 % der Jungen der Meinung, sie seien ein bisschen oder viel zu dick.

Gestörtes Essverhalten scheint demnach fast schon der Normalfall zu werden. Tägliches Wiegen, Diäten und kalorienarme Produkte gehören für viele Mädchen und junge Frauen zum Alltag. Unterstützt werden diese Bestrebungen häufig durch das soziale und nicht zuletzt auch durch das soziokulturelle Umfeld, wie wir im folgenden Kapitel sehen werden.

4 Pathogenese der Essstörungen

Essstörungen sind multifaktoriell bedingt, sie entstehen durch das Zusammenwirken verschiedener Faktoren (vgl. Abbildung 4.1). Gesellschaftliche Erwartungen, Rollenanforderungen und Schönheitsideale (vgl. Kapitel 4.1) spielen ebenso eine Rolle wie (Lern-)Erfahrungen in engen (familiären) Beziehungen (vgl. Kapitel 4.4) und biologische Faktoren (vgl. Kapitel 4.3). Hinzu kommt eine individuelle Komponente; diese beinhaltet beispielsweise dysfunktionale Denkmuster, mangelnde Interozeptionsfähigkeit und ein geringes Selbstwertgefühl (vgl. Kapitel 4.2).

Kritisch ist freilich anzumerken, dass sich die Forschung zu Risikofaktoren oft auf retrospektive Erhebungen stützt. Zudem treten viele der vermeintlichen Einflussfaktoren auch während oder infolge einer Essstörung auf.

Die Unterkapitel 4.5, 4.6 und 4.7 diskutieren Unterschiede in der Pathogenese zwischen den verschiedenen Essstörungstypen sowie die Fragen, warum eine Person ausgerechnet eine Essstörung entwickelt bzw. von dieser verschont bleibt.

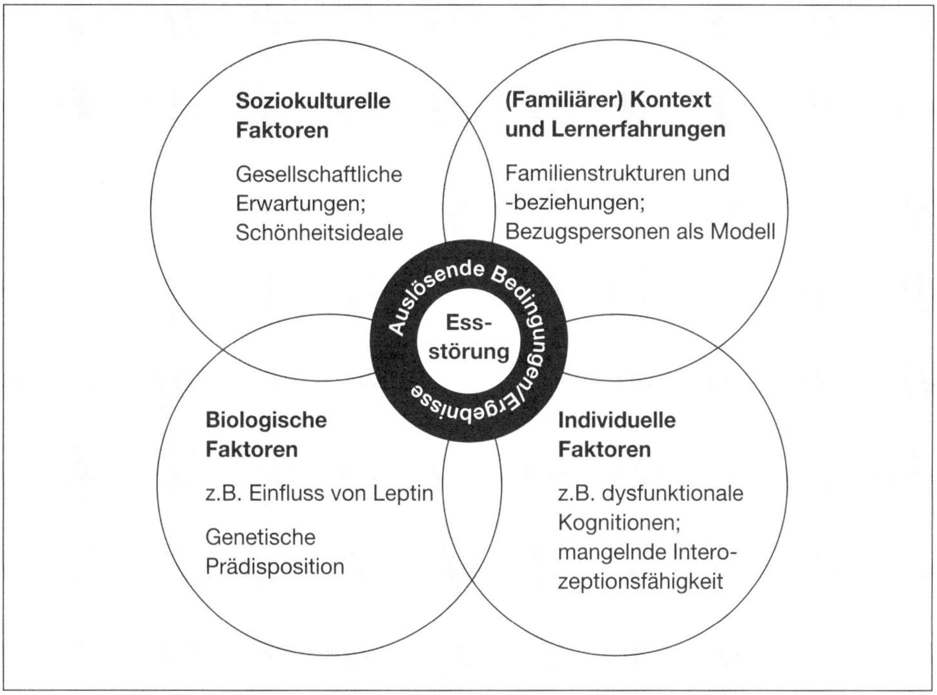

Abbildung 4.1: Multifaktorielle Pathogenese der Essstörungen

4.1 Soziokulturelle Faktoren

Soziokulturelle Risikofaktoren für Essstörungen sind unter anderem das Überangebot an Nahrungsmitteln in Industrienationen sowie die zunehmende Individualisierung (Habermas 2000). Nicht nur das Essen verliert seinen rituellen und gemeinschaftlichen Charakter, auch sonst nehmen enge soziale Bindungen ab. Hinzu kommen das »Figurdiktat« unserer Gesellschaft (Herpertz 2000, S. 97) und die normative Erwartung, diesem durch Selbstkontrolle, z. B. in Form von Diäten, nachzukommen.

4.1.1 Zwischen Fastfood und Healthfood

Unsere Ernährungsgewohnheiten haben sich gewandelt. Kaum einer nimmt sich mehr Zeit, sich täglich aus frischen Zutaten eine Mahlzeit zuzubereiten. Im besseren Fall greifen wir auf Tiefkühlkost zurück, im schlechteren auf Semmel oder Sandwich im Stehen oder Gehen. Viele Kinder essen nur ab und an warme Mahlzeiten und wissen nicht mehr, wie man kocht. In den Medien wird in erster Linie für Alkohol, Snacks und Süßigkeiten geworben, für Obst und Gemüse vergleichsweise wenig (GEO 2005).

Andererseits haben große Nahrungsmittelketten das »gesunde Essen« als Marktlücke entdeckt. »Gesund« wird dabei in vielen Fällen immer noch mit fettarm gleichgesetzt, in den Kühlregalen stapeln sich neue Milchprodukte, die durch spezielle Bakterienkulturen vorteilhafte Auswirkungen auf Körper und Wohlbefinden versprechen. So entsteht inmitten von Bioprodukten und probiotischen Joghurts ein neuer Essstörungstyp: die »Orthorexia nervosa«, die zwanghafte Beschäftigung mit der richtigen Ernährung. Diese »Healthfood Junkies« leiden an einer Kombination einer Essstörung mit einer zwanghaften Persönlichkeitsstörung (Sipos & Schweiger 2006).

Essen genießt in unserer Kultur einen hohen Stellenwert. So belegt »gut essen« den vierten Rang auf einer Genusshierarchie mit 20 Positionen. Höher bewertet werden lediglich »Urlaub«, »Familie« und »Sex/Liebe«, wie eine bevölkerungsrepräsentative Erhebung ergab (vgl. Pudel 2003). »Fitness« dagegen landet weit abgeschlagen auf den hinteren Plätzen. Nahrungsüberfluss gepaart mit Bewegungsmangel zeigen gewichtige Folgen. Und der Magen scheint größer zu werden als die Augen, veränderten sich doch auch die Portionsgrößen in den vergangenen Jahrzehnten dramatisch. Die kleinsten Portionsgrößen in Fastfood-Restaurants sind heute größer als das, was vor 50 Jahren als normale Portion über die Theke ging (GEO 2005). Und wer begnügt sich heute schon mit »small«, wo »large« und »supersize« zu vergleichsweise günstigen Preisen locken. Der Hamburger XXL, die Kleidergröße XXS – ein schwieriger Spagat.

4.1.2 Schlank gleich schön gleich erfolgreich

> *»Die Frauen wundern sich, wieso sie nicht so aussehen wie wir. Sie wissen nicht, dass auch wir nicht so aussehen.«*
> Cindy Crawford, Top-Model

Marilyn Monroe wäre bei einer der aktuellen Model-Casting-Shows im Fernsehen vermutlich durchgefallen – zu viele weibliche Rundungen. In Werbung, Musik und Fernsehen sind Frauen schlank, oftmals im Untergewichtsbereich (vgl. Posch 1999). Und auch auf Männer steigt der Druck, Männerzeitschriften preisen Rezepte an: auf dem schnellsten Weg zum Waschbrettbauch. Mit verheerenden Folgen, denn Schlankheitsdruck, sei er nun gesellschaftlich oder familiär, ist ein Risikofaktor für Unzufriedenheit mit dem eigenen Körper, negativen Affekt, Diäten und bulimische Symptomatik (Stice 2002).

Schlankheitsdruck und Rollenzwang

Wer abnimmt, hat sich unter Kontrolle, wird bewundert – selbst oder gerade wenn er bereits sehr schlank ist. Wer dick ist, gilt hingegen als schwach, dicke Kinder werden gehänselt und ausgelacht. Munsch (2003) sieht Adipositas in der Kindheit und die daraus resultierende soziale Stigmatisierung als einen wesentlichen Bedingungsfaktor der Binge-Eating-Störung. Mädchen, die später an Bulimie erkranken, sind in ihrer Kindheit häufiger übergewichtig als ihre gesunden Altersgenossinnen (Fairburn et al. 1997). Und auch bei Luise und Simone, deren Geschichten wir im ersten Kapitel vorgestellt haben, ließen unter anderem Hänseleien eine Hungerkur attraktiv erscheinen.

Die Ideal-Frau von heute misst sich dabei nicht nur an der Idealfigur, sie schafft es zudem, unterschiedliche, eigentlich gegenläufige Anforderungen unter einen Hut zu bekommen: Sie ist liebevolle Partnerin und sorgende Mutter, zugleich aber unabhängig, beruflich erfolgreich, kulturell interessiert und in ihren Freundeskreis eingebunden.

Angesichts der weiten Verbreitung von gestörtem Essverhalten – in Form von einzelnen Essanfällen, restriktivem Essverhalten oder Diäthalten – schlägt Groene (2001b) ein Kontinuumsmodell vor. Essgestörte Personen zeigen demnach lediglich eine extreme Form ansonsten weit verbreiteter Verhaltensmuster und reagieren möglicherweise nur sensibler und heftiger auf Fragen und Entwicklungsanforderungen, mit denen letztlich alle jungen Frauen in unserem soziokulturellen Kontext konfrontiert sind. Essstörungen wären demnach ein soziosomatisches Problem: Junge Frauen kommen mit ihrer sich verändernden Rolle in der Gesellschaft nicht mehr klar, sind mit den gegensätzlichen Anforderungen der erfolgreichen Karrierefrau und zugleich liebevoll-aufopfernden Ehefrau und Mutter überfordert und versuchen dieses Problem über die Flucht in die Essstörung zu »lösen«.

Barbie: der Einfluss von Spielzeugindustrie

Die Auswirkungen eines solchen soziokulturellen Umfeldes sind freilich schwer nachzuweisen. Dittmar et al. (2006) beschäftigten sich mit der Anorexiepatientin der Spielzeugindustrie, der Barbie-Puppe, und schreiben dieser negative Auswirkungen auf junge Mädchen zu (vgl. Abbildung 4.2).

Barbie fördert Schlankheitsstreben

In einer Studie konfrontierten Helga Dittmar und ihre Mitarbeiterinnen (2006) 162 fünf- bis achtjährige englische Mädchen (1) entweder mit Bildern einer Barbie-Puppe, (2) Bildern einer anderen Puppe (»Emme«) mit realistischen Körpermaßen oder (3) Bildern von anderen Gegenständen. Jüngere Mädchen, die die Barbie-Puppe sahen, waren unzufriedener mit ihrem Körper und äußerten eher den Wunsch schlanker zu sein als Mädchen in den beiden Kontrollbedingungen. Bei den Sieben- und Achtjährigen fand sich ein gegenläufiger Effekt: Hier löste die üppigere Puppe einen gesteigerten Wunsch aus, als Erwachsener schlank zu sein. Möglicherweise, so die Interpretation der Autorinnen, haben diese älteren Mädchen das Schlankheitsideal bereits verinnerlicht und sehen »Emme« daher als bedrohlich an, unter dem Motto: »So ›dick‹ möchte ich später nicht werden«. Auf ihr aktuelles Körpererleben hatte »Emme« auch bei den älteren Mädchen keinen Einfluss. Dittmar und ihre Kolleginnen sehen die Barbie-Puppe, die, wäre sie eine Frau aus Fleisch und Blut, die Körpermaße anorektischer Frauen weit unterbieten würde, folglich als Risikofaktor für die Entstehung von Essstörungen.

Abbildung 4.2: Die Barbie-Puppe und Essstörungen

Der Einfluss der Massenmedien

Groesz et al. (2002) kamen in ihrer Metaanalyse zur Wirkung der Massenmedien auf das Schlankheitsideal zu dem Schluss, dass das Körperbild insbesondere bei Jugendlichen nach der Betrachtung dünner Vorbilder in den Medien signifikant negativer war als nach der Betrachtung durchschnittlicher oder fülliger Models. Auch Berger et al. (2005) berichten in einer Untersuchung an Schulkindern einen signifikanten Einfluss der Medien auf den Wunsch der Jungen und Mädchen, dünner zu sein.

Gleichzeitig häufen sich in den vergangenen Jahren in den Medien die Berichte über Prominente mit Essproblemen. Von Kaiserin Sissi über Prinzessin Diana, Sportler wie Franziska von Almsick und Sven Hannawald, Schauspieler wie Uma Thurman, Jessica Alba oder Billy Bob Thornton bis hin zu Sängern wie Elton John – alle sollen an Essstörungen erkrankt (gewesen) sein. Der Sänger der australischen Gruppe Silverchair, Daniel Johns, erzählt in dem Lied Ana's Song angeblich seine eigene Krankheitsgeschichte: »And you're my obsession. I love you to the bones. And Ana wrecks your life. Like an Anorexia life.« Je nach Berichterstattung bergen solcherlei Bekenntnisse Risiko oder Chance, denn Prominente können Vorbilder in beide Richtungen werden – in Richtung Gewichtsabnahme und »Traumfigur« oder in Richtung Krankheitseinsicht, Therapie und Normalisierung der Ansprüche an den eigenen Körper.

4.2 Individuelle Faktoren

Eine Barbie allein macht freilich keine Essstörung. Hinzukommen müssen unter anderem gewisse individuelle Prädispositionen, wie sie im Folgenden beschrieben werden. Vorsicht ist wiederum bei der Interpretation geboten: Die beschriebenen individuellen Merkmale können in vielen Fällen auch als Begleit- oder Folgeerscheinung der Essstörung auftreten.

4.2.1 Perfektionismus und das Gefühl der Unzulänglichkeit

Werden Mädchen und Frauen mit einer Bulimia nervosa oder Anorexia nervosa nach ihrem Leben vor der Essstörung befragt, unterscheiden sie sich in vielerlei Hinsicht von gesunden Vergleichspersonen (Fairburn et al. 1997, 1999a). Sie berichten häufiger

- eine negative Selbstbewertung,
- Perfektionismus,
- die Abwesenheit enger freundschaftlicher Beziehungen,
- Verhaltensauffälligkeiten,
- Selbstverletzungen sowie
- andere psychiatrische Erkrankungen in der Vorgeschichte.

Weiterhin werden bulimische Mädchen und Frauen als abhängig von der Anerkennung anderer beschrieben und als unsicher bezüglich ihrer eigenen Attraktivität. Sie haben häufig Probleme mit der Impulskontrolle und Suchttendenzen, eine geringe Interozeptionsfähigkeit und Schwierigkeiten bei der Affektregulierung.

Perfektionismus

Mädchen und Frauen mit Anorexie zeigen oft eine hohe Leistungsorientierung, gepaart mit rigidem, zwanghaftem und emotional eingeengtem Verhalten und eingeschränkter Spontaneität (vgl. zusammenfassend Connors 1996; Reich 2003a, 2003b). Stice (2002) bewertet Perfektionismus in seinem Review als Risikofaktor und aufrechterhaltenden Faktor für Essstörungssymptomatik.

Personen mit Binge-Eating-Störung fallen im Vergleich zu gesunden Vergleichspersonen ebenfalls durch eine negative Selbstbewertung auf (Fairburn et al. 1998). Sie leiden prämorbid häufiger an Depressionen und Verhaltensauffälligkeiten und verletzten sich öfter selbst.

Selbstwert

Als Kennzeichen für alle Patienten mit Essstörungen nennt Hilde Bruch (1997, S. 313) ein »alles überschattendes Gefühl der Unzulänglichkeit«. Sie führt dies darauf zurück, dass enge Bezugspersonen auf die Äußerung kindlicher Bedürfnisse nicht angemessen reagierten. Somit konnte das Kind nicht lernen, seine eigenen Bedürfnisse richtig wahrzunehmen. Diese mangelnde Interozeptionsfähigkeit wird begleitet von einem Gefühl der Hilflosigkeit und des Kontrollverlusts über den eigenen Körper.

Tatsächlich finden sich bei essgestörten Patienten stärkere Beeinträchtigungen im Selbstkonzept als bei gesunden Kontrollpersonen. Diese Unterschiede bleiben in wichtigen Bereichen auch nach Kontrolle der Depressivität bestehen (Jacobi et al. 2003). Allerdings weisen auch andere klinische Gruppen, wie Patienten mit Angststörungen oder depressiven Störungen, Beeinträchtigungen auf – wenn auch möglicherweise in geringerer Ausprägung als Patienten mit Essstörungen. Daher kommen Jacobi et al. (2003) zu dem Schluss, dass Selbstkonzeptbeeinträchtigungen vorhanden, jedoch nicht spezifisch für Patienten mit Essstörungen sind.

Bislang ist nicht ausreichend nachgewiesen, dass ein niedriges Selbstwertgefühl und ein negatives Selbstkonzept Risikofaktoren für Anorexia nervosa sind. Bei der Bulimia nervosa und der Binge-Eating-Störung hingegen finden sich längsschnittliche Belege (Jacobi & Neubert 2005).

4.2.2 Dysfunktionale Denkmuster

Die unablässige Beschäftigung mit Essen, Figur und Gewicht ist eines der hervorstechenden Merkmale einer Essstörung. Eindrucksvoll schildert Luise im Eingangskapitel, wie sie stundenlang durch Geschäfte zieht, an Nahrungsmitteln riecht und in Kochbüchern blättert. Diese kognitive Fixierung mindert die Angst vor Kontrollverlust und Gewichtszunahme und hindert an der Auseinandersetzung mit anderen tiefer liegenden Problemen. Zudem finden sich bei Menschen mit Essstörungen meist typische Denkmuster, z. B. dichotomes Denken – ähnlich wie bei depressiven Erkrankungen (Beck et al. 1979). Es gibt nur schwarz oder weiß, entweder esse ich nichts oder übergroße Mengen, entweder bin ich perfekt oder ein Versager. Es herrschen irrationale Annahmen über Ernährung und Gewicht, die beispielsweise die Angst schüren, bei geregeltem Essverhalten immer weiter und weiter zuzunehmen – was die Normalisierung des Gewichtes bei Untergewichtigen erschwert (vgl. Kapitel 10).

Typische Kognitionen bei Patienten mit Essstörungen haben Garner und Bemis (1982; vgl. auch Beisel & Leibl 2001; Garner et al. 1997) zusammengestellt:

- Selektive Abstraktion: einzelne »Beweise« werden ausgewählt, um eine Annahme zu begründen – andere oder gar widersprechende Dinge oder Ereignisse werden ignoriert. Beispiel: »Ich habe so viele Freunde, weil ich so dünn bin.«
- Übergeneralisierung: unzulässige Verallgemeinerung einzelner Erfahrungen, z. B. »Mein Freund hat mit mir Schluss gemacht, weil ich ihm zu dick war. Ich werde nie einen Freund finden, wenn ich nicht dünner bin«.
- Übertreibung insbesondere negativer Konsequenzen, z. B. »Wenn ich zwei Stück Schokolade esse, werde ich ein Kilo zunehmen«.
- Dichotomes Denken, z. B. »Wenn ich erstmal angefangen habe zuzunehmen, wird es nicht mehr aufhören und ich werde statt 45 kg irgendwann 70 kg wiegen«.
- Personifizierung und Selbstreferenz, d. h. Ereignisse, die nichts mit der eigenen Person zu tun haben, werden auf diese bezogen bzw. solche, die das Selbst betreffen, werden überbewertet, z. B. »Als ich den Raum betrat, haben sie aufgehört zu sprechen. Sie haben sicher über meine hässliche Figur gelästert«.
- Abergläubisches oder Magisches Denken, z. B. »Wenn ich ein Gummibärchen esse, wird er sofort zu einem Fettpolster am Bauch«.

Carmen, eine 20-jährige Patientin, lässt uns an solchen Gedanken teilhaben:

»›Stecken Sie sich einfach eine Tüte Gummibärchen in die Tasche und essen die halbe davon zusätzlich zu allen anderen Mahlzeiten über den Tag verteilt. Das ist normal …‹ sagte die Ernährungstherapeutin.
Normal, was ist denn bitte schon normal, frage ich mich da …
Eine halbe Tüte Gummibärchen zusätzlich zu fünf bis sechs Mahlzeiten am Tag … EIN Gummibär ist ja schon nicht normal!!!
Ganze 6.2 kcal hat schon ein einziger Gummibär! 6.2 kcal, die mal wieder völlig überflüssig sind. Du steckst dir dieses kleine, farbige Ding in den Mund, schmeckst die wunderbare Süße, und ehe du versuchst, den Geschmack zu realisieren, zu genießen und in deinem Kopf abzuspeichern, ist dieses Erlebnis auch schon wieder vorbei. Und was kommt danach?
Ein schlechtes Gewissen, weil du schon wieder etwas Verbotenes getan hast! Ein Stück der eigenen Kontrolle hast du damit aufgegeben … Die Sicherheit, die du durch Kontrolle bekommst, ist dahin …
Dann stehst du mal wieder vor dem Spiegel, betrachtest dich, und siehst überall diesen einzigen Gummibären! An den Armen, an den Beinen, am Hintern und vor allem im Gesicht, welches schon wieder so unglaublich rund, füllig und aufgeschwemmt erscheint. Dieses fiese Gesicht des Gummibärs grinst dich nun hämisch im Spiegel an!
Was also bringt dir so ein Gummibär? Dass du für fünf Sekunden Glücksgefühle verspürst, danach aber gleich wieder die ganze Quälerei anfängt von schlechtem Gewissen und dem unerträglichen Drang nach Bewegung, um auch ja jede Kalorie zu verbrennen? Du musst dir die eigene Schwäche eingestehen, bestrafst dich mit Kalorienzählen, immer wieder, auf und ab, und wenn du fertig bist mit Zählen und Rechnen, noch einmal von vorne, nur zur Sicherheit sozusagen.
Ich frage mich also noch einmal: Was bringt dir dieser einzelne Gummibär?
Und dann eine halbe Tüte davon … dass ich nicht lache …«

4.2.3 Essstörungen und Gesundheitsprobleme in der Kindheit

Sowohl Anorexie als auch die Bulimie stehen in Zusammenhang mit perinatalen Komplikationen der Mütter (Favaro et al. 2006). Auch in der frühen Kindheit von Personen, die später eine Anorexie oder Bulimie entwickeln, treten öfter Gesundheitsprobleme auf (Jacobi & Neubert 2005; Jacobi et al. 2004a).

Offenbar stehen weiterhin frühe Fütterstörungen in Zusammenhang mit Essstörungen im Jugendalter. So haben Kinder, die als Kleinkinder sehr wählerisch waren und wenig Interesse am Essen zeigten, später ein erhöhtes Risiko, anorektische Symptome zu entwickeln. Das Essen ungenießbarer Stoffe sowie Streitigkeiten während der Mahlzeiten korrelieren mit einer später erhöhten Rate an bulimischer Symptomatik (Marchi & Cohen 1990). Diese Ergebnisse machen deutlich, wie wichtig eine frühe Intervention und Prävention sind.

4.3 Biologische Faktoren

Offensichtlich spielen auch genetische Faktoren bei der Entstehung von Essstörungen eine Rolle. Zudem ist das Körpergewicht zu einem guten Teil biologisch bedingt.

4.3.1 Genetische und hormonelle Einflüsse

Prävention sollte vor allem auch bei denjenigen Kindern und Jugendlichen ansetzen, in deren Familien bereits Essstörungen anzutreffen sind. Denn die bisherige Forschung legt unter anderem die Annahme genetischer Einflüsse bei der Entstehung von Essstörungen nahe.

Der Einfluss der Gene

Zwillingsstudien weisen auf einen genetischen Faktor hin, da bei eineiigen Zwillingspaaren eine höhere Konkordanzrate von Essstörungen anzutreffen ist als bei zweieiigen (Hebebrand 2004; Schepank 1992). Allerdings ist die Aussagekraft der vorhandenen Studien umstritten, Fairburn et al. (1999b) kommen in einer Übersichtsarbeit zu dem Schluss, dass das Ausmaß der Erblichkeit von Essstörungen unklar bleibt. Dabei gibt es für die Bulimie eindeutigere Hinweise auf genetische Einflüsse als für die Anorexie (Bulik et al. 2000). Zudem ist nicht geklärt, was in diesen Fällen genau vererbt wird (Herpertz 2001).

Der Einfluss der Hormone

Seit einigen Jahren wird der Einfluss der Hormone Leptin und Ghrelin auf Essstörungen diskutiert. Leptin (von griechisch leptos = dünn) wird primär in Fettzellen hergestellt und in die Blutbahn ausgeschwemmt; der Spiegel im Blut ist proportional zur Körperfettmenge (Hebebrand 2004, 2007). Im Akutstadium der Anorexie besteht folglich eine Hypoleptinämie, welche die Amenorrhoe bei Frauen, erniedrigte T3-Werte und Hyperkortisolämie bedingt. Zudem scheint ein Zusammenhang mit der anorexiebedingten Aktivität zu bestehen (Hebebrand et al. 2003). So konnte bei anorektischen Patienten ein Zusammenhang zwischen Hypoleptinämie und gesteigerter körperlicher Aktivität sowie motorischer und innerer Unruhe festgestellt werden (Holtkamp et al. 2006). Weiterhin wird ein erhöhtes Rückfallrisiko für eine erneute Gewichtsabnahme berichtet, falls bei Abschluss einer stationären Essstörungstherapie infolge der Gewichtszunahme hohe Leptinspiegel erreicht werden (Holtkamp et al. 2004).

Ghrelin wird in der Magenschleimhaut produziert und löst Hunger aus. Es ist bei anorektischen Personen erhöht, bei übergewichtigen Personen deutlich supprimiert (Cuntz, 2004). Unterschiede zwischen Essstörungen vom restriktiven vs. Binge-eating-/Purging-Typ scheinen nicht zu bestehen, Abweichungen in der Ghrelinfreisetzung können besser durch den Ernährungszustand als durch das Essverhalten erklärt werden (Troisi et al., 2005)

Der Einfluss des Serotonin

Ferner scheint der Neurotransmitter Serotonin bei Essstörungen eine Rolle zu spielen. Serotoninmangel wird mit der Entstehung oder Aufrechterhaltung von Depressionen in Verbindung gebracht (vgl. Hebebrand 2004; Herpertz 1997). Allerdings ist unklar, ob tatsächlich ein gemeinsamer biologischer Faktor erklären kann, warum Essstörungen und Depressionen häufig gemeinsam auftreten, denn die depressive Verstimmung lässt sich gerade bei Magersüchtigen zumindest teilweise auch auf die Gewichtsreduktion zurückführen.

4.3.2 Der »Set-Point« – das biologisch bedingte »Idealgewicht«

Eine Reihe der typischen Essstörungssymptome gelten als Folgeerscheinung des Hungerzustandes. So wurden in dem berühmten Experiment von Keys et al. (1950) die meisten der zu Beginn psychisch gesunden Versuchsteilnehmer (36 junge amerikanische Männer) depressiv, nachdem sie sich mehrere Monate einer Reduktionsdiät unterzogen und durchschnittlich 25 % ihres Gewichts verloren hatten. Sie begannen, sich exzessiv mit Essen zu beschäftigen, zogen sich zurück und zeigten viele der typischen Symptome, die auch im Rahmen einer Magersucht auftreten. Zugleich reduzierte sich der Grundumsatz der Männer enorm, so dass sie weniger Gewicht verloren als eigentlich zu erwarten war.

Derselbe Effekt wurde auch in die andere Richtung beobachtet (vgl. Sims et al. 1968), das heißt die Gewichtszunahme bei hochkalorischer Diät fiel ebenfalls geringer aus als erwartet, da sich der Grundumsatz nunmehr erhöhte. Zudem erreichten bei beiden Experimenten fast alle Teilnehmer einige Wochen nach deren Beendigung wieder ihr Ausgangsgewicht.

Diese Befunde werden als Belege dafür gewertet, dass es einen sogenannten »Set-Point« gibt. Nisbett nahm in den 70er-Jahren an, dass die Anzahl der Fettzellen im Körper über das Soll-Körpergewicht entscheidet und sowohl genetisch als auch durch die Ernährung in Säuglingsalter und früher Kindheit bestimmt wird (vgl. Cuntz 2002, 2004). Zwar sind diese Grundannahmen dieser »Set-Point-Theorie« heute widerlegt. Jedoch ist weiterhin davon auszugehen, dass das individuelle Körpergewicht großteils biologisch festgelegt ist, bei normalem Essverhalten geringfügig um den »Set-Point« schwankt und sich auf Dauer nur unter größeren Mühen unter, aber auch über diesen heben lässt, da der Körper gegenreguliert.

4.3.3 Restriktives Essverhalten und Heißhungeranfälle

Aufbauend auf die »Set-Point-Theorie« versuchen die kanadischen Forscher Peter Herman und Janet Polivy mit ihrer Restriktions-Disinhibitions-Hypothese vor allen Dingen den Zusammenhang zwischen restriktivem Essverhalten und resultierenden

Heißhungeranfällen bzw. Übergewicht zu erklären (vgl. Cuntz 2002; Pudel 2001). Die Forscher nehmen zwischen Hunger und Sättigung eine Zone der Indifferenz an, in der die Nahrungsaufnahme weniger stark durch physiologische Bedürfnisse determiniert ist. Restriktive Esser lassen sich in ihrem Essverhalten nicht von Hunger und Sättigung, sondern von einer kognitiven Maßgabe leiten. Sie gewöhnen sich an das Hungergefühl als ständigen Begleiter und missachten in Essanfällen dann auch die Sättigungsgrenzen.

Dabei kommt ein Mechanismus zum Tragen, den Hermann und Polivy als »kognitive Disinhibition« bezeichnen: Wird die selbst gesetzte Mengenbegrenzung überschritten, essen restriktive Esser oft weit mehr als eine normale Mahlzeit. Der nahrungsdeprivierte Körper holt sich, was ihm verwehrt wurde. Dieser Mechanismus wird von Betroffenen oft im Sinne von »Jetzt habe ich schon zu viel gegessen, jetzt ist es eh schon egal« beschrieben – es zeigen sich die in Kapitel 4.2 bereits beschriebenen dysfunktionalen kognitiven Muster. Da physiologische Hunger- und Sättigungssignale immer weniger Beachtung finden, wächst die Zone der Indifferenz und dadurch auch die Beeinflussbarkeit der Nahrungsaufnahme durch externe Stimuli, z. B. Umgebungsfaktoren, Stimmungen etc. Allerdings vermag das Modell nicht zu erklären, was letztendlich die auslösenden Faktoren und Motive des restriktiven Essverhaltens sind (vgl. Stroebe 2003).

4.4 Familiäre Faktoren

Von gesunden Altersgenossinnen unterscheiden sich bulimische und anorektische Mädchen und Frauen in folgender Hinsicht (Fairburn et al. 1997, 1999a). Sie

- berichten retrospektiv mehr Probleme mit ihren Eltern, wie Konflikte, Kritik, hohe Erwartungen und wenig Zuwendung.
- erlebten in ihrer Kindheit häufiger psychiatrische Störungen wie Depression, Alkohol- oder Drogenmissbrauch bei ihren Eltern. Dies ist vor allem bei bulimischen Frauen der Fall.
- erlitten häufiger körperlichen und/oder sexuellen Missbrauch.

Mütter von Personen mit Anorexia nervosa waren in einer Studie von Woodside et al. (2002) zudem perfektionistischer und mehr um ihre Figur und ihr Gewicht besorgt als Mütter einer – allerdings aus einer anderen Studie herangezogenen – Kontrollgruppe. Bei den Vätern ergaben sich diesbezüglich kaum Unterschiede, lediglich bei Vätern, deren Kinder an restriktiver Anorexia nervosa litten, fand sich erhöhter Perfektionismus.

Kritisch ist freilich anzumerken, dass es sich in den meisten Untersuchungen um querschnittlich bzw. retrospektiv erhobene Daten handelt. Somit bleibt vielfach unklar, ob die festgestellten Unterschiede zwischen Familien mit essgestörten vs. gesunden Kindern wirklich vor Beginn der Essstörung aufgetreten sind oder eine Folge derselben darstellen.

4.4.1 Anorexie: hohe Norm- und Leistungsorientierung

Die »Magersuchtsfamilie« gibt es nicht. Doch es finden sich in vielen betroffenen Familien bestimmte wiederkehrende Muster.

Familiäre Muster

In Familien mit magersüchtigen Mitgliedern herrschen oftmals hohe Norm- und Leistungsorientierung, Kontrolle und Konfliktvermeidung (Cierpka & Reich 2001; Cierpka & Stasch 2004). Die Grenzen zwischen Eltern und Kind verschwimmen, die Familienmitglieder sind verstrickt und opfern sich füreinander auf – ein Umfeld, in dem Ablösung nur schwerlich gelingen kann. Gleichzeitig findet sich wenig offener (Gefühls-)Austausch, andere Familienmitglieder zeigen oft restriktives Essverhalten und starkes Schlankheitsstreben (Fairburn et al. 1999a; Reich & Buss 2002; Tuschen-Caffier 2005), das intrafamiliär vor allem von den Müttern an die Töchter weitergegeben wird. Essen hat eine besondere Bedeutung (Engel 1991), was erklären hilft, warum das Kind sich gerade durch eine Essstörung und nicht eine andere psychische Auffälligkeit Aufmerksamkeit zu verschaffen versucht (vgl. Kapitel 4.6). Auch Sarah berichtete im Eingangskapitel, dass sie schon in ihrer Kindheit mit dem Thema Gewicht und Diät konfrontiert war, da ihr Großvater für eine Operation hätte abnehmen sollen.

Funktion der Anorexie

Die Anorexie ist eine verdeckte Anklage an und Aggression gegen die Eltern. »Oft klebt am Essen auch die Mutter- bzw. Elternliebe. Eine Zurückweisung des Essens ist eine Zurückweisung der Beziehung« (Cierpka & Reich 2001, S. 138). Die Magersucht führt das Familiensystem in eine Krise und zementiert es zugleich, da sich alles um das kranke Kind dreht, die Essstörung die Familie und die Eltern zusammenschweißt. So ermöglicht die Anorexie eine Abgrenzung ohne Ablösung, die angstbesetzte Trennung vom Elternhaus wird vermieden und verzögert. In der beobachteten Familieninteraktion zeigte sich in einer Studie von Reich (2004) bei Familien mit anorektischen Mitgliedern vor allem die Mutter-Patientin-Dyade konflikthaft, bei Familien mit bulimischen Patienten die Elterndyade.

4.4.2 Bulimie: starke Betonung von Aussehen, Figur und Gewicht

Auch Familien mit bulimischen Mitgliedern sind häufig durch bestimmte Merkmale gekennzeichnet – die vielfach freilich auch Folge der Essstörung sein können.

Familiäre Muster

Bulimische Patienten berichten weniger emotionale Kohäsion und Verbundenheit in ihren Familien als anorektische Patienten und gesunde Personen (Karwautz et al. 2002) und zeigen stärkere Affekte und Konflikte in der familiären Interaktion (Reich 2003a, 2004). Bulimische Jugendliche nehmen weniger individuelle Autonomie wahr und bewerten ihre Entwicklungsbedingungen als schlechter als gesunde Jugendliche (Karwautz et al. 2002). Die Beziehung zwischen den Eltern ist stärker gestört als in Familien mit anorektischen Mitgliedern und Familien der Kontrollgruppe (vgl. zusammenfassend Reich & Buss 2002).

Betonung des Aussehens

Im Vergleich zu Familien mit gesunden Kindern sind in Bulimiker-Familien Aussehen, Figur und Gewicht in höherem Maße Inhalt von Kritik und Spott (Fairburn et al. 1997). Man erinnere sich an Luise, die vor allem von ihrem Bruder ob ihrer Figur gehänselt wird (vgl. Kapitel 1.1). Mütter von (später) Betroffenen setzen diese unter Druck, schlank zu sein und abzunehmen (Reich & Buss 2002). Zudem finden sich häufiger Übergewicht und Diätversuche bei anderen Familienmitgliedern und auch der bulimischen Person selbst vor ihrer Erkrankung.

Diese starke Betonung von Figur, Gewicht und Aussehen und das damit einhergehende Risiko, sein Körperheil in Diäten zu suchen – der »Einstiegsdroge« in die Essstörung –, scheint vor allem kennzeichnend für die Bulimie und die Binge-Eating-Störung zu sein. Zwar finden sich ähnliche Prozesse, wie bereits erwähnt, auch in Familien mit anorektischen Mitgliedern. Für die Entstehung der Anorexie liefern diese Faktoren über individuelle und familiäre Faktoren hinaus jedoch offenbar keinen Erklärungsbeitrag (Fairburn et al. 1999a).

Funktion der Bulimie

Im Familiensystem ermöglicht die Bulimie, ähnlich wie die Magersucht, eine deutliche, wenn auch indirekte Äußerung von Aggression gegenüber der Familie: der Kühlschrank ist leer gegessen, die Toilette schmutzig (Cierpka & Reich 2001). Die emotionale Leere wird ausgefüllt mit Essen, durch gegenregulierende Maßnahmen bleibt das gute Aussehen erhalten. Und somit auch der Schein nach außen – denn die Bulimie wird ebenso verheimlicht wie Alkohol- oder Gewaltexzesse anderer Familienmitglieder. So entstehen Teufelskreise: Die Betroffenen schämen sich, weil sie essen (und erbrechen) und essen, weil sie sich schämen. Sie ziehen sich zurück, um heimlich essen zu können und essen, um mit dem Alleinsein fertig zu werden. Diese Mechanismen erhalten die Essstörung aufrecht (Groene 2001a). Dies zeigt sich eindrücklich in Sarahs Schilderung im Eingangskapitel. Monatelang dominiert die Essstörung ihr Leben, sie zieht sich aus ihrem sozialen Umfeld zurück und versucht dennoch, ihre Essanfälle vor ihrem Freund geheim zu halten. Wo Kontakte zu Freunden und Hobbys fehlen, bleibt Essen als einzige »Freizeitbeschäftigung« und Ablenkung.

So reagiert die anorektische Patientin also mit »restriktivem Beziehungsverhalten« auf »befürchtetes einmischendes Interaktionsverhalten der relevanten Beziehungspartner«, während die bulimische Patientin mit »pseudoautonomem Beziehungsverhalten« auf »befürchtetes vernachlässigendes Interaktionsverhalten« antwortet (Cierpka und Reich 2001, S. 143). Beide Verhaltensweisen haben zum Ziel Abhängigkeitsängste zu kontrollieren, im Falle der Anorexie die Angst vor symbiotischer Abhängigkeit.

4.4.3 Binge-Eating-Störung: Forschung noch in den Kinderschuhen

Mädchen und Frauen, die an einer Binge-Eating-Störung leiden, unterscheiden sich ebenfalls deutlich von gesunden Vergleichspersonen (Fairburn et al. 1998): Sie

- waren als Kinder in höherem Maße Kritik und hohen Erwartungen ausgesetzt,
- berichten häufiger geringe emotionale Zuwendung, oft gepaart mit Überbehütung,
- litten häufiger an Depressionen,
- wurden in ihrer Familie verstärkt aufgrund ihrer Figur, ihres Gewichts oder Essverhaltens kritisiert und
- waren häufiger vor Entwicklung der Essstörung schwanger.

Lamerz et al. (2005) fanden bei einer Untersuchung an 5- bis 6-jährigen Kindern in Deutschland ein sechsfach erhöhtes Risiko für Binge Eating, wenn die Mutter Binge Eating zeigte. Zudem scheinen gezügeltes Essverhalten und Schlankheitsdrang der Mutter mit späterem Auftreten von Überessen beim Kind in Verbindung zu stehen – als Reaktion auf die Begrenzung der Nahrungsaufnahme (vgl. Hilbert & Munsch 2005). Merkmale gestörten Essverhaltens der Mutter bei Geburt des Kindes und Übergewicht der Eltern sagten in prospektiven Untersuchungen geheimes Essen des Kindes vorher. Auch in einer Studie von Stice et al. (2002) half die Verfügbarkeit von Modellen mit gestörtem Essverhalten spätere Essanfälle der weiblichen Jugendlichen zu erklären. Weitere Risikofaktoren verweisen wiederum auf soziokulturelle und individuelle Einflüsse: Unzufriedenheit mit der Figur und starke Gewichtung des Aussehens, Schlankheitsdrang, Diäthalten, Depressivität, Essen aus emotionalen Gründen, erhöhter BMI, geringes Selbstwertgefühl und mangelnde soziale Unterstützung.

Da die Binge-Eating-Störung erst vor wenigen Jahren in das DSM-IV aufgenommen wurde, gibt es bislang noch wenige Forschungsergebnisse.

4.4.4 Essen stillt den seelischen Hunger

Für Mädchen und Frauen mit Essstörungen hat Essen eine Funktion außerhalb der Regulation von Hunger und Sättigung. Es ist verknüpft mit Bedürfnissen und Gefühlen. Essen spendet so beispielsweise Trost, vertreibt Ängste und Langeweile oder wird als

Belohnung erlebt. Negativer Affekt ist ein Risikofaktor für Essstörungen, ebenso wie Unzufriedenheit mit dem eigenen Körper (Stice 2002). Die Verknüpfungen werden zumeist bereits im Kindesalter gelernt, wenn über Trauer und Schmerz beispielsweise mit Süßigkeiten hinweggeholfen wird oder die Kinder mit Essen »beschäftigt« werden.

Familiäre Einflussfaktoren auf das Essverhalten		Beispiel
Gestörte Hunger- und Sättigungsregulation	▶ Verwendung von Nahrung als Belohnung bzw. Nahrungsentzug als Bestrafung ▶ Besonderer Stellenwert der Ernährung und körperlichen Konstitution für die Erhaltung der Gesundheit ▶ Ersatz emotionaler Zuwendung durch Süßigkeiten, Verwendung von Nahrung als Trost ▶ Starre Reglementierung der Mahlzeiten, Tischsitten und Verhaltensvorschriften ▶ Orientierung der Sättigung an Außenreizen ▶ Aufforderung bzw. Zwang entgegen innerer Sättigungssignale	▶ »Wenn du jetzt schön brav bist, gibt es nachher auch ein Eis« ▶ »Iss, damit du groß und stark wirst« ▶ »Iss die Schokolade, dann musst du nicht mehr weinen« ▶ »Was auf den Tisch kommt, wird gegessen« ▶ »Du bist satt, wenn der Teller leer ist« ▶ »Iss auf, dann scheint morgen auch die Sonne«
Modelllernen	▶ Imitation des durch Familienmitglieder vorgelebten Essstils	▶ Eltern und/oder Geschwister essen besonders große Mengen
Verstärkung	▶ Eltern übergewichtiger Kinder begegnen kindlicher Frustration häufiger mit einem Nahrungsmittelangebot als Eltern normalgewichtiger Kinder	▶ »Wenn du beim Zahnarzt ganz tapfer bist, bekommst du danach ein Eis«
Familiäre Interaktionsmuster	▶ Dysfunktionale Kommunikations- und Konfliktbewältigungsmuster in der Familie	▶ Partnerschaftliche Probleme oder Scheidung der Eltern

Abbildung 4.3: Familiäre Einflussfaktoren auf das Essverhalten (nach Petermann & Häring 2003, S. 266)

Erziehung mit Keks und Gummibärchen

Petermann und Häring (2003, S. 266) haben Beispiele für familiäre Einflussfaktoren auf das Essverhalten zusammengestellt. Zwar beziehen sich die Autoren auf adipöse Kinder, doch die grundlegenden Mechanismen treffen auch auf Essstörungen mit Essanfällen wie die Bulimie oder Binge-Eating-Störung zu (vgl. Abbildung 4.3). In einer aktuellen Studie von Kröller und Warschburger (2007) erwiesen sich vor allen Dingen Vorbildverhalten der Mütter in Sachen gesunder Ernährung als positiver, Drängen (z. B. »Jetzt iss endlich etwas«) und Arbeiten mit Belohung (z. B. »Du bekommst nur ein Eis, wenn du vorher das Gemüse isst«) hingegen als negative Einflussfaktoren auf das Ernährungsverhalten der Kinder.

Ein weiterer Effekt solcher Er- und Beziehungsmethoden: Das Kind verlernt seine eigenen natürlichen Bedürfnisse richtig zu deuten (vgl. Selvini Palazzoli 1984). Denn statt auf Trauer, Schmerz oder Langeweile, reagieren die Eltern vermeintlich auf Hunger. Hilde Bruch (1997, S. 65) beobachtete diesen Mechanismus bei ihren essgestörten Patienten: »Ungenaue und verwirrende Kindheitserlebnisse hatten die Fähigkeit beeinträchtigt, Hunger und Sattsein zu erkennen, und ›Hunger‹, also den Drang zu essen, zu unterscheiden von anderen Signalen für Missbehagen, die nichts mit ›Nahrungsentzug‹ zu tun haben, und von emotionalen Spannungszuständen, die von allen möglichen Konflikten und Problemen hervorgerufen werden können.«

Fütterung nach Plan

Andererseits wird auf Hungergefühle nicht oder nicht angemessen reagiert, da feste Fütterungs- oder Essenszeiten eingehalten werden. So füttern Mütter, die an einer Essstörung leiden oder früher litten, ihre Babys eher entlang fester Essenszeiten, während gesunde Mütter sich nach den Bedürfnissen der Babys richten (Evans & le Grange 1995). Dies könnte zur innerfamiliären Transmission von Essstörungen beitragen.

4.4.5 Vorsicht vor vorschnellen Schlüssen!

Der Einfluss der Familie ist sicherlich prägend, doch nicht jede Essstörung entwickelt sich vor dem Hintergrund schwieriger Familienverhältnisse. Jacobi und Neubert (2005) bemängeln das Fehlen (prospektiver) Längsschnittstudien. Sie kommen daher ebenso wie Stice (2002) in ihren Auswertungen von Risikofaktoren für Essstörungen zu dem Schluss, dass es für familiäre Interaktionsmuster, die Funktionsfähigkeit der Familie und Bindungsstile noch keine Belege als Risikofaktoren einer Anorexia oder Bulimia nervosa gibt. Auch die familiäre Vorgeschichte und die Familienpsychopathologie sind nicht längsschnittlich als Risikofaktoren bestätigt.

Eine Essstörung deutet also nicht zwangsläufig auf gestörte familiäre Beziehungen und Strukturen hin. Und ebenso wenig zwingend auf eine traumatische Erfahrung. Zwar scheint sexueller Missbrauch bei Mädchen und Frauen mit Anorexie, Bulimie und Binge-Eating-Störung häufiger zu sein als bei gesunden Vergleichsgruppen – Schätzungen zu Folge waren rund 30 % Opfer von sexuellem Missbrauch in der Kindheit –, nicht aber als bei Personen mit anderen psychiatrischen Erkrankungen (Connors 1996; Fairburn et al. 1997). Es gibt bislang keine empirischen Belege, dass sexueller Missbrauch ein Risikofaktor für Essstörungen ist (Stice 2002).

4.5 Unterschiede zwischen den Essstörungen

Die Beschreibungen des »Nährbodens« für die verschiedenen Essstörungen klingen ähnlich, doch gibt es neben allen Gemeinsamkeiten auch deutliche Unterschiede?

Die Befunde hierzu sind rar. Hinweise liefert eine kontrollierte Vergleichsstudie von Fairburn et al. (1999a). Die Autoren fanden in Bezug auf die von ihnen überprüften individuellen Faktoren keine statistisch bedeutsamen Unterschiede zwischen anorektischen und bulimischen Frauen. Differenzieren ließen sich die beiden Gruppen lediglich anhand von drei Einflussfaktoren: (1) psychiatrische Erkrankungen der Eltern während der Kindheit der Betroffenen, (2) Anfälligkeit für Diäten (ausgelöst durch Übergewicht der Eltern, Diäten bei anderen Familienmitgliedern, kritische Kommentare über Figur, Essen, Gewicht u. ä.) und (3) das Einsetzen der Menarche. Bulimische Frauen berichteten dabei häufiger Depressionen, Alkohol- und Drogenmissbrauch ihrer Eltern, waren anfälliger für Diäten und begannen jünger zu menstruieren.

Von Frauen mit Binge-Eating-Störung unterschieden sich bulimische Frauen in Bezug auf zwei Aspekte: (1) ein höheres Risiko, an Übergewicht zu leiden (bedingt durch elterliches Übergewicht und eigenes Übergewicht in der Kindheit) und (2) negativere Umstände in der Kindheit (z. B. negative Selbstbewertung, Schüchternheit, Perfektionismus).

Mittlerweile favorisieren Fairburn et al. (2003a) einen »transdiagnostischen« Ansatz, der sich auf alle Essstörungen gleichermaßen bezieht. Anorexia und Bulimia nervosa und die Nicht näher bezeichneten Essstörungen lassen sich dann auf ein gemeinsames Störungsmodell zurückführen und folglich mit einem therapeutischen Ansatz behandeln. Die Autoren begründen ihr Vorgehen – das auch aus so manchem diagnostischen Dilemma hilft (vgl. Kapitel 2.5) – damit, dass die wesentlichen klinischen Merkmale der verschiedenen Essstörungen dieselben und Übergänge von einer Art zur anderen häufig sind.

4.6 Warum ausgerechnet eine Essstörung?

Viele der oben genannten Risikofaktoren könnten genauso gut den Hintergrund einer Depression, Persönlichkeitsstörung oder Suchterkrankung bilden. Wichtig sind daher vergleichende Studien zwischen Personen mit Essstörungen und Personen mit anderen psychiatrischen Erkrankungen.

Fairburn et al. (1997) konnten in ihrer Studie zu Risikofaktoren für Bulimie zeigen, dass es vor allem die Anfälligkeit für Diäten ist, die bulimische Personen von solchen mit anderen psychiatrischen Störungen unterscheidet. So berichteten bulimische Personen prämorbid häufiger kritische Kommentare der Familie in Bezug auf ihren Körper, ihr Gewicht oder Essverhalten sowie Übergewicht bei den Eltern oder in der eigenen Vorgeschichte. Zudem erlebten sie wenig Kontakt und hohe Anforderungen seitens der Eltern, wurden häufiger mit Alkoholismus der Eltern konfrontiert und bewerteten sich selbst negativer.

Auch zwischen Mädchen und Frauen mit Binge-Eating-Störung vs. anderen psychiatrischen Störungsbildern zeigen sich deutliche Unterschiede in Bezug auf den innerfamiliären Umgang mit Essen, Figur und Gewicht (Fairburn et al. 1998). Wie bulimische Frauen erinnern sie kritische Kommentare diesbezüglich vonseiten der Eltern und waren häufiger als Kinder übergewichtig als Vergleichspersonen mit anderen psychiatrischen Erkrankungen. Zudem berichtet ein höherer Anteil von ihnen geringen Kontakt zu den Eltern in der Kindheit.

Körperlicher und sexueller Missbrauch finden sich bei Mädchen und Frauen mit Essstörungen hingegen nicht häufiger als bei Vergleichspersonen mit anderen psychiatrischen Störungen.

Interessanterweise fallen die Unterschiede zwischen anorektischen Mädchen und Frauen und Altersgenossinnen mit anderen psychiatrischen Erkrankungen weit weniger deutlich aus. So lassen sich die beiden Gruppen nicht anhand der prämorbiden Bedeutung von Essen, Figur und Gewicht und des Diätrisikos differenzieren (Fairburn et al. 1999a). Anorektische Mädchen und Frauen berichten jedoch eine negativere Selbstbewertung und mehr Perfektionismus in ihrer Kindheit.

4.6.1 Das Zwei-Faktoren-Modell

Die vorgenannten Ergebnisse schränken die Verallgemeinerbarkeit des einleuchtenden Zwei-Faktoren-Modells von Connors (1996) ein. Es sieht die Unzufriedenheit mit dem Körper als einen wesentlichen Faktor bei der Entstehung von Essstörungen. Ihm folgen Versuche, den Körper zu ändern, zu perfektionieren, Waage, Gewicht und Diäten erhalten einen hohen Stellenwert im Leben. Der zweite Bedingungsfaktor umfasst individuelle Probleme und Prädispositionen, also ein niedriges Selbstwertgefühl, mangelnde Fähigkeit zur Selbstregulation und eine unsichere Bindung. Nur wenn beide Faktoren gleichzeitig wirken, entwickelt sich nach Connors eine Essstörung. Fehlt Faktor 1, die Unzufriedenheit mit Körper und Gewicht, so entsteht eine wie auch immer geartete andere psychische Erkrankung. Faktor 1 ohne Faktor 2 hingegen führt zu den üblichen Gewichtsproblemen unserer Zeit. Unzufrieden mit dem Körper sind viele, Diätvorschläge füllen nicht umsonst Sommer für Sommer hunderte Seiten in Frauenzeitschriften. Doch meist bleibt es dabei, es kommt zu keiner Essstörung, da die Basis in Beziehungs- und Persönlichkeitsentwicklung (Faktor 2) ansonsten weitgehend stimmt.

Das Modell wird für die Bulimie durch die Ergebnisse von Fairburn et al. (1997, 1999a) gestützt. Auch in einer prospektiven Studie von Bardone-Cone et al. (2006) erwiesen sich Perfektionismus, Selbstwirksamkeit und die Wahrnehmung des eigenen Körpergewichts als wichtige Prädiktoren späterer bulimischer Symptome: Vor allem perfektionistische Frauen, die sich selbst wenig zutrauten und sich als übergewichtig erlebten, hatten in der Folge viele Essanfälle. Bei der Anorexie jedoch scheint die Unzufriedenheit mit dem Körper möglicherweise in ihrem Stellenwert überschätzt zu werden, während individuellen Faktoren zu wenig Gewicht beigemessen wird.

4.6.2 Das kognitiv-behaviorale Bedingungsmodell der Essstörung

Grundlage des kognitiv-behavioralen Bedingungsmodells der Essstörung sind bestimmte Prädispositionen (soziokulturelle, individuelle, biologische und familiäre Faktoren). Nach subjektiv belastenden auslösenden Faktoren kommt es zum Ausbruch der Störung, die dann in einer Art Teufelskreis aufrechterhalten wird.

Der Teufelskreis der Anorexie

In der kognitiv-behavioralen Theorie des Essstörungsforschers Christopher Fairburn (Fairburn et al. 1999c) liegt das Hauptaugenmerk auf dem geringen Selbstwert und dem überhöhten Bedürfnis nach Selbstkontrolle (vgl. Abbildung 4.4).

Selbstkontrolle lässt sich über Essen und Gewicht vergleichsweise gut erreichen, denn unser Körpergewicht können wir recht weitgehend selbst beeinflussen. Zugleich hat der Gewichtsverlust enorme Auswirkungen im (familiären) Umfeld, zumal Essen und gemeinsame Mahlzeiten in vielen Familien eine besondere Rolle spielen. Der Gewichtsverlust kann Veränderungen in der Pubertät aufhalten oder gar umkehren, und damit die Angst vor intimen Begegnungen mit dem anderen Geschlecht mildern. Im gesellschaftlichen Umfeld kommt die schlanke Figur ohnehin gut an, was erst einmal auf dem Weg in die Essstörung bestärkt.

Die nun erlangte Kontrolle über Essverhalten, Figur und Gewicht führt zu einem Gefühl von Selbstkontrolle und hebt das Selbstwertgefühl. Gleichzeitig steigern Hunger und verminderte Konzentrationsfähigkeit infolge des Untergewichts die Angst vor Kontrollverlust und fördern die rigide Einengung der Interessen auf Essen und Gewicht.

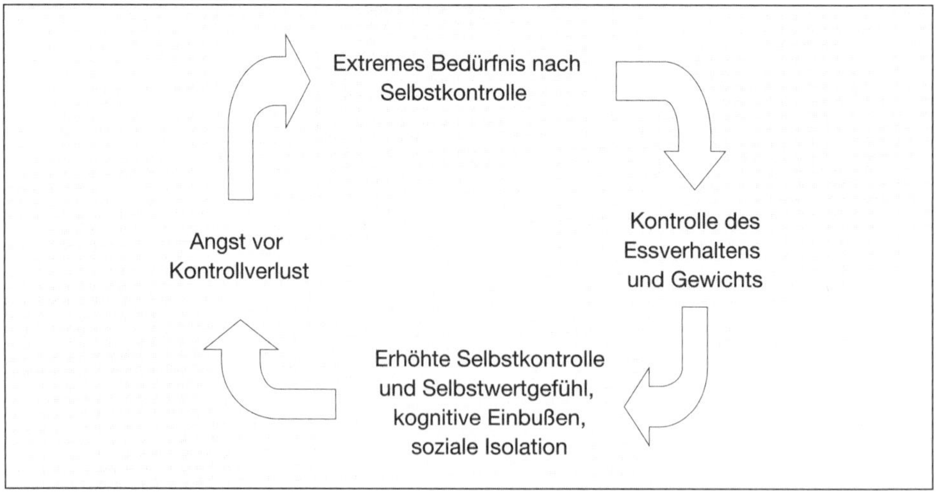

Abbildung 4.4: Der Teufelskreis der Anorexie nach Fairburn et al. (1999c)

Der Teufelskreis der Bulimie

Der Teufelskreis der Bulimie unterscheidet sich insofern von dem der Anorexie als das Wechselspiel zwischen restriktivem Essen und Essanfällen hinzukommt (vgl. Abbildung 4.5). Ausgangspunkt sind auch hier das geringe Selbstwertgefühl der Betroffenen und extreme Sorgen um Figur und Gewicht (Fairburn et al. 1993).

Die Betroffenen essen restriktiv, was das Auftreten von Heißhungerattacken begünstigt. Die Essanfälle helfen, Spannung zu lösen und unangenehme Affekte zu dämpfen. Aus Angst vor einer Gewichtszunahme wird anschließend zu kompensatorischen Verhaltensweisen (wie z. B. selbstinduziertes Erbrechen) gegriffen. Diese nehmen zumindest kurzfristig die Angst vor einer Gewichtszunahme und wirken sich somit positiv verstärkend auf das gestörte Essverhalten aus. Die Essanfälle bzw. der Zusammenbruch der rigiden Kontrolle führen hingegen zu Scham- und Schuldgefühlen und Selbstkritik. Dagegen gehen die Betroffenen wiederum mit verstärkten Kontrollbemühungen an und bleiben im Teufelskreis der Essstörung gefangen. Die psychischen und physiologischen Begleit- und Folgeerscheinungen verstärken die kognitive Einengung auf Essen, Figur und Gewicht.

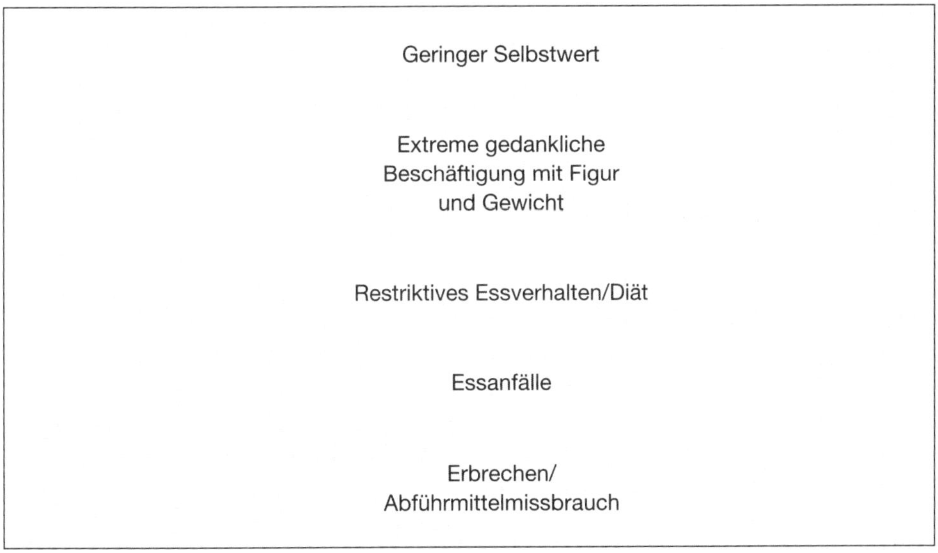

Abbildung 4.5: Der Teufelskreis der Bulimie/Essattacke nach Fairburn (2006, Fairburn et al. 1993)

Vier wichtige Themen bei Essstörungspatienten

Als Ergänzung ihrer Theorie zur Aufrecherhaltung anorektischer und bulimischer Verhaltensweisen beziehen Fairburn et al. (2003a) im Rahmen ihres transdiagnostischen Therapieansatzes vier aufrechterhaltende Faktoren ein, die bei manchen Patienten eine wesentliche Rolle spielen und helfen sollen, die Erfolgsquote kognitiv-behavioraler Therapie weiter zu erhöhen:

1) starker Perfektionismus (»clinical perfectionism«),
2) sehr geringer Selbstwert (»core low self-esteem«),
3) Schwierigkeiten, mit starken Gefühlszuständen fertig zu werden (»mood intolerance«) und
4) Schwierigkeiten im zwischenmenschlichen Bereich (»interpersonal difficulties«).

Überwertiger Perfektionismus zeigt sich darin, dass die Selbstbewertung weitgehend daran festgemacht wird, ob hohe selbst gesteckte Leistungsziele erreicht werden. Die Patienten haben große Angst zu scheitern und üben harsche Selbstkritik. Der Perfektionismus äußert sich nicht zuletzt auch direkt in der Essstörungssymptomatik, in der »zuviel essen« und eine Gewichtszunahme als Misserfolge drohen.

»Core low self-esteem« deutet auf eine tiefgehende negative Selbstbewertung hin, die als Teil der Identität der Betroffenen verstanden werden kann.

Können unangenehme Gefühlszustände nicht ausgehalten und adäquat bewältigt werden, greifen die Patienten auf dysfunktionale Methoden zurück: Essanfälle, Erbrechen, exzessive sportliche Betätigung oder aber Selbstverletzung und Konsum von Alkohol oder Psychopharmaka.

Mit der Berücksichtigung zwischenmenschlicher Probleme zollen die Autoren der Rolle des familiären und sozialen Umfeldes bei der Aufrechterhaltung der Essstörung Tribut.

Implikationen für die Therapie

Folglich liegt der Fokus in der Therapie auf Selbstkontrolle und Selbstwert und der Funktion von Essen, Figur und Gewicht sowie auf den oben genannten aufrechterhaltenden Mechanismen der Essstörung (Fairburn 1999c; Fairburn et al. 2003a). Dabei spielen neben Psychoedukation und Techniken der Selbstbeobachtung und Selbstkontrolle vor allem auch solche der kognitiven Umstrukturierung eine wesentliche Rolle. Eine genauere Beschreibung einzelner Therapieinhalte und -methoden findet sich im weiteren Verlauf des Buches.

4.7 Warum keine (Ess-)Störung: Resilienz

Nicht jeder Mensch mit einer Essstörung hat traumatische Ereignisse oder sexuellen Missbrauch erfahren. Und nicht jeder, der solche Traumata durchleiden musste, erkrankt an einer Essstörung oder überhaupt an einer psychischen Störung. Zum Abschluss dieses Kapitels sollen hier ein paar Worte über Resilienz stehen, den Schutzschild, der davor bewahrt, infolge schwerwiegender Konflikte oder belastender Erfahrungen bleibende (seelische) Blessuren davonzutragen.

Resiliente Kinder verfügen über bestimmte personale und soziale Ressourcen (vgl. Kroll 2001; Laucht et al. 2000; Werner 1999):

- Ein positives Temperament. Schon in jungen Jahren werden sie als gutmütig, offen, aktiv und ausgeglichen erlebt, sehr zur Freude von Bezugspersonen, Erziehern und Lehrern.
- Ein positives Selbstwertgefühl und die Überzeugung, das eigene Leben selbst gestalten zu können.
- Hohe Sozialkompetenz: Resiliente Kinder sind kontaktfreudig, verfügen über gute Kommunikationsfähigkeiten, sind fürsorglich und mitfühlend und in einen Freundeskreis eingebettet.
- Aktives Bewältigungsverhalten: Verschiedene Problemlösestrategien werden flexibel und kompetent eingesetzt; dieses Verhalten wird oft durch positive Modelle in der Familie oder im engen, sozialen Umfeld erlernt.
- Eine stabile emotionale Beziehung zu einer Bezugsperson.
- Ein offenes, unterstützendes Erziehungsklima und hohen familiären Zusammenhalt.
- Ein stützendes soziales Umfeld außerhalb der Familie.
- Gute und lang anhaltende Freundschaftsbeziehungen.

An diesen Faktoren lässt sich ansetzen, will man wirkungsvolle Prävention gegen Essstörungen – und andere psychische und psychosomatische Erkrankungen – erreichen. So können nicht nur Sozialkompetenz und Bewältigungsverhalten durch spezifische (Trainings-)Maßnahmen gefördert werden. Auch das soziale Umfeld, die Peer-Group der jungen Menschen bietet einen wichtigen Ansatzpunkt.

Und ebenso sind oben genannte Punkte Teil der Essstörungstherapie, deren Ziel sich nicht zuletzt auch als eine Zunahme von innerer Stärke und Resilienz sehen lässt.

Teil II
Essstörungen behandeln

5 Inhalt, Setting und Prognose der Essstörungstherapie

In diesem Kapitel werden unter anderem die grundlegenden Inhalte der kognitiv-behavioralen Therapie der Essstörungen kurz vorgestellt (Kapitel 5.5), um dann in den folgenden nach Kernsymptomen geordneten Abschnitten weiter vertieft zu werden. Die kognitive Verhaltenstherapie gilt vor allem bei der Bulimia nervosa und Binge-Eating-Störung als Therapie der Wahl, ist ihre Wirksamkeit doch am besten empirisch belegt (vgl. Kapitel 5.2). Auch in den ANAD intensivtherapeutischen Wohngruppen wird nach dieser Therapierichtung gearbeitet. Im Anschluss an ein Kapitel über das Therapiesetting (Kapitel 5.3) werden wichtige Rahmenbedingungen der Wohngruppen beschrieben, um dem Leser einen ersten Ein- und Überblick zu geben (Kapitel 5.4). Zu Beginn dieses Abschnitts soll jedoch etwas zu Verlauf und Prognose der verschiedenen Essstörungen ganz allgemein gesagt werden (Kapitel 5.1).

5.1 Verlauf und prognostische Faktoren

Essstörungen sind hartnäckige Erkrankungen. Sie dauern oft viele Jahre an und werden nur bei einem Teil der Betroffenen geheilt. Pessimistische Schätzungen gehen von einer Dreiteilung aus: ein Drittel chronifiziert, ein Drittel im subklinischen Bereich, ein Drittel geheilt. Andere setzen die Rate der Geheilten immerhin bei rund 50 % an. Nicht selten finden sich Übergänge von einer Essstörung in die andere, insbesondere von der Anorexie in die Bulimie.

Insgesamt ist wenig bekannt über den natürlichen Verlauf von Essstörungen in der Allgemeinbevölkerung, da in der Regel klinische Stichproben untersucht werden; diese unterscheiden sich im Ausmaß ihrer Essstörungs- und allgemeinen Psychopathologie jedoch möglicherweise systematisch von Personen, die keine derart intensive Behandlung aufsuchen (Fairburn et al. 1996).

5.1.1 Verlauf der Anorexia nervosa

Magersucht ist lebensgefährlich, sie gilt als eine der gefährlichsten psychiatrischen Erkrankungen (BPS 2004).

Mortalitätsrate

Die Mortalitätsraten schwanken deutlich je nach Studie (Neumärker 2000), liegen im Schnitt bei rund 5 % und steigen mit zunehmender Länge des Katamnesezeitraums (Steinhausen 2002). In einer Langzeituntersuchung von Zipfel et al. (2000) waren 21 Jahre nach der ersten stationären Aufnahme 15 % der Patienten an den Folgen der Krankheit verstorben. Die häufigsten Todesursachen sind dabei Folgen der Mangelernährung wie infektiöse Erkrankungen, plötzlicher Herztod oder Nierenversagen sowie Tod durch Suizid. In der Untersuchung von Fichter et al. (2006) waren nach 12 Jahren knapp 7 % der betrachteten Stichprobe verstorben. Das Risiko an einer Magersucht zu sterben ist gegenüber der (gleichaltrigen) Normalbevölkerung 10fach erhöht (Herzog 2004; Löwe et al. 2001). Schwerer Alkoholmissbrauch erwies sich als ein Prädiktor für einen tödlichen Ausgang (Keel et al. 2003).

Heilungschancen

Rund die Hälfte der Patienten ist in Langzeitkatamnesen mehr als ein Jahrzehnt nach Behandlungsbeginn geheilt (Fichter et al. 2006; Herzog 2004; Löwe et al. 2001; Steinhausen 2002). Die Krankheitsdauer beträgt im Durchschnitt 6 Jahre (Herzog 2004). 10–20 % zeigen chronische Verläufe mit dem Vollbild der Anorexie, der Rest partielle Symptome. Dabei hat der Binge-eating-/Purging-Typ der Anorexie eine deutliche schlechtere Prognose als der restriktive (Steinhausen 2002; Zipfel et al. 2000). Etwas besser ist die Prognose bei Jugendlichen, von denen 50–70 % vollständig genesen (APA 2006; Herpertz-Dahlmann 2002; Herpertz-Dahlmann et al. 2001; Steinhausen et al. 2003).

Schwierigkeiten im psychosozialen und psychosexuellen Bereich sowie eine erhöhte generelle Psychopathologie bleiben bei vielen Patienten bestehen (Deter & Herzog 1995; Fichter et al. 2006); dies insbesondere auch dann, wenn keine therapeutische Hilfe in Anspruch genommen wird. Unbehandelt bleibt auch das anorektische Essverhalten bei der Mehrzahl der Betroffenen bestehen (Krüger et al. 2001).

Übergang in eine andere Essstörung

Rund die Hälfte der anorektischen Patienten durchläuft im Gesundungsprozess eine bulimische Phase (Herzog 2004). Viele wechseln vom restriktiven in den Binge-eating-/Purging-Subtypus der Anorexie (APA 2006). Wie viele das Vollbild der Bulimia nervosa entwickeln, ist je nach Studie sehr unterschiedlich, die Angaben schwanken zwischen wenigen Prozent (Herzog 2004) und einem Drittel (Tozzi et al. 2005). Fichter et al. (2006) stellten bei knapp 10 % der ursprünglichen Anorexiepatienten nach 12 Jahren die Diagnose Bulimia nervosa fest, bei 19 % fand sich eine Atypische Essstörung. Keine der Betroffenen entwickelte eine Binge-Eating-Störung.

Prädiktoren für den Therapieverlauf

Richard et al. (2005) beschreiben eine Rückfallquote von einem Drittel innerhalb der ersten 2,5 Jahre nach der Behandlung in einer psychodynamischen Klinik. Ein niedriges Wunschgewicht und eine lange Krankheitsdauer erhöhten die Rückfallgefahr für anorektische Patienten, die Behandlung in einer auf Essstörungen spezialisierten Klinik senkte diese. Der prognostische Wert der Krankheitsdauer vor Therapiebeginn ist allerdings umstritten; zwar erweist sich eine Chronifizierung der Magersucht in einigen Untersuchungen als negativer prognostischer Faktor (Fichter et al. 2006; Herzog 2004; Zipfel et al. 2000), andere finden jedoch keinen Zusammenhang mit dem Therapieerfolg (Schoemaker1997).

Schwerwiegende psychische und soziale Probleme vor Behandlungsbeginn, ein geringes Ausgangsgewicht und eine geringe Gewichtszunahme während der ersten Behandlungswochen sind mit einem schlechteren Verlauf assoziiert (Herzog 2004; Zipfel et al. 2000; Zipfel & Groß 2005). So bedingt ein Aufnahme-BMI von weniger als 13 kg/m² eine deutlich erhöhte Mortalität. Zudem ist auch nach 10 Jahren der BMI niedriger als bei Patienten mit einem BMI größer 13 kg/m² bei Aufnahme (Hebebrand 2004). Weiterhin sind starke sexuelle Probleme, Impulsivität und eine lange Dauer stationärer Behandlung negative Prädiktoren (Fichter et al. 2006). Ein früher Erkrankungsbeginn und eine gute soziale Integration stehen hingegen mit einem guten Verlauf in Zusammenhang (Deter et al. 2005; Zipfel & Groß 2005). Der Therapieerfolg scheint dabei stärker von der allgemeinen Psychopathologie als von der Essstörungspathologie zu einem früheren Zeitpunkt beeinflusst zu werden (Fichter et al. 2003). Bei der Bulimia nervosa und der Binge-Eating-Störung ist hingegen vor allem die frühere Essstörungspathologie ausschlaggebend.

Eine komorbid auftretende Borderline-Persönlichkeitsstörung hat negative Auswirkungen auf die Prognose der Essstörung. Ein solcher Einfluss konnte für Depressionen und Substanzmissbrauch bislang nicht eindeutig nachgewiesen werden (vgl. zusammenfassend APA 2006; de Zwaan 2000). In katamnestischen Studien sind bei einem großen Teil der Patienten komorbide psychiatrische Störungen zu finden (Steinhausen 2002).

5.1.2 Verlauf der Bulimia nervosa

Die Heilungschancen bei der Bulimie sind insgesamt ähnlich wie bei der Anorexie.

Mortalitätsrate

Die Mortalitätsrate der Bulimie ist wesentlich niedriger als die der Anorexie, sie liegt bei 1–3 % (Keel & Mitchell 1997) und ist offenbar gegenüber der Allgemeinbevölkerung nicht signifikant erhöht (Keel et al. 2003).

Heilungschancen

Zwischen 40 % und 50 % der Patienten sind 10 Jahre nach Beginn der Behandlung vollständig genesen, rund 10–20 % erfüllen weiterhin die Kriterien der Bulimia nervosa (Keel et al. 1999; Keel & Mitchell 1997). Die restlichen 30 % haben subklinische Symptome bzw. wechselnde bulimische und symptomfreie Phasen. In der Untersuchung von Fichter und Quadflieg (2004) zeigten im 12-Jahres-Follow-up 70 % der Patienten keine klinische Essstörung mehr, 13 % eine Nicht näher bezeichnete Essstörung und 10 % weiterhin eine Bulimie.

Dabei ist die Gefahr eines Rückfalls in die bulimische Symptomatik hoch, insbesondere in den ersten Jahren nach Behandlungsbeginn (Fairburn et al. 2000; Keel & Mitchell 1997; Quadflieg & Fichter 2003). Richard et al. (2005) ermittelten eine Rückfallquote von 37 % für die Bulimie innerhalb der ersten 2,5 Jahre nach der Behandlung in einer psychodynamischen Klinik, wobei eine hohe Motivation den Zeitraum mit hoher Rückfallgefährdung deutlich verkürzte.

Übergang in eine andere Essstörung

Eine Anorexie in der Vorgeschichte – rund ein Viertel der bulimischen Patienten erfüllen phasenweise die Kriterien der Anorexia nervosa (Fairburn & Harrison 2003) – erwies sich nicht als negativer prognostischer Faktor. Der Übergang der Bulimie in eine vollständig ausgeprägte Anorexie ist in den meisten Langzeitstudien sehr selten (Fairburn et al. 2000; Fichter & Quadflieg 2004; Keel et al.1999). Tozzi et al. (2005) beobachteten den Symptomwechsel von der Bulimie in die Anorexie (Binge-eating-/Purging-Typus) jedoch bei 27 % ihrer Stichprobe und zwar vor allem bei Frauen mit niedriger Selbststeuerung, Alkoholmissbrauch bzw. -abhängigkeit und niedriger Ausprägung impulsiver Persönlichkeitszüge.

Prädiktoren für den Therapieverlauf

Als negative prognostische Faktoren erwiesen sich im Langzeit-Follow-up von Keel et al. (1999) Substanzmissbrauch in der Vorgeschichte und eine längere Dauer der Erkrankung bei Therapiebeginn; Letztere lag im Mittel bei knapp 6 Jahren. Allerdings findet sich in anderen Studien kein Zusammenhang zwischen Substanz- oder Alkoholmissbrauch und Verlauf der Essstörung (vgl. Keel & Mitchell 1997). Frühere Suchtverhaltensweisen müssen demnach den Therapieverlauf nicht negativ beeinflussen, bei aktuellem Substanzmissbrauch ist jedoch eine längere Therapiedauer zu erwarten (APA 2006).

Das Alter bei Erkrankungsbeginn stand in Langzeitstudien (Keel et al. 1999; Fichter & Quadflieg 2004) in keinem klaren Zusammenhang mit dem Therapieerfolg. Hingegen scheinen sich Schwierigkeiten mit der Impulskontrolle negativ auszuwirken (vgl. zusammenfassend Keel & Mitchell 1997; Wilson 2005), ebenso auch eine komorbid auftretende Borderline-Persönlichkeitsstörung (BPS). Johnson et al. (1990) verglichen bulimische Frauen mit und ohne BPS und fanden im 1-Jahres-Follow-up dramatisch schlechtere Verläufe bei den Frauen mit BPS – obgleich Letztere im Durchschnitt länger therapeutische Hilfe in Anspruch nahmen. Das Ausmaß an komorbiden psychiatrischen Störungen ist auch nach einem Katamnesezeitraum von 12 Jahren hoch (Fichter & Quadflieg 2004) und verschlechtert die Prognose der betroffenen Frauen.

In der prospektiven Studie von Fairburn et al. (2003b) erwies sich die Dauer des gestörten Essverhaltens ebenfalls als negativer Prädiktor für das Auftreten von Essanfällen bei bulimischen Patienten. Dieser Zusammenhang wird von anderen Forschern allerdings infrage gestellt (Reas et al. 2001). Darüber hinaus wirken sich nach Fairburn et al. (2003b) folgende vier Faktoren ungünstig aus: (1) eine stärkere Überbewertung von Figur und Gewicht – und damit eine starke Internalisierung des Schlankheitsideals, (2) Übergewicht in der Kindheit sowie (3) eine geringe soziale Anpassung und schließlich (4) der kontinuierliche Einsatz kompensatorischer Verhaltensweisen. Weitere wichtige aufrechterhaltende Faktoren für bulimische Symptomatik sind die Unzufriedenheit mit dem eigenen Körper, Perfektionismus sowie negativer Affekt (Jacobi & Neubert 2005; Stice 2002).

Auch die gesellschaftliche und wirtschaftliche Lage sollte in Betracht gezogen werden. So deuten erste Ergebnisse darauf hin, dass vor allem bulimische Patienten eine günstigere Prognose haben, wenn sie bei Beginn der Psychotherapie in einem Arbeitsverhältnis stehen (Köpp 2000). Auf die berufliche bzw. schulische Integration wird in den ANAD intensivtherapeutischen Wohngruppen besonderer Wert gelegt (vgl. Kapitel 5.4 und 11).

5.1.3 Verlauf der Binge-Eating-Störung

Die Binge-Eating-Störung hat eine vergleichsweise gute Prognose, allerdings bleibt oft Übergewicht bestehen.

Heilungschancen

Die Binge-Eating-Störung scheint positiver zu verlaufen als die Bulimie, auch ohne Behandlung. So zeigten in der vergleichenden prospektiven Studie von Fairburn et al. (2000) nach 5 Jahren noch 15 % der bulimischen Frauen und 10 % der Frauen mit Binge-Eating-Störung das Vollbild der Störung. Eine klinische Essstörung – gleich welcher Art – fand sich bei 51 % der bulimischen, jedoch nur bei 18 % der Frauen mit Binge-Eating-Störung. Auch die Anzahl der Essanfälle nahm bei den Binge-Eating-Patienten stärker ab als bei den bulimischen.

Übergang in eine andere Essstörung

Übergänge von der Bulimie zur Binge-Eating-Störung und umgekehrt fanden Fairburn et al. selten, was unterstreicht, wie wichtig es ist, beide als eigenständige Formen von Essstörungen zu sehen. Besserte sich die Symptomatik, so stieg bei vielen Frauen mit Binge-Eating-Störung das Gewicht an, beinahe 40 % waren adipös.

Prädiktoren für den Therapieverlauf

Als Prädiktoren für den Behandlungsverlauf werden – ähnlich wie bei den anderen Essstörungen – das Ausmaß der allgemeinen Psychopathologie, das Vorliegen komorbider Störungen, die Schwere der Essstörung und die Krankheitsdauer genannt (vgl. zusammenfassend Munsch 2003). In einer aktuellen Studie von Hilbert et al. (2007) erwies sich das Vorliegen interpersoneller Probleme als stärkster Prädiktor eines negativen Theapieverlaufs. Bei Patienten mit geringer ausgeprägten interpersonellen Problemen zeigten sich vor allen Dingen Sorgen um Figur und Gewicht als Einflussfaktoren.

5.2 Zum Stand der Therapieforschung

Einen tabellarischen Überblick über die empirische Überprüfung der Wirksamkeit verschiedener Therapieverfahren geben Fairburn und Harrison (2003, S. 413).

	Anorexia nervosa		**Bulimia nervosa**		**Binge-Eating-Störung**	
Therapieform	**Wissenschaftliche Befundlage**	**Wirksamkeit**	**Wissenschaftliche Befundlage**	**Wirksamkeit**	**Wissenschaftliche Befundlage**	**Wirksamkeit**
Psychotherapie						
Kognitive Verhaltenstherapie	Mäßig	+	Überzeugend	+++	Mittelmäßig	+++
Dialektisch-behaviorale Therapie	Fehlt		Mäßig	++	Mäßig	++
Exposition mit Reaktionsverhinderung	Fehlt		Mittelmäßig	++	Fehlt	
Interpersonelle Therapie	Fehlt		Mittelmäßig	++	Mäßig	+++
Kognitiv-analytische Therapie	Mäßig	+	Fehlt		Fehlt	
Psychodynamische Psychotherapie	Mäßig	+	Mäßig	+	Fehlt	
Familientherapie bei Jugendlichen	Mittelmäßig	+++	Fehlt		Fehlt	
Psychoedukative Selbsthilfeansätze	Fehlt		Mittelmäßig	+	Mittelmäßig	++
Ernährungsberatung	Mäßig	0	Mäßig	+	Fehlt	
Pharmakotherapie						
Antidepressiva (Behandlung im Akutstadium)	Mäßig	0	Beachtlich	++	Mäßig	++
Antidepressiva (Rückfallprophylaxe)	Mäßig	+	Mäßig	+	Fehlt	
Antipsychotika	Mäßig	0	Fehlt		Fehlt	
Appetitzügler	Fehlt	--	Mäßig	0	Mäßig	++
Bewertung der wissenschaftlichen Befundlage: keine = keine Studien vorhanden; mäßig = weniger als vier Studien (keine von hoher Qualität); mittelmäßig = mindestens vier Studien oder zwei Studien von hoher Qualität; beachtlich = zwischen mittelmäßig und überzeugend; überzeugend = mindestens 10 Studien und mindestens fünf Studien von hoher Qualität. Wirksamkeit: 0 = kein; + = leichter; ++ = mäßiger; +++ = mittelmäßiger; ++++ = deutlicher positiver Effekt (substanziell und anhaltend)						

Abbildung 5.1: Wirksamkeit verschiedener Therapieverfahren nach Fairburn und Harrison (2003)

Kritisch ist anzumerken, dass bislang fast ausschließlich verschiedene Formen der Psychotherapie evaluiert wurden. Die Wirksamkeit der Arbeit anderer Professionen, sei es der Sozialen Arbeit oder Ernährungstherapie, ist hingegen kaum je Inhalt empirischer Forschung. Allerdings arbeiten viele auf Essstörungen spezialisierte Einrichtungen im interdisziplinären Team, so dass in Studien, die den Gesundungsprozess von stationär behandelten Patienten untersuchen, indirekt auch die Arbeit anderer Berufsgruppen als die der Psychotherapeuten erfasst ist.

5.2.1 Therapieforschung zur Anorexia nervosa

Namhafte Forscher beklagen den Mangel an aussagekräftigen Therapiestudien im Bereich der Anorexia nervosa (vgl. de Zwaan 2005; Fairburn 2005; Fairburn & Harrison 2003; Jacobi et al. 2004b; Wilson 2005). »Verhaltenstherapeutische (operante) Methoden scheinen – zumindest kurzfristig – hinsichtlich der Gewichtszunahme wirksam zu sein. Die Wirksamkeit anderer psychotherapeutischer Verfahren ist aus Mangel an entsprechenden Studien zurzeit nicht einzuschätzen« (Jacobi et al. 2000, S. 42).

Eine Zwangsbehandlung von Magersüchtigen ist nur als ultima ratio nach sorgfältiger Abwägung aller Gefahren zu empfehlen (BPS 2004; Fairburn & Harrison 2003). Patienten, die vor Erreichen ihres Zielgewichts die Klinik verlassen, werden häufiger erneut in ein stationäres Setting aufgenommen (APA 2006). Insgesamt ist die Behandlung von Anorexiepatienten oftmals sehr langwierig und kostenintensiv (Steinhausen et al. 2000).

Wirksamkeit von Psychotherapie

Pike et al. (2003) untersuchten die Wirksamkeit von ambulanter kognitiver Verhaltenstherapie im Vergleich zu reiner Ernährungsberatung. Die Behandlung fand im Anschluss an eine stationäre Behandlung statt, die Patienten hatten bereits Gewicht zugenommen. Es zeigte sich, dass Patienten, die kognitive Verhaltenstherapie erhielten, signifikant weniger Rückfälle hatten und deutlich häufiger ein gutes Behandlungsergebnis erreichten (44 %) als jene mit reiner Ernährungsberatung (7 %). Eine weitgehende Gewichtsnormalisierung vor Beginn der ambulanten Behandlung scheint dabei entscheidend für deren Erfolg (APA 2006).

Dare et al. (2001) verglichen in ihrer Studie vier psychotherapeutische Ansätze: psychoanalytische Therapie, kognitiv-analytische Therapie, Familientherapie und eine Kontrollgruppe mit Routinebehandlung. Dabei erwiesen sich psychoanalytische Therapie und Familientherapie als signifikant wirksamer als die Kontrollbedingung. McIntosh et al. (2005) bezogen kognitiv-behaviorale, interpersonelle Psychotherapie sowie eine Kontrollbedingung mit unspezifischer unterstützender Begleitung in ihre randomisierte kontrollierte Therapiestudie ein. Entgegen der Erwartungen der Autoren zeigte sich die Kontrollbedingung den spezialisierten Therapien überlegen.

Familientherapeutische Ansätze zeigen vor allem bei Jugendlichen gute Erfolge (APA 2006; de Zwaan 2005; Le Grange & Lock 2005; Lock et al. 2006). Allerdings ist unklar, inwiefern diese wirklich auf den Einbezug der Familie in die Behandlung der Patienten zurückzuführen sind (Fairburn 2005). Die British Psycholocial Society (BPS 2004) empfiehlt dennoch in der von ihr herausgegebenen Leitlinie bei Kindern und Jugendlichen Interventionen auf Familienebene, die direkt an der Essstörung ansetzen.

Wirksamkeit von Psychopharmakotherapie

Die Psychopharmakotherapie ist bei der Anorexia nervosa bislang wenig Erfolg versprechend (APA 2006; BPS 2004; Claudino et al. 2006; Osen 2005; Zhu und Walsh 2002). Es liegen kaum kontrollierte Medikamentenstudien vor, zudem werden häufig Compliance-Probleme berichtet (APA 2006; Osen 2005). Pharmakotherapie ist daher »zum jetzigen Zeitpunkt keine Therapie erster Wahl der Anorexia nervosa, kann jedoch in Einzelfällen sinnvoll sein« (DGPPN 2000, S. 27).

Zur Wirksamkeit antipsychotischer Medikation liegen noch keine kontrollierten Studien vor. Die ersten Eindrücke sind jedoch ermutigend, es zeigten sich günstige Effekte bei der Gewichtszunahme sowie eine Reduktion der Kernsymptomatik der Anorexia nervosa (u. a. der Ängste in Bezug auf Figur und Gewicht und des Bewegungsdrangs) (Osen 2005; Zhu und Walsh 2002). Die Wirksamkeit einer Hormonersatztherapie ist nicht ausreichend geklärt.

Ausführlichere Hinweise zur Psychopharmakotherapie der Anorexia nervosa finden sich in Kapitel 7.5.

5.2.2 Therapieforschung zur Bulimia nervosa

Die Wirksamkeit kognitiv-behavioraler Therapieansätze bei der Bulimia nervosa ist gut belegt (APA 2006; Fairburn & Harrison 2003; Ricca et al. 2000; Whittal et al. 1999; Wilson 2005), es kann eine Remissionsrate von 40–50 % erreicht werden (de Zwaan 2005). Die kognitive Verhaltenstherapie gilt folglich als Therapie der Wahl bei Bulimia nervosa und wird in den von der British Psychological Society herausgegebenen Leitlinien als empirisch sehr gut abgesichert bewertet (BPS 2004). Allerdings sind kontrollierte Therapiestudien für jugendliche Patienten mit Essstörungen nach wie vor Mangelware (Gowers 2006).

Wirksamkeit von Psychotherapie

Die kognitiv-behaviorale Therapie erweist sich Kontrollgruppen mit minimaler Intervention und reiner Ernährungsberatung als überlegen, ebenso erbringt sie bessere Resultate als Pharmakotherapie (Wilson 2005). Auch rein verhaltenstherapeutische Methoden und interpersonelle Therapie reduzieren die Häufigkeit der Essanfälle und das Ausmaß der psychiatrischen Symptomatik. Dabei erweisen sich kognitiv-behaviorale Methoden zunächst als effektiver (Agras et al. 2000b; Fairburn et al. 1991) und führen langfristig zu einer geringeren Rückfallquote als rein behaviorale Ansätze (Cooper & Steere 1995). Allerdings verschwinden die Vorteile der kognitiv-behavioralen Therapie gegenüber der interpersonellen Therapie im Langzeit-Follow-up (Agras et al. 2000b; Fairburn et al. 1995). Eine nachfolgende Behandlung mit Pharmakotherapie oder interpersoneller Therapie bringt bei Patienten, bei denen die kognitiv-behaviorale Therapie nicht anschlug, in den meisten Fällen keinen wesentlichen zusätzlichen Nutzen (Mitchell et al. 2002).

Zusammengenommen zeigen diese Befunde, dass auch eine Behandlung mit Fokus auf der Verbesserung gestörter zwischenmenschlicher Beziehungen, die nicht direkt das Essverhalten und dessen (kognitive) Folge- und Begleiterscheinungen thematisiert, längerfristig Erfolg versprechend sein kann. Entsprechend haben sich auch tiefenpsychologische und familientherapeutische Ansätze als wirksam erwiesen, allerdings liegen hierzu weit weniger wissenschaftliche Untersuchungen vor als zur kognitiven Verhaltenstherapie (vgl. Herpertz 2001).

Manualisierte Selbstbehandlung erbringt gute Resultate (Stefano et al. 2006; Mitchell et al. 2006; Thiels et al. 1998) und scheint für einen Teil der Bulimie-Patienten einen guten ersten Behandlungsschritt darzustellen.

Reine gruppentherapeutische Ansätze sind dem Einzelsetting offensichtlich unterlegen, Gruppentherapie kann jedoch helfen, Schamgefühle zu verringern und ermöglicht Unterstützung und Feedback von anderen Betroffenen (APA 2006).

Auch die dialektisch-behaviorale Therapie kann Essanfälle und Purging-Verhalten reduzieren (Safer et al. 2001; Telch et al. 2001), und es empfiehlt sich, sie bei komorbid auftretender Borderline-Persönlichkeitsstruktur mit kognitiv-behavioraler Therapie zu verbinden (Wilson 2005).

Eine individuelle Anpassung der Behandlung scheint die Wirksamkeit manualisierter kognitiv-verhaltenstherapeutischer Ansätze noch zu erhöhen (Ghaderi 2006). Zudem ist eine Anpassung für jugendliche Patienten vonnöten (BPS 2004; Wilson & Sysko 2006). Dabei sollten die Abklärung der Motivation einen höheren Stellenwert bekommen und interpersonelle Fertigkeiten und familiäre Beziehung stärker berücksichtigt werden. Zudem sind Unterschiede in den kognitiven Fähigkeiten zwischen Erwachsenen und Jugendlichen zu bedenken.

Schmidt et al. (2007) verglichen in einer randomisierten kontrollierten Studie Familientherapie und angeleitete kognitiv-behaviorale Selbsthilfe in der Therapie der Bulimia nervosa und der Nicht näher bezeichneten Essstörung bei Jugendlichen. Im Follow-up sechs Monate nach Therapieende zeigten sich keine signfikanten Unterschiede zwischen den beiden Behandlungsformen. Allerdings konnte durch die Selbsthilfe eine raschere Reduktion der Essanfälle erreicht werden, zudem war diese Therapieform kostengünstiger und von den Jugendlichen besser akzeptiert. Hingegen konnten Le Grange et al. (2007) eine Überlegenheit der Familientherapie gegenüber supportiver Psychotherapie für Jugendliche mit Bulimia nervosa nachweisen.

Wirksamkeit von Psychopharmakotherapie

Die pharmakologische Behandlung mit trizyklischen oder serotonergen Antidepressiva, insbesondere Fluoxetin, führt ebenfalls bei einem guten Teil der Patienten zur Verbesserung der Symptomatik (Fluoxetine Bulimia Nervosa Collaborative Study Group 1992; Mitchell et al. 2006; Walsh et al. 2000, 2004; Zhu & Walsh 2002) und vermindert die Rückfallquote (Romano et al. 2002). Jedoch ist die Drop-out-Rate erheblich, weswegen Pharmakotherapie nur in Verbindung mit Psychotherapie zu empfehlen ist. Ob eine kombinierte Psycho- und Pharmakotherapie einer reinen Psychotherapie überlegen ist, ist umstritten. Ein Review von Bacaltchuk et al. (2001) legt eine solche Überlegenheit nahe, allerdings war die Abbruchrate bei der Kombinationsbehandlung höher. Ausführlichere Hinweise zur Psychopharmakotherapie der Bulimia nervosa finden sich in Kapitel 7.5.

5.2.3 Therapieforschung zur Binge-Eating-Störung

Laut der Leitlinien der APA (2006) sind übergewichtige Binge-Eating-Patienten, die vorranging an einer Gewichtsabnahme interessiert sind, wie adipöse Patienten ohne Essanfälle zu behandeln. Üblicherweise führen Gewichtsreduktionsprogramme zu einer Verbesserung der Symptomatik – allerdings besteht die Gefahr, dass die Essanfälle mit steigendem Gewicht wieder zunehmen. Patienten, die in der Vorgeschichte häufiger derlei Yo-Yo-Effekte von Gewichtsabnahme und erneuter Zunahme berichten oder bereits sehr früh Binge Eating zeigten, können von Programmen profitieren, die ihren Fokus auf die Essanfälle legen, nicht auf die Gewichtsreduktion.

Wirksamkeit von Psychotherapie

Für die Binge-Eating-Störung haben sich kognitiv-verhaltenstherapeutische, dialektisch-behaviorale und interpersonelle Therapieansätze in Bezug auf die Essstörungs- wie auch die assoziierte Symptomatik als effektiv erwiesen (vgl. zusammenfassend APA 2006; BPS 2004; de Zwaan 2002). Allerdings können sie das Gewicht der Patienten in der Regel nicht langfristig senken.

Selbsthilfeansätze sind Erfolg versprechend und erwiesen sich in einigen Studien als der Kontrollbedingung überlegen (Wilson 2005).

Wirksamkeit von Psychopharmakotherapie

In der Psychopharmakotherapie kommen trizyklische Antidepressiva (z. B. Desipramin, Imipramin), selektive Serotonin-Wiederaufnahmehemmer (z. B. Fluvoxamin, Fluoxetin, Sertralin, Sibutramin) und das neue Antiepileptikum Topiramat zum Einsatz. In der Regel zeigen sich mit medikamentöser Therapie bessere Erfolge bzgl. Essanfällen und Gewichtsverlust als bei Placebobehandlung, allerdings sind die Abbruchraten höher als bei Psychotherapie, zudem treten zum Teil starke Nebenwirkungen auf. Weiterhin scheint die kognitive Verhaltenstherapie der rein medikamentösen Therapie überlegen zu sein (zusammenfassend APA 2006; de Zwaan 2002; Wilson 2005).

Ausführlichere Hinweise zur Psychopharmakotherapie der Binge-Eating-Störung finden sich in Kapitel 7.5.

5.2.4 Fazit zum Stand der Therapieforschung

Für die Bulimia nervosa gilt die kognitiv-behaviorale Therapie als Methode der Wahl. Für die Binge-Eating-Störung zeigt sie ebenfalls gute Erfolge, die Befundlage für die Anorexia nervosa ist weniger konsistent.

Bei magersüchtigen Jugendlichen hat sich der Einbezug der Familie in die Therapie bewährt. Zudem zeigt die interpersonelle Therapie bei Essstörungen gute, wenn auch zeitlich verzögerte, Erfolge. Dies macht deutlich, wie wichtig die Betrachtung zwischenmenschlicher Beziehungen und sozialer Fertigkeiten und Kompetenzen in der Therapie ist.

Ergänzende Psychopharmakotherapie zeigt vor allem bei der Therapie der Bulimie und auch der Binge-Eating-Störung zum Teil gute Erfolge. Für Patienten mit einer Borderline-Persönlichkeitsstruktur sind Techniken aus der dialektisch-behavioralen Therapie (Linehan 1996) hilfreich.

Zunehmend wird eine individuelle Anpassung der Therapie an den einzelnen Patienten und sein spezifisches Störungsbild diskutiert (Bauer 2006; Epstein & Sloan 2005; Ghaderi 2006). So stellte die Gruppe um Fairburn (2003a) einen transdiagnostischen Therapieansatz vor, der sich nicht mehr nach der Essstörungsdiagnose, sondern vielmehr der speziellen Psychopathologie und den individuellen aufrechterhaltenden Faktoren der Essstörung richtet (vgl. Kapitel 4.6). Die ersten Evaluationsergebnisse beschreiben die Forscher als ermutigend.

5.3 Das Therapiesetting

Bezüglich des Therapiesettings lassen sich ambulante Therapie, stationäre Therapie und therapeutische Wohngruppen differenzieren.

5.3.1 Ambulante Therapie

Eine ambulante Therapie ist angezeigt, wenn die Essstörung weniger als sechs Monate besteht, das Gewicht einen BMI von 15 kg/m^2 nicht unterschreitet, keine medizinischen und psychiatrischen Komplikationen auftreten, die Patientin bei Untergewicht zuzunehmen bereit ist und über ein ausreichend unterstützendes soziales Umfeld verfügt (DGPPN 2000; Herzog 2004; Paul et al. 2004). Dabei ist eine enge Kooperation mit Hausärztin und ggf. weiteren Fachärzten notwendig, um einerseits das Gewicht, andererseits die medizinischen Begleiterscheinungen zu kontrollieren.

Bringt die ambulante Therapie nicht den erwünschten Erfolg, vor allem auch in Hinblick auf die Gewichtszunahme, empfiehlt sich eine stationäre Therapie (APA 2006).

5.3.2 Stationäre Therapie

Eine stationäre Behandlung ist weiterhin unumgänglich, wenn die Essstörung bereits chronifiziert ist, psychiatrische Komorbiditäten bestehen (z. B. schwere Persönlichkeitsstörungen), das Gewicht stark im Untergewichtsbereich liegt und deutliche körperliche Begleit- und Folgeerscheinungen sichtbar sind (z. B. Elektrolytentgleisungen, kardiale Risiken, Hypotonie). Weiterhin sind Suizidalität oder krankheitsdependente Kriminalität psychosoziale Indikationen für eine stationäre Psychotherapie (Köpp 2000). Auch eine Schwangerschaft indiziert eine stationäre Behandlung, vor allem im ersten Trimester, um Abgänge und Fehlgeburten zu verhindern (Fairburn et al. 1993). Frauen, die aktuell oder in ihrer Vorgeschichte an einer Essstörung erkrankt sind bzw. waren, leiden häufiger an Hyperemesis während der Schwangerschaft und bringen Kinder mit niedrigerem Geburtsgewicht und geringerem Kopfumfang zur Welt als gesunde Frauen. Zudem ist die Gefahr einer Mikrozephalie sowie einer Frühgeburt erhöht (Kouba et al. 2005).

Ein Klinikaufenthalt bietet bei schweren Konflikten im sozialen Umfeld die Chance einer neuen, weniger belasteten Umgebung und kann die Ablösung vom und Abgrenzung gegenüber dem Elternhaus unterstützen. Die Klinik ist dann eine Art Schutzraum, sie schirmt vom Alltag mit all seinen Problemen ab. Entsprechend schwierig fällt es jedoch oft auch, nach dem Klinikaufenthalt in eben diesen Alltag zurückzukehren – selbst wenn die Patientin nicht wieder zu ihrer Familie oder in ihre alte Heimat zieht. Eine ambulante Therapie reicht vielfach nicht aus, um die erzielten Erfolge aufrechtzuerhalten. Und gerade bei Jugendlichen sollte eine stationäre Maßnahme nicht zu lange dauern, um eine gute Wiedereingliederung in den Familien- und Freundeskreis sowie die Schule zu ermöglichen (Naab 2005).

5.3.3 Intensivtherapeutische Wohngruppen

Die Lücke zwischen stationärer und ambulanter Versorgung schließen intensivtherapeutische Wohngruppen (vgl. Wunderer & Schnebel 2005; Wunderer et al. 2004). Dabei leben die Betroffenen weitgehend selbstständig in Wohngruppen zusammen und bleiben im schulischen bzw. beruflichen Alltag integriert. Andererseits gewährleistet eine engmaschige professionelle Betreuung die notwendige Unterstützung in der

Auseinandersetzung mit den Schwierigkeiten und Belastungen, die die Rückkehr ins »normale Leben« mit sich bringt. Eine solche Wohnform ist bei weniger gravierenden Essstörungen durchaus auch als Erstmaßnahme – ohne vorherigen Klinikaufenthalt – geeignet. Im Anschluss an den Aufenthalt in einer intensivtherapeutischen Wohngruppe bietet sich oftmals eine ambulante Therapie an, um die Patientin weiter zu stabilisieren und im Umgang mit Belastungen und Rückfällen zu unterstützen.

Eine Spezialisierung der Behandlungseinrichtung auf Essstörungen ist von Vorteil, da dort bessere Behandlungsergebnisse erzielt werden können (APA 2006). Einschränkend ist anzumerken, dass die oben genannten Kriterien bislang nicht ausreichend wissenschaftlich untermauert wurden (Fairburn 2005; Vandereycken 2003). Für die Anorexia nervosa gibt es keine empirischen Befunde, die die Überlegenheit eines Settings über ein anderes belegen (Fairburn 2005).

5.4 Die ANAD intensivtherapeutischen Wohngruppen im Überblick

Da das vorliegende Buch im Wesentlichen die interdisziplinäre Therapie von Essstörungen beschreibt, wie sie in den ANAD Wohngruppen praktiziert wird, soll an dieser Stelle die Einrichtung kurz vorgestellt werden.

Die ANAD intensivtherapeutischen Wohngruppen wurden im Jahr 1994 in München durch den Träger ANAD e. V. in Kooperation mit TheraTeam ins Leben gerufen[1] – als Modellprojekt und, wie oben erwähnt, als Brückenschlag zwischen stationärer und ambulanter Versorgung. Inzwischen sind sie als Einrichtung der Kinder- und Jugendhilfe nach § 35a i. V. m. § 41 SGB VIII und Übergangseinrichtung nach § 53 i. SGB XII anerkannt. Seit Ende 2006 gibt es auch Therapieplätze für junge Männer mit Essstörungen. Die Behandlungskosten werden von Jugendämtern, Bezirken und anderen Kostenträgern (Betreuung in den Wohngruppen) sowie den Krankenkassen (therapeutische Leistungen) übernommen.

ANAD e. V. (Anorexia Nervosa and Associated Disorders) wurde seinerseits 1984 als Elterninitiative gegründet und betreibt mittlerweile eine der größten professionellen Beratungsstellen im Bundesgebiet mit Hauptsitz in München und Zweigstellen in Dachau und Weilheim.

5.4.1 Zielgruppe

Die Patienten in den ANAD Wohngruppen stammen aus ganz Deutschland, ein Teil auch aus Österreich. Da sich die Wohngruppen ausschließlich in München befinden, gibt es jedoch eine regionale Häufung: ca. drei Viertel sind aus Bayern und Baden-

1 Die Wohngruppen wurden zunächst »pathways«-Wohngruppen (engl. Scheidewege) genannt, dieser Name wurde im Jahr 2006 jedoch zugunsten ANAD als gemeinsamem Namen für alle Einrichtungen aufgegeben.

Württemberg. Mindestens ein Drittel kommt unmittelbar nach einem Klinikaufenthalt in die ANAD Wohngruppen.

Die meisten Patienten geben an, dass sie durch eine Klinik (ca. 35 %) oder eine Ärztin bzw. Therapeutin (16 %) auf die ANAD Wohngruppen aufmerksam wurden. Hierin spiegelt sich die engmaschige Vernetzung, die durch das »Therapienetz Essstörung« weiter vorangetrieben wird, das Integrierte Gesundheitsversorgung anbietet (vgl. Kapitel 14.1). Gut ein Fünftel stößt über die Medien oder das Internet zu ANAD, rund 12 % werden von Angehörigen oder Freunden auf die Wohngruppen aufmerksam gemacht.

Während vor Einzug rund drei Viertel der Patienten im Elternhaus lebten, ist es bei Auszug weniger als ein Drittel. Stattdessen ziehen viele Patienten in eine betreute Wohngruppe oder eine Wohngemeinschaft mit anderen Patienten oder Freunden – ein Zeichen gelungener Verselbstständigung.

Für die hinzugewonnene Eigenständigkeit spricht auch, dass sich bei Auszug kaum mehr eine Patientin im Krankenstand befindet oder arbeitslos gemeldet ist. Fast die Hälfte geht ihrem Studium oder ihrer schulischen Ausbildung nach, knapp ein Fünftel befindet sich in Ausbildung oder Beruf und rund 13 % im Praktikum. Rund 16 % haben weder Anstellung noch Praktikumsstelle, was oftmals auch durch den Umzug bzw. Rückzug in eine andere Stadt bedingt ist.

Aufnahmebedingungen

Aufgenommen werden Mädchen und junge Frauen zwischen 12 und ca. 35 Jahren sowie junge Männer von 18 bis ca. 35 Jahren, die nicht an einer floriden Psychose, aktuellem Substanzmissbrauch oder akuter Suizidalität leiden. Patienten mit einem Substanzmissbrauch in der Vorgeschichte verpflichten sich bei Einzug in die Wohngruppen schriftlich, während des gesamten Aufenthaltes auf Alkohol bzw. Drogen zu verzichten; dies wird mit angekündigten und unangekündigten Kontrollen überprüft. Ferner müssen die Betroffenen die Bereitschaft mitbringen, mitzuarbeiten, weiterhin schulisch bzw. beruflich eingebunden zu bleiben, zuzunehmen (bei Untergewicht) sowie zu lernen sich bedarfs- und bedürfnisgerecht zu ernähren. In der Regel setzen wir einen BMI von mindestens 15 voraus, dies wird jedoch im Einzelfall je nach körperlicher Verfassung und Schweregrad der Essstörung entschieden.

5.4.2 Kernpunkte des Konzepts

Jugendliche und junge Erwachsene mit Essstörungen (Anorexia nervosa, Bulimia nervosa, Binge-Eating-Störung, anderen Nicht näher bezeichneten Essstörungen und psychisch bedingtem Übergewicht) leben bei ANAD in der Regel sechs Monate lang mit Gleichaltrigen in Wohngruppen in der Münchner Innenstadt.

Alltagsnähe bei intensiver Betreuung

Die Patienten können in den Wohngruppen von ihrem oft konfliktreichen sozialen und häuslichen Umfeld Abstand gewinnen. Gleichzeitig wird ihre Eigenständigkeit gefordert und gefördert. Die Patienten gehen weiterhin zur Schule oder ihrem Beruf nach. So sind sie in einem geschützten und unterstützenden Rahmen, und können zugleich alltägliche Probleme, die in Schule, Beruf oder den Wohngruppen auftreten, zeitnah mit ihren Bezugstherapeuten besprechen, Lösungsmöglichkeiten entwickeln und ausprobieren (vgl. Abbildung 5.2). Nach dem Aufenthalt in der ANAD Wohngruppe gibt es für die Patienten ein Nachsorgeangebot per Internet-Chat.

> *»Hier lerne ich wieder eine Tagesstruktur kennen, habe meinen Bereich, meinen Freiraum, fühle mich nicht eingeengt, habe andere Jugendliche um mich herum, die wissen, wie ich denke und fühle. Sicherheit, besonders während der Schulzeit gibt mir, dass ich Ansprechpartner in allen Bereichen (Sozialpädagogik, Einzeltherapie und Ernährung) habe. Es ist ideal für mich: Ich bekomme Unterstützung, kann mich entfalten und habe meine Schulfreunde und meine Hobbys trotzdem alltäglich um mich herum.«*
> Sabine, 17 Jahre

Kernpunkte der Therapie in den ANAD intensivtherapeutischen Wohngruppen

- Alltagsnähe: stufenweise Verringerung der Betreuungsintensität im Laufe der Therapie und dadurch fließender Übergang zwischen dem letzten Tag bei ANAD und dem ersten Tag außerhalb
- Fortführen von bzw. Wiedereingliederung in Schule oder Beruf bzw. Berufspraktikum
- Förderung der Eigenständigkeit
- Interdisziplinäres Team (Fachärztliche Leitung, Diplom-Psychologen, Diplom-Sozialpädagogen, Ernährungstherapeuten)
- Intensive Begleitung rund um die Uhr
- Umfangreiches Therapie- und freizeitpädagogisches Angebot
- Nachbetreuung per Internet-Chat durch das interdisziplinäre ANAD-Team
- Qualitätssicherung und wissenschaftliche Begleitforschung

Abbildung 5.2: Kernpunkte der Therapie in den ANAD intensivtherapeutischen Wohngruppen

Das multiprofessionelle Team

Die Patienten werden von einem interdisziplinären Team intensiv begleitet, das aus einer Fachärztin für Psychosomatische Medizin und Psychotherapie als ärztlicher Leitung, Diplom-Psychologen, Diplom-Sozialpädagogen und Ernährungstherapeuten (Diplom-Oecotrophologen und Diätassistenten) besteht (vgl. Abbildung 5.3). Die engmaschige Betreuung sichert den Behandlungserfolg, der in starkem Zusammenhang mit der Behandlungsintensität steht (APA 2006).

Jede Patientin hat je eine Bezugsperson aus den unterschiedlichen Fachgebieten (Psychotherapie, Sozialpädagogik, Ernährungstherapie), zu welchen eine enge und vertrauensvolle Beziehung aufgebaut werden kann. Eine Rund-um-die-Uhr-Betreuung wird durch fachlich qualifiziertes Nachtdienst- und Wochenenddienst-Personal gewährleistet, das durch einen psychiatrischen Hintergrunddienst unterstützt wird. In die medizinische Betreuung der Patienten sind in enger Absprache mit der ärztlichen Leitung kooperierende externe Fachärzte eingebunden.

Der kollegiale Austausch findet in wöchentlich stattfindenden interdisziplinären Teams und Fachteams für jede Berufsgruppe statt, zudem erhalten sowohl die interdisziplinären als auch die Fachteams regelmäßig externe Supervision.

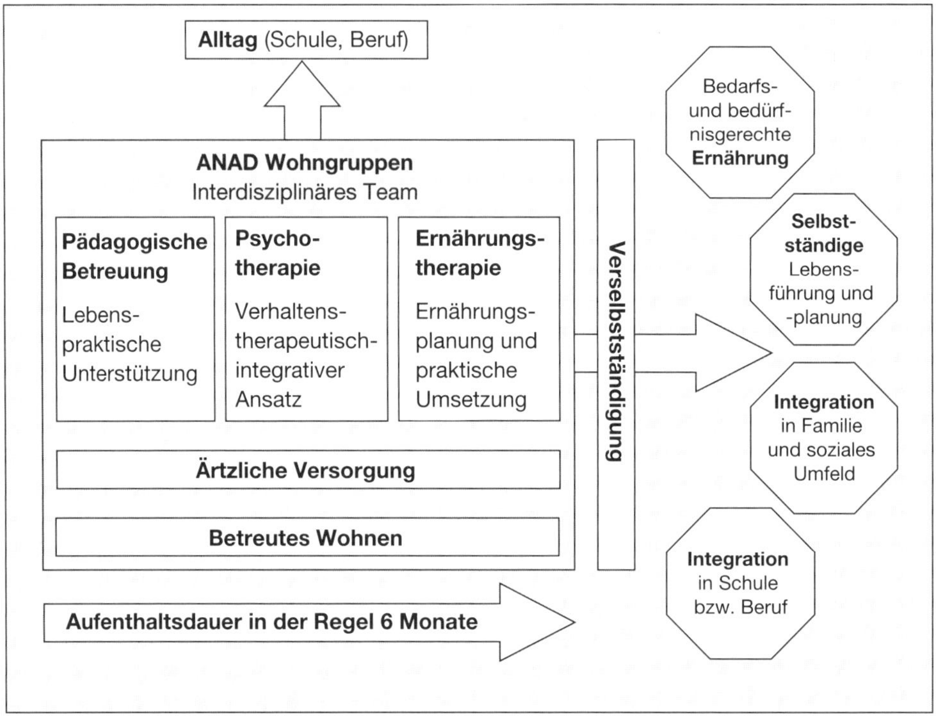

Abbildung 5.3: Überblick über die ANAD intensivtherapeutischen Wohngruppen

5.4.3 Medizinische Betreuung

Während des gesamten Aufenthaltes in den ANAD Wohngruppen werden die Patienten kontinuierlich medizinisch-psychiatrisch betreut. Dies beinhaltet Aufnahme- und Abschlussuntersuchungen durch die fachärztliche Leitung, Konsile, gegebenenfalls medikamentöse psychopharmakologische Behandlung sowie die Dokumentation und zentrale Verwaltung sämtlicher medizinischer Befunde und des Behandlungsverlaufs für jede Patientin. Durch einen psychiatrischen Hintergrunddienst wird eine 24-Stunden-Erreichbarkeit sichergestellt (vgl. Kapitel 7).

Kooperation mit externen Fachärzten

In enger Zusammenarbeit mit niedergelassenen Fachärzten für Innere Medizin und Gynäkologie erfolgt weiterhin eine kontinuierliche Betreuung mit den gegebenenfalls erforderlichen therapeutischen Maßnahmen und Kontrolluntersuchungen. Darüber hinaus werden bei Bedarf Fachärzte anderer Richtungen hinzugezogen (z. B. Zahnärzte, Dermatologen usw.).

5.4.4 Psychotherapie

Die psychotherapeutische Intervention in den ANAD Wohngruppen basiert auf einem Konzept kombinierter Einzeltherapie sowie gruppentherapeutischer Behandlung mit verhaltenstherapeutisch-integrativem Schwerpunkt. Zweimal wöchentlich erhält jede Patientin Einzeltherapie, wobei zudem bei Bedarf die Möglichkeit besteht, Krisentermine zu vereinbaren. Leitend für das Vorgehen in der Behandlung sind dabei weniger die genaue Essstörungsdiagnose als vielmehr die individuell aufrechterhaltenden Mechanismen (vgl. Fairburn et al. 2003a).

Ferner werden Familiengespräche angeboten, die von Psychologen und Sozialpädagogen gemeinsam geführt werden.

Indikationsgruppen

Für Patienten mit einer Borderline-Persönlichkeitsstruktur wurde eine spezielle Indikationsgruppe geschaffen, die sich in ihrem Vorgehen an der dialektisch-behavioralen Therapie (DBT) orientiert (Linehan 1996) (vgl. Kapitel 11.1). Patienten mit einer ichstabileren Persönlichkeitsstruktur nehmen an einer der anderen Indikationsgruppen teil, die zum Beispiel eine Arbeit am Körperbild, am Selbstwertgefühl, an sozialen Kompetenzen, Familienbeziehungen oder an Problemlösekompetenzen beinhalten.

Alle Psychotherapiegruppen setzen unmittelbar am persönlichen Erleben und der individuellen Situation der Patienten an und nutzen neben der verbalen auch die nonverbale Ebene als Möglichkeit, Erleben, Affekte und Konflikte auszudrücken. Neu eingezogene Patienten besuchen in den ersten Wochen die sogenannte »Anfangsgruppe«, in der sie auf die Indikationsgruppen vorbereitet werden und wichtige Themen in der ersten Phase ihres Aufenthaltes in den therapeutischen Wohngruppen besprechen können (z. B. Motivation, Medikamentencompliance). Da die einzelnen Indikationsgruppen lediglich 8–10 Wochen dauern, hat jede Patientin die Möglichkeit, im Laufe ihres Aufenthaltes mehrere Angebote zu nutzen.

Psychotherapeutische Behandlungsziele

Psychotherapeutische Behandlungsziele während des gesamten Aufenthalts in den ANAD Wohngruppen sind der Aufbau und die Aufrechterhaltung einer ausreichenden Behandlungsmotivation, der Abbau therapiegefährdender Verhaltensweisen (z. B. Gewichtsabnahme oder selbstverletzendes Verhalten), die Rückkehr zu einem angemessenen Essverhalten, die Modifikation dysfunktionaler Schemata bezüglich Figur, Gewicht und Ernährung, der Aufbau sozialer Verhaltensfertigkeiten, eine Verbesserung der Emotionsregulation, der Körperwahrnehmung und -akzeptanz sowie die Unterstützung der Patientin hinsichtlich individueller Ziele (z. B. Ausbildung, Ablösung von der Familie, Partnerschaft und Sexualität) (vgl. Wunderer et al. 2004). Oftmals ist nicht die vollständige Aufgabe der Symptomatik ein realistisches Therapieziel, sondern deren Verminderung. Wichtig ist daher ein konstruktiver und ressourcenorientierter Umgang mit Rückfällen.

5.4.5 Sozialpädagogische Betreuung

In der sozialpädagogischen Betreuung geht es vor allem darum, eine individuelle Lebens- und eine realistische Zukunftsperspektive zu entwickeln, die berufliche und schulische Integration und eine eigenverantwortliche und aktive Freizeitgestaltung zu fördern sowie die soziale Kompetenz zu stärken. Diplom-Sozialpädagogen unterstützen die Patienten in schulischen und beruflichen Fragen und Problemen sowie bei der Selbstversorgung im Alltag und in allen Belangen des Lebens in den Wohngruppen. Zudem werden weitergehende Hilfen nach dem Aufenthalt bei ANAD geplant und organisiert.

Angeboten werden neben der sozialpädagogischen Einzelarbeit verschiedene Gruppen. Weiterhin gibt es ein vielfältiges freizeitpädagogisches Angebot.

5.4.6 Ernährungstherapie

Die ernährungstherapeutische Behandlung integriert Einzel- und Gruppenarbeit. Außerdem ist das wöchentliche Wiegen wichtiger Bestandteil der Arbeit der Ernährungstherapeuten.

Einzelarbeit

Die ernährungstherapeutische Einzelarbeit hat zum Ziel, die Eigenverantwortlichkeit der Patientin in Bezug auf das Essverhalten zu stärken sowie Zusammenhänge zwischen Nahrungsdeprivation und physiologischen Heißhungeranfällen zu verdeutlichen. Weiterhin lernen die Patienten, ihre Körpersignale bzgl. Hunger und Sättigung wieder wahrzunehmen sowie die Prinzipien einer bedarfs- und bedürfnisgerechten Ernährung zu verstehen und eigenverantwortlich zu befolgen.

Gruppenarbeit

Diese Themen werden auch in den Gruppenangeboten aufgegriffen, zudem werden gemeinsam Wege erarbeitet, wie ein gesünderes Essverhalten erreicht werden kann. Den Speiseplan der Patienten wieder reichhaltiger zu gestalten, ist auch ein Ziel des gemeinsamen Kochens und Essens, das mehrmals pro Woche angeboten wird und den Patienten vermittelt, dass Essen Spaß machen und mit Geselligkeit, Kommunikation und Genuss verknüpft sein kann. Zudem gibt es für die Patienten bei Bedarf therapeutisch begleitete Mahlzeiten.

Wiegetermine

Von entscheidender Bedeutung ist die individuell mit der Patientin vereinbarte Annäherung an das gesunde Normalgewicht, die durch wöchentliches Wiegen kontrolliert wird. Darüber hinaus führen wir auch unangekündigte Gewichtskontrollen durch, um Gewichtsmanipulation vorzubeugen.

5.4.7 Wissenschaftliche Evaluation der ANAD Wohngruppen

Um die Qualität der ANAD Einrichtungen sichern zu können, sind sie in umfangreiche Evaluationsprojekte eingebunden. Derzeit nimmt ein Teil der Patienten der ANAD Wohngruppen an einer wissenschaftlichen Studie in Kooperation mit der Klinik für Psychiatrie und Psychotherapie des Universitätsklinikums Schleswig-Holstein, Campus Lübeck, teil (Prof. Dr. med. Ulrich Schweiger, Dr. phil. Valerija Sipos, Prof. Dr. phil. Michael Hüppe). Das Untersuchungsdesign sieht eine Kontrollgruppe und mehrere Messzeitpunkte einschließlich einer Katamnese ein halbes Jahr nach Auszug aus den Wohngruppen vor.

Zudem füllen alle Patienten bei Einzug und bei Auszug ein umfangreiches Fragebogenpaket aus, das neben standardisierten Verfahren zu Essstörungssymptomatik, Depression, Persönlichkeitsstörungen, sozialer Unsicherheit und der Qualität der familiären Beziehungen detaillierte Fragen zu den unterschiedlichen Bereichen (Psychotherapie, Ernährungstherapie, Sozialpädagogische Betreuung) enthält. Auch zu den einzelnen Angeboten bei ANAD holen wir kontinuierlich das Feedback der Patienten ein, um unser Konzept weiterentwickeln und noch besser auf die Bedürfnisse der Patienten abstimmen zu können.

Erste Ergebnisse der Therapieevaluation

Eine erste genauere Auswertung der Daten für eine Stichprobe von 77 Patientinnen, die die Therapie in den ANAD Wohngruppen zwischen 2002 und 2004 begonnen und regulär abgeschlossen haben, liegt vor (Rohling 2007). Die untersuchten Patientinnen waren im Schnitt 20 Jahre alt (Spannweite 15–31 Jahre), 44 % von ihnen litten an Bulimie, 30 % an Anorexie und 26 % an Atypischen Essstörungen. Gut drei Viertel der Patientinnen waren vor der Therapie bei ANAD wegen ihrer Essstörung in einer psychosomatischen oder psychiatrischen Klinik aufgenommen worden. Bei knapp einem Viertel der Patientinnen lag unmittelbar vor dem Therapiebeginn bei ANAD ein stationärer Aufenthalt in einer Klinik. 65 % der Patientinnen litten zusätzlich zur Essstörung an mindestens einer weiteren psychischen Erkrankung, z. B. einer Depression (57 %), einer Persönlichkeitsstörung (19 %) oder einer Angststörung (12 %).

Nach dem Aufenthalt in den ANAD intensivtherapeutischen Wohngruppen zeigten sich signifikante Verbesserungen in der störungsspezifischen, aber auch der störungsübergreifenden Symptomatik. So befand sich ein Großteil der Patientinnen nach der Therapie bei ANAD in einem normalen Gewichtsbereich, und nur mehr knapp 4 % erfüllten das Gewichtskriterium der Anorexia nervosa (BMI $<17{,}5\ kg/m^2$) – bei Aufnahme waren es 26 % der Patientinnen gewesen (vgl. Abbildung 5.4).

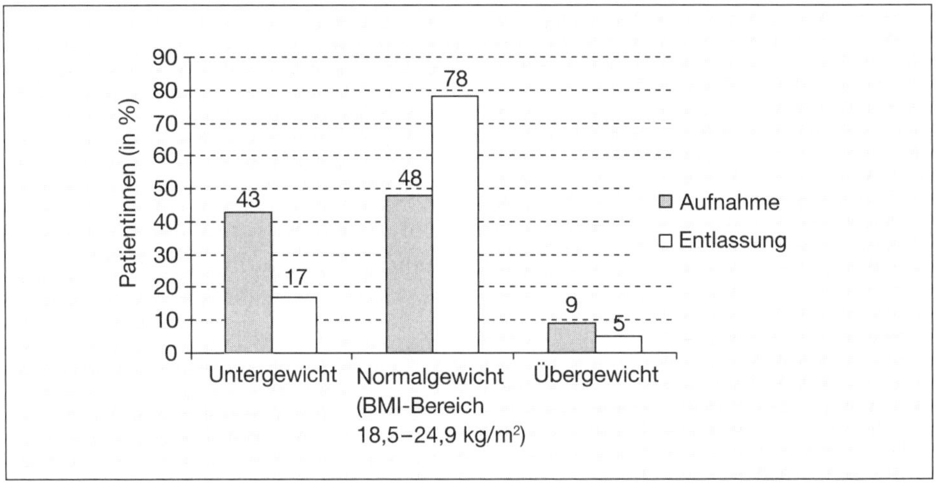

Abbildung 5.4: Evaluationsergebnisse ANAD: Veränderung des BMI

Die kognitive Kontrolle des Essverhaltens – erfasst mit dem Fragebogen zum Essverhalten (FEV; Pudel & Westenhöfer 1989; vgl. Kapitel 2.8) – ging deutlich zurück. Die Störbarkeit des Essverhaltens und die erlebten Hungergefühle waren insbesondere bei den Patientinnen mit einer Bulimie oder Atypischen Essstörung am Ende des Therapieaufenthalts signifikant geringer als zu Beginn; Essanfälle, Erbrechen und sonstige Formen von Purging-Verhalten (z. B. Einnahme von Laxanzien, Diuretika) kamen signifikant seltener vor. Abbildung 5.5 zeigt die Ergebnisse des FEV für die Gesamtstichprobe. Für den Test liegen Daten aus verschiedenen Vergleichsstichproben vor, aus denen die Autoren eine vorläufige Normierung ableiten. Danach liegen die Patientinnen am Ende ihres Therapieaufenthalts bei ANAD in allen drei Skalen im mittleren – und nicht mehr im hohen – Bereich. Ihre Werte sind bei Entlassung zudem deutlich niedriger als die der Vergleichsstichprobe »Leserinnen einer Frauenzeitschrift«.

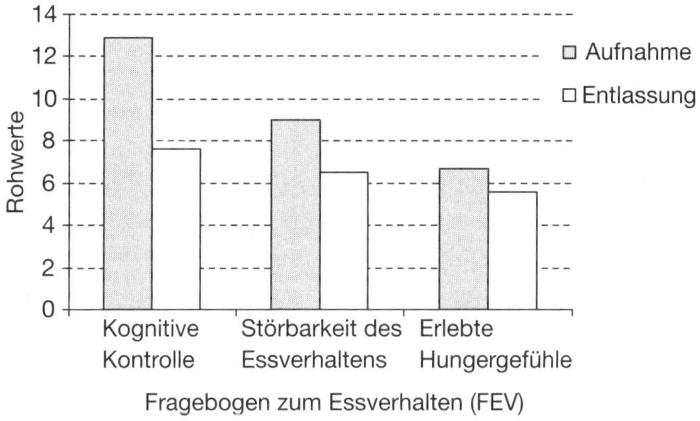

Abbildung 5.5: Evaluationsergebnisse ANAD: Essstörungssymptomatik

Auch in der allgemeinen Psychopathologie – erfasst mit der Symptom-Check-List (SCL-90-R; Franke 1995) – zeigten sich positive Veränderungen. Am Ende des Therapieaufenthalts bei ANAD lagen die Werte für fast alle Skalen im oberen Normbereich und deutlich niedriger als zu Beginn, auch die generelle psychische Belastung sank signifikant. Die depressive Symptomatik – gemessen mit dem Beck-Depressions-Inventar (BDI; Hautzinger et al. 1995) – war zum Ende der Therapie ebenfalls signifikant geringer ausgeprägt als zu Beginn.

Die soziale Selbstbehauptung wurde über eine nicht standardisierte Liste von sozialen Situationen erfasst, die nach ihrem Schwierigkeitsgrad einzuordnen waren. Sie stieg signifikant an – ein Ergebnis, das sich auch durch die entsprechende Subskala der SCL-90-R bestätigen ließ.

Evaluation der Ernährungstherapie

Auch im ernährungstherapeutischen Bereich zeigten sich in einer Untersuchung von 114 Patientinnen zwischen 2003 und 2006 deutliche Verbesserungen. Gloria Schmid (2006) verglich in ihrer oecotrophologischen Abschlussarbeit Erst- und Abschlussanamnese in der Ernährungstherapie. Sie stellte fest, dass die Zufriedenheit mit dem Gewicht im Verlaufe der Therapie signifikant anstieg, sich deutliche Verbesserungen in der Mahlzeitenstruktur ergaben, und ein signifikant größerer Teil der Patientinnen bei

Abschluss der Therapie angab, Hunger- und Sättigungsgefühle zu empfinden als zu Beginn der Therapie. Bei den Hungergefühlen stieg der Prozentsatz dabei von 57 % auf 80 %, bei den Sättigungsgefühlen noch deutlicher von 32% auf 70 %. Eine Einteilung der Lebensmittel, z. B. in »erlaubte« und »verbotene«, nahmen am Ende der Therapie deutlich weniger Patienten vor als zu Beginn. 94 % zeigten beim Abschluss ihres Aufenthaltes in den ANAD Wohngruppen nach Einschätzung der Ernährungstherapeuten ein flexibles Essverhalten.

Evaluation des Fertigkeitentrainings für Borderline-Patienten

Im Rahmen einer weiteren Diplomarbeit (Obermeier 2007) wurde zudem unser Fertigkeitentraining für Patienten mit emotional instabiler Persönlichkeitsstruktur evaluiert (vgl. Kapitel 11.1). Es zeigte sich, dass die Patientinnen in hohem Maße von der Gruppe profitierten. Sie schätzten ihr Wissen über die Inhalte der einzelnen Themenblöcke nach Abschluss des Trainings deutlich höher ein als zuvor und gaben an, über mehr Strategien zur Bewältigung kritischer Situationen und zur Erhöhung der Lebensqualität zu verfügen und diese anwenden zu können. Darüber hinaus blieb die Motivation der Patientinnen, das Erlernte zu vertiefen sowie diesbezüglich neue Strategien zu erlernen und einzuüben, über die Zeit hinweg unverändert hoch und bildete so eine wichtige Grundlage für den Therapieerfolg.

5.5 Wesentliche Inhalte und Ziele der Essstörungstherapie

Essstörungen werden, wie in Kapitel 5.2 beschrieben, mit ganz unterschiedlichen therapeutischen Methoden behandelt, (kognitiv-)verhaltenstherapeutische Konzepte stehen neben psychodynamischen und familientherapeutischen, und auch Kunsttherapie, Körpertherapie oder Tanztherapie kommen zum Einsatz.

In den ANAD Wohngruppen wird nach einem verhaltenstherapeutisch-integrativen Therapieansatz gearbeitet, der kognitive Ansätze einschließt; dieser wird in den folgenden Kapiteln ausführlich dargestellt. Vor allem bei Jugendlichen wird die Familie der Betroffenen aktiv in die Therapie in den Wohngruppen mit einbezogen (vgl. Wilson & Sysko 2006; Kapitel 12).

5.5.1 Fünf interdisziplinäre Säulen

Interdisziplinäre Essstörungstherapie basiert auf fünf Säulen (vgl. Abb. 5.6):

- Medizinische Betreuung,
- Psychotherapie (Einzel- und Gruppentherapie),
- Sozialpädagogische Betreuung und freizeitpädagogische Maßnahmen,
- Ernährungstherapie (Einzel- und Gruppentherapie, therapeutisch begleitetes Kochen und Essen),

- Zudem sind vor allem bei übergewichtigen Patienten Bewegungsangebote notwendig.

Aufgrund der vielfältigen Risiken, die mit der Erkrankung an einer Essstörung verbunden sind, ist die medizinische Behandlung durch eine Ärztin unverzichtbar (APA 2006; DGPPN 2000).

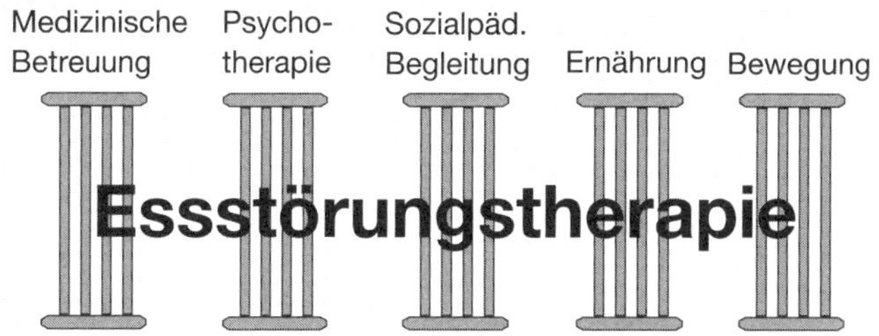

Abbildung 5.6: Die fünf Säulen der interdisziplinären Essstörungstherapie

5.5.2 Ziele in der Essstörungstherapie

Wesentliche Ziele in der Behandlung von Essstörungen sind (APA 2006; Böse et al. 1994; DGPPN 2000; Jacobi et al. 2004b):

- Gewichtsnormalisierung und Abwendung akuter Lebensgefahr;
- Förderung und Aufrechterhaltung der Motivation der Patienten sowie Abbau therapiegefährdender Verhaltensweisen;
- Wiederherstellung einer zeitlich strukturierten, kalorisch ausreichenden, ausgewogenen und vielfältigen Nahrungszufuhr;
- Aufklärung und Information über gesunde Ernährung und normales Essverhalten;
- Behandlung somatischer Komplikationen;
- Behandlung komorbider psychiatrischer Erkrankungen;
- Arbeit an dysfunktionalen Kognitionen, Motiven, Konflikten und Emotionen im Zusammenhang mit der Essstörung;
- Verbesserung der Stimmung und der Verhaltensregulation;
- Bearbeitung zugrunde liegender Problembereiche;
- Verbesserung von Körperwahrnehmung und -akzeptanz;
- Unterstützung beim Erreichen individueller Ziele;
- Einbezug der Familie in die Therapie – wenn angezeigt;
- Rückfallprophylaxe.

Fairburn und Harrison (2003) betonen folgende drei therapeutische Aspekte: (1) Motivation zu schaffen und aufrechtzuerhalten, (2) Gewichtsnormalisierung, (3) Arbeit an der Überwertigkeit von Essen, Figur und Gewicht, an den Essgewohnheiten der Patienten und deren allgemeiner psychosozialer Funktionsfähigkeit.

In einer Befragung europäischer Therapieeinrichtungen (Gowers et al. 2002) wurde die Normalisierung von Gewicht und Essverhalten als wichtigstes Ziel der Therapie der Anorexia nervosa bei Jugendlichen benannt. Auch die therapeutische Beziehung und Motivierung der Betroffenen erhielten einen hohen Stellenwert. Entsprechend haben wir der Motivation ebenso wie dem Einfluss des professionellen Helfers in diesem Buch je ein eigenes Kapitel gewidmet (vgl. Kapitel 6 bzw. 13).

Phasen der Essstörungstherapie

Garner et al. (1997) unterscheiden drei Phasen in der kognitiv-behavioralen Therapie der Anorexia nervosa. In der ersten Phase wird eine gute therapeutische Beziehung aufgebaut und die Motivation der Patientin gestärkt, zudem werden medizinische Komplikationen behandelt und die Gewichtszunahme eingeleitet. Aufklärung über die Folgen der Mangelernährung sind ebenso Teil der Therapie wie das Herausarbeiten der Funktion der Symptomatik. Die zweite Phase ist durch kognitive Umstrukturierung und die Arbeit am Selbstkonzept gekennzeichnet, bei Bedarf wird die Familie mit in die Therapie einbezogen. In der dritten Phase wird einerseits Bilanz gezogen, andererseits stehen die Prävention von Rückfällen und der Umgang mit diesen im Vordergrund. Eine ähnliche Unterteilung treffen Fairburn et al. (1993) und Wilson et al. (1997) auch für die Therapie der Bulimie und Binge-Eating-Störung.

5.5.3 Umgang mit komorbiden Erkrankungen

Komorbid auftretende psychiatrische Störungsbilder (vgl. Kapitel 2.9) erschweren und verlängern die Essstörungstherapie in vielen Fällen (vgl. Kapitel 5.2). Nicht selten geht ein Rückgang der Essstörungssymptomatik vorübergehend mit einer Steigerung der komorbiden Symptomatik einher. Vor Beginn der Therapie sollte geklärt werden, in welcher Reihenfolge die verschiedenen Störungen auftraten, um so feststellen zu können, ob die komorbiden Erkrankungen als Folge- oder Begleiterscheinung der Essstörungssymptomatik auftraten oder dieser vorausgingen (Jacobi et al. 2004b).

Substanzmissbrauch

Bei Substanzmissbrauch bzw. -abhängigkeit macht eine Essstörungsbehandlung nur dann Sinn, wenn die Patientin abstinent bleibt. Daher werden bei ANAD zu Beginn der Therapie Anti-Alkohol- oder Anti-Drogen-Vereinbarungen abgeschlossen, deren Einhaltung durch regelmäßige, auch vorher nicht angekündigte, Kontrollen sichergestellt wird.

Depressive Erkrankungen

Bei schwerer Depression mit starker Antriebsverminderung oder Suizidalität kann es notwendig sein, die Behandlung der komorbiden Störung derjenigen der Essstörung vorzuziehen. Leichtere Depressionen zeigen mit dem Rückgang der Essstörungssymptomatik bzw. dem Anstieg des Gewichts häufig eine deutliche Besserung.

Persönlichkeitsstörungen

Vorsicht ist auch bei schweren Persönlichkeitsstörungen, insbesondere emotional-instabiler Art, geboten, bei denen die Essstörungssymptomatik der Spannungsabfuhr dient und somit eine wichtige Funktion für die Emotionsregulation der Patienten übernimmt. Eine Verbesserung, beispielsweise durch eine Abnahme von Ess-(Brech-) Anfällen, führt dann nicht selten zu einer Steigerung anderer selbstdestruktiver Verhaltensweisen.

Diabetes mellitus

Eine besondere Herausforderung stellt ein gleichzeitig mit der Essstörung vorhandener Diabetes mellitus dar. Hinweise dazu finden sich in den Kapiteln 7.6 und 8.7.

6 Motivationsarbeit und Anamnese

»Dann stieß ich auf die Website von ANAD. Das Konzept begeisterte mich sofort. Sechs Monate in einer Wohngruppe mit Frauen, die das gleiche Problem haben. Was mir besonders gefiel, war die Tatsache, dass man einer Beschäftigung nachgehen muss. Ich könnte also lernen, eine neue Struktur für den Alltag aufzubauen, ohne in der geschützten Umgebung einer Klinik zu sein. So könnte ich auch meine Diplomarbeit schreiben und müsste mein Studium nicht unterbrechen. Andererseits dachte ich mir, wie soll ich den Menschen in meinem Umfeld erklären, dass ich für ein halbes Jahr nach München gehe? Es wussten doch bis dato nur meine beste Freundin und mein Freund von der Essstörung.

Da ich trotz meiner Begeisterung für ANAD viele Ängste hatte, führte ich meine Suche nach geeigneten Therapeuten fort. Ich fand eine Therapeutin, die auf Essstörungen spezialisiert ist. Bei ihr fühlte ich mich sofort wohl und verstanden, doch musste man bei ihr eine Wartezeit von ca. einem Jahr einrechnen. So lange konnte ich nicht mehr warten. Die Essanfälle häuften sich, ich zog mich immer mehr zurück, die Panikattacken traten vermehrt auf, und ich hatte Depressionen.

Was habe ich denn zu verlieren, dachte ich mir und rief bei ANAD an, ließ mir Informationsmaterial zusenden und vereinbarte einen Termin zum Vorgespräch. Kurz danach erhielt ich die Zusage von ANAD. Da mir das plötzlich doch alles zu schnell ging, erbat ich mir ein paar Tage Bedenkzeit. Ich wog alle Seiten ab. Mal dachte ich, ich mache es, es kann nicht mehr schlimmer werden. Fünf Minuten später dachte ich, nein, ich will mein Studium beenden, ich suche mir lieber einen ambulanten Therapieplatz. In meinem ganzen Leben hatte ich das gemacht, was meiner Meinung nach von mir erwartet wurde, was der Norm entspricht, was man eben so tun muss. Es war aber ein Zeitpunkt in meinem Leben gekommen, an dem ich so verzweifelt war, dass ich sofort handeln musste. Ich aß nur noch, verkroch mich in meinem Zimmer und lernte. Freunde riefen mich nicht mehr an, da ich entweder von vornherein Treffen absagte oder mir ganz kurzfristig eine Ausrede einfallen ließ. Dieser Zustand belastete mich so sehr, dass ich den Platz bei ANAD annahm.«

Sarah, 26 Jahre

Die Motivationsarbeit beschränkt sich bei Essstörungen keineswegs auf die Anfangszeit einer Therapie. Sie begleitet Patientin und Helferin vielmehr über Wochen und Monate hinweg (vgl. Kapitel 6.3). Oft erscheint der Heilungsprozess als zähes Ringen um jedes Kilo, als zäher Kampf gegen Heißhunger und Erbrechen. Zentral ist eine gute Beziehung zwischen Patientin und Therapeutin, Hinweise dazu gibt dieses Kapitel und weiterhin Kapitel 13. Ferner enthält dieses Kapitel Hinweise zur medizinischen, psychologischen, sozialpädagogischen und ernährungstherapeutischen Anamnese (vgl. Kapitel 6.4).

Doch zunächst einige Worte dazu, wie sich Betroffene überhaupt motivieren lassen (vgl. Kapitel 6.1), den ersten Schritt aus der Essstörung zu gehen und sich in professionelle Behandlung zu begeben (vgl. Kapitel 6.2).

6.1 Das (erste) Gespräch mit Betroffenen

Essstörungen bleiben oft viele Jahre unerkannt – und damit auch unbehandelt. Vor allem bulimische Mädchen und Frauen schämen sich meist sehr für ihre Ess-Brech-Anfälle und halten diese daher so lange es geht verborgen. Wie die Untersuchung einer repräsentativen Stichprobe von mehr als 1500 jungen Frauen zeigte, wird die Essstörung in der ärztlichen Primärversorgung nur in jedem fünften Fall diagnostiziert, obschon entsprechende physische und psychische Probleme (z. B. Depressionen, Gewichtsverlust, unregelmäßiger Menstruationszyklus) bekannt sind (Hach et al. 2005). Nur rund 40 % aller Magersüchtigen und gut 10 % aller bulimischen Patienten werden von der Hausärztin als solche identifiziert und diese werden wiederum nicht alle auch an entsprechende Hilfsangebote weiter verwiesen (BPS 2004).

Noch ungünstiger ist die Relation bei Kindern sowie bei Jungen und Männern, gelten Essstörungen doch nach wie vor als Frauenkrankheit. Der Leidensdruck ist jedoch oft erheblich, und so ist es wichtig, auf erste Anzeichen zu reagieren und Betroffenen ein Gespräch anzubieten (vgl. DHS 2004; Wunderer et al. 2005). Dies gilt auch für Zahnärzte, die aufgrund substanzieller Zahnschäden bei Patienten mit bulimischem Verhalten nicht selten die ersten im Gesundheitswesen sind, die die Essstörung erkennen – auch wenn sie selbst in vielen Fällen annehmen, andere Ärzte hätten die Essstörung bereits erkannt (vgl. Müller 2005).

6.1.1 Wann ist ein Screening auf Essstörungen angezeigt?

Die British Psychological Society (BPS 2004) empfiehlt in ihren Richtlinien ein Screening auf Essstörungen in folgenden Fällen:

- bei Patienten mit einem für ihr Alter geringen BMI,
- bei Patienten, die Gewichtsprobleme beklagen, obschon sie nicht übergewichtig sind,
- bei Frauen mit unregelmäßiger Menstruation oder Amenorrhoe,
- bei Patienten mit gastrointestinalen Beschwerden,
- bei Patienten, die typische Anzeichen von lang andauerndem Hungern oder Erbrechen zeigen,
- bei Kindern, deren Wachstum deutlich unter dem Durchschnitt liegt und
- bei jungen Menschen mit Diabetes mellitus, die wenig Compliance zeigen.

Screeningfragen und Verfahren in der diagnostischen Abklärung der Essstörung finden sich in Kapitel 2.7 und 2.8.

6.1.2 Zuhören ohne bewerten

Freilich stößt man nicht immer auf offene Ohren, wenn man das Thema Essstörung anschneidet. Gerade Magersüchtige sind, zumindest zu Beginn der Erkrankung, häufig stolz darauf, ihre Hungergefühle und ihren Körper so gut »unter Kontrolle zu haben« und zeigen daher wenig Krankheitseinsicht bzw. Veränderungsmotivation. Die Augen zu verschließen, da »man eh nicht rankommt« kann dennoch ebenso wenig im längerfristigen Interesse der Betroffenen sein wie gut gemeinte Ratschläge, »einfach wieder normal zu essen« mit entsprechenden Essensplänen (vgl. Fairburn 2006) (vgl. Abbildung 6.1).

Wichtig ist, zuzuhören ohne zu bewerten und zu signalisieren, dass man die Betroffenen ernst nimmt und die Essstörung nicht nur als Problem mit dem Essen versteht, sondern als Lösungsversuch für tiefer liegende Probleme – dass man also um die multifaktorielle Pathogenese der Essstörung weiß (vgl. Kapitel 4).

Selbst wenn sie nach einem vertrauensvollen Gespräch letztendlich doch abblocken, werden die Betroffenen das Gefühl haben, dass ihr Leiden nicht spurlos an ihrer Umwelt vorbeigeht und sich andere um sie Sorgen machen. Dies kann ein wichtiger Wendepunkt sein.

Fallstricke im Gespräch mit Betroffenen

- **Hilf mir, aber nach meinem Willen.** Das Paradox aus offensichtlicher körperlicher Schwäche und Hilfsbedürftigkeit einerseits und einer zumeist sehr machtvollen Position im Familien- und Umweltsystem andererseits. Gerade Magersüchtige sind stolz auf ihre Selbstkontrolle und reagieren oftmals empfindlich auf Hilfsangebote von außen.
- **Einfach nur wieder essen?** Eine Essstörung ist ein destruktiver Lösungsversuch für eine tiefere Problematik. Unterstützungsangebote, die nur auf eine Veränderung der Ernährung abzielen, führen daher in aller Regel nicht weiter und geben der Betroffenen nicht das Gefühl, ernst genommen zu werden.
- **»Fressen«, »Kotzen«, »es überkommt mich«.** Betroffene gebrauchen häufig eine abwertende und externalisierende Sprache. Steigt die Ärztin oder Therapeutin darauf ein, könnten sie sich in ihrem Selbstbild bestätigt oder aber nicht akzeptiert fühlen.
- **Meine Tochter braucht Hilfe!** Gerade bei jugendlichen Essstörungspatienten nehmen teilweise die Eltern den Kontakt zu Ärztin oder Therapeutin auf. Fühlt sich die Patientin durch ein Bündnis zwischen Eltern und Ärztin bzw. Therapeutin übergangen, ist die Vertrauensbasis zerstört.

Abbildung 6.1: Fallstricke im Gespräch mit Betroffenen

6.1.3 Machtspiele vermeiden

Essstörungen haben oftmals mit Abgrenzung und Macht zu tun, das haben wir bereits bei der Darstellung familiärer Hintergründe in Kapitel 4.4 gesehen. Und so hilft es wenig, Druck aufzubauen, die Folge sind in der Regel Abwehr bzw. Gegendruck.

Gerade Magersüchtige verfügen trotz ihrer offensichtlichen Hilflosigkeit und körperlichen Schwäche meist über eine sehr machtvolle Position in ihrem Familiensystem und ihrer sozialen Umwelt (vgl. Wunderer et al. 2005). Das Thema Kontrolle und Macht wird auch in die Beziehung zu der Person getragen, die das Gespräch mit der Betroffenen sucht und ihr Hilfe anbietet. So droht die Gefahr, sich in Machtkämpfe verwickeln zu lassen, die sich beispielsweise am Gewicht festmachen. Ein Unterschreiten vereinbarter Gewichtsgrenzen kann von den Betroffenen auch mehr oder weniger bewusst benutzt werden, um festzustellen, wie ernst es Ärztin oder Therapeutin mit ihnen meinen, wie sehr sie zu ihnen stehen. Eine Mischung aus Wut, Sorge, Hilflosigkeit und Schuldgefühlen ist daher kennzeichnend für das Gefühlsleben nicht nur der Angehörigen, sondern auch der professionellen Helfer (vgl. Kapitel 13).

6.1.4 Auf die Sprache achten

Manche Menschen mit Essstörungen umschreiben ihre Symptome aus Scham. Andere schildern sie sehr drastisch und mit abwertendem Vokabular, sprechen von »Kotzen« oder »Fressanfall«. Auch wenn es sonst oft angezeigt ist, sich im Gespräch der Wortwahl der Patientin anzupassen, hier gilt dies nicht, denn: Aus dem Munde einer Ärztin oder Therapeutin können oben genannte Beschreibungen schnell als Angriffe aufgefasst werden, als Beweis, dass der andere die Essstörung nicht ernst nimmt oder als verachtenswert empfindet. Die Ausdrucksweise konkret zum Thema zu machen, empfiehlt sich in den ersten Beratungsgesprächen nicht, da es zu starker Ablehnung vonseiten der Betroffenen führen kann.

Wichtig ist also, selbst in jedem Fall auf eine sachliche und neutrale Sprache zu achten. Dies umso mehr, als bedauerlicherweise selbst in den diagnostischen Kriterien des DSM von »Fressanfällen« und »Fressattacken« die Rede ist.

Externalisierung der Essstörung

Zudem externalisieren viele Betroffene ihre Probleme, als gäbe es Wirkkräfte außerhalb ihrer Person. Sie sprechen beispielsweise davon, dass »der Fressanfall sie überkommt« oder »das Essen ohnehin wie von selbst wieder hochkommt«. Dies ist anfangs insofern problematisch, als es den Anschein erweckt, die Betroffenen seien selbst nicht in der Verantwortung und hilflos aufgeliefert.

Im weiteren Therapieverlauf kann eine Externalisierung der Erkrankung hingegen durchaus positiv aufgefasst werden, sie wird in systemischen Ansätzen sogar gezielt eingesetzt. Denn sie kann helfen, die eigene Person als getrennt von der Krankheit zu erleben bzw. zu erkennen, dass jene nur ein Teil des Selbst ist und nicht das gesamte eigene Wesen ausmacht. Und: gegen äußere Feinde kämpft sich in der Regel leichter als gegen innere bzw. die eigene Person. Luise beispielsweise spricht in Bezug auf ihre Essstörung immer wieder vom »kleinen schwarzen Teufel«, der in ihr sitzt, sie quält und zu bestimmen versucht, und dem gegenüber sie nun die Oberhand erlangen will.

6.1.5 Keine Bündnisse gegen die Betroffenen

Bei Kindern und Jugendlichen kann es ratsam sein, die Betroffenen zunächst ohne Beisein der Eltern auf die Essstörung anzusprechen, vor allem, wenn der Verdacht nahe liegt, dass in der Familie starke Konflikte vorhanden sind, oder die Eltern die Essstörung leugnen. Im weiteren Verlauf der Behandlung bzw. Therapie sollte die Familie jedoch in jedem Fall einbezogen werden (vgl. Kapitel 5.2 und 12).

Vorsicht ist geboten, wenn Eltern, Partner oder andere Bezugspersonen alleine in die Sprechstunde oder zu einer Beratung kommen, um sich Rat für Betroffene zu holen. Letztere müssen in jedem Fall in das Gespräch mit einbezogen werden, selbst wenn sie die Essstörung beharrlich leugnen, sonst wird es später sehr schwierig, ein Vertrauensverhältnis aufzubauen. Auch über Telefonate mit Bezugspersonen sollten die Betroffenen immer informiert werden. Sonst kann schnell das Gefühl aufkommen, dass sich alte Muster wiederholen, und andere für die Betroffenen entscheiden, was gut für sie ist und was sie zu tun haben. Dies führt möglicherweise noch stärker in die Essstörungssymptomatik – als verzweifelter Versuch, sich abzugrenzen und die Autonomie wieder zu erlangen.

Überweisungskontext berücksichtigen

Gerade bei Jugendlichen sollte der Motivation und dem Überweisungskontext ein großer Stellenwert eingeräumt werden. Zum einen, weil sie häufig nicht aus freien Stücken in die Behandlung kommen, sondern ihre Familie Druck ausübt, zum anderen, weil die Entwicklung von Autonomie und persönlicher Identität zentrale Aufgaben in der Adoleszenz darstellen (Wilson & Sysko 2006). Entsprechend ist eine Zusammenarbeit zwischen Therapeutin und Patientin wichtig, die deren Eigenständigkeit fordert und fördert.

6.1.6 Information und Aufklärung bieten

Eine Aufklärung über die vielfältigen und schwerwiegenden körperlichen Begleit- und Folgeerscheinungen von Essstörungen (vgl. Kapitel 7) kann Betroffene wachrütteln, vor allem dann, wenn sie bereits ansatzweise motiviert sind, sich in Behandlung zu begeben.

Information im Internet

Einschlägige Informationsangebote im Internet, z. B. www.anad.de oder www.hungrig-online.de, können Betroffenen die Ernsthaftigkeit der Essstörung und ihrer Konsequenzen nahe bringen, über Beratungs- und Therapieangebote informieren und das

Gefühl vermitteln, mit den Problemen nicht alleine dazustehen. Leider birgt das Internet auch Gefahren, Schätzungen von Experten zufolge gibt es mehr als 400 sogenannte Pro-Ana- und Pro-Mia-Sites, die die Anorexie bzw. Bulimie als »Lifestyle« glorifizieren und Tipps zum raschen Abnehmen und effektiven Erbrechen geben (vgl. Kapitel 13.4).

Der Gang zur Beratungsstelle

Als weiterer Schritt ist nach einem Erstgespräch in einer Arztpraxis in jedem Fall ein Termin bei einer professionellen Beratungsstelle sinnvoll. Große Beratungsstellen wie ANAD bieten auch anonyme Beratung per E-Mail oder Telefon an, um die Hemmschwelle für die Betroffenen zu senken. Im Beratungsgespräch geht es vordringlich um eine erste Abklärung der Symptomatik und eine Auswahl weiterer möglicher Behandlungsschritte.

Und es geht nicht zuletzt auch um Motivation, denn die Angst vor einer Therapie ist bei den meisten Menschen mit Essstörungen groß. Zumal manche ihre »Fassade« weiterhin aufrechterhalten, und nichts von ihrem Leid nach außen dringen darf. Auch Sarah tat sich sehr schwer, Familie und Freunden von der Essstörung zu erzählen:

> *»Als die Therapie in München losging, verstrickte ich mich in viele Lügen. Meiner Großmutter und den Bekannten meiner Mutter sagte ich, dass ich dort ein Praktikum machen würde. Die Freunde und die Familie meines Freundes dachten, ich sei an meinem Studienort, um meine Diplomarbeit zu schreiben. Meinen Kommilitonen erzählte ich, ich würde nach Hause ziehen, um in Ruhe meine Diplomarbeit schreiben zu können. Zu anderen Menschen brach ich den wenigen Kontakt, den ich eh schon hatte, komplett ab. Erst im Laufe der Therapie begann ich, zu der Krankheit zu stehen. Zwar wissen immer noch nicht alle, dass ich nun in München lebe und eine Therapie wegen einer Essstörung mache, aber ich kann offener darüber reden und zugeben, dass ich krank bin. Freunde, die mir wirklich wichtig sind, rief ich im Laufe der Zeit an und erzählte ihnen von der Krankheit. Erstaunlich war, dass wirklich alle entweder selbst einmal Probleme mit dem Essen hatten oder zumindest jemanden kannten, der ebenfalls eine Essstörung hat. Verstoßen hat mich deshalb niemand, im Gegenteil: Alle fanden es super, dass ich mich dazu entschlossen hatte, die Essstörung zu bekämpfen.«*

6.2 Der Schritt in die Therapie

Die meisten Essstörungspatienten sind zu Beginn der Therapie ambivalent. Sie haben Angst, die Sicherheit und Kontrolle, die ihnen die Essstörung vermittelt, zu verlieren, haben Angst zuzunehmen, sehen aber zugleich, dass sie so nicht weiterleben können. Die Essstörung ist wie eine alte Freundin, von der man weiß, dass sie nicht gut tut, die jedoch so vertraut ist, dass man sie nicht missen möchte. Entsprechend schreibt Mara

Selvini Palazzoli (1984, S. 135f.) über Schwierigkeiten bei der ersten Begegnung in der therapeutischen Beziehung: »Magersüchtige weigern sich nicht nur, sich in eine neue und, wie sie fürchten, erdrückende zwischenmenschliche Beziehung hineinziehen zu lassen, sie sind auch entschlossener als alle anderen psychiatrischen Patienten, an einem Symptom festzuhalten, das sie mit Zähnen und Krallen gegen Angriffe von allen Seiten, besonders von ihren Eltern, verteidigt haben, die glauben, dass alle übrigen Probleme von selbst verschwinden werden, sobald die Kranken wieder vernünftig essen.«

6.2.1 Fünf Phasen und vier Wege der Motivation

Ob eine Patientin gegen ihre Essstörung angehen will, hängt von vielen Faktoren ab. Es lassen sich verschiedene Typen von Motivationsproblemen und verschiedene Phasen der Motivation unterscheiden.

Fünf Phasen der Motivation

Garner et al. (1997) übertragen das von Prochaska, DiClemente und Kollegen für Suchtverhaltensweisen entworfene Modell auf Essstörungen und unterscheiden entsprechend fünf verschiedene Phasen der Motivation:

1) Präkontemplation (precontemplation): Die Betroffenen haben kein Problembewusstsein, entsprechend wird noch nicht über die Essstörung nachgedacht, und es besteht keine Absicht, etwas zu verändern. In dieser Phase befindet sich ein beträchtlicher Teil der anorektischen Patienten, die – häufig infolge von Druck durch Familienmitglieder oder Freunde – in einer Beratungsstelle oder Therapieeinrichtung vorstellig werden (Kaplan 2002).
2) Kontemplation (contemplation): Problembewusstsein und Nachdenken über das Problem beginnen, es gibt aber (noch) keine Bereitschaft zur Veränderung.
3) Vorbereitung (preparation): Die Absicht etwas zu unternehmen ist vorhanden, aber noch nicht umgesetzt worden.
4) Aktion (action): Die Betroffenen verändern Verhaltens- oder Erlebensweisen oder ihr Umfeld, um das Problem in den Griff zu bekommen.
5) Aufrechterhaltung der erzielten Erfolge und Rückfallprophylaxe (maintenance).

Die Beratung und Behandlung von Patienten mit Anorexia nervosa beginnt nicht selten im Stadium der Präkontemplation oder Kontemplation – und die Betroffenen können Monate, ja Jahre in diesen Stadien verbleiben. Das Ziel ist dann zunächst, ein Problembewusstsein zu schaffen und nicht sofort auf konkrete Veränderungen (Aktion) hinzuwirken. Und auch von der Phase der Vorbereitung zur Aktion ist es teilweise ein weiter Weg: Hilfe tut not, aber muss es denn unbedingt mit einer Gewichtszunahme verbunden sein? Eine Verhaltensweise wird noch lange nicht deshalb aufgegeben, weil sie als schädlich erkannt wurde, sondern oft erst, wenn eine gute Alternative zur Verfügung steht – und die muss in der Therapie erst erarbeitet werden.

Mit Rückschritten rechnen

Zudem gehören Rückschritte dazu, die Motivation verändert sich, sie schwankt, steigt und schwindet – nicht umsonst sprechen Prochaska et al. vom »spiral pattern of change«.

Sarah ging es zunächst sehr gut in ihrer Therapie in den ANAD Wohngruppen – so gut, dass sie sich fast schon gesund wähnte. Der Einbruch kam später:

> *»Zu Beginn meines Aufenthaltes in den ANAD Wohngruppen hatte ich plötzlich wieder Zweifel, ob ich überhaupt eine Therapie benötige. Es erschien mir, als sei ich irgendwie fehl am Platz. Es ging mir auf einmal gut, ich hatte keine Essanfälle mehr und ich hatte auch weniger Probleme als manch andere mit schwierigen Lebensmitteln.*
> *Doch im Laufe des Aufenthaltes wurde mir bewusst, dass ich durchaus eine Berechtigung hatte, bei ANAD zu sein. Die plötzlich einsetzende Leichtigkeit in meinem Leben schien nur eine Art Anfangseuphorie zu sein, denn nach ca. zwei Monaten begann es mir schlecht zu gehen. Ich konnte meine Diplomarbeit nicht mehr fortsetzen, da meine Depressionen stärker wurden. Ich weinte oft in dieser Zeit, da ich Angst hatte, dass diese Phase nie mehr vorübergehen würde. Trotz anfänglicher Zweifel begann ich, ein Antidepressivum zu nehmen. Leider machte ich den Fehler und las den Beipackzettel, was dazu führte, dass ich ca. drei Wochen lang ständig irgendwelche Nebenwirkungen zu spüren glaubte. Doch langsam fing es an, mir besser zu gehen, was wohl nicht nur von dem Medikament herrührte, sondern ein Zusammenspiel mit der Therapie und harter Arbeit war. In dieser Zeit entwickelte ich neue Perspektiven. Und die Schritte nach vorne, die ich im Laufe der Psychotherapie gemacht hatte, wurden mir nach und nach bewusst.«*

Vier Wege der Motivation

Vandereycken (2007) schildert verschiedene Wege der Motivation bei (1) verleugnenden,(2) unfreiwilligen, (3) ambivalenten und (4) ausgebrannten Patienten.

Zu (1): Bei einer Patientin, die sich selbst über ihre Essstörung täuscht, geht es darum, der Patientin auf nicht bedrohliche Weise zu mehr Erkenntnis zu verhelfen, z. B. indem der Therapeut mit ihr ein Zukunftsbild entwirft (»Wenn es Ihnen in fünf Jahren noch genauso geht wie heute, wie würden Sie das dann sehen?«). Täuscht die Patientin hingegen andere, indem sie die Essstörung zu verschleiern versucht, ist es nach Vandereycken zentral, den Mangel an Vertrauen und das Bedürfnis nach Selbstbestimmung, die darin zum Ausdruck kommen, zu akzeptieren.

Zu (2): Auch bei der unfreiwilligen Patientin kommt man nicht mit Zwang weiter, sondern über die Stärkung der Person und ihrer Autonomie. Die unfreiwillige Patientin geht in die Therapie, weil Angehörige oder eine behördliche Anordnung sie dazu zwingen.

Zu (3): Bei der ambivalenten Patientin bewährt es sich, ihr eine »Therapie auf Probe« vorzuschlagen – wenn die negativen Entwicklungen auf dem Weg aus der Essstörung ihrer Meinung nach überwiegen, kann sie die (Gewichts-)Veränderungen wieder rückgängig machen.

Zu (4): Bei der ausgebrannten Patientin gilt es, Hoffnung und Optimismus zu induzieren und realistische Ziele in kleinen Schritten anzugehen.

6.2.2 Vor- und Nachteile der Essstörung herausarbeiten

Eine Positiv-negativ-Liste kann hilfreich sein, die Motivation zu klären (Arbeitsblatt 2). Was bringt mir die Essstörung, was nimmt sie mir? Nicht selten ist es eine neue Erfahrung für die Patienten, dass sie auch über die Vorteile der Essstörung offen sprechen dürfen, und diese nicht als irrational und krank abgetan werden. Zudem bietet die Liste Ansatzpunkte für (psychoedukative) Interventionsstrategien. Auch die Reaktion des sozialen Umfeldes sollte mit berücksichtigt werden, da sie Hinweise auf die Funktionalität der Essstörung gibt (Jacobi et al. 2004b): Wie reagieren Familienmitglieder und Freunde auf die Essstörung? Was würde sich verändern, wenn die Essstörung nicht mehr da wäre? Abbildung 6.2 zeigt Luises Pro-contra-Liste.

Für die Essstörung spricht ...	**Gegen die Essstörung und für Gesundheit und Leben spricht ...**
▶ Kontrolle ▶ entspricht meinem Schönheitsideal ▶ niedriges Gewicht ▶ Bewunderung/Sorge von anderen ▶ Aufmerksamkeit	▶ Reiten ▶ Zukunft, Familie, gute Ausbildung ohne Kliniken ▶ essen nach Lust und Laune ohne Kalorienzählen ▶ Freundeskreis ▶ Selbstsicherheit ▶ Wohlfühlen

Abbildung 6.2: Luises Pro-contra-Liste

Krankheitsgewinn anerkennen

Zwar ist das Ziel, die Patienten über die negativen Konsequenzen zur Therapie zu motivieren, dennoch sollte die Anleitung neutral sein und auch der Krankheitsgewinn genug Raum und Anerkennung erhalten. Keinesfalls darf die Patientin den Eindruck gewinnen, die Therapeutin nehme die von ihr subjektiv empfundenen Vorteile der Krankheit nicht ernst oder versuche sie zu entkräften. Und: Nur wenn die Betroffene selbst zu der Einsicht kommt, dass die Essstörung ihre Lebensqualität einschränkt, wird sie auch etwas unternehmen. Hinweise und Ratschläge von außen haben die Betroffenen in der Regel schon so oft gehört, dass sie bei entsprechenden Versuchen nur mehr »auf Durchzug schalten«.

6.2.3 Balance zwischen Validierung und Veränderung

Ähnlich wie bei Borderline-Persönlichkeitsstörungen empfiehlt sich also eine Art dialektisches Vorgehen (Linehan 1996). Einerseits muss die Situation der Patientin validiert, zugleich auf Veränderung hingearbeitet werden. Eine Stagnation, beispielsweise in der Gewichtszunahme, sollte demnach nicht einfach hingenommen oder gar übergangen, ebenso wenig aber als böser Wille oder »Ungehorsam« ausgelegt werden.

Zuviel Druck vermeiden

Vandereycken (2007) weist auf die fundamentale Bedeutung der Selbstbestimmung bei Essstörungen hin. Wenn sie anerkennt krank zu sein, kann dies für die Patientin einen Kontrollverlust bedeuten, zudem hat sie das Gefühl, mit der Essstörung einen wichtigen Teil ihrer Identität zu verlieren. Statt von Krankheitsverleugnung und Widerstand zu sprechen und der Patientin die Schuld dafür zu geben, spricht er von Angst vor Veränderung, Mangel an Vertrauen und dem Wunsch nach Selbstbestimmung.

Zudem muss den Ängsten der Patienten Platz in der Therapie eingeräumt werden, denn die Aufgabe der Symptome und vor allem auch die Gewichtszunahme machen den meisten Betroffenen immense Angst. Wir schließen bei Magersüchtigen beispielsweise nicht gleich in der ersten Woche des Therapieaufenthalts eine Gewichtsvereinbarung, um den Druck in Richtung Veränderung zunächst gering zu halten (vgl. Kapitel 8.3). Eine zu starke Fokussierung auf die Gewichtszunahme scheint der Therapie abträglich zu sein und steht mit erhöhtem Drop-out in Verbindung (BPS 2004).

Leitsätze auf dem Weg aus der Essstörung

Kathrin Seyfahrt gibt Betroffenen in ihrem Buch »SuperSchlank?« vier »Leitsätze« mit auf den Weg, die deren Situation validieren und dennoch klar machen, dass Veränderung nötig ist (Seyfahrt 2000, S. 83):

- »Ich bin nicht abnormal, sondern habe Gründe, so zu handeln.
- Ich bin nicht schuldig, aber ich habe dennoch die Verantwortung für mich selbst.
- Auch wenn ich meine Ziele noch nicht kenne, mein Verhalten ist ungeeignet, sie zu erreichen, sonst wäre ich nicht so unglücklich.
- Mein Körper bin ich.«

6.2.4 Skalierende und paradoxe Fragen

Mittels einer Skalierungsfrage kann direkt nach der Motivation gefragt werden: »Auf einer Skala von 0 bis 10, auf der 0 für ›ich möchte gerade nichts gegen meine Essstörung unternehmen‹ steht und 10 für ›ich werde alles dafür tun, um aus der Essstörung herauszukommen‹, wo stehen Sie zum jetzigen Zeitpunkt?« Diese in der systemischen Beratung und Therapie häufig eingesetzte Methode bietet den Vorteil, dass erhoben werden kann, was eine Veränderung möglicherweise behindert: »Was müssten Sie tun, um von Stufe 4 auf Stufe 6 zu kommen?«, »Wann denken Sie, wären Sie auf Stufe 10?«, »Was müssten Sie in Ihrem Leben verändern, um dorthin zu kommen?«, »Inwieweit bräuchten Sie dazu die Unterstützung von anderen Menschen?«. Wichtig ist eine Formulierung, die den Betroffenen in die Verantwortung hebt, also: »Was müssten Sie ändern?«, nicht: »Was müsste sich ändern?«.

Auch paradoxe Fragen bieten sich an, da sie in besonderer Weise die Ambivalenz der Essstörungspatienten aufgreifen: »Was können Sie tun, um in jedem Fall auf Stufe 2 zu bleiben?«, »Was können Sie tun, um von Stufe 4 auf 0 zu kommen?«, »Was müsste ich als Therapeutin tun, damit Sie auf keinen Fall eine Stufe weiterkommen?« Letztere Frage erfasst Ängste und Befürchtungen der Patientin dem Therapiesetting und der Therapeutin gegenüber und liefert so Hinweise auf mögliche Fallstricke und Konflikte in der therapeutischen Beziehung.

6.2.5 Zukunftsvisionen entwerfen

Vor allem, wenn eine Patientin schon mehrere Behandlungsversuche hinter sich hat, mangelt es ihr oft an der Zuversicht, dass sie nun den Weg aus der Essstörung schaffen kann. Wichtig ist also, positive Veränderungserwartungen zu induzieren und zu vermitteln, dass eine Therapie auch bei länger bestehender Erkrankung helfen kann (vgl. Grawe 2000). Gerade in der Anfangsphase geben wir den Patienten viel positive Rückmeldung für ihre Fortschritte und stärken ihre Zuversicht, dass sie auf dem richtigen Weg sind und unserer Erfahrung nach eine gute Prognose besteht, wenn sie so weitermachen – unter dem Motto: »Bei Ihnen habe ich wirklich das Gefühl, dass Sie es hier schaffen können!« Dies ist gerade auch bei Patienten mit Borderline-Symptomatik wichtig, die nicht selten aus Büchern und Studien, die sie gelesen haben, das Fazit ableiten: »Persönlichkeitsstörungen sind eh nicht heilbar, da kann man nichts machen.«

Erfolge anerkennen

Bei »Durchhängern« im Verlaufe der Therapie, bewährt es sich, den Blick auf die bisherigen Fortschritte und Erfolge zu lenken. Was wurde bisher erreicht? Wo steht die Patientin jetzt im Vergleich zum Anfang? Dies immer wieder klarzumachen, bleibt der Essstörungstherapeutin in aller Regel nicht erspart, denn viele Patienten sind sehr perfektionistisch und beurteilen ihre Erfolge selbst als enttäuschend, ihre Fortschritte als klein, ihr Tempo als zu langsam. Der Verweis darauf, dass Essstörungen langwierige Erkrankungen sind, und die erzielten Erfolge vor dem Hintergrund dessen, was die Forschung heute über Essstörungstherapie weiß, durchaus als positiv zu werten sind, kann helfen, die Beurteilung zu korrigieren. Eine gute Ergänzung sind (wiederholte) »Hausaufgaben«, in denen die Patienten niederschreiben, was sie bereits erreicht haben und was sie nun wieder tun können, was vorher nicht möglich war.

Zukunft mit Essstörung ausmalen

Andererseits kann auch die Vorstellung der Zukunft mit Essstörung die Motivation stärken. Wie wird das Leben wohl in fünf Jahren aussehen, wenn es genau so weitergeht wie jetzt? Wie lange wird die Patientin dies durchhalten? Will sie mit 40 Jahren auch noch essgestört sein? Worauf müsste sie dann im weiteren Verlaufe ihres Lebens alles verzichten? Garner et al. (1997) weisen darauf hin, dass Essstörungspatienten häufig unterschätzen, dass die Essstörung in einem beträchtlichen Prozentsatz der Fälle chronifiziert. Sie schlagen zudem vor, auf die Analogie zur Alkohol- oder Drogensucht zurückzugreifen. Das Verhalten hat zwar einen kurzfristigen »Belohnungseffekt«, führt kurzfristig zu einem angenehmen Zustand, doch es ist langfristig kaum geeignet, die eigenen Lebensziele zu erreichen. Essgestörte Patienten sind gedanklich ebenso besetzt wie Suchtpatienten, sie sind gleichsam »Gewichts-« oder »Figurjunkies« und geraten ebenso in eine Abwärtsspirale: Die Essstörung isoliert die Betroffenen immer mehr, die Symptomatik wird immer stärker, das Gewicht muss immer weiter sinken.

Essstörungsbehandlung auf Probe

Und schließlich kann man den Blick in die Zukunft auch dazu nutzen, die Essstörungsbehandlung als »Experiment« zu definieren (vgl. Jacobi et al. 2004b). An den Symptomen wird dann sozusagen »auf Probe« gearbeitet, sollte die Patientin feststellen, dass sich ihre Fortschritte langfristig nicht lohnen, sollte ihre Lebenszufriedenheit und -qualität nicht ansteigen, so kann sie jederzeit wieder den Weg zurück in die Essstörung wählen. Dies gibt der Patientin das Gefühl, Wahl- und Entscheidungsfreiheit zu haben, denn: Mit Abnehmen haben gerade Anorexiepatienten in aller Regel wesentlich weniger Schwierigkeiten als mit Zunehmen.

6.2.6 Information und Geduld

Ist gar keine Krankheitseinsicht vorhanden, das heißt, wird die Essstörung ausschließlich positiv bewertet, kann ein Hinweis auf die somatischen Folge- und Begleiterscheinungen hilfreich sein. Dass irgendwann einmal ein Nierenschaden entstehen könnte, motiviert aktuell vermutlich wenig – ähnlich wie der Lungenkrebs dem Raucher selten den Tabakgenuss verleidet. Wenn jedoch auf aktuelle Symptome, die bereits vorhanden sind, abgehoben wird, kann dies durchaus wirkungsvoll sein. Körperliche oder auch kognitive Einschränkungen und Beschwerden werden von den Betroffenen gerne weggedrängt und heruntergespielt. Wenn sie in der Therapie konkret mit dem gestörten Essverhalten in Verbindung gebracht werden, wird dieser Abwehrmechanismus seiner Wirkung zumindest ein Stück weit beraubt.

Sollte all dies nicht zum Ziel führen, heißt es: warten. Denn mit einer kaum motivierten Patientin eine Behandlung zu beginnen, führt unserer Erfahrung nach selten weiter. Es empfiehlt sich vielmehr – sofern es sich nicht um einen lebensbedrohlichen Zustand handelt – der Betroffenen noch eine Bedenkzeit einzuräumen. Vielleicht braucht sie noch etwas Zeit, um sich von der Essstörung zu verabschieden, um eine höhere Motivationsstufe zu erklimmen. In jedem Fall sollte die Betroffene stets das Bewusstsein haben, dass es ihre eigene Entscheidung ist und sich nicht gedrängt fühlen. Ein Zurückstellen der Therapie darf entsprechend nicht als »Bestrafung« für fehlende Motivation ankommen, sondern als Anerkennung der Ambivalenz, in der die Betroffene steckt, und aus der nur sie selbst einen Ausweg finden kann. Und eine nach reiflicher Überlegung getroffene Entscheidung gegen eine Therapie kann in gewisser Weise zunächst sogar ein Fortschritt sein, da die Patientin sich vielleicht erstmals traut, eine Entscheidung zu treffen, die den Erwartungen der anderen nicht entspricht (vgl. Fumi & Fichter 2005).

6.3 Weiterführende Motivationsarbeit in der Therapie

Wenn die Patientin selbst einen guten Grund findet, warum es sich lohnt, zuzunehmen oder auf Essanfälle zu verzichten, ist ein wesentlicher Schritt getan. Sei es, dass die Betroffene den Kopf wieder frei haben will für andere Gedanken und Hobbys, wieder mehr auf den Freundeskreis zugehen will, in den Wohngruppen auf Akzeptanz und Unterstützung der Mitbewohner hofft oder einfach nur in der Therapieeinrichtung bleiben und nicht wieder zurück in das alte Umfeld will.

Auch die Therapeutin kann ein Grund sein, die Patientin will sie nicht enttäuschen oder ihr einen Gefallen tun. Dies kann kurzfristig zu Erfolgen führen, auf längere Sicht müssen jedoch andere Gründe in den Vordergrund rücken, da sich die Patientin sonst stark von der Therapeutin abhängig macht, nicht lernen kann, ein eigenständiges Leben zu führen und möglicherweise alte Muster wiederholt.

Es mag geteilte Meinungen geben, ob erst die Normalisierung des Gewichts bzw. ein weitgehender Verzicht auf Ess-Brech-Anfälle erfolgen muss, um an den zugrunde liegenden Problemen arbeiten zu können, oder ob erst die Aufarbeitung jener zugrunde liegenden Probleme überhaupt eine Reduzierung der Symptomatik erlaubt. Unsere Erfahrung ist, dass es keine klare Wenn-dann-Abfolge gibt, sondern es sich um ein Wechselspiel handelt, und beides gleichzeitig thematisiert und angegangen werden muss.

6.3.1 Probezeit und Auszeit

In den ANAD intensivtherapeutischen Wohngruppen gibt es die Möglichkeit, bei mangelnder Motivation eine Auszeit zu nehmen. Zudem gelten die ersten Wochen als Probezeit.

Probezeit

Die ersten sechs Wochen des Therapieaufenthaltes bei ANAD sind als »Probezeit« definiert. Zu Beginn der Therapie werden mit der Patientin zusammen realistische Ziele erarbeitet und anhand dieser die Forschritte innerhalb der ersten Wochen überprüft. Kann eine Patientin trotz aller Unterstützung die Ziele in mehreren Punkten nicht erreichen – bei Magersüchtigen geht es oftmals um die Gewichtszunahme – so kann die Probezeit noch einmal verlängert werden. Dies war bei Luise der Fall, deren Geschichte wir bereits aus dem ersten Kapitel kennen.

> *»Nach drei Klinikaufenthalten und einem Therapieversuch zuhause fasste ich den Entschluss, dass es unmöglich so weitergehen könne. Ich hatte plötzlich einen inneren Wunsch, wieder ohne Essstörung zu leben. Deshalb zog ich nach der Klinik in die betreuten Wohngruppen ANAD ein. FREIWILLIG!*
> *Ich kam dort an, ein Mädchen ohne Selbstbewusstsein und mit lauter Kalorienzahlen im Kopf und fiel erst einmal in ein Loch aus Essstörung. Also begann ich erste Rückschritte zu machen und hielt meinen Gewichtsvertrag von 500 g pro Woche nicht ein. Ich aß ganz wenig und lebte meinen Bewegungsdrang in höchstem Maße aus. Das hatte zur Folge, dass ich die Probezeit von 6 Wochen nicht bestand und mir eine neue Frist von 4 Wochen gegeben wurde. Langsam merkte ich, dass ich selber etwas tun musste, um etwas zu ändern. Ich könnte hier Unterstützung haben, aber ich musste sie auch nützen und annehmen. Es würde ganz bestimmt nicht von alleine ›klick‹ machen. Also raffte ich mich auf und schaffte die 4 Wochen, so dass ich bleiben durfte.«*

Zudem arbeiten wir mit dem Wegfall externer Verstärker. Die Maßnahmen werden individuell zusammen mit der Patientin festgelegt. So kann bei mangelnder Gewichtszunahme beispielsweise die Teilnahme an erlebnispädagogischen Maßnahmen gestrichen werden.

Leitungssgespräch

Ist auch nach Verlängerung der Probezeit kein weiterer Therapiefortschritt erkennbar, so folgt in der Regel ein sogenanntes »Leitungsgespräch«, in dem therapeutische Leitung sowie die Bezugspersonen aus den verschiedenen Fachbereichen noch einmal zusammen mit der Patientin neue Zielsetzungen, Blockaden und mögliche weitere Konsequenzen besprechen.

Auszeit

Bei anhaltend mangelhafter Motivation geben wir in den ANAD Wohngruppen den Patienten eine »Auszeit« von der Therapie, in der sie üblicherweise in ihr gewohntes soziales Umfeld zurückkehren und ihr weiteres Vorgehen überdenken können. Oft führt dies zu einer deutlichen Verschlechterung der Symptomatik und motiviert die Patienten, es doch noch einmal mit verstärkter Kraft in der Therapie zu versuchen.

Abbruch und Entlassung

Als letzter Schritt droht eine Beendigung der Therapiemaßnahme – mit der Option, diese später wieder aufzunehmen, so die Kostenträger einverstanden sind.

Eine vorzeitige Beendigung der Therapiemaßnahme ist bei Essstörungen leider nicht unüblich, bei der kognitiv-behavioralen Behandlung der Bulimia nervosa gehen in kontrollierten Studien im Durchschnitt 20 % der Patienten vor dem regulären Ende (Agras et al. 2000a). Dabei steigern bulimische Kognitionen sowie hohe Impulsivität das Risiko. In einer Untersuchung von Franzen et al. (2004) standen Therapieabbrüche bei Essstörungspatienten in Zusammenhang mit starker bulimischer Symptomatik sowie mit Persönlichkeitsmerkmalen wie hoher Aggression und Extraversion sowie niedriger Gehemmtheit. Zeeck und Herzog (2000) untersuchten Anorexiepatienten und fanden vorzeitige Therapieabbrüche bei 20 %, vorzeitige Entlassungen vonseiten des Behandlungsteams bei 10 %. Dabei hatten Patienten mit Therapieabbrüchen häufiger bereits Abbrüche in der Anamnese, waren seltener depressiv und zeigten eine geringere Komorbidität. Teamseitig entlassene Patienten wiesen hingegen häufiger Persönlichkeitsstörungen auf. Die meisten Therapieabbrüche fanden in der mittleren Therapiephase statt, nachdem bereits eine deutliche Gewichtszunahme erfolgt war.

6.3.2 Wärme, Echtheit, Geduld und Frustrationstoleranz

> *»Meine Psychotherapeutin gab mir wirklich das Gefühl, mich verstehen zu wollen bzw. mich verstehen zu können. Ich hatte das Gefühl, dass ich nicht nur irgendein Patient für sie war, sondern dass sie wirklich an mir interessiert ist. Das war sehr wichtig für mich, da ich mir nie vorkommen mochte wie eine Akte, die geschlossen wird, sobald der Klient die Türe geschlossen hat. Wenn ich Probleme gut gelöst und etwas geleistet hatte, lobte mich die Therapeutin sehr, was ich einerseits gar nicht wirklich annehmen konnte, mich aber andererseits sehr ehrte. Dies wiederum verstärkte mein Verhalten.«*
> Simone, 20 Jahre

Die Psychotherapieforschung verweist auf den entscheidenden Einfluss der therapeutischen Beziehung auf den Erfolg der Behandlung (BPS 2004; Kaplan 2002; Orlinsky et al. 1994). Wärme, Sensibilität, Echtheit, Ehrlichkeit, Engagement, Respekt vor dem Klienten und seinen Problemen, Verständnis und Wertschätzung zeichnen eine gute Therapeutin aus. Die Zufriedenheit der Patientin und ihr Empfinden der Therapie müssen während des ganzen Therapieprozesses im Blickfeld der Therapeutin bleiben, denn nicht zuletzt davon hängen Fortschritt und Gesundung ab. In der therapeutischen Beziehung zeigt die Patientin kognitive und Verhaltensmuster, die ihr Leben auch in anderen Bereichen bzw. in der Vergangenheit prägten und die somit diagnostischen Aufschluss und einen wichtigen Ansatzpunkt für therapeutische Intervention bieten können (vgl. Garner et al. 1997).

Persönlichkeitsstörung der Patientin als Herausforderung in der Therapie

Erschwerend auf die therapeutische Beziehung wirken sich die oftmals komorbid vorhandenen Persönlichkeitsstörungen aus – nicht umsonst werden Anorexiepatienten mit Persönlichkeitsstörungen offenbar häufiger teamseitig entlassen (Zeeck & Herzog 2000). Die Therapeutin einer Borderline-Patientin muss einen langen »Test-Parcours« absolvieren, bevor die Patientin sich traut, ihr zu trauen. Die Therapeutin einer narzisstischen Patientin muss sich einiges an Abwertungen gefallen lassen. Die selbstunsichere Magersüchtige erscheint zwar stets zuverlässig zur Therapie und nickt alle Vorschläge der Therapeutin ab, nimmt aber wochenlang nicht zu. Und bei der bulimischen Patientin häufen sich just in dem Moment die Ess-Brech-Anfälle, in dem man den ersten wirklichen Fortschritt erreicht zu haben glaubt.

Das läuft zu glatt!?

Glatte und geradlinige Therapieverläufe sind selten, und gibt es sie doch, so sollten sie eher misstrauisch begutachtet als fröhlich gefeiert werden: »›Isst sich‹ die Patientin ›aus der Therapie‹, um hinterher wieder ungestört ihre Essstörung ausleben zu können?« (Fumi & Fichter 2005, S. 103). Extreme Anpassung an die von außen gestellten Erwartungen gehört zum Krankheitsbild gerade der Anorexia nervosa und kann sich eben auch in (kurzfristig) hervorragendem Therapiefortschritt äußern. Widerstandslose Gewichtszunahme begleitet von großer Einsicht in die eigene »Dummheit« und »Unvernunft« ist langfristig jedoch meist wenig Erfolg versprechend. Offene Rebellion ist daher zwar unangenehm für den professionellen Begleiter, aber an und für sich als Fortschritt zu werten. Und sie schützt vor den viel beklagten »Schummeleien« und »Tricksereien« der Patienten – sei es durch heimliches Trinken vor dem Wiegen, heimliches Erbrechen oder Turnübungen im Zimmer. Dies »sind keine Charakterfehler, sondern Ausdruck davon, dass zum einen Patientin und Therapeut zum aktuellen Zeitpunkt nicht dasselbe Therapieziel verfolgen und zum anderen die therapeutische

Beziehung nicht so gut ist, dass die Patientin ihren Widerstand offen äußern kann« (Fumi & Fichter 2005, S. 104).

Therapie mit Menschen mit Essstörungen ist eine Herausforderung für professionelle Helfer, sie erfordert Geduld, Frustrationstoleranz, ein hohes Reflexionsvermögen und ein gutes kollegiales Netzwerk in Form von Intervision und Supervision. Weitere Hinweise dazu finden sich in Kapitel 13.

6.4 Die interdisziplinäre Anamnese der Essstörung

In den ersten Gesprächen erfolgt in der Regel eine genaue Anamnese der Essstörung und ihrer Hintergründe und Auslöser. Teilweise kommen die Patienten bereits aus einer anderen Behandlungseinrichtung mit entsprechenden Diagnosen, bei anderen wurde offiziell noch keine Ess- oder sonstige psychiatrische Störung festgestellt. Insbesondere in letzterem Fall erfolgt eine ausführliche Diagnostik entlang der in Kapitel 2 beschriebenen Kriterien.

6.4.1 Anamnese in Teamarbeit

Da wir bei ANAD eng im interdisziplinären Team zusammenarbeiten, erstreckt sich die Anamnese auf unterschiedliche Bereiche und Professionen. In der Regel erhebt jeder Fachbereich seine eigenen Daten, diese werden dann zusammengeführt und im multiprofessionellen Team ausgetauscht.

Im psychotherapeutischen Bereich werden die Entstehung und Geschichte der Essstörung befragt, ebenso die familiäre Situation im Sinne der Beziehungen zu den Familienmitgliedern und der Überweisungskontext. Im medizinischen Bereich geht es um somatische Vorerkrankungen sowie essstörungsbedingte körperliche Folgeerscheinungen und Komplikationen. Weiterhin wird eruiert, ob Bedarf besteht, eine medikamentöse Therapie einzuleiten. Die Sozialpädagogen ergänzen Informationen zur Wohnsituation, finanziellen und beruflichen Situation der Patientin. Ferner befragen sie Freundeskreis und Freizeitverhalten. In der Ernährungsanamnese geht es schlussendlich um das genaue Essverhalten und die Essstörungssymptomatik. Arbeitsblatt 3 fasst wesentliche Fragestellungen der interdisziplinären Erstanamnese zusammen.

Natürlich gibt es Überschneidungen zwischen den Fachbereichen. So wird auch im Rahmen der psychotherapeutischen und medizinischen Anamnese die Essstörungssymptomatik befragt, wenn auch nicht so detailliert wie im Ernährungsbereich. Suizidales und selbstverletzendes Verhalten sowie komorbide Erkrankungen sind Thema in der Psychotherapie wie auch der medizinischen Betreuung. Und die familiäre Situation interessiert Psychotherapeuten wie Sozialpädagogen. So manche Frage wird demnach doppelt gestellt, allerdings in unterschiedlicher Ausführlichkeit. Und die enge Zusammenarbeit zwischen den Fachbereichen hilft, größere Redundanzen zu vermeiden und Synergieeffekte zu nutzen.

Nicht alles in den ersten Sitzungen

Auch wenn sich die Anamnese schwerpunktmäßig auf die ersten Sitzungen erstreckt, ist sie niemals ganz abgeschlossen. Im Laufe der Behandlung werden immer wieder weitere Informationen ergänzt, die für den individuellen Krankheitsverlauf wichtig sind, oder die die Patientin erst jetzt preisgibt, da ein gewisses Vertrauensverhältnis zur Therapeutin aufgebaut ist. Gerade traumatische Erfahrungen und die Sexualanamnese erfordern Sensibilität und Vertrauen, in der anamnestischen Erhebung sollte eine Auskunft darüber daher nicht forciert werden. Auch die Essstörungssymptomatik ist zum Teil sehr schambesetzt, gerade was Kognitionen über Essen, Figur und Gewicht angeht. Ein langsames Vortasten bringt also in vielen Fällen weiter als ein schnelles Vorpreschen.

Ressourcen nicht vergessen

Ressourcen werden durch zusätzliche Frage in den einzelnen Bereichen erfasst (z. B. Familie, soziales Umfeld, eigenes Bewältigungsverhalten). Sie sind für alle Berufsgruppen von zentraler Bedeutung und müssen daher fester Bestandteil interdisziplinärer Fallbesprechungen sein.

6.4.2 Anamnese im Rahmen der Psychotherapie

In der Psychotherapie werden wesentliche Daten aus der Familiengeschichte, traumatische Erfahrungen und der Überweisungskontext erfragt sowie insbesondere Faktoren, die dazu beitragen, dass die Essstörungssymptomatik entsteht bzw. aurechterhalten wird.

Anamnese der Essstörung

Ausführlich erörtert wird im Rahmen der psychotherapeutischen Anamnese zunächst die Geschichte der Essstörung. Wann hat sie begonnen? Welche Auslöser dafür lassen sich finden? Wie erklärt die Patientin sich die Essstörung? Was sind aufrechterhaltende Faktoren? Welche aktuellen Symptome zeigt die Patientin? Besonderes Augenmerk liegt dabei auf dem aktuellen Zustand, der für die Behandlung zunächst leitend ist, um z. B. zu entscheiden, ob bestimmte Vereinbarungen mit der Patientin getroffen werden. Das subjektive Krankheitsmodell der Patientin gibt erste Aufschlüsse über innere Konflikte und Konflikte im sozialen Umfeld und zeigt zudem, welche Einstellung die Patientin zur Essstörung hat, wie sie über sie, ihren Körper und ihr Essverhalten denkt.

Biographische Gewichtskurve

Weitere Hinweise gibt eine Gewichtskurve mit biographischer Einordnung (vgl. Arbeitsblatt 4). Die Patientin wird gebeten, die Entwicklung des Körpergewichts darzustellen und zusätzlich wesentliche Ereignisse zu markieren. So können Auslöser und aufrechterhaltende Bedingungen identifiziert werden. Eine Projektion der Kurve in die Zukunft gibt Auskunft über das Zielgewicht und damit indirekt auch über die Motivation zur Gewichtszunahme (oder -abnahme) vonseiten der Patientin.

Abbildung 6.3 zeigt den Gewichtsverlauf einer 22-jährigen magersüchtigen Patientin. Nach initialen vergeblichen Versuchen der Gewichtsreduktion beginnt die Patientin nach der Trennung von ihrem Freund im März 2005 radikal zu fasten. Sie nimmt innerhalb weniger Monate von 61 kg (bei einer Größe von 1,64 m = BMI 22,7) auf 48 kg ab (BMI 17,8). Die Eltern schreiten ein und versuchen sie zum Essen zu bewegen, doch die geringfügige Gewichtszunahme ist nur von kurzer Dauer. Anschließend reduziert die Patientin ihr Gewicht weiter bis auf 42 kg (BMI 15,6). Im Januar 2007 beginnt sie eine ambulante Therapie, es gelingt ihr, das Gewicht zu stabilisieren. Als Zielgewicht, das sie bei ihrem Aufenthalt in den ANAD Wohngruppen erreichen will, gibt die Patientin 50 kg an, was einem BMI von 18,6 entspräche und knapp im Normalgewichtsbereich läge. Da die Patientin bei weitgehend normalem Essverhalten vor Beginn der Essstörung 59 kg wog, dürften 50 kg bei normalisiertem Essverhalten allerdings kaum realistisch sein. Es gilt im Laufe der Therapie also, an dieser Zielvorstellung zu arbeiten.

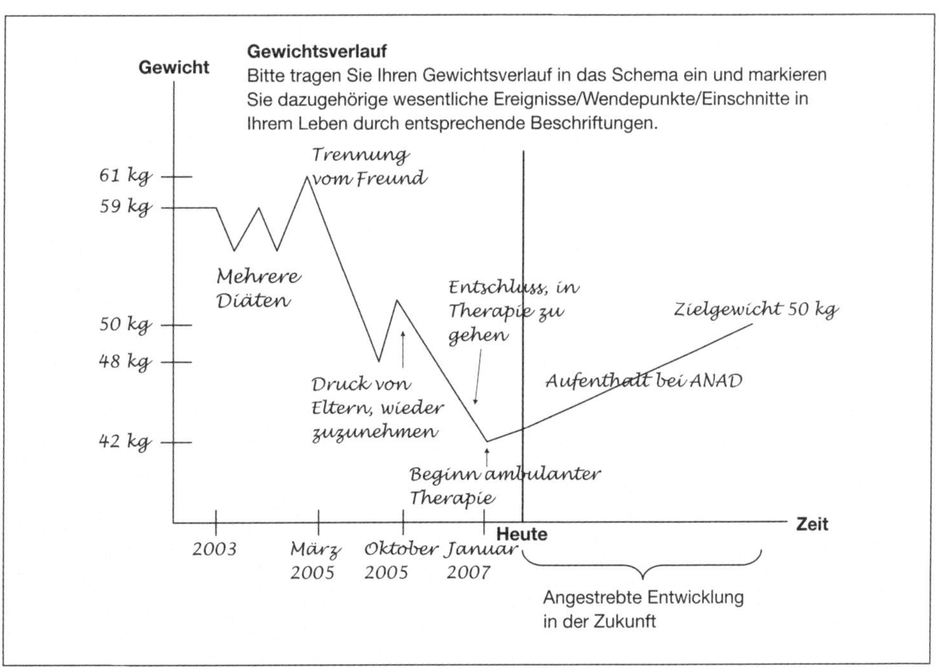

Abbildung 6.3: Gewichtsverlauf mit biographischen Ankern

Überweisungskontext

Weiterhin wird in der psychotherapeutischen Anamnese der Überweisungskontext geklärt: Welche Behandlungsversuche hat die Patientin bereits unternommen, mit welchem Erfolg? Wie bewertet die Patientin die Vorbehandlungen? Warum kommt sie gerade hierher und warum gerade jetzt? Diese Fragen sind entscheidend, um die Motivation zu klären, denn es macht beispielsweise einen großen Unterschied, ob eine Jugendliche auf Drängen der Eltern eine Therapie beginnt oder aus freien Stücken (vgl. Kapitel 6.1). Auch eine negative Bewertung vorangegangener Behandlungen sollte genauer er- und hinterfragt werden, denn es besteht die Gefahr, dass sich Muster wiederholen. Dies ist vor allem auch bei Abbrüchen vorangegangener Behandlungen der Fall. Diese sollten rechtzeitig und gezielt angesprochen werden, um einen erneuten Abbruch zu vermeiden (Zeeck & Herzog 2000). Sich mit der Patientin gegen die früheren Therapieeinrichtungen zu verbünden, muss auf jeden Fall vermieden werden, öffnet es doch der Kritik an und Abwertung von Hilfsangeboten Tor und Tür.

Familienanamnese

Zudem ist eine Familienanamnese wichtig: Wie steht es um die familiäre Situation? Wo ist die Patientin überwiegend aufgewachsen? Wie ist das Verhältnis zu Eltern, Geschwistern und anderen Bezugspersonen? Gibt es gestörtes Essverhalten bei anderen Familienmitgliedern? Dabei darf nicht der Eindruck entstehen, die Therapeutin mache die Familie für die Entstehung der Essstörung verantwortlich. Sie sollte vielmehr verdeutlichen, dass sie lediglich nach familiären Stressoren fragt, die auf den Gesundungsprozess Einfluss nehmen können. Auf der anderen Seite sollten auch Lösungsmöglichkeiten und Ressourcen erhoben werden, sowohl innerhalb der Familie als auch individuell bei der jeweiligen Patientin. Dies stärkt zum einen die Zuversicht und damit die Motivation der Patientin, zum anderen erhält die Therapeutin auf diese Weise Hinweise, worauf sie im weiteren Verlaufe der Therapie aufbauen kann.

Traumatische Ereignisse

Ein beträchtlicher Anteil der Essstörungspatienten hat ein traumatisches Ereignis erlebt, sei es körperliche oder sexuelle Gewalt, emotionale Vernachlässigung oder auch ein schwerer Unfall. Diese Erlebnisse zu befragen, erfordert ein hohes Maß an Sensibilität und ein gutes Vertrauensverhältnis zwischen Therapeutin und Patientin. Daher sollte die Anamnese traumatischer Erfahrungen nicht zu rasch erfolgen und ist im persönlichen Gespräch oft besser aufgehoben als in einer schriftlichen Befragung.

Wir haben die Erfahrung gemacht, dass es oft hilfreich ist, wenn die Patientin zusätzlich ihre »Lebensgeschichte« aufschreibt, also wichtige Stationen in ihrem bisherigen Leben mit den entsprechenden Ereignissen, Personen, Gedanken und Gefühlen dazu. Auf diesem Wege wird es auch ihr selbst oft klarer, warum sie eine Essstörung entwickelt hat und was diese ausgelöst und aufrechterhalten haben könnte.

6.4.3 Medizinische Anamnese

Bei Verdacht auf eine Essstörung wird die Diagnose mittels einer ausführlichen Anamnese gestellt, einer gründlichen körperlichen Untersuchung und gegebenenfalls weiterführender apparativer Diagnostik sowie der Erhebung der Laborparameter (BB, Differenzialblutbild, Elektrolyte, Nierenretentionswerte, Leberwerte, Blutgerinnung, Serumeiweißelektrophorese, Blutfette, Schilddrüsenhormone, Nüchternblutzucker, ggf. Blutgasanalyse, Amylase, fettlösliche Vitamine, Eisen, Ferritin, Transferrin, Vitamin B12, Folsäure, IgE) (vgl. Kapitel 7).

Die Anamnese beinhaltet neben der Familienanamnese und Eigenanamnese auch die Frage nach dem Essverhalten sowie Fragen nach

- gewichtsreduzierenden Maßnahmen, wie Erbrechen, dem Gebrauch von Laxanzien, Diuretika, Appetitzüglern, Schilddrüsenhormonen oder exzessiver sportlicher Betätigung;
- der täglichen Trinkmenge. Zum Teil werden erhebliche Mengen bis zu mehreren Litern pro Tag getrunken, um das Hungergefühl zu dämpfen;
- somatischen Komplikationen: Kreislaufstörungen, gastrointestinalen Beschwerden, Auffälligkeiten beim Stuhlgang (Obstipation, Diarrhoe) und der Miktio, Zyklusauffälligkeiten, Gelenkbeschwerden, Frakturen, atopischen Erkrankungen (Rate bei Anorexia und Bulimia nervosa erhöht), Auffälligkeiten beim Kälte- und Wärmeempfinden, Schlafstörungen, Auffälligkeiten bei der Vigilanz (Müdigkeit, Schläfrigkeit);
- der Einnahme von Medikamenten;
- Nikotin-, Alkohol- und Drogenkonsum sowie
- Allergien und Nahrungsmittelunverträglichkeiten.

Psychiatrische Anamnese

Zur Abklärung weiterer komorbider psychiatrischer Störungen werden folgende typische psychopathologische Symptome berücksichtigt: Bewusstseinsstörungen/Orientierungsstörungen, Störungen der Aufmerksamkeit und Konzentration, Gedächtnisstörungen, Störungen der Intelligenz, Denkstörungen, Wahn, Halluzinationen, Ich-Störungen, Störungen der Affektivität, Zwänge, Phobien, Ängste, hypochondrische Befürchtungen, Störungen des Antriebs und der Psychomotorik, Suizidalität, bereits erfolgte Suizidversuche und selbstverletzendes Verhalten.

6.4.4 Sozialanamnese

Die sozialpädagogischen Kollegen haben die konkrete aktuelle Lebenssituation der Betroffenen im Blick. Diese umfasst die berufliche Situation ebenso wie das finanzielle Auskommen und die Wohnsituation. Zudem wird geklärt, inwiefern die Patientin fähig ist, ein eigenständiges Leben zu führen und sich selbst zu versorgen, da dies eine wesentliche Voraussetzung für das Wohngruppensetting darstellt.

Weiterhin wird das soziale Umfeld beleuchtet, angefangen beim eigenen Familienstand bis hin zum Freundes- und Bekanntenkreis. Viele Menschen mit Essstörungen haben sich im Verlaufe ihrer Krankheit von der Außenwelt isoliert und mehr und mehr zurückgezogen. Auch das Freizeitverhalten ist oft nicht mehr sehr abwechslungsreich, da die Essstörung die Zeit der Betroffenen bindet.

6.4.5 Ernährungsanamnese

Wesentlicher Bestandteil der Ernährungsanamnese ist ein ausführliches Ernährungsprotokoll, das in der Regel über eine Woche hinweg geführt und dann genauestens ausgewertet wird. Es bildet gleichsam die »baseline«, von der aus spätere Fortschritte zu bewerten sind (vgl. Kapitel 8).

Weiterhin wird systematisch das Ess- und Ernährungsverhalten erfasst, also unter anderem Mahlzeitenstruktur, Mahlzeitenzusammensetzung, Häufigkeit von Essanfällen, gegenregulierende Maßnahmen, Gewichtsverlauf etc. Auch die Lebensmittelauswahl ist Thema, schließlich verbieten sich Essstörungspatienten oft eine ganze Reihe von Lebensmitteln, da sie ihnen zu fett-, kohlenhydrat- oder kalorienreich erscheinen. Entsprechend werden oft große Mengen von Light- und fettreduzierten Produkten verzehrt. Dies gilt auch für das Trinkverhalten, meist werden lediglich kalorienfreie Getränke konsumiert wie Cola light, Wasser oder Tee, und diese oft in erheblichen Mengen.

Selbstverständlich wird zudem abgeklärt, ob Lebensmittelunverträglichkeiten, Lebensmittelallergien oder Diabetes mellitus vorliegen. Auch die Anamnese des Bewegungsverhaltens wird bei ANAD in der Regel von den Ernährungstherapeuten übernommen.

6.4.6 Ergänzung durch schriftliche Eingangsdiagnostik

Die im persönlichen Gespräch erhobenen Daten werden durch eine umfangreiche schriftliche Eingangsdiagnostik ergänzt. In der ersten Woche nach Aufnahme in die therapeutischen Wohngruppen füllt die Patientin einen Fragebogen aus, der neben spezifischen Fragen zu den einzelnen Fachbereichen auch standardisierte psychodiagnostische Instrumente zu Essstörung, Depression, Persönlichkeitsstilen und -störungen, allgemeiner körperlicher und psychischer Symptombelastung und Unsicherheit im Sozialkontakt umfasst (vgl. Kapitel 5.4). Die Daten werden umgehend ausgewertet und liefern den Therapeuten so weitere diagnostische Information.

Auch bei Auszug füllt die Patientin erneut einen entsprechenden Fragebogen aus, dessen Ergebnisse sie auf Wunsch wiederum mit der Therapeutin besprechen kann, und die die Fortschritte während des Behandlungszeitraums abbilden. Zusammen mit einer Fremdanamnese durch die Therapeuten sind die Fragebögen Grundlage der interdisziplinären Therapieevaluation bei ANAD.

7 Medizinische Behandlung

Lisa Pecho

Essstörungen können beinahe den gesamten Organismus betreffende Veränderungen mit zum Teil schwerwiegenden medizinischen Komplikationen und Folgeschäden hervorrufen. Diese erfordern eine intensive und regelmäßige ärztliche Betreuung und die enge Zusammenarbeit von Ärzten unterschiedlicher Fachrichtungen (Fachärzte für Psychosomatische Medizin, Psychiatrie, Innere Medizin, Allgemeinmedizin, Gynäkologie, Neurologie, Hals-, Nasen-, Ohren-Kunde, Dermatologie sowie Zahnärzte und Kieferchirurgen).

Die ANAD intensivtherapeutischen Wohngruppen sind vernetzt mit niedergelassenen Ärzten der unterschiedlichen Fachrichtungen, welchen die Struktur der Einrichtung bekannt ist. Darüber hinaus bestehen Kooperationen mit verschiedenen stationären Einrichtungen. Jede Patientin ist verpflichtet, zu Beginn des Aufenthaltes in den ANAD Wohngruppen eine umfassende internistische und gynäkologische Untersuchung vornehmen zu lassen. Je nach Bedarf werden durch diese Ärzte dann Folge- und Kontrolltermine vereinbart. Darüber hinaus erfolgt bei Bedarf die Vorstellung bei Fachärzten anderer Bereiche.

Die medizinisch-psychosomatisch-psychiatrische Versorgung erfolgt durch die Leitende Ärztin bei ANAD e.V. Bei jeder Patientin finden eine Aufnahme- und Abschlussuntersuchung sowie konsiliarische Termine bei Bedarf statt. Eine Rund-um-die-Uhr-Versorgung ist durch einen ärztlich-psychiatrischen Hintergrunddienst gewährleistet. Dieser steht dem speziell geschulten Nachtdienstpersonal in kritischen Situationen zur Seite.

Die Koordination und Dokumentation sämtlicher medizinischer Untersuchungsbefunde und Therapien erfolgt zentral durch die Leitende Ärztin bei ANAD e.V. Die Medizinische Dokumentation (laufende Fest- und Bedarfsmedikation, Medikamentenausgabe, medizinischer Verlauf) wird per Computer erfasst, so dass der Zugriff für alle Mitarbeiter und gegebenenfalls auch für den Ärztlichen Notdienst bzw. Notarzt jederzeit möglich ist. Auf diesem Weg können sich alle Beteiligten rasch einen Überblick über den aktuellen medizinischen Verlauf und die Medikation der jeweiligen Patientin verschaffen. Eine »Papierakte« für jede Patientin beinhaltet weiterhin die Befunde der konsultierten Kooperationsärzte sowie die Aufnahme- und Abschlussuntersuchung der Leitenden Ärztin.

Zudem findet einmal wöchentlich eine Kurvenvisite der Leitenden Ärztin gemeinsam mit den Mitarbeitern des psychologischen Teams statt. Dabei werden insbesondere aktuelle medizinische Fragestellungen, die Zuverlässigkeit der Durchführung ärztlicher Anordnungen (Medikamenteneinnahme, ärztliche Terminvereinbarungen und deren Einhaltung) sowie gegebenenfalls weitere erforderliche ärztliche Maßnahmen besprochen.

7.1 Hinweise für das Gespräch zwischen Ärztin und Essstörungspatientin

Zentrales Thema bulimischer und anorektischer Patienten ist der Wunsch sehr schlank zu sein, meist gekoppelt mit einem hohen Autonomiebedürfnis, was den Umgang mit dem eigenen Körper betrifft. Die Essstörung stellt einen dysfunktionalen Lösungsversuch zur Bewältigung tiefer liegender Probleme dar und wird deshalb, wie viele Betroffene es beschreiben, zur »besten Freundin«, die in vielen Fällen gerade zu Beginn der Erkrankung und nicht selten über mehrere Jahre »versteckt« wird. Niemand soll die »Freundin« entdecken und wegnehmen. Magersüchtige Betroffene sind zumindest anfangs häufig stolz auf ihre Selbstkontrolle und zeigen daher wenig Krankheitseinsicht bzw. Veränderungsmotivation (vgl. Kapitel 6).

Es ist vor diesem Hintergrund verständlich, dass viele von einer Anorexia nervosa oder Bulimia nervosa Betroffene vermeiden, einen Arzt aufzusuchen, bzw. dies nur dann tun, wenn es dringend erforderlich ist. Übergewichtige Patienten empfinden häufig eine große Scham bezüglich des eigenen Körpers und der Ursachen des Übergewichts, die es ihnen ebenfalls erschwert, einen Arzt zu konsultieren.

7.1.1 Vorsichtige Annäherung über somatische Untersuchungen

Da viele anorektische und bulimische Patienten ihre Erkrankung verleugnen und Ausreden parat haben, weshalb sie so dünn sind (»das liegt in der Familie«, diverse Nahrungsmittelunverträglichkeiten, viel Sport, Stress usw.), wird die Essstörung bei den ersten ärztlichen Konsultationen häufig nicht als solche erkannt. Die Betroffenen schildern anfangs meist nur körperliche Symptome, häufig Magen-Darm-Beschwerden, wie Sodbrennen, Meteorismus, Obstipation, Bauchschmerzen. Folge ist nicht selten eine umfangreiche Diagnostik, welche in der Regel keine nennenswerten Befunde erbringt. Die eigentliche Ursache bleibt unklar, und es erfolgt zunächst eine rein symptomatische Behandlung.

Diese bietet der Ärztin andererseits jedoch die Möglichkeit, die Betroffene zu nachfolgenden Kontrollterminen einzubestellen, ohne ihr den eigenen Verdacht auf eine Essstörung sofort mitzuteilen. So kann im Laufe einiger Begegnungen eine vertrauensvolle Arzt-Patienten-Beziehung aufgebaut und der Verdacht auf eine Essstörung dann direkt angesprochen werden (vgl. Kapitel 6.1).

Gerade bei chronifizierten Essstörungen mit entsprechend hohem Leidensdruck empfinden es Betroffene häufig geradezu als Erleichterung, wenn der Arzt »endlich« erkennt, »welches Geheimnis« sich hinter den vorgebrachten körperlichen Beschwerden verbirgt. An dieser Stelle wird die zentrale Bedeutung der ärztlichen Konsultation deutlich, da Ärzte vielfach die erste »Anlaufstelle« sind und somit maßgeblich zur Erstdiagnostik beitragen. Dem ärztlichen Gespräch kommt demnach eine entscheidende Bedeutung in der Motivation dieser Patienten zu, weitere Behandlungsschritte zu unternehmen (vgl. Wunderer et al. 2005).

7.1.2 Scham- und Angstgefühle ernst nehmen

Bei der medizinischen Betreuung von Patienten mit Essstörungen ist stets zu berücksichtigen, dass bei den Betroffenen in aller Regel erhebliche Probleme im Umgang mit dem eigenen Körper bestehen (vgl. Kapitel 9). Meist finden sich eine fehlende interozeptive Wahrnehmung für körperliche Vorgänge und Hunger- und Sättigungsgefühle, eine massive Ablehnung des eigenen Körpers bis hin zum Ekel, häufig mit der Schwierigkeit verbunden, sich selbst anzufassen, eine Störung des Körperbildes, eine deutliche »Gewichtsphobie« sowie bei adipösen Patienten eine ausgeprägte Scham bezüglich des Übergewichts und der dahinter liegenden Ursachen.

In der Regel ist das Auskleiden vor dem Untersucher hochgradig schambesetzt. Darüber hinaus hat ein Teil der Patienten körperliche oder sexuelle Gewalt erfahren. Körperliche Untersuchungen, die ein Freimachen, vor allem intimer Körperteile erfordern, machen den Patienten Angst und können, z. B. bei Vorliegen einer Posttraumatischen Belastungsstörung, krisenhafte Entwicklungen auslösen (Dissoziationen, Intrusionen, Flashbacks, Panikattacken usw.). Körperliche Untersuchungen sollten daher immer angekündigt werden und nur in soweit erfolgen, wie die Patienten diesen zustimmen.

Sehr schwierig gestalten sich hierbei gynäkologische Untersuchungen, nicht selten vermeiden Patientinnen diese über Jahre hinweg. Von der Gynäkologin ist daher besonders viel Einfühlungsvermögen gefragt; es sollte keine vaginale Untersuchung ohne explizite Zustimmung der Patientin erfolgen.

7.1.3 Keine Kommentare über den Körper

Jegliche Art von Kommentaren über den Körper sollte unterbleiben, da sie von Patienten meist als grenzüberschreitend und kränkend erlebt werden: »Sie haben doch eine ganz gute Figur«, »um Gottes willen, Sie sind ja viel zu dünn, jetzt müssen Sie aber mehr essen«, »das Gewicht ist ja viel zu hoch«. Die Ärztin sollte vielmehr vermitteln: »Sie sind für mich erst einmal in Ordnung, so wie sie sind«, um eine vertrauensvolle Beziehung zur Patientin aufbauen zu können. Anorektische Patienten ernten bei den ersten ärztlichen Konsultationen häufig Mitleid, was dann im Laufe der Zeit in Ärger umschlagen kann, wenn die Ärztin frustriert ist, dass gut gemeinte Ratschläge zur Gewichtszunahme nicht befolgt werden.

Adipöse Patienten stehen immer wieder Ärzten gegenüber, die eine gewisse Ablehnung gegenüber dieser Patientengruppe empfinden. Im Rahmen ärztlicher Fortbildungen konnten wir erleben, dass auf die Frage »Was lösen übergewichtige Patienten bei Ihnen aus?« Antworten gegeben wurden wie: »Ekel«, »die sind mir unangenehm«, »mit denen arbeite ich lieber nicht«, »die sind doch selber schuld«, »da tut sich in der Behandlung gar nichts, die wollen doch gar nicht abnehmen« (vgl. Kapitel 13).

Bei der Behandlung psychogen adipöser Patienten ist es wichtig, sich bewusst zu machen, dass diese ebenso unter ihrem Essverhalten leiden wie anorektische oder bulimische Patienten. Ein respektvoller und empathischer Umgang mit diesen häufig hochsensiblen und sehr leicht kränkbaren Patienten sollte die Grundlage jedes ärztlichen Handelns sein. Die für Adipöse spürbare hohe gesellschaftliche Ablehnung verstärkt deren im Hintergrund stehendes Schamgefühl erheblich. Als Reaktion versuchen manche, ihren »Makel« durch besonders freundliches, lustiges oder angepasstes Verhalten »auszugleichen«, was zu ärztlichen Fehleinschätzungen führen kann.

7.2 Körperliche Adaptationsmechanismen bei Essstörungen

Der Körper adaptiert meist erstaunlich gut an die durch die Anorexia nervosa bedingte Gewichtsabnahme bzw. die durch die Bulimia nervosa bedingte unregelmäßige Nahrungszufuhr. Dies geschieht durch eine Erniedrigung des Grundumsatzes sowie Kompensationsmechanismen zur Aufrechterhaltung der Gluconeogenese und wird in erster Linie endokrinologisch gesteuert (Auflistung in enger Anlehnung an Goebel & Fichter 1991).

7.2.1 Hypothalamus-Hypophysen-Schilddrüsenachse

Die Regulation über die Hypothalamus-Hypophysen-Schilddrüsenachse bedingt eine sekundäre Hypothyreose (Low-T3-Syndrom) sowie häufig eine TSH-Erniedrigung. Klinische Zeichen dieses Adaptationsmechanismus sind Bradykardie, arterielle Hypotonie, Hypothermie, Suppression der Gonadotropinsekretion, evtl. Erhöhung des Cholesterins (LDL) sowie depressive Verstimmungen.

Eine medikamentöse Therapie mit Schilddrüsenhormonen ist kontraindiziert, da hierdurch eine weitere Gewichtsreduktion erfolgen würde. Der T3-Abfall ist Folge der Kohlenhydratreduktion und daher nach Kohlenhydrataufnahme rasch reversibel.

7.2.2 Peripheres sympathisches Nervensystem

Die Reduzierung der Aktivität des zentralen und peripheren sympathischen Nervensystems potenziert die oben beschriebenen Symptome: Bradykardie, arterielle Hypotonie, Kollapsneigung, Hypothermie, Bradypnoe, Akrozyanose, trockene Haut, Suppression der Gonadotropinsekretion, Hypoglykämie und depressive Verstimmungen.

Eine medikamentöse Substitution mit Sympathomimetika ist auch hierbei nicht zu empfehlen, da dies ebenfalls zu einer weiteren Gewichtsabnahme führen würde. Darüber hinaus sind die Gegenregulationsmechanismen bereits ausgeschöpft (Vasokonstriktion). Eine sinnvolle Möglichkeit ist die reichliche Substitution mit Flüssigkeit.

7.2.3 Hypothalamus-Hypophysen-Nebennierenrindenachse

Die Regulation über die Hypothalamus-Hypophysen-Nebennierenrindenachse bedingt eine Erhöhung des basalen Plasma-Cortisol-Spiegels, welcher durch Dexamethason nicht supprimierbar ist, sich aber nach Normalisierung des Gewichtes wieder reguliert. Ziel ist über die Gluconeogenese die Bereitstellung von Glukose zu ermöglichen. Der hierdurch bedingte pathologische Glukose-Toleranztest ist Folge des intermittierenden Fastens und normalisiert sich bei unauffälligem Essverhalten wieder.

Cortisol trägt darüber hinaus durch eine Hemmung der Konversion von T4 zu T3 zur Senkung des Grundumsatzes bei. Weiterhin bewirkt der katabole Effekt von Cortisol eine Proteolyse in der Muskulatur, mit dem Ziel Aminosäuren zur Gluconeogenese sowie zum Aufbau von Funktionsproteinen in der Leber bereitzustellen.

7.2.4 Hypothalamus-Hypophysen-Gonadenachse

Die Adaptation über die Hypothalamus-Hypophysen-Gonadenachse bewirkt bei Untergewicht eine fast völlige Suppression des Gonadotropin-Releasing-Hormons (GnRH) mit der Folge einer verminderten Ausschüttung von LH und FSH (»Funktionsruhe«). Die hierdurch bedingten erniedrigten Östradiol- und Progesteronspiegel können zu sekundärer Amenorrhoe, Infertilität sowie Libido- und Potenzverlust führen. Die Normalisierung des Gewichtes führt in der Regel zur Normalisierung der Gonadenfunktion. Auch bei normalgewichtigen Frauen kann ein Gewichtsverlust von wenigen Kilogramm bereits zu Störungen der zyklischen Gonadenfunktion führen.

Die Amenorrhoe ist primär nicht behandlungsbedürftig, weil sie zunächst eine sinnvolle Adaptation darstellt und den Körper vor zusätzlicher Belastung durch eine Schwangerschaft schützt. Eine Ausnahme bildet gegebenenfalls eine ausgeprägte Osteoporose (vgl. Kapitel 7.3).

7.2.5 Wachstumshormon (STH)

Untergewicht führt zu einer Erhöhung des Wachstumshormons (STH). Durch dessen lipolytischen Effekt soll der Hungerzustand kompensiert werden. Die Wiederaufnahme eines normalen Essverhaltens führt zu einer Normalisierung des STH-Spiegels.

7.2.6 Insulin

Aufgrund des erniedrigten Glukosespiegels ist der Insulinspiegel erhöht. Über den Hypercortisolismus versucht der Körper die Mindestbereitstellung von Glukose aufrechtzuerhalten. Eine Gefährdung entsteht dann, wenn sich nach Erbrechen infolge des erhöhten Insulins ein bedrohlicher hypoglykämischer Zustand entwickelt (akute Hypoglykämie).

7.3 Somatische Komplikationen bei Essstörungen

Essstörungen führen zu einer Reihe von somatischen und psychiatrischen Beeinträchtigungen. Das folgende Unterkapitel gibt einen Überblick über somatische Komplikationen und Folgeschäden (vgl. DHS 2004; Goebel & Fichter 1991), Kapitel 7.4 beschäftigt sich dann mit den psychiatrischen Auffälligkeiten.

7.3.1 Wasser- und Elektrolytmangel

Erbrechen und Laxanzienabusus können zu massiven Wasser- und Elektrolytverlusten führen (insbesondere Kalium-, Natrium-, Chlor-, Magnesium-, Wasserstoffionen-, bzw. Bicarbonatverlusten). Das klinische Bild beinhaltet Durst, trockene Mundschleimhäute und Zunge, Zittern, Schwäche bis hin zu Kreislaufkollaps, Herzrhythmusstörungen, Darmträgheit, Muskelschwäche, Adynamie, Muskelkrämpfe, Parästhesien und Kälteempfindlichkeit.

Hypokaliämien (Serum-Kalium Wert unter 3.5 mmol/l) sind in erster Linie eine Folge von selbstinduziertem Erbrechen und Laxanzienabusus. Erbrechen führt zu einer metabolischen Alkalose, Laxanzienabusus zu einer metabolischen Azidose. Hypokaliämien können zu neuromuskulären, intestinalen, renalen sowie endokrinologischen Komplikationen führen sowie zu einer verminderten Erregbarkeit des Herzens mit Reduktion der Kontraktilität. Lebensbedrohliche Herzrhythmusstörungen bis hin zum plötzlichen Herzstillstand sind möglich.

Die Diagnostik stützt sich auf typische klinische Anzeichen und Laborwerte sowie das EKG. Darin zeigen sich die für die Hypokaliämie typischen Veränderungen. Das EKG kann auch zur Verlaufskontrolle bei Kaliumsubstitution eingesetzt werden. Niedrige laborchemische Kaliumwerte mit unauffälligem EKG werden im Sinne eines chronischen Kaliummangels interpretiert, hierbei sollte die Substitution oral erfolgen. Hypokaliämien mit entsprechenden EKG-Veränderungen sind als Krisenzeichen eines akuten Kaliumverlustes zu interpretieren. Die Substitution sollte in diesem Fall unter stationären Bedingungen oral oder parenteral erfolgen.

Bei der hypokaliämiebedingten chronischen hypochlorämischen Alkalose (durch Erbrechen) ist die Substitution von Kalium und Chlor indiziert (Kaliumchloridtrinklösungen). Bei metabolischer Azidose (durch Laxanzienabusus) sollte eine zusätzliche Zufuhr von Chlorid unterbleiben. Indiziert ist die Kaliumgabe mit Salzen organischer Säuren wie Kaliumcitrat oder -gluconat.

Bei einer Hypokaliämie ist mit hoher Wahrscheinlichkeit auch ein Magnesiummangel vorhanden. Die Kaliumsubstitution ist daher eher großzügig mit einer Magnesiumsubstitution zu ergänzen. Prinzipiell steht neben der Substitution die Beendigung des Medikamentenmissbrauchs bzw. die Therapie der Essstörung im Vordergrund.

Die Natriumsubstitution kann peroral erfolgen in Form einer Erhöhung der Kochsalzzufuhr. Ein langfristiger Calciummangel kann zu brüchigen Fingernägeln und

Haaren, schlechten Zähnen sowie Osteoporose führen. Über hormonelle Regulationsmechanismen erfolgt eine Mobilisation des Calciums aus den Knochen, dies kann zu normalen Calciumspiegeln im Blut bei dennoch bestehendem Calciummangel führen – die Diagnostik sollte daher durch die Messung von Calcium im 24 h-Urin erfolgen.

7.3.2 Sekundärer Hyperaldosteronismus (Pseudo-Bartter-Syndrom)

Bei Anorexia und Bulimia nervosa entwickelt sich zur Kompensation des Volumen- und Elektrolytmangels häufig ein sekundärer Hyperaldosteronismus mit einer leichten bis mäßigen Erhöhung des Aldosteronspiegels in Verbindung mit hohen Plasma-Renin-Spiegeln. Es besteht ein niedriger, bzw. normaler Blutdruck und eine hypokaliämische Alkalose. Besonders in den ersten Tagen und Wochen einer Remission der Essstörung (Absetzen der Diuretika und Laxanzien, Beenden des Erbrechens, Normalisierung des Flüssigkeitshaushaltes) kann es zu der für Patienten äußerst belastenden, da für sie nicht kontrollierbaren Neigung zu generalisierten Ödemen mit wechselnder Intensität kommen. Die hierdurch bedingte zum Teil ausgeprägte Gewichtszunahme kann die Betroffenen derart belasten, dass sie wieder zum symptomatischen Verhalten zurückkehren. Die Ödemneigung bildet sich in der Regel infolge der Normalisierung des Aldosteronspiegels innerhalb weniger Tage bis Wochen zurück.

Die Therapie besteht aus Kalium-, evtl. Magnesiumsubstitution und Zulassen der Gewichtszunahme. Hierbei benötigen die Patienten – insbesondere bei rascher und ausgeprägter Gewichtszunahme – therapeutische Unterstützung. Kontraindiziert sind die Verabreichung von Aldosteronantagonisten, Diuretika sowie eine NaCl-Restriktion, da hierdurch die Remission der Störung verhindert wird. Zur Linderung der Symptomatik kann eine Lymphdrainage hilfreich sein.

7.3.3 Gastrointestinale Komplikationen

Im oberen Gastrointestinaltrakt können klinisch Mundwinkelrhagaden aufgrund von rezidivierendem Erbrechen oder Vitaminmangelzuständen imponieren, bis hin zu Ulcerationen der Mundschleimhaut.

Häufig kommt es, insbesondere bei Bulimia nervosa, zu einer Vergrößerung der Parotiden und der submandibulären Speicheldrüsen (Sialadenose), welche nicht schmerzhaft ist, das Aussehen jedoch sehr verändern kann (»Hamsterbacken«).

Die S-Amylase ist erhöht, die Gesamtmenge des Speichels jedoch häufig verringert. Dies kann zusammen mit wiederholtem Erbrechen, wodurch die Zähne mit Magensäure in Kontakt kommen, die Entstehung von Karies begünstigen. Des Weiteren können Zahnwurzelabszesse auftreten, welche ausgedehnte zahnmedizinische Komplikationen hervorrufen können. Das Ausmaß zahnmedizinischer Schäden ist zum Teil erheblich, weshalb es sehr wichtig ist, die Patienten auf die Notwendigkeit einer sorgfältigen Zahnhygiene und regelmäßiger zahnärztlicher Kontrollen hinzuweisen.

Durch regelmäßige Essanfälle mit selbstinduziertem Erbrechen können sich eine Cardiainsuffizienz mit der Folge einer Refluxkrankheit der Speiseröhre entwickeln, ferner Verletzungen der Cardia mit Blutverlusten im Sinne eines Mallory-Weiss-Syndroms bis hin zu einem Boerhave-Syndrom mit der Gefahr von mediastinalen Komplikationen bei exzessivem Erbrechen. Hinzu kommt bei der Anorexia und Bulimia nervosa eine Verlangsamung der Magenentleerung und der Magendarmpassage, so dass es zu Magenentleerungsstörungen und Obstipation sowie einem, die Betroffenen sehr belastenden, häufig schmerzhaften Meteorismus kommen kann. Das Gefühl »zu dick« zu sein wird dadurch oft enorm verstärkt.

Der Wunsch nach Gewichtsabnahme, Völlegefühl und Obstipation bedingen häufig den Abusus von Laxanzien, welcher in einem Extrembeispiel bei einer Patientin zur Einnahme von bis zu 150 Kapseln eines Abführmittels am Tag führte. Laxanzienabusus führt zu einer Laxanzienabhängigkeit mit Dosissteigerung und schwerer Obstipation bei Laxanzienentzug. In seltenen Fällen kann es zu einer permanenten Beeinträchtigung der Colon-Funktion bzw. einer Gastroenteropathie mit Proteinverlust kommen.

Besonders fatal kann sich die Kombination von häufigem Erbrechen und Laxanzienabusus auswirken: Beides führt zu erheblichen Kalium- und Flüssigkeitsverlusten, die die Verdauungsstörungen und Obstipation verstärken. Es entsteht ein Circulus vitiosus: Die Angst zu dick zu werden steigt infolge der Verdauungsprobleme, so dass die Betroffenen die Dosis der Laxanzien kontinuierlich steigern. Dies bedingt weitere Kaliumverluste, im Extremfall bis hin zum paralytischen Ileus oder anderen lebensbedrohlichen Folgen, wie Erregungsleitungsstörungen am Herzen bis hin zum plötzlichen Herztod.

Ärztlicherseits sind regelmäßige Kaliumkontrollen, gegebenenfalls mit Substitution von Kalium, sowie ein Laxanzienentzug dringend erforderlich. Hierbei benötigen die Patienten viel Unterstützung, weil dies zunächst mit schmerzhaftem Meteorismus und Obstipation verbunden sein kann. Praktikabel ist bei mehrtägiger Obstipation die Gabe eines Klistiers.

7.3.4 Herz-Kreislauf-System

Durch die Störung der zentralen und peripheren Sympathikusaktivität (Down-Regulation) kommt es zur Entwicklung folgender typischer Symtomatik: Bradykardie, arterieller Hypotonus mit Kollapsneigung, Hypothermie, Akrozyanose, Herzrhythmus- und Kreislaufregulationsstörungen, Myocardhypotrophie, insbesondere der linken Herzkammer, sowie eine größere Häufigkeit von Mitralklappenprolaps, Perikarderguss und Auffälligkeiten im EKG (Cooke & Chambers 1995).

Die schwerwiegendste Komplikation sind hierbei ventrikuläre Arrhythmien bis hin zum plötzlichen Herztod. Ein Drittel der Todesfälle bei Anorexia nervosa ist hierauf zurückzuführen. Besondere Vorsicht ist bei einem BMI < 12 sowie bei künstlicher Ernährung geboten, da bei mangelernährten Personen die Gabe von hochkalorischer Flüssignahrung, insbesondere mit hohem Glukosegehalt, zu akuter Hypophosphatämie, Herzrhythmusstörungen und deliranten Syndromen führen kann (»Refeeding Syndrome«) (Kohn et al. 1998). Daher sollte vor und während einer raschen enteralen oder parenteralen Auffütterung sehr kachektischer Patienten neben den üblichen engmaschigen Laborkontrollen eine regelmäßige Phosphatbestimmung durchgeführt werden.

7.3.5 Nierenfunktionsstörungen

Exzessives Fasten kann zu einem Anstieg des Serum-Harnsäurespiegels führen, welcher durch eine verminderte Harnsäureausscheidung bedingt ist. Ab einer täglichen Zufuhr von 400 kcal normalisiert sich der Harnsäurespiegel wieder. Als Komplikationen können in seltenen Fällen im Rahmen von Fastenphasen mit Volumenmangel und gleichzeitigem Diuretikaabusus akute Harnsäurenephropathien entstehen, die gekennzeichnet sind durch eine partielle oder totale Obstruktion der Sammelrohre, des Nierenbeckens oder der Ureter.

Fasten kann auch eine Einschränkung der Kreatinin-Clearance bedingen, die mit einem Kreatinin-Anstieg (innerhalb des Normbereichs) einhergeht. Die Einschränkung der Kreatinin-Clearance bis unter 50 % des Normalbereiches ist häufig bei Patienten mit starken Gewichtsschwankungen und extrem reduzierter Kalorienzufuhr zu finden. Diese Veränderungen sind bei Normalisierung des Essverhaltens in der Regel reversibel.

Bei kachektischen, chronifizierten Anorexiepatienten zeigt sich sonographisch eine Verkleinerung der Niere mit Verschmälerung und Verdichtung des Nierenparenchyms. Bei längerdauernden Kaliummangelzuständen entstehen häufig Störungen der Nierenstruktur und -funktion, welche sich in einer verminderten Harnkonzentrierungsfähigkeit (Isosthenurie) und einer verminderten Ansprechbarkeit des Tubulussystems auf das antidiuretische Hormon (ADH) zeigen. Die Urinanalyse erbringt eine milde Proteinurie, Azidurie und Hypochlorurie. Die Befunde sind nach Kaliumsubstitution reversibel, die Wiederherstellung der maximalen Harnkonzentrierungsfähigkeit nach Normalisierung des Kaliumspiegels kann jedoch mehrere Monate dauern.

Irreversibel ist die Entwicklung des nephrotischen Syndroms, charakterisiert durch Albuminurie, Hypalbuminämie, Hyperlipidämie und Ödeme mit der Gefahr der Entwicklung einer terminalen Niereninsuffizienz, wie sie bei schwerstgradig chronifizierten Verlaufsformen der Anorexie mit oder ohne bulimischer Symptomatik vorkommen kann.

7.3.6 Gynäkologische Veränderungen und Störungen des Knochenstoffwechsels

Bei Unterschreiten einer kritischen Körperfettmenge treten Zyklusunregelmäßigkeiten bis hin zur sekundären Amenorrhoe auf (vgl. insbesondere DHS 2004). Unabhängig davon besteht eine hypothalamische Zyklusstörung, die bei Frauen mit Anorexie schon vor der Gewichtsabnahme und auch bei bulimischen Frauen mit normalem Gewicht auftreten kann. Die Ansprechbarkeit von Hypophyse, Ovarien sowie der Erfolgsorgane ist nicht beeinträchtigt, es besteht nur eine Funktionsruhe.

Die Amenorrhoe ist primär nicht behandlungsbedürftig, weil sie eine sinnvolle körperliche Reaktion darstellt, die den Körper vor zusätzlicher Belastung (durch Schwangerschaft oder erhöhte Libido) schützt. Dies gilt jedoch nicht bei Vorliegen einer Osteoporose. Dabei scheint der Östrogenmangel nicht der Hauptgrund für die Osteoporose zu sein. Die größere Bedeutung kommt offenbar Calciumverlusten bzw. Resorptionseinschränkungen (calciumarme Kost, Laxanzien- und Diuretikaabusus, Magnesiummangel), einer einseitig proteinhaltigen und phosphatreichen Ernährung (phosphathaltige Getränke wie Cola, Konservierungsstoffe in Lebensmitteln), exzessivem Sport sowie den erhöhten Cortisolspiegeln mit ihren katabolen Auswirkungen zu.

Vor einer Hormontherapie stehen daher der Ausgleich des Calciummangels (1000 mg/Tag) bei reichlich Flüssigkeitszufuhr sowie die Gabe von Vitamin D. Wenn bei manifester Osteoporose weitere therapeutische Maßnahmen erforderlich sind, ist im Rahmen einer internistischen Therapie zusätzlich die Gabe von Oestrogenen und Calcitonin zu erwägen. Nachuntersuchungen bei früher anorektischen Frauen haben gezeigt, dass zumindest ein Teil der unter schweren Essstörungen auftretenden Osteoporose reversibel ist.

7.3.7 Dermatologische Veränderungen

Aufgrund endokrinologischer Anpassungsmechanismen entwickeln sich bei Anorexia nervosa häufig eine Bradykardie, eine Hypothermie, ein Low-T3-Syndrom, eine Akrozyanose und eine arterielle Hypotonie. Es kommt zu einem Rückgang des Körperfetts. In der Folge entwickelt sich eine trockene und schuppige Haut. Diese Symptomatik wird durch verminderte Flüssigkeitszufuhr, Erbrechen, Diuretika- und/oder Laxanzienabusus mit der Folge von Dehydrierung und Kaliumverlusten verstärkt. In der Folge entwickelt sich bei starkem Untergewicht zum Schutz gegen Kälte eine vermehrte Körperbehaarung (Lanugobehaarung). In extremen Fällen kann es zur Entwicklung eines Dekubitus kommen.

Hyperpigmentierte, trockene Haut, Schleimhautrhagaden, stumpfes, trockenes Haar, einhergehend mit vermehrter Müdigkeit, können darüber hinaus auch Hinweis auf einen Zinkmangel bei ungenügender Zufuhr sein; dieser sollte dann ausgeglichen werden.

Bei Bulimikern können sich infolge der manuellen Herbeiführung des Würgereflexes am Gaumen Narben und Schwielen am Handrücken bilden. Darüber hinaus können sich Uhrglasnägel und/oder Trommelschlegelfinger (infolge des Laxanzienabusus), eine Gelbfärbung der Handflächen (Hyperkarotinämie bei Abbaustörungen) sowie ein die Patienten häufig belastender Ausfall des Kopfhaares sowie petechiale Blutungen entwickeln.

7.3.8 Blutbildveränderungen

Bei sehr untergewichtigen Patienten zeigen sich Leukopenien. Wahrscheinlich handelt es sich hierbei um ein sympathikusgesteuertes Shifting zwischen dem marginalen und zirkulierenden Pool, so dass diese Reaktion als Adaptationsmechanismus im Rahmen der Veränderungen des Sympathikus und nicht im Sinne einer krankhaften Neutropenie anzusehen ist. Bei Gewichtszunahme bzw. Normalisierung des Essverhaltens kommt es zur Normalisierung dieses Befundes.

Ein Folsäuremangel kann sich bei Patienten mit Essstörungen als Folge des Laxanzienabusus schnell in manifester Form auswirken. Eine entsprechende Hemmung der Erythropoese (makrocytäre Anämie), Leukopoese und Thrombopoese findet sich bei ca. 20 % der anorektischen Patienten, ohne dass neurologische Symptome auftreten. Daneben zeigt sich häufig eine Eisenmangelanämie, welche die orale Substitution von Eisen erforderlich machen kann. Darüber hinaus können wiederholt selbst beigebrachte Blutungen oder massive Blutverluste durch Verletzungen der Cardia (Mallory-Weiss-Syndrom) durch exzessives Erbrechen Anämien bedingen.

7.3.9 Zentralnervöse Störungen und neuromuskuläre Komplikationen

Infolge des Kalium- und Magnesiummangels kann es neben gastrointestinalen Beschwerden zu Müdigkeit, Appetitlosigkeit, Konzentrationsschwäche, Apathie, Unruhe und Verwirrtheitszuständen kommen. Bei Übelkeit und Erbrechen ist zum differenzialdiagnostischen Ausschluss eines Gehirntumors eine neurologische Diagnostik erforderlich.

In der cranialen Computertomographie zeigen sich bei Anorexia nervosa häufig Erweiterungen im Bereich cortikaler Windungsfurchen der Ventrikelsysteme. Sie sind vermutlich Folge der Exsikkose und Kachexie, da sie bei Gewichtsnormalisierung reversibel sind.

7.4 Psychiatrische Beeinträchtigungen bei Essstörungen

Essstörungen führen zu Veränderungen im kognitiven wie auch im affektiven Bereich (vgl. Schweiger et al. 2003).

7.4.1 Kognitive Leistungsfähigkeit

Patienten mit Anorexia nervosa weisen eine deutlich schlechtere kognitive Leistungsfähigkeit auf als gesunde Vergleichsgruppen (Kingston et al. 1996), welche sich nach Normalisierung des Gewichtes wieder verbessert. Diskutiert wird als wesentliche Ursache eine Fokussierung der Aufmerksamkeit auf nahrungsbezogene Reize.

7.4.2 Denkstörungen

Allen von einer Essstörung Betroffenen sind Auffälligkeiten in kognitiven Bewertungsprozessen gemein, wie selektive Abstraktion, dichotomes Denken, Übergeneralisierung, Übertreibungen, abergläubisches Denken oder Selbstreferenz (vgl. Kapitel 10). Diese Verzerrungen beziehen sich häufig auf die Themen Körper, Ernährung und Gewicht.

7.4.3 Affekt

Die häufige Entwicklung einer depressiven Symptomatik kann als adaptive Folge einer Mangelernährung interpretiert werden (zu niedriger Kohlenhydratanteil in der Nahrung). Sie bedingt eine Reduktion von angenehmen Aktivitäten und kann damit zu einer Fokussierung des Energieverbrauchs auf Aktivitäten führen, welche die Wahrscheinlichkeit erhöhen, Nahrung zu erhalten. Neurobiologische Erklärungsmodelle für den Zusammenhang zwischen Essstörung und Depression beinhalten Faktoren wie Serotonin- und Noradrenalinmangel sowie eine CRH-Überfunktion (vgl. z. B. Jimerson et al. 1990; Laessle et al. 1988).

Vasopressin scheint, wie experimentelle Studien zeigen, eine wichtige Rolle bei Lernprozessen zu spielen (Verlangsamung von Extinktionsvorgängen). Daher wird vermutet, dass eine Erniedrigung des Vasopressinspiegels bei der Entstehung und Aufrechterhaltung von Zwangshandlungen und Zwangsgedanken eine bedeutende Rolle spielt. Vasopressin ist ein wichtiges Hormon zur Steuerung des Wasserhaushaltes, es zeigt hierbei einen antidiuretischen Effekt. Bei Patienten mit Anorexie werden häufig erhöhte Urinmengen im Sinne einer Polyurie beobachtet. Die Veränderungen der Vasopressinsekretion bilden sich unter Normalisierung der Ernährung erst mit deutlicher Verzögerung zurück.

7.4.4 Hyperaktivität

70–80 % aller Patienten mit Anorexia nervosa zeigen eine erhebliche Hyperaktivität im Sinne eines zum Teil exzessiv erhöhten Bewegungsdrangs und ausgesprochener innerer Unruhe. Dies erscheint einerseits kontraproduktiv, da hierdurch der Energieverbrauch erhöht wird – entsprechend wird der Bewegungsdrang häufig als einer Gewichtszunahme gegenregulierendes Verhalten interpretiert. Aus evolutionsbiologischer Sicht ergibt sich andererseits die Hypothese, dass der erhöhte Bewegungsdrang bei Futterknappheit der Nahrungssuche diente und so das Überleben sicherte.

Zusammenhänge mit dem Leptinspiegel konnten mittlerweile nachgewiesen werden (vgl. Kapitel 4.3).

7.5 Psychopharmakotherapie der Essstörung

Da ein die Symptomatik signifikant bessernder psychopharmakologischer Effekt für die Anorexia nervosa und Binge-Eating-Störung bislang nicht hinreichend nachgewiesen werden konnte (vgl. Kapitel 5.2), und lediglich der positive Effekt für die Behandlung der Bulimia nervosa signifikant belegt ist, sollte die Indikationsstellung für eine psychopharmakologische Therapie unter Berücksichtigung psychiatrischer Komorbiditäten sehr sorgfältig geprüft werden.

Vor allem bei der Bulimia nervosa kann es sinnvoll sein, begleitend zur Psychotherapie Psychopharmaka einzusetzen. Dabei sind jedoch grundlegende Probleme bei der Compliance zu beachten.

7.5.1 Compliance bei der Medikamenteneinnahme

Hinsichtlich der medikamentösen-psychopharmakologischen Therapie erleben wir im ärztlichen Alltag vier Patientengruppen:

1. Die erste Gruppe lehnt die psychopharmakologische Therapie grundsätzlich ab.
2. Ihr steht eine Gruppe gegenüber, die die verordnete Medikation zuverlässig und regelmäßig einnimmt.
3. Eine dritte Gruppe von Patienten zeichnet sich durch mangelnde oder nicht vorhandene Compliance aus. Häufig stimmen diese einer psychopharmakologischen Medikation vordergründig zu. Im weiteren Verlauf zeigt sich dann jedoch, dass im Hintergrund eine deutliche Ambivalenz bezüglich der Einnahme von Medikamenten besteht, so dass die verordnete Medikation nur sehr unregelmäßig eingenommen oder ohne ärztliche Rücksprache durch die Patientin abgesetzt wird. Dem vordergründig angepassten Verhalten dieser Patientengruppe steht in der Regel ein hohes Autonomiebedürfnis gegenüber. In Rahmen der ärztlichen Tätigkeit erleben wir nicht selten, dass Patienten nach einem stationären Aufenthalt unmittelbar nach Entlassung »die Gelegenheit nutzen«, alle Medikamente ohne ärztliche Rücksprache abzusetzen, und sich hierdurch einem großen Risiko aussetzen.
4. Die vierte Gruppe ist dadurch charakterisiert, dass die Patienten bereitwillig alle Medikamente einnehmen, ja nach dem Motto »je mehr desto besser«, sogar immer wieder nachfragen, ob sie nicht »noch zusätzlich etwas bekommen« können. Dies hat häufig die Funktion, der Umgebung, insbesondere der Familie, dem Partner oder auch den Therapeuten zu demonstrieren: »Seht, wie schlecht es mir geht!«. In der Regel handelt es sich hierbei um Patienten, die sich sehr schwer tun Eigenverantwortung zu übernehmen und eine hohe passive Erwartungshaltung zeigen.

Angst vor Nebenwirkungen

Erfahrungsgemäß führt eine mangelnde Compliance zur unregelmäßigen Einnahme und/oder Absetzen der Medikation. Es ist daher notwendig, eine ausführliche Aufklärung bezüglich der Wirkungen und Nebenwirkungen einer vorgesehenen Medikation durchzuführen, diese zu dokumentieren, sowie die Patienten auf die Gefahren und Risiken der unregelmäßigen Einnahme und des abrupten Absetzens hinzuweisen. Unserer Erfahrung nach löst dies anfänglich zwar immer wieder Unsicherheiten und Ängste in Bezug auf mögliche Nebenwirkungen aus, es erweist sich jedoch als günstiger, diese gleich mit den Patienten persönlich zu besprechen, als sie mit dem Beipackzettel alleine zu lassen.

Wir erleben sehr häufig, dass spätestens, wenn die Patienten »Appetitsteigerung« als Nebenwirkung im Beipackzettel lesen, die Compliance bezüglich der Einnahme deutlich sinkt – auch wenn die Erfahrung zeigt, dass dieser therapeutisch erwünschte Effekt in der Regel für die Anorexia nervosa ausbleibt. Gerade bei Schlafstörungen sind Antidepressiva mit sedierend-schlafförderndem Effekt der Gabe von Benzodiazepinen wegen deren hohen Abhängigkeitspotenzials vorzuziehen. Erstere beschreiben jedoch meist im »Beipackzettel« eine mögliche Appetitsteigerung als Nebenwirkung, so dass eine verlässliche Einnahme häufig nicht gegeben ist.

Klare Regelungen bei der Medikamentenausgabe

In den ANAD intensivtherapeutischen Wohngruppen müssen die Patienten sämtliche Medikamente abgeben, um kein »Depot« anlegen zu können, das dann missbräuchlich verwendet werden könnte. So kann es z. B. vorkommen, dass Patienten sich gegenseitig mit Medikamenten »aushelfen«, nach dem Motto: »Nimm die doch mal, die haben bei mir auch geholfen«. Es besteht weiterhin die Gefahr, dass Medikamente für Suizidversuche gesammelt oder von Mitbewohnern in solcher Absicht entwendet werden.

Um dieses Risiko zu minimieren, das wegen der hohen Komobiditätsrate von emotional instabilen Persönlichkeitsstörungen und depressiven Störungen bei Patienten mit Essstörungen nicht zu unterschätzen ist, wird die Medikamentenausgabe individuell und bei Instabilitäten oder krisenhaften Entwicklungen sehr restriktiv gehandhabt. Bei Patienten, die sehr instabil erscheinen (Suizidgedanken bzw. Suizidversuche in der Vorgeschichte) erfolgt die Einnahme unter Aufsicht, es werden keine Medikamente ausgehändigt. Bei Verdacht auf »Horten« von Medikamenten werden Zimmerkontrollen durchgeführt.

7.5.2 Psychopharmakotherapie der Anorexia nervosa

Bei der Psychopharmakotherapie der Anorexie wurde vor allem die Wirkung von Antidepressiva und Neuroleptika untersucht (vgl. Osen 2005; Kapitel 5.2).

Antidepressiva

Die hohen Komorbiditätsraten für Major Depression oder Dysthymia sowie Zwangs- und Angststörungen bei anorektischen Patienten haben dazu geführt, dass die Gruppe der Antidepressiva die am häufigsten untersuchte Medikamentengruppe ist.

Es wurde versucht, die zugrunde liegende bzw. begleitende depressive Symptomatik zu behandeln und gleichzeitig den, v. a. bei trizyklischen Antidepressiva vorhandenen, Nebeneffekt der Gewichtszunahme zu nutzen. Die Ergebnisse der jeweiligen Studien zeigten insgesamt jedoch wenig positive Effekte, möglicherweise auch aufgrund der durch Untergewicht bedingten biologischen Folgeerscheinungen. Veränderungen im Neurotransmittersystem bei Unterernährung scheinen ein vermindertes Ansprechen von Psychopharmaka zu bedingen (Almeida et al. 1996).

Zur Wirksamkeitsüberprüfung von trizyklischen Antidepressiva liegen einige randomisierte, kontrollierte Studien vor (Biederman et al. 1985; Halmi et al. 1986; Lacey & Crisp 1980). Der erhoffte Effekt, die Nebenwirkung der Gewichtszunahme therapeutisch nutzen zu können, stellte sich nicht ein. Auch bezüglich der depressiven Symptomatik zeigte sich keine signifikante Besserung.

Eine nur an ambulanten Patienten durchgeführte Studie zeigte im Langzeitverlauf positive Ergebnisse für Fluoxetin (Kaye et al. 2001). Diejenigen, die Fluoxetin über ein Jahr eingenommen hatten, wiesen ein signifikant höheres Gewicht und eine Abnahme der Hauptsymptome der Anorexia nervosa sowie zwanghafter Denkweisen auf. Die depressive und ängstliche Symptomatik hatte sich ebenfalls reduziert.

In den Behandlungsleitlinien diverser Fachgesellschaften werden Empfehlungen zur psychopharmakologischen Behandlung der Anorexia nervosa sehr zurückhaltend formuliert. So werden Antidepressiva in den Praxisleitlinien der Deutschen Gesellschaft für Psychiatrie, Psychotherapie und Nervenheilkunde (DGPPN 2000) beispielsweise nicht als Mittel der ersten Wahl empfohlen, wobei eingeräumt wird, dass sie in Einzelfällen nutzbringend sein können. In den Behandlungsleitlinien der American Psychiatric Association (APA 2006) werden Selektive Serotonin-Wiederaufnahmehemmer (SSRIs) zur Behandlung der Anorexia nervosa dann für sinnvoll erachtet, wenn depressive, impulsive oder Zwangssymptome trotz oder anstatt einer Gewichtszunahme weiter bestehen.

Insgesamt stellt bezüglich der depressiven Symptomatik bei Anorexia nervosa die Gewichtszunahme das am besten wirksame »Antidepressivum« dar. Eine Ernährungsrehabilitation führt in den meisten Fällen zu einem Rückgang der depressiven Symptomatik.

Neuroleptika

Die Störung des Körperbildes sowie überwertige Ideen in Bezug auf Figur und Gewicht sind bei magersüchtigen Patienten zu Beginn der Erkrankung häufig kaum zu korrigieren. In Anbetracht der ausgeprägten Nebenwirkungen einschließlich der Gefahr von irreversiblen Spätdyskinesien erscheinen klassische Neuroleptika für die Behandlung der Anorexia nervosa nicht geeignet. Die neueren atypischen Neuroleptika zeichnen sich durch ein günstigeres Nebenwirkungsprofil aus, insbesondere durch die geringe Wahrscheinlichkeit extrapyramidalmotorischer Nebenwirkungen.

Erste offene Studien und Fallstudien mit atypischen Neuroleptika liegen vor. Olanzapin zeigt in mehreren nicht kontrollierten Studien und Einzelfallberichten günstige Effekte bei der Gewichtszunahme und der Reduktion von Kernsymptomen der Essstörung, wie überwertigen Ideen und Ängsten in Bezug auf Figur und Gewicht sowie erhöhten Bewegungsdrang (vgl. Dunican & DelDotto 2006). Allerdings stehen randomisierte, placebokontrollierte Doppelblindstudien für einen eindeutigen Nachweis noch aus.

7.5.3 Psychopharmakotherapie der Bulimia nervosa

Von Bulimia nervosa Betroffene weisen hohe Komorbiditätsraten mit depressiven Erkrankungen auf (vgl. Kapitel 2.9). Daher konzentriert sich die Forschung auf die Untersuchung der Wirkung von Antidepressiva auf die bulimische Symptomatik. Deren Effekt scheint dabei nicht alleine auf der antidepressiven Wirkung zu basieren, es werden vielmehr spezifisch antibulimische Effekte angenommen (vgl. Osen 2005).

Fluoxetin als Mittel der Wahl

Es gibt bislang keine eindeutigen Hinweise auf die bessere therapeutische Wirksamkeit eines bestimmten Antidepressivums. Selektive Serotonin-Wiederaufnahmehemmer (SSRIs) sind allerdings die in Bezug auf ihr Nebenwirkungsprofil besser verträglichen Medikamente und werden daher am häufigsten eingesetzt. Fluoxetin wurde als einziges Antidepressivum an einer großen Stichprobe von mehr als 700 Patienten in zwei Multicenterstudien untersucht und als einziges Medikament, in Verbindung mit Psychotherapie, zur Behandlung der Bulimia nervosa in Deutschland vom Bundesinstitut für Arzneimittel (BfArM) zugelassen.

Aufgrund der guten Datenlage bei der Reduktion der bulimischen Symptomatik und der guten Verträglichkeit kann Fluoxetin somit als Mittel der ersten Wahl zur medikamentösen Therapie der Bulimia nervosa angesehen werden. Eine Dosis von 60 mg/Tag scheint in Bezug auf die Reduktion von Heißhungeranfällen wirkungsvoller zu sein als die zur Therapie von Depression empfohlene Dosis von 20 mg/Tag (Bacaltchuk und Hay 2003); letztere Dosierung zeigte sich nur in Bezug auf Erbrechen und nicht in der Reduktion der Heißhungeranfälle der Placebogruppe überlegen.

Auch zur Rückfallprophylaxe erscheint eine antidepressive Pharmakotherapie in Einzelfällen sinnvoll (APA 2006; DGPPN 2000). Fichter et al. (1996) konnten in einer kontrollierten Studie zeigen, dass Patienten, die nach erfolgreicher Psychotherapie für weitere zwölf Wochen 100–300 mg Fluvoxamin pro Tag erhielten, signifikant weniger

Rückfälle hatten als die Placebogruppe. Da nach Kurzzeittherapien hohe Rückfallraten zu beobachten sind, wird bei gutem Ansprechen und guter Verträglichkeit der antidepressiven Medikation eine Therapiedauer von mindestens sechs bis zwölf Monaten mit einem anschließenden Reduktionsversuch empfohlen.

Kombinierte Therapie

Eine kombinierte Behandlung aus kognitiver Verhaltenstherapie und Pharmakotherapie zeigte sich in einigen Studien einer ausschließlichen Psychotherapie oder Pharmakotherapie überlegen, wobei die alleinige Psychotherapie von den Patienten besser akzeptiert wurde. Es wird daher empfohlen, Antidepressiva, wenn nötig, vor allem zu Beginn der Behandlung als eine Komponente einzusetzen. Eine bloße medikamentöse Behandlung wird nicht empfohlen.

Der Einsatz von Antidepressiva erscheint sinnvoll, wenn keine adäquaten psychotherapeutischen Maßnahmen zur Verfügung stehen bzw. lange Wartezeiten bis zum Beginn einer Psychotherapie zu erwarten sind. Schwere Störungen der Impulskontrolle sowie eine schwere depressive Symptomatik, insbesondere, wenn sie schon vor Beginn der Essstörung vorhanden waren oder nach erfolgreicher Behandlung der bulimischen Symptomatik durch psychotherapeutische Maßnahmen fortbestehen, rechtfertigen ebenfalls den Einsatz von Antidepressiva.

7.5.4 Psychopharmakotherapie der Binge-Eating-Störung

Die psychopharmakologische Forschung setzt ihren Fokus bei der Binge-Eating-Störung auf die Reduktion der Heißhungerattacken und des Gewichtes.

In der Gruppe der Selektiven Serotonin-Wiederaufnahmehemmer (SSRIs) zeigen sich in etwa der Hälfte der bisher durchgeführten kontrollierten Studien schwache Effekte bei der Reduktion von Heißhungeranfällen und Gewicht. Kognitive Therapie scheint erfolgreicher zu sein, und es zeigen sich keine Vorteile einer Kombinationstherapie von kognitiver Therapie und Antidepressiva.

In den Behandlungsleitlinien des britischen National Collaborating Centre of Mental Health wird deshalb in erster Linie kognitive Verhaltenstherapie zur Behandlung der Binge-Eating-Störung empfohlen, mit dem Hinweis, dass hierbei nur begrenzte Effekte auf eine Gewichtsreduktion zu erwarten sind (vgl. Osen 2005). Der Einsatz von SSRIs wird als Alternative oder Zusatz zu einem initialen evidenzbasierten Selbsthilfeprogramm genannt.

Untersuchungen zu dem Antikonvulsivum Topiramat und dem Adipositasmittel Sibutramin, welches vermutlich über ein vermehrtes Sättigungsgefühl und eine erhöhte Thermogenese einen Gewichtsverlust verursachen kann, sind ermutigend, wobei Sibutramin besser verträglich zu sein scheint. Es müssen jedoch noch weitere kontrollierte Studien folgen, um eindeutige Aussagen zu Wirksamkeit und Verträglichkeit dieser Substanzen machen zu können.

7.6 Essstörungen und Diabetes mellitus

Differenzialdiagnostisch ist bei einem schwer einstellbaren Diabetes mellitus eine Essstörung in Erwägung zu ziehen. Empirische Untersuchungen weisen auf eine erhöhte Prävalenz von Essstörungen bei jungen Frauen mit Diabetes mellitus im Vergleich zur Normalbevölkerung hin. Die Mehrzahl der Patienten entwickelt die Essstörung jedoch erst nach Manifestation des Diabetes. Hierbei sind Frauen deutlich häufiger betroffen als Männer. Die Komorbidität dieser beiden Erkrankungen macht eine therapeutisch vertretbare Blutzuckereinstellung oft unmöglich – mit den schwerwiegenden Risiken einer akuten Stoffwechselentgleisung bis hin zu vorzeitig auftretenden diabetischen Spätschäden (vgl. Senf & Herpertz 1996).

Als prädisponierender Faktor für die Entwicklung einer Essstörung bei Diabetes mellitus wird zum einen die trotz intensivierter Insulintherapie notwendige Kontrolle des Essverhaltens und Gewichtes gesehen. Zudem wird die Entwicklung der Essstörung auf psychischer Ebene als möglicher Ausdruck einer Überforderung oder auch Revolte gegen das »Diabetes-Regime« diskutiert – insbesondere bei Jugendlichen, bei denen der Diabetes mellitus dem »Streben nach Autonomie« entgegensteht (vgl. DHS 2004). Im Rahmen der Essstörung erfolgt eine bewusste Gewichtsabnahme dann z. B. durch Reduktion der Insulindosis, restriktives Essverhalten oder Erbrechen, was mit erheblichen medizinischen Risiken verbunden ist.

Engmaschige Zusammenarbeit von Medizin und Psychotherapie

Therapeutisch ist zu beachten, dass es sich im Falle der Komorbidität von Diabetes mellitus und Essstörung um ein problematisches Bewältigungsverhalten einer chronischen somatischen Erkrankung handelt. In der Behandlung müssen daher psychotherapeutische und internistische Maßnahmen engmaschig ineinandergreifen und machen eine intensive Zusammenarbeit der verschiedenen Fachbereiche erforderlich. Zu beachten ist, dass bei Diabetikern aufgrund der gestörten Insulinsekretion oder Insulinsensitivität die neuroendokrinen Mechanismen von Hunger und Sättigung beeinträchtigt sind, und somit das Wiedererlernen eines normalen Essverhaltens erschwert ist (vgl. Schweiger et al. 2003; Kapitel 8.7). Darüber hinaus besteht bei Patienten mit Typ 1 bzw. Typ 2 Diabetes mellitus ein erhebliches Risiko für die Entwicklung depressiver Störungen.

8 Essverhalten und Purging-Verhalten

Vera Baumer, Eva Wunderer und *Eveline Müller*

»Ich weiß noch genau, wie schwierig es am Anfang für mich bei ANAD war. Am besten erinnern kann ich mich an die ›Apfelsituation‹: Ich hatte heimlich meine Küchenwaage von daheim mitgenommen, habe alle Äpfel, die ich mir gekauft habe, genau abgewogen, die Kalorien ausgerechnet und auf die Äpfel geschrieben. Es wäre unmöglich gewesen, sie einfach so zu essen, obwohl ich einen Richtwert pro Apfel im Kopf hatte. ›Wenn ich etwas esse, das ich nicht bis auf jede Kalorie ausrechnen kann, passiert etwas Schlimmes, und ich nehme zu‹, dachte ich. Heute weiß ich, wie absurd das ist, doch ich war in meinen Gedanken gefangen.
Auf jeden Fall bin ich erwischt worden von den Therapeuten und Mitbewohnern. Sie haben mir die Äpfel und die Küchenwaage weggenommen. Im Nachhinein bin ich ihnen dankbar, aber in diesem Augenblick war ich total wütend auf die Therapeuten: ›Wieso nehmen sie mir das weg, was mich die ganze Zeit begleitet und mir Sicherheit gegeben hat?‹ Ich wusste nicht, was ich machen sollte. Ich lief fast jeden Tag in ein Geschäft, stand vor einer Küchenwaage und durchlebte einen inneren Kampf: Soll ich mir eine neue Waage kaufen oder soll ich nicht – denn ich wollte die Mitbewohner mit meiner Symptomatik nicht runterziehen. Letztendlich habe ich keine gekauft; der Wille, die Krankheit zu besiegen, war offensichtlich stärker.«
Luise, 15 Jahre

Ernährungstherapie und Psychotherapie arbeiten bei der Normalisierung des Essverhaltens eng zusammen. Erste Ziele sind der Aufbau einer geregelten Mahlzeitenstruktur und die Normalisierung des Gewichts. Weiterhin wird die Lebensmittelauswahl vergrößert, es werden Nahrungsmittel integriert, die sich die Patientin vormals verbot. Psychotherapeutische Intervention ist vor allem beim Abbau von symptomatischem Essverhalten gefragt, z. B. Fasten, Essanfällen oder Erbrechen. Und als letztendliche Ziele locken Flexibilität, Eigenständigkeit und Essen nach Hunger und Sättigung.

8.1 Schritt für Schritt zu einem neuen Essverhalten

In den ersten Wochen des Therapieaufenthaltes steht in der Regel das Essverhalten im Mittelpunkt: Was sind normale Portionsgrößen? Wie lassen sich Essanfälle verhindern? Wie kann ich mit einer Gewichtszunahme zurecht kommen? Die Patienten brauchen oft weitreichende Unterstützung, um ein neues Essverhalten zu erlernen und einzuüben. Daher besteht das ernährungstherapeutische Angebot bei ANAD aus mehreren Bausteinen: neben Einzelgesprächen gibt es Ernährungstherapiegruppen und praktische Angebote (vgl. Abbildung 8.1).

Jede Patientin wird zu Beginn ihres Therapieaufenthaltes ihrer Bezugsernährungstherapeutin zugeteilt. Diese ist für den gesamten Behandlungszeitraum Ansprechpartnerin bei allen Fragen und Belangen bezüglich der Ernährung und arbeitet im interdisziplinären Team eng mit der Bezugspsychotherapeutin und der Bezugssozialpädagogin zusammen.

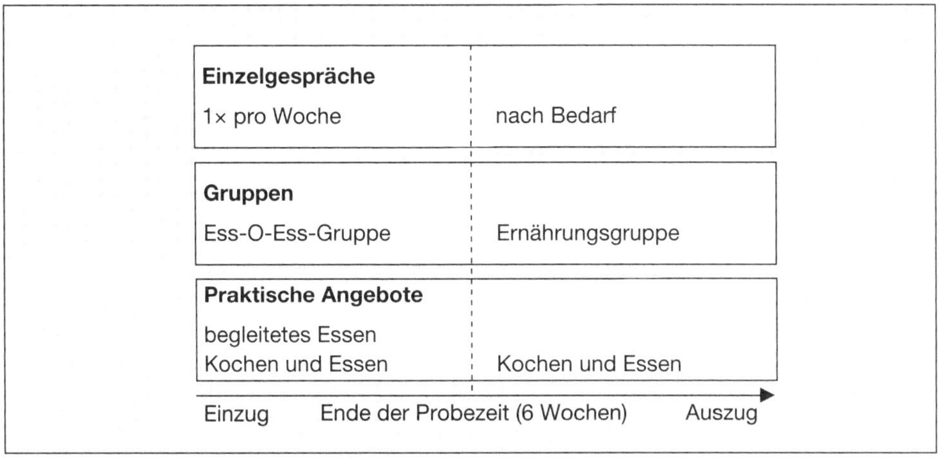

Abbildung 8.1: Bausteine der Ernährungstherapie bei ANAD im Therapieverlauf

8.1.1 Das Anti-Diät-Konzept

Die Ernährungstherapie bei ANAD basiert auf dem Anti-Diät-Konzept (vgl. Orbach 1979, 1984). Es wendet sich gegen diätetische Einschränkungen und Light-Produkte und will die Betroffenen wieder in die Lage versetzen, auf ihre eigenen Körpersignale zu hören und nach Hunger und Sättigung zu essen. »Der neue Weg des Essens heißt: Schluss mit den Diäten. Schluss mit dem Verschlingen von Essensbergen bei Hungerattacken. Schluss mit den ganzen Programmen, die Ihre Ernährung reglementieren. Schluss mit dem Verzicht auf Nahrungsmittel, die Sie wirklich gern essen« (Orbach 2003, S. 18).

Grundlegendes Ziel der Ernährungstherapie bei Essstörungen ist demnach eine angst- und symptomfreie Ernährungsweise, die bedarfs-, aber auch bedürfnisorientiert ist (s. Abbildung 8.2). Dies beinhaltet, dass sich die Patienten keine Lebensmittel verbieten, regelmäßig essen und ein altersentsprechendes gesundes Gewicht erreichen und halten.

Ernährungstherapie bei Essstörungen

Ziel der Ernährungstherapie bei Essstörungen ist es,
eine Ernährungsweise zu erreichen,
die angstfrei, natürlich und bedürfnisorientiert ist,
ohne rigide Nahrungskontrolle,
ohne zwanghaftes Kalorienzählen und
ohne diätetische Einschränkungen.

Abbildung 8.2: Zielsetzung der Ernährungstherapie bei Essstörungen

8.1.2 Wo stehe ich, wo will ich hin? Ernährungstherapeutische Einzelgespräche

In den ersten Einzelgesprächen klärt die Ernährungstherapeutin im Rahmen einer Ernährungsanamnese (vgl. Kapitel 6.4) das aktuelle Essverhalten ab: Was isst und trinkt die Patientin, was verbietet sie sich, wann isst sie, welche Faktoren nehmen Einfluss auf ihr Essverhalten, welche Symptome zeigt sie und seit wann? Die Ernährungstherapeutin bekommt einen Eindruck davon, welche Vorerfahrungen die Patientin bereits hat, wie groß ihre Schwierigkeiten sind, was sie also fordern, welches Tempo sie erwarten kann. Und sie lernt die Patientin kennen: Ist sie eher ängstlich oder selbstbewusst? Versucht sie, alles perfekt umzusetzen und richtet sich stark nach der Meinung anderer? All dies ist wichtig für die weitere Arbeitsbeziehung.

Darauf aufbauend formuliert die Patientin individuelle Ziele, die sie während des Aufenthaltes erreichen möchte, und klärt, welche Unterstützung sie dafür benötigt. Wir legen Wert darauf, dass die Betroffene sich ihre Ziele weitgehend selbst steckt, da sie dann motivierter ist, ihre Vorsätze auch in die Tat umzusetzen. Dabei lassen wir die Patientin den gegenwärtigen Ist-Zustand und den gewünschten Soll-Zustand gegenüberstellen (vgl. Arbeitsblatt 5). Abbildung 8.3 zeigt Luises Ziele zu Beginn der Therapie bei ANAD.

Name: *Luise* Datum: *6.7.06*

Meine Ziele im Ernährungsbereich

Aktuelles Problem (Ist-Zustand)	Therapieziel (Soll-Zustand)
- Kalorien zählen *- essen nach Plan und Kalorien*	*→ freies Essen (was einem schmeckt ohne Kalorienbuch)*
- Angst nicht mehr zu essen aufhören zu können	*→ dem Hunger- und Sättigungsziel wieder vertrauen zu können*
- totale Angst vor Gewichtszunahme, was sich aufs Essen auswirkt	*→ Gewicht so nehmen, wie es ist, ohne Auswirkung auf das Essen; Vertrauen zum Körper*
- Problem mit Essengehen	*→ das wieder lernen*
- viele „verbotene" Lebensmittel, die ich früher aber total gern gegessen habe	*→ Lernen alle Lebensmittel wieder einzubauen*
- Problem mit Portionsgrößen: was ist eine richtige Portion?	*→ Portionsgrößen abzuschätzen lernen*
- Problem mit Kochen: wie viel Fett usw.	*→ richtig und gesund kochen lernen*

Abbildung 8.3: Luises Ziele in der Ernährungstherapie

8.1.3 Eine Scheibe Brot und ein Löffel Honig – das Führen von Essprotokollen

Jede Patientin führt zu Beginn der Therapie über sieben Tage hinweg ein Essprotokoll (vgl. auch Kapitel 8.5).

Die Patientin erhält dazu entsprechende Vordrucke und eine genaue Anleitung (vgl. Arbeitsblätter 6 und 7). Inhalt sind zum einen die genauen Lebensmittel sowie Essens- und Trinkmengen, zum anderen die Gedanken und Gefühle rund um die Mahlzeiten. Die Auswertung der Nahrungszufuhr erfolgt mit einer speziellen Software, das Ergebnis gleichen wir mit den Empfehlungen der Deutschen Gesellschaft für Ernährung für das entsprechende Geschlecht und Alter ab. Mahlzeiten, die unmittelbar danach erbrochen wurden, fließen nicht in die Auswertung ein.

Essprotokolle auswerten

Die Patientin bekommt in der nächsten Einzelsitzung eine Rückmeldung über die wichtigsten Aspekte. Dies sind zu Beginn meist die Kalorienzufuhr, Abweichungen im Nährstoffverhältnis zwischen Eiweiß, Fett und Kohlenhydraten, gravierende Vitaminmängel und der Flüssigkeitshaushalt. Die Flüssigkeitszufuhr darf bei der Protokollierung des Essverhaltens auf keinen Fall vergessen werden. Bulimische Patienten verlieren durch das Erbrechen oft sehr viel Flüssigkeit, magersüchtige schränken sich zum Teil ein, um einen leeren Magen und flachen Bauch zu behalten. Die empfohlene Trinkmenge von zwei Litern pro Tag ist für viele Essstörungspatienten anfangs kaum zu bewältigen. Andererseits gibt es immer wieder Patienten, die literweise (kalorienarme) Flüssigkeit zu sich nehmen, um ihr Hungergefühl zu dämpfen oder Wiegeergebnisse zu manipulieren.

Genauere Auswertungen des Essprotokolls im Hinblick auf den Nährstoffgehalt, z. B. an Vitaminen und Mineralstoffen, machen keinen Sinn, solange keine ausreichende Kalorienzufuhr gesichert bzw. das Verhalten noch sehr symptomatisch und beispielsweise durch häufige Ess-Brech-Anfälle geprägt ist. In diesen Fällen wird ein zweites Essprotokoll geführt, wenn sich die Symptomatik entsprechend verbessert hat. Auch wenn eine Patientin sehr unsicher oder der Gewichtsverlauf außergewöhnlich ist, da er lange stagniert oder die Patientin plötzlich sehr stark zunimmt, kann es Sinn machen, zu einem späteren Zeitpunkt in der Therapie noch einmal das genaue Essverhalten zu erfassen.

Das Nährstoffverhältnis von Eiweiß, Fett und Kohlenhydraten ziehen wir jedoch von Anfang an in Betracht, denn dieses sollte auch dann ausgewogen sein, wenn die Patientin insgesamt noch zu wenig isst. Wenn sie bei niedriger Kalorienzufuhr beispielsweise sehr viele Kohlenhydrate zu sich nimmt, versuchen wir, Steigerungen der Essensmengen eher mit eiweiß- und fettreichen Lebensmitteln zu erreichen.

ANAD Intensivtherapeutische Wohngemeinschaften Essprotokoll von: *Luise*

Mahlzeit von … bis	mit wem	Situation vor dem Essen, Gedanken, Gefühle, Appetit auf	Hunger (in %)	Menge	Lebensmittel / Getränk	Satt (in %)	Heißhunger-Attacke (ja / nein)	Gewichtsregulierende Maßnahmen (Sport, Erbrechen, Abführmittel…)	Situation nach dem Essen (Gedanken, Gefühle)
8.15-9.00	*begleit. Essen*	*Angst, dass ich mich von den anderen nicht abgrenzen kann*	*0 %*	*1 1 1 TL*	*Vollkornsemmel Vollkornbrot Marmelade*	*100 %*	*Nein*	*Nein*	*Überfordert: Ich habe mehr gegessen als ich mir eigentlich vorgenommen habe.*
13.00-13.30	*Papa*	*große Überwindung überhaupt zu essen*	*0 %*	*300 g*	*Gemüsemischung (Tiefkühlkost)*	*70 %*	*Nein*	*Nein*	*musste mich unbedingt ablenken.*
18.15-19.00	*begleit. Essen*	*Abschied von Papa, bisschen hektisch*	*50 %*	*2 Scheiben 2 Scheiben ½ St.*	*Weizentoast Räucherlachs Paprika*	*100 %*	*Nein*	*Nein*	*Demotiviert, Heimweh. Gedanke: Das schaffe ich hier ja nie*

Wochentag und Datum: *Sonntag 09.07.06*

Mahlzeit von … bis	mit wem	Situation vor dem Essen, Gedanken, Gefühle, Appetit auf	Hunger (in %)	Menge	Lebensmittel / Getränk	Satt (in %)	Heißhunger-Attacke (ja / nein)	Gewichtsregulierende Maßnahmen (Sport, Erbrechen, Abführmittel…)	Situation nach dem Essen (Gedanken, Gefühle)
7.00-7.30	*Mitbewohnerinnen*	*Große Überwindung wegen Motivationsloch*	*0 %*	*2 2 TL 1 Scheibe 1 Scheibe*	*Vollkornsemmeln Fruchtaufstrich Frischkäse in Scheiben (Doppelrahm) Toastkäse 45 % Fett*	*80 %*	*Nein*	*Vielleicht unbewusster Bewegungsdrang. habe mich halt nicht hingestzt*	*Vielleicht unter den ganzen negativen Gedanken auch ein bisschen Stolz.*
14.00-14.30	*Kochen + Essen*	*Keinen Hunger, heiß, mit den Nerven fertig*	*0 %*	*2 Servierlöffel 3 Servierlöffel*	*Reis Asiatische Soße (Kokosmilch, Ananas, Gemüse)*	*100 %*	*Nein*	*Radfahren, auch zur Ablenkung*	*Gefühl nicht so toll, aber irgendwann muss man ja mal beginnen*
19.30-20.00	*begleit. Essen*	*Große Überwindung, Angst vor Butter und Nachtisch*	*50 %*	*2 Scheiben 1 Scheibe 2 TL 2 TL 1 Schälchen 150 g*	*Vollkornbrot Toast Butter Veg. Aufstrich Salat (Paprika + Käse) Vanilledessert mit Schokoraspeln*	*100 %*	*Nein*	*Nein*	*Große Versuchung mich zu bewegen, kann kaum glauben, dass ich das alles geschafft habe, Völegefühl*
über den Tag verteilt				*1 l*	*Wasser und Tee*				

Wochentag und Datum: *Montag 10.07.06*

Abbildung 8.4: Luises Essprotokolle zu Beginn des Therapieaufenthalts

Ein Beispiel

In Luises Essprotokoll sind die Getränke zunächst gar nicht bzw. nur zusammenfassend und relativ ungenau protokolliert. Süßigkeiten und Zwischenmahlzeiten fehlen weitgehend, bei den begleiteten Hauptmahlzeiten isst Luise jedoch gut mit, obwohl sie oftmals angibt, keinen Hunger zu empfinden und wenig motiviert zu sein (s. Abbildung 8.4). Sie fühlt sich überfordert, ist jedoch zugleich stolz auf ihre Fortschritte. Um ihr Gewicht zu regulieren, bewegt Luise sich viel, daher erarbeitet sie später zusammen mit ihrer Ernährungstherapeutin und ihrer Sozialpädagogin ein Bewegungsprotokoll und entsprechende Zielsetzungen in diesem Bereich (vgl. Kapitel 8.3).

Wahrheitsgehalt überprüfen

Gerade zu Beginn ist es manchen Patienten peinlich, alles aufzuschreiben und sich damit auch selbst vor Augen zu führen, was sie essen, und wie viel sie bei einem Essanfall zu sich nehmen. Und so muss die Ernährungstherapeutin – oder auch die Bezugspsychotherapeutin, die sich das Protokoll in Bezug auf auslösende und verstärkende Verhaltensweisen ebenfalls ansieht (vgl. Kapitel 8.5) – bisweilen nachhaken, da ein Essprotokoll möglicherweise »schöngeschrieben« wird.

Hinweise darauf sind, dass, wenn die einzelnen Mahlzeiten sehr klar voneinander abgegrenzt sind, bei den Befindlichkeiten keinerlei Lust- oder Giergefühle beschrieben werden sowie die Mahlzeitenmengen schon sehr normal aussehen und nur alle paar Tage einmal ein kontrollierter Essanfall beschrieben wird. Bei magersüchtigen Patienten sollte man stutzig werden, wenn die Mahlzeiten auf dem Papier sehr abwechslungsreich aussehen, die Patientin aber noch sehr zwanghaft wirkt und ihr Essverhalten im persönlichen Gespräch auch als rigide beschreibt. Wir sprechen die Protokolle zunächst immer noch einmal mit der Patientin durch, bevor wir mit der Auswertung beginnen. Sollte sich zeigen, dass an einzelnen Tagen nicht genau mitgeschrieben oder manches verschwiegen oder beschönigt wurde, nehmen wir diese nicht in die Auswertung mit auf.

Parallel zu den Einzelberatungen besucht die Patientin in den ersten sechs Wochen des Therapieaufenthaltes die sogenannte Ess-O-Ess-Gruppe, danach wechselt sie in eine Ernährungsgruppe, die sie bis kurz vor Ende der Therapie besucht.

8.1.4 Die Ess-O-Ess-Gruppe – gemeinsame Arbeit an individuellen Zielen

Während es in den ersten Einzelgesprächen mit der Ernährungstherapeutin vor allem um eine Bestandsaufnahme geht, steht in der Ess-O-Ess-Gruppe von Anfang an die Veränderung des Essverhaltens im Vordergrund. Die Gruppe findet einmal pro Woche statt, jede Sitzung dauert eine Stunde.

Individuelle Ziele vereinbaren

Die Teilnehmer, also die neu eingezogenen Patienten, setzen sich individuelle Ziele, die sie in der kommenden Woche erreichen wollen. Anna möchte versuchen, wieder Schokolade und damit ein Lebensmittel zu essen, das sie sich bislang verbietet. Barbara nimmt sich vor, wieder ein Frühstück einzuführen und damit einer geregelten Mahlzeitenstruktur ein Stück näher zu kommen. Das Tempo ist unterschiedlich: Manche Patienten kommen direkt aus der Klinik und sind es bereits gewohnt, fünf Mahlzeiten am Tag zu essen. Für andere ist es bis dorthin noch ein weiter Weg.

Wichtig ist, die Ziele ganz konkret zu formulieren. In Annas Fall lautet das Ziel also: »Ich möchte in der kommenden Woche an drei Tagen einen Riegel Schokolade essen«, und nicht nur: »Ich will mal wieder Schokolade essen«. Einmal ein Stück zu probieren, kann ein großer Fortschritt sein, doch von der Liste der verbotenen Lebensmittel kann Anna die Schokolade erst streichen, wenn sie sich traut, sie immer wieder einmal in ihren Speiseplan einzubauen. Auch bei Barbara ist es nicht mit der Aussage getan: »Ich möchte wieder frühstücken«. Vielmehr ist es sinnvoll genau festzulegen, was sie bei diesem Frühstück essen und trinken wird, um welche Uhrzeit sie es zu sich nehmen möchte, ob sie vielleicht mit anderen zusammen in der Wohngruppe essen will usw.

Zudem müssen die Ziele natürlich realistisch sein. Wenn die Patientin sehr hohe Ansprüche an sich selbst stellt, bewährt es sich, »Jokertage« einzubauen. Barbara würde demnach nicht von sich verlangen, ab sofort jeden Tag zu frühstücken, sondern sie würde als Ziel festlegen, dass sie an fünf von sieben Tagen in der kommenden Woche morgens etwas zu sich nimmt.

Zielerreichung evaluieren

Die Gruppenmitglieder unterstützen sich bei der Festlegung der Ziele. Sie geben Tipps, berichten von eigenen Erfahrungen und konfrontieren einander, wenn sie Ziele nicht als Herausforderung empfinden. Und sie geben Rückmeldung, wenn in der Woche darauf besprochen wird, inwieweit jede Patientin ihre Ziele tatsächlich umgesetzt hat, und wie es ihr dabei erging. Anna hat ihren Riegel Schokolade an drei Tagen geschafft, das will sie nun beibehalten und wagt sich für die kommende Woche an zwei Stück Kuchen.

Barbara hingegen hat nur zweimal in ihrer Wohngruppe gefrühstückt. Gemeinsam mit der Gruppe und der Ernährungstherapeutin erforscht sie nun, wo die Schwierigkeiten lagen, und was ihr bei der Umsetzung des Ziels weiterhelfen könnte. Eine ihrer Mitbewohnerinnen, die auch in der Ess-O-Ess-Gruppe ist, bietet ihr an, mit ihr zusammen zu frühstücken, zudem nimmt sich Barbara vor, früher aufzustehen um mehr Zeit für ihre Morgenmahlzeit zu haben.

Bewertung mit Smiley-System

Ob die Patientin ihr Ziel erreicht hat, wird auch schriftlich festgehalten in Form eines Smiley-Systems. Anna gibt sich ein grünes lachendes Gesicht, denn sie hat ihr Ziel erreicht. Barbara hat es immerhin teilweise geschafft zu frühstücken und erhält daher einen gelben Smiley. Die rote Farbe zeigt an, dass der Vorsatz nicht eingehalten wurde. So kann die Entwicklung der Patientin in der Gruppe beobachtet werden, und es ist auch für die Patienten selbst gut nachvollziehbar, ob sie weiterkommen in Bezug auf ihr Essverhalten oder stagnieren. Die »Smiley-Reihe« ist dann auch Grundlage für das Gespräch am Ende der Probezeit, nach sechs Wochen in den ANAD Wohngruppen (vgl. Kapitel 6.3).

Häufen sich bei einer Patientin die roten Punkte, so ist vor allem die Ernährungstherapeutin gefragt. Von den anderen Gruppenteilnehmern kommt oft zu wenig Druck, da diese am Anfang des Therapieaufenthaltes noch viel Verständnis für die Symptome der anderen haben – und sicherlich auch die Befürchtung, selbst ebenfalls stärker mit den eigenen Schwierigkeiten konfrontiert zu werden, wenn sie sich bei anderen sehr kritisch äußern.

Die Rolle der Ernährungstherapeutin

Während Anna in der folgenden Woche aus der Gruppe also vielleicht Rückmeldungen bekommt wie: »Ist doch toll, dass du mal vom Kuchen probiert hast!«, wird die Ernährungstherapeutin darauf hinweisen, dass das Ziel war, zwei ganze Stück Kuchen zu essen und nicht ein halbes – und dieses keineswegs zu hoch gegriffen und unrealistisch war. Auch bei der Festlegung der individuellen Vorsätze liegt es oft an der Gruppenleitung, kritisch und genau nachzufragen, welches Ziel denn sinnvoll sein könnte. Ein Gummibärchen mehr in der kommenden Woche bringt kaum weiter, vielmehr ist in einem solchen Fall die Motivation der Patientin zu hinterfragen. Und die Ernährungstherapeutin kann sie damit konfrontieren, dass sie noch viele Monate in der Ess-O-Ess-Gruppe sitzen müsste, wenn sie in dieser Geschwindigkeit weitermachte.

Die Herausforderung an den Gruppenleiter liegt also darin, von Anfang an ein angemessenes Tempo vorzugeben. Die Basisarbeit, das heißt regelmäßig und ausreichend zu essen, muss relativ zügig vorangehen, um innerhalb der sechsmonatigen Therapiezeit bei ANAD auch noch Zeit zu finden für die »Kür«: Essen nach Hunger und Sättigung, Essen in der Öffentlichkeit, Essen mit Freude, Spaß und Genuss.

8.1.5 Die Ernährungsgruppe – Hilfestellung und Hintergründe

Nach Ende der Probezeit wechseln die Patienten in die Ernährungsgruppe. Nun geht es nicht mehr so sehr um individuelle kleinschrittige Ziele, sondern eher um allgemeine Themen und Probleme.

Zu Beginn der Stunde wird gesammelt, was bei den Teilnehmern ansteht. Es gilt: Aktuelles geht vor. Wenn eine Patientin also Hilfestellung beim Essverhalten braucht, werden zuvor geplante Themen zurückgestellt.

Heute berichtet Susanne, dass es bei ihr in den vergangenen Tagen vermehrt zu Rückfällen in die Essstörungssymptomatik kam. Die anderen Patienten und die Ernährungstherapeutin fragen nach, wie die Rückfälle aussahen, wann sie auftraten, und wie Susanne sie sich erklärt. Dann gibt zunächst die Gruppe der Patientin Hilfestellung. Sandra berichtet von ihren eigenen Erfahrungen und bietet Susanne an, dass sie sich abends treffen, da Susannes Essanfälle vor allem in den Abendstunden auftreten. Johanna macht Susanne darauf aufmerksam, dass ihre üppigen Süßigkeitenvorräte geradezu zu einem Essanfall verführen (vgl. Kapitel 8.5). Unterstützung ist somit ebenso wichtig wie Konfrontation mit Verhaltensweisen, die das Essverhalten der Betroffenen ungünstig beeinflussen könnten.

Die Ernährungstherapeutin greift gegebenenfalls korrigierend ein und ergänzt ihre Sichtweise. So lässt sie sich von Susanne aufzählen, was sie tagsüber isst. Es zeigt sich, dass Susanne an den Tagen, an denen es abends zu Essanfällen kam, meist sehr wenig zu sich nahm – die Heißhungerattacke erscheint also vorprogrammiert.

Manchmal sprechen auch die Mitbewohner in der Ernährungsgruppe Schwierigkeiten im Essverhalten einer Patientin an. »Wir sehen dich nie essen und wenn, isst du immer nur so wenig. Geht es dir wieder schlechter?« In diesem Fall wird zunächst die Sichtweise der Patientin selbst geklärt. Vielleicht erweist sich die Situation gar nicht als Problem, da die Patientin neuerdings vor allem in der Schule isst. Oder sie hat selbst noch gar nicht bemerkt, wie restriktiv ihr Essverhalten geworden ist, und die Rückmeldung der Mitbewohnerinnen macht es ihr nun bewusst. Jeder nimmt etwas anderes wahr, jeder deutet es anders, und es ist wichtig, ruhig und sachlich die verschiedenen Perspektiven darzustellen und zu hinterfragen. Dass die Patientin sich beobachtet oder an den Pranger gestellt fühlt, ist kaum je der Fall, da sie darauf gefasst ist. Die neuen Gruppenteilnehmer werden zu Beginn von einer erfahrenen Patientin in die Abläufe und Regeln eingeführt, und dabei wird betont, dass in der Gruppe alles offen angesprochen werden darf – dann aber auch in der Gruppe verbleibt. Wir vermitteln den Patienten, dass Rückmeldung zu ihrem Wohle geschieht, dass sie zeigt, dass die anderen sich kümmern und unterstützen wollen.

Überblick über das Essverhalten aller Gruppenmitglieder

Nicht immer nehmen die Probleme Einzelner so großen Raum in der Ernährungsgruppe ein. Fester Bestandteil ist jedoch ein kurzes Blitzlicht zum aktuellen Essverhalten. So weiß die Therapeutin über die Fortschritte jeder einzelnen Patientin Bescheid, denn Einzelgespräche finden im weiteren Verlauf des Therapieaufenthaltes oft nur mehr nach Bedarf statt. Betont wird die Eigenverantwortung der Patientin, das heißt die Ernährungstherapeutin fragt nicht mehr nach, ob einzelne Ziele auch umgesetzt wurden. Zeigt eine Patientin jedoch wenig Motivation und bringt sich über längere

Zeit nicht in die Gruppe ein, kann ein »Time-out« von der Ernährungsgruppe festgelegt werden. Die Patientin kann in dieser Zeit zum Gruppentermin erscheinen, jedoch nur, wenn sie sich aktiv beteiligt; Einzeltermine gibt es während der Auszeit nicht.

Themenstunden

Steht nichts Dringendes von Patientenseite an, widmen wir einzelne Gruppenstunden bestimmten Themen (s. Abbildung 8.5). Die Themenstunden dienen zum einen der Informationsvermittlung. Zum anderen legen wir jedoch Wert darauf, dass jede Patientin individuelle Ziele für sich ableitet.

Wichtige Themen in der Ernährungsgruppe

- Was ist ein normales Essverhalten?
- Hunger, Appetit und Sättigung
- Gewicht, »Set-Point«, Wohlfühlgewicht
- Light-Produkte
- Medizinische Komplikationen bei Essstörungen
- Essen mit Genuss
- Aktuelle Anlässe, z. B. Weihnachtsessen, Familienfeste etc.

Abbildung 8.5: Themen in der Ernährungsgruppe

Übungen in der Ernährungsgruppe

Sehr bereichernd sind praktische Übungen in der Gruppe, beispielsweise ein Genusstraining, bei dem verschiedene Joghurts verkostet werden: ein fetthaltiger neben einem fettreduzierten, ein Joghurt mit Zucker und einer mit Honig neben einem mit Süßstoff, einer mit künstlichen Erdbeeraromen neben einem mit echten Erdbeeren. Die Patienten versuchen, die unterschiedlichen Inhaltsstoffe zu bestimmen, ohne dass sie wissen, um welchen Joghurt es sich jeweils handelt. Sie beschreiben, wie sich die verschiedenen Joghurts im Mund anfühlen, und wie sie das empfinden. Und sie horchen in sich hinein: Wie würde mein Geschmack entscheiden? Und was bringt mich dazu, dann doch den Light-Joghurt mit Süßstoff zu kaufen, obwohl mir derjenige mit vollem Fettgehalt eigentlich viel besser schmeckt?

Außenaktivitäten

Zudem gehen wir mit den Patienten in regelmäßigen Abständen in ein Café oder zum Eisessen. In der Regel kündigen wir solche Unternehmungen nicht im Voraus an, um zu verhindern, dass unnötige Ängste entstehen oder die Patienten vorher am Essen sparen, damit sie sich den Eisbecher am Nachmittag »leisten« können. Das ist eine Herausforderung für viele Patienten, doch zunehmende Flexibilität ist ein wichtiges Ziel in der Ernährungstherapie, und dazu gehört eben auch, spontan im Café ein Stück Kuchen zu essen. Jede Patientin muss bei solchen Ausflügen etwas bestellen, und das darf nicht nur ein Glas Mineralwasser sein, denn das wäre auch den anderen gegenüber unfair. Was wer isst, klären wir ab, bevor wir das Café betreten. Dabei wird auf die individuelle Situation der Patientin Rücksicht genommen: zwischen einem Stück Obstkuchen mit dünnem Biskuitboden und einer Schwarzwälder-Kirsch-Torte liegen für viele Betroffene Welten. Wirksam ist dann die Erfahrung: »Mir passiert nichts Schlimmes, ich kann es aushalten, und wenn es gut läuft, dann schmeckt es sogar.«

In der Öffentlichkeit zu essen, ist für viele Essstörungspatienten anfangs schwierig. Umso wichtiger ist es, dass sie sich der Situation immer wieder stellen, ohne sie zu dramatisieren. Entsprechend legen wir Wert auf ganz normale, alltägliche Tischgespräche. Lediglich bevor wir auseinandergehen, sprechen wir noch einmal kurz darüber, wie jede einzelne mit der Situation zurecht kam. Wenn eine Patientin dann rückmeldet, dass sie große Schwierigkeiten hat, werden diese im Einzelgespräch oder in der nächsten Ernährungsgruppe, in Notfällen auch gleich anschließend im Einzelkontakt mit der Ernährungstherapeutin besprochen. So wollen wir vermeiden, dass am Schluss des geselligen Ausfluges doch noch die Essstörungssymptomatik in der Runde in den Vordergrund rückt.

8.2 Aufbau einer geregelten Mahlzeitenstruktur

Der Aufbau einer geregelten Mahlzeitenstruktur ist der erste Schritt auf dem Weg zu einem normalen Essverhalten (vgl. APA 2006). Ein Teil der Patienten ist bereits von einem vorausgehenden Klinikaufenthalt an fünf Mahlzeiten pro Tag gewöhnt – bei ihnen geht es darum, diese Struktur aufrechtzuerhalten. Andere Patienten kommen ohne festen Essensrhythmus bei ANAD an. Dann werden zunächst drei Mahlzeiten integriert: Frühstück, Mittagessen und Abendessen. Später können Zwischenmahlzeiten hinzugenommen werden.

Unterstützung bietet das therapeutisch begleitete Essen, das morgens, mittags und abends angeboten wird. Das Mittagessen wird gemeinsam mit den Patienten gekocht, die fachliche Anleitung liegt bei einer Ernährungstherapeutin und einer Sozialpädagogin.

Wer wie oft am begleiteten Essen teilnimmt, wird von Woche zu Woche vom behandelnden Team bei ANAD entschieden. Viele Patienten nehmen in den ersten Wochen regelmäßig teil und übernehmen dann ihre Mahlzeitenplanung zunehmend eigenständig. Andere erleben zu einem späteren Zeitpunkt einen Motivationseinbruch oder verstärkt Rückfälle und werden in der Folge erneut zum begleiteten Essen eingeteilt. Patienten, deren Gewicht unter einem BMI von 16 kg/m^2 liegt oder die in kurzer Zeit rapide an Gewicht verloren haben, nehmen regelmäßig an den begleiteten Mahlzeiten teil, ebenso sehr junge Patienten.

Parallel zur Teilnahme an den begleiteten Mahlzeiten wird mit der Patientin ein Essplan aufgestellt, der individuell auf den Bedarf und die Bedürfnisse zugeschnitten ist.

8.2.1 Essen nach individuellem Plan

Im Essplan sind alle Lebensmittel, Getränke und deren Mengen festgelegt, allerdings nicht in Gramm und Millilitern, sondern in alltagstauglichen Angaben, sprich Löffel, Tasse, Scheibe usw. Alles genau abzuwiegen entspricht nicht einem normalen Ernährungsverhalten, und so sind in den Wohngruppen keine Küchenwaagen vorhanden, sondern lediglich Messbecher. Bei Patienten, die sich sehr schwer tun, einzelne Mahlzeiten zu sich zu nehmen, schreiben wir Essenszeiten mit auf. Teilweise planen wir auch gemeinsames Kochen mit Mitbewohnerinnen im Essplan ein – wenn nicht ohnehin das therapeutisch begleitete Kochen und Essen besucht wird.

Portionsgrößen festlegen

Die Portionsgrößen leiten sich aus den Empfehlungen der Deutschen Gesellschaft für Ernährung ab. Diese geben einen Richtwert vor, sowohl was die Kalorienmenge als auch die Versorgung mit den einzelnen Inhaltsstoffen, also Kohlenhydraten, Fett, Eiweiß, Vitaminen etc. angeht. Als Faustregel gilt, dass die Energiezufuhr zu 12–15 % aus Eiweiß, 25–30 % aus Fett und 55–60 % aus Kohlenhydraten stammen sollte (vgl. Abbildung 8.6). Wir haben daraus Tagesempfehlungen (vgl. Arbeitsblatt 8) für verschiedene Nährstoffgruppen abgeleitet, an denen sich die Patienten orientieren können. Zudem erhält jede Patientin ein Arbeitsblatt (vgl. Arbeitsblatt 9), das die Portionsempfehlungen noch einmal zusammenfasst und individuelle Hinweise enthält. Die Patientin vermerkt darauf für jeden Tag der Woche, ob sie die Empfehlungen eingehalten hat oder nicht.

Gesunde Ernährung heißt ...

- ausgewogen essen: 12–15 % der Energiezufuhr aus Eiweiß, 25–30 % aus Fett und 55–60 % aus Kohlenhydraten.
- ausreichend trinken: 1,5–2 Liter pro Tag, am besten Wasser oder ungesüßter Tee.
- auf frische und vitaminreiche Kost zu achten. Nahrungsergänzungsmittel sind keine gute Alternative: sie sind teuer, in ihren Langzeitwirkungen zumeist wenig erforscht und bei gesunder Ernährung überflüssig.
- sich keine Lebensmittel verbieten (sofern keine Allergien oder Unverträglichkeiten bestehen).
- keine Diäten.
- angstfrei essen.
- flexibel sein.

Abbildung 8.6: Gesunde Ernährung

Wir empfehlen die Mahlzeiten so zu planen, dass sich die Kalorienmenge in etwa wie folgt auf den Tag verteilt: Frühstück: 25 %, Zwischenmahlzeit: 10%, Mittagessen: 30 %, Zwischenmahlzeit: 10 %, Abendessen: 25 %. Der Ratschlag, morgens wie ein König, mittags wie ein Fürst und abends wie ein Bettelmann zu essen, gilt in unserer Lebenswelt also nur noch selten, da viele Tätigkeiten vorwiegend im Sitzen ausgeübt werden, und es nicht selten den Freizeitaktivitäten in den Abendstunden vorbehalten bleibt, für körperliche Anstrengung und Kalorienabbau zu sorgen.

Mit zunehmender Entwicklung der Patientin wird der Essplan immer flexibler. Anfangs ist es teilweise notwendig, das Mittagessen genau festzulegen: »Ein Teller Nudeln mit zwei Schöpfkellen Soße und ein Joghurt«. Später ist es der Patientin freigestellt, ihre Mahlzeit selbst zusammenzustellen aus einer Beilage, 150 bis 200 g Gemüse, Fisch, Fleisch oder Eiern, Soße und einem Nachtisch. Und im weiteren Verlaufe der Therapie wird der Essplan ganz überflüssig – Ziel ist schließlich, dass die Patientin nach Appetit, Hunger und Sättigung isst und nicht nach Plan. In schwierigen Situationen jedoch kann es der Patientin auch zu einem späteren Zeitpunkt helfen, noch einmal einen Essplan aufzustellen. So kann sie verhindern, dass sich anderweitige Probleme auf ihr Essverhalten auswirken, und sie lange nachdenkt, was eine angemessene Mahlzeit sein könnte.

Individualität wahren

Wichtig ist, dass der Essplan individuell für die Patientin erstellt wird und sie wirklich das Gefühl hat, dass er umsetzbar ist. So wird die Eigenverantwortung gestärkt und die Patientin motiviert, sich dann auch an den Plan zu halten. Sollte ihr dies nicht gelingen, hat sie ein Ziel nicht erreicht, das sie sich selbst gesteckt hat – und nicht eine Vorgabe von außen nicht erfüllt, wie es bei einem Standard-Essplan aufgefasst werden könnte. Entsprechend weicht der individuelle Essplan teilweise auch von den Speiseplänen ab, die für das begleitete Frühstück und Abendessen ausgegeben werden. Dies ist auch dann der Fall, wenn eine Patientin stark zunehmen und daher größere Portionen zu sich nehmen muss.

Abbildung 8.7 zeigt den individuellen Essplan von Luise, die Vorlage dazu liefert Arbeitsblatt 10. Luise aß zunächst zu wenig, um ihr Gewichtsziel zu erreichen. Erst als ihre Probezeit verlängert wurde und der Abschied von ANAD drohte, setzte sie die Vorgaben um:

»Als ich vier Wochen verlängerte Probezeit bekam, stellte ich mir einen neuen Essplan auf. Ich wollte unbedingt hier bleiben. Es war ein Schock: 6 Mahlzeiten + 1 l Saft! In mir ratterte gleich wieder alles, wie viele Kalorien das sind und wo ich am besten etwas weglassen kann. Aber da meinte meine Ernährungstherapeutin nur: ›Entweder du gibst die Essstörung ganz auf, oder du bleibst immer drin. Du musst es für dich machen. Ich kann nur Tipps geben, aber du musst es umsetzen.‹ Da machte es bei mir zum ersten Mal ›Klick‹. Und ich fing an die Sache durchzuziehen.

Lange Zeit brauchte ich noch Bestätigung. Sonst hätte ich das nicht umsetzen können, was ich mir vorgenommen hatte, aus Angst es könnte falsch sein.
Ich schrieb Esspläne und gab sie der Ernährungstherapeutin zur ›Kontrolle‹. Manchmal fragte ich mich, ob sie sich nicht ein bisschen genervt von mir fühlte. Aber mir ging es einfach besser, nachdem ich aus einem Einzel oder aus der Ernährungsgruppe kam.«

Mahlzeit / Datum	Montag, 6.11.06	Dienstag, 7.11.06
Frühstück	8 EL Müsli 150g Joghurt 1 TL Honig 1 Banane	1 Semmel, 2 Scheiben Brot 4 TL Butter, 1 Scheibe Käse 1 TL Nutella, 1 TL Honig, 1 TL Marmelade
Zwischenmahlzeit	1 Semmel 1 TL Butter 2 Scheiben Käse	1 Müsliriegel 1 Obst
Mittagessen	Teilnahme am Kochen und Essen	100 g Nudeln + Grundsoße: 1 EL Mehl, 1 TL Butter, ½ Glas Milch + 1 Handvoll Erbsen, + 1 Joghurt
Zwischenmahlzeit	1 Teilchen vom Bäcker z.B. Mohnschnecke, Quarktasche, Butterbrezel	2 Riegel Schokolade 1 Birne
Abendessen	3 Scheiben Brot, 3 TL Butter, 1 Scheibe Käse, 1 Scheibe Schinken, 1 TL vegetarischer Aufstrich ¼ Gurke + 150g Fruchtjoghurt	1 Semmel, 2 Scheiben Toast 4 TL Butter, 1 TL Frischkäse 1 Scheibe Käse, 1 TL vegetarischer Aufstrich, 1 Scheibe Schinken, 3 Essiggurken
Spätmahlzeit	150g Sahnejoghurt 1 Apfel	1 Tasse Milch 5 Kekse
Getränke/Sonstiges	+ 1 Liter Saft!	+ 1 Liter Saft!

Abbildung 8.7: Auszug aus einem Essplan von Luise

Trinkmenge festlegen

Der Essplan muss unbedingt auch eine angemessene Trinkmenge festlegen, denn vielen Patienten fällt es schwer, entsprechend viel Flüssigkeit zu sich zu nehmen. Gerade magersüchtige Patienten fühlen sich oft voll und aufgebläht von der für sie ungewohnt großen Essensmenge und wollen nicht noch zusätzlich trinken. Es bietet sich daher an, die Trinkmenge auf Zeiten zwischen den Mahlzeiten zu verteilen. Als Richtlinie geben wir den Patienten mit, dass sie zum Essen eine Tasse Wasser, Tee oder Saft trinken und mindestens am Vormittag und Nachmittag je einen halben Liter, gegebenenfalls abends noch einmal.

Zwischenmahlzeiten und warme Mahlzeiten integrieren

Meist enthält der Essplan auch eine Liste verschiedener Zwischenmahlzeiten, die die Patientin dann je nach Appetit und Zeit einbauen kann. In der kurzen Schulpause ist ein belegtes Brot realistisch, am Nachmittag kann es auch ein selbst gemachter Obstsalat sein. Nicht immer wünschen sich die Patienten dabei viel Abwechslung, denn: immer das Gleiche zu essen bedeutet auch, Kontrolle zu bewahren. Das ist – wie so oft in der Ernährungstherapie – eine Gratwanderung: Es gilt, eine Herausforderung für die Patientin zu schaffen, ohne sie jedoch zu überfordern.

Schwer fällt vielen Patienten die Integration warmer Mahlzeiten, empfehlenswert ist ein warmes Essen pro Tag. Oft bestehen unrealistische Befürchtungen, davon sehr stark zuzunehmen, als stünde warm automatisch für kalorienreich. Dann ist zunächst Ernährungsinformation nötig, um den Patienten die Angst zu nehmen. Es wird in kleinen Schritten erarbeitet, wie ein erstes Mittagessen aussehen könnte. Das ist nicht selten eine Portion Nudeln mit einer fertig gekauften Tomatensoße und einem Becher Joghurt zum Nachtisch, da viele Patienten erst wieder lernen müssen, für sich selbst zu sorgen, einzukaufen und zu kochen. Jugendliche sind oft erstmals in ihrem Leben auf sich alleine gestellt und müssen sich in diese Rolle erst einfinden. Dazu kann es zunächst auch notwendig sein, zusammen mit der Patientin einkaufen zu gehen.

Eine wichtige Funktion erfüllt dabei das gemeinsame Kochen und Essen: Dort essen die Patienten nicht nur unter therapeutischer Anleitung, sondern sie lernen auch sich Mahlzeiten selbst zuzubereiten.

8.2.2 Gemeinsames Kochen und Essen

> *»Ich weiß noch genau, wie ich das erste Mal beim Kochen und Essen war: Es gab Gemüsereis mit einem vegetarischen Bratling, danach Erdbeeren mit Sahne. Ich habe erst abgewartet, bis die anderen genommen hatten. Es sah so viel für mich aus. Ich habe mir gedacht: ›Die spinnen doch, so viel musste ich nicht einmal in der Klinik essen!‹, und mir auch viel weniger genommen als ich eigentlich sollte. Den Nachtisch habe ich natürlich auch weggelassen. Ich stocherte nur so in meinem Essen herum. Nach dem Essen bekam ich beim Blitzlicht die Rückmeldung von den Therapeuten, dass ich mehr essen sollte, und dass das viel zu wenig war.*
> *Das war schrecklich für mich, weil ich es doch allen recht machen wollte. Einerseits wollte ich die anderen beim Essen nicht runterziehen mit meiner Symptomatik und die Therapeuten nicht enttäuschen. Und andererseits tobte in mir meine Essstörung, der kleine schwarze Teufel, der super wütend auf jeden Bissen war, den ich machte. Heute kann ich gar nicht mehr so recht nachvollziehen, wie ich mich damals angestellt habe.«*
> Luise, 15 Jahre

Das therapeutisch begleitete Kochen und Essen unterstützt mehrere Ziele: den Aufbau einer regelmäßigen Mahlzeitenstruktur ebenso wie die Integration warmer Mahlzeiten und verbotener Lebensmittel; es ermöglicht den Patienten Erfahrungen zu sammeln, was normale Portionsgrößen und ein normales Esstempo sind bzw. den Umgang mit Lebensmitteln wieder zu erlernen.

Motivationsarbeit

Gerade zu Beginn ist dies oft harte Arbeit – wie am Beispiel von Luise deutlich wird. Die Patienten wissen in aller Regel vorher nicht, was gekocht wird, und bereits während der Zubereitung der Lebensmittel kommen Ängste auf: die Menge und damit der Kaloriengehalt der Zutaten ist nicht genau kontrollierbar, es ist Öl am Salat, Créme fraiche in der Soße, die anderen Patienten kochen nicht so, wie man das selbst tun würde. Immer wieder sind auslenkende und motivierende Gespräche notwendig, geht es darum loszulassen und auszuprobieren. Der Sprung ins kalte Wasser bleibt keiner Betroffenen erspart, doch nur, wenn sie wieder richtig mitisst, kann sie die Erfahrung machen, dass ihr dabei nichts Schlimmes passiert, keine ihrer Befürchtungen eintritt. Längere Gespräche führen wir grundsätzlich nicht am Herd bzw. Tisch, sondern nehmen die Patientin aus der Situation heraus. Wenn mehr Zeit erforderlich ist, wird ein Termin für ein Einzelgespräch vereinbart.

Die Gruppe kann sehr positiv wirken, vor allem wenn Patienten mit dabei sind, die ihre Angst weitgehend überwunden haben und mit Spaß und Genuss kochen und essen. Dann herrscht eine lockere Atmosphäre, am Tisch wird geredet und gelacht. Bisweilen ist die Stimmung jedoch angestrengt und gedrückt, da alle sich schwer tun und auf das Essen konzentrieren. Für die Ernährungstherapeutin ist es dann wichtig, sich zu distanzieren und sich nicht für eine gute Unterhaltung bei Tisch zuständig zu fühlen.

Organisatorischer Ablauf

Wenn die Patienten den Raum während des Kochens und Essens verlassen wollen, müssen sie den Fachkräften Bescheid geben. Bleibt eine bulimische Patientin sehr lange weg, registrieren wir dies, kontrolliert wird jedoch keiner. Meist bleibt es den Mitbewohnern ohnehin nicht verborgen und taucht dann in einer WG-Gruppe oder Ernährungsgruppe als Thema auf. Um ungefähr abschätzen zu können, wie es den Patienten geht, beschließen wir das gemeinsame Essen mit einer Rückmelderunde, die von den anwesenden Fachkräften, einer Ernährungstherapeutin und einer Sozialpädagogin, moderiert wird.

Rückmeldung

Jede Teilnehmerin sagt dabei kurz, wie sie sich beim Kochen und Essen fühlte und beurteilt ihr Esstempo und ihre Essensmenge, die sie selbst bestimmen darf. Die anwesenden Fachkräfte geben eine kurze Rückmeldung, ob ihre Wahrnehmung mit der der

Patientin übereinstimmt, und ob ihnen sonst etwas aufgefallen ist (z. B. Herumstochern im Essen, keine Teilnahme am Tischgespräch, starkes Nachwürzen). Verhält sich eine Patientin sehr symptomatisch, wird dies jedoch bereits während des Essens angesprochen – denn es wäre kein gutes Signal, einer Patientin eine halbe Stunde dabei zuzusehen, wie sie ihr Essen nur von einer Seite des Tellers auf die andere schiebt ohne wirklich etwas zu sich zu nehmen. Äußert eine Patientin beispielsweise Druck, zu erbrechen, können in der Runde erste Hilfestellungen erarbeitet werden, z. B. Ablenkungsstrategien oder eine Verabredung mit anderen Patienten.

Die Ernährungstherapeutin führt für jede Patientin ein Übersichtsblatt, in das sie zusammenfassend ihre Bewertung für Esstempo, Essensmenge, Beteiligung am Kochen und am Gespräch, symptomatisches Verhalten und Schwierigkeitsgrad der Mahlzeit einträgt (vgl. Arbeitsblatt 11).

Speiseplan

Wie groß die Herausforderung für die Patienten ist, hängt nicht zuletzt davon ab, was auf dem Speiseplan steht. Schwierigkeiten bereiten Gerichte, die mit Käse überbacken bzw. mit viel Sahne oder anderen kalorienreichen Zutaten zubereitet sind, ferner Speisen, die als unüberschaubar erlebt werden, z. B. Eintopf, Auflauf oder Pizza. Auch Deftiges wie Kartoffelsalat oder Paniertes zu essen, fällt vielen Patienten schwer. Einfacher sind Gerichte, bei denen die einzelnen Bestandteile klar getrennt und damit auch kontrollierbar sind: Kartoffeln, Spinat und Ei oder Fisch mit Reis und Gemüse. Fisch und Geflügel fallen ohnehin leichter – zumindest wenn sie kalorienarm zubereitet werden – ebenso meist Suppen.

Eine Herausforderung ist sicherlich, die Mahlzeit mit einem Nachtisch abzuschließen – auch aus der Angst heraus, dass dann ein starkes Verlangen nach noch mehr Süßem entstehen könnte. Und bisweilen bereiten auch Mahlzeiten Probleme, die weder süß noch unüberschaubar noch kalorienreich sind. Pellkartoffeln mit Kräuterquark etwa wird von manchen Patienten als »stopfend« empfunden, sie leiden unter dem Völlegefühl, das sich einstellt, da sie von diesem Gericht eine größere Portion zu sich nehmen müssen, um eine angemessene Kalorienmenge zu erreichen. Arbeitsblatt 12 zeigt den Speiseplan für das Kochen und Essen für einen beispielhaften Monat mit einer Einschätzung der Gerichte je nach Schwierigkeitsgrad.

Außenaktivitäten

Auch die sogenannten Außenaktivitäten stellen die Patienten zum Teil auf eine harte Probe – machen gerade denjenigen, die ihre Symptomatik schon ein Stück weit überwunden haben, jedoch auch sehr viel Spaß und sind ein wichtiger Schritt hin zu einem normalen und flexiblen Essverhalten. Gemeinsam besuchen wir eine Pizzeria, ein griechisches Restaurant oder auch einmal ein Fast-Food-Lokal. Dabei besprechen wir, bevor wir das Lokal betreten, was jeder sich zu essen zutraut und was eine realistische und angemessene Mahlzeit wäre – ebenso wie auch bei Ausflügen im Rahmen der Ernährungsgruppe (vgl. Kapitel 8.1).

Im Restaurant verhalten wir uns dann wie eine Gruppe junger Leute, die gemeinsam essen geht und sich dabei über ganz alltägliche Dinge unterhält. Die Erfahrung, beim Essen – noch dazu in der Öffentlichkeit – ganz »normal« sein zu können, ist für viele Essstörungspatienten ungewohnt und hilfreich.

»Das gemeinsame Kochen und Essen bereitete mir am meisten Freude. Ich lernte, wieder Spaß am Kochen zu haben und ich erfuhr, was normale Portionsgrößen sind. Damit hatte ich große Probleme, da ich nur die Extreme restriktives Essverhalten und Essanfälle kannte. Ich lernte, dass ich Kuchen, Pizza und Fastfood ohne Bedenken essen kann und genieße es nun, mit anderen ANAD-Mädels Eis essen zu gehen.«
Sarah, 26 Jahre

8.2.3 Begleitetes Frühstück und Abendessen

»Meine erste Woche bei ANAD. Jetzt liegt vor mir hier ein Speiseplan, nach dem ich mich richten soll, wenn ich zum therapeutisch begleiteten Abendessen komme. Was da so alles steht: 1 Brötchen, + 2 TL Butter + 1 Scheibe Käse (mind. 45 % Fett), 1 Scheibe Brot + 1 TL Butter + 1 EL Frischkäse (Doppelrahmstufe) – Oh mein Gott, alles zusammen! Wie soll ich das bloß schaffen?
Vor allem die Butter macht mir zu schaffen! 3 TL Butter! Und dann noch eine Scheibe Käse, ebenfalls mit normalem Fettgehalt! Wie viele Kalorien müssen das nur sein? Der absolute Wahnsinn! Wir viel muss ich dann laufen gehen, damit all diese überflüssigen Kalorien wieder verbrannt sind? Eine Stunde, zwei Stunden? Und morgen soll ich zwei Scheiben Brot mit Butter und Belag und mindestens 200 ml Saft mitbringen! Als ob die Butter nicht schon genug wäre, soll ich jetzt auch noch überflüssige Kalorien in flüssiger Form zu mir nehmen!
Wie werde ich nach dieser einen Woche schon aussehen? Alle werden sagen ›Mensch, du siehst ja wieder richtig gut aus, hast wieder runde und volle Bäckchen bekommen, gesund siehst du aus.‹ Oh Mann, all dieses Gerede der Leute macht mich wahnsinnig, irritiert mich so sehr! Wie soll ich diesem Teufelskreis nur entkommen? Denn: gesund werden ja, bloß zunehmen nein …
Bis jetzt habe ich jeden Schritt, den ich gehe, unter Kontrolle! Nichts kann schiefgehen! Doch wenn ich jetzt diese 3 TL Butter esse, wo ich noch nicht einmal genau weiß, wie viel diese wiegen, und ich somit die Kalorienzahl nicht bestimmen kann, gerät bei mir alles außer Kontrolle! Und dann der Käse, der Saft … Nicht zu vergessen das Frühstück, das Mittagessen und all die Zwischenmahlzeiten! Das überfordert mich total! Kaum in Worte zu fassen, was 3 TL Butter für eine Angst und Panik auslösen können!«
Carmen, 20 Jahre

Speiseplan

Für die begleiteten Mahlzeiten gibt es einen festen wöchentlichen Speiseplan, der sich alle sechs Wochen wiederholt und den die Patienten als Handout erhalten (vgl. beispielhaft Arbeitsblatt 13). Auf diesem sind die genauen Mengenangaben vermerkt, denn die Patienten bringen die Lebensmittel selbst mit. Daraus richten sie vor Ort selbst ihre Mahlzeit her und essen diese dann gemeinsam mit anderen Mitbewohnern. Hat die Patientin einen individuellen Essplan, so bringt sie diesen zum begleiteten Essen mit. Zum Beispiel kann es sein, dass sie mehr essen muss als im Speiseplan festgelegt, um ein bestimmtes Zielgewicht zu erreichen.

Ablauf

Mit dabei ist immer eine ANAD Mitarbeiterin, die bei Schwierigkeiten unterstützt und für einen geregelten Ablauf der Mahlzeit sorgt. Dabei halten wir bei größeren Gruppen die Patienten dazu an, sich die gesamte Essensmenge gleich zu Beginn auf ihrem Teller herzurichten. So kann die Fachkraft den Überblick behalten und erkennen, ob jemand die vorgegebene Menge unter- oder überschreitet. Die ANAD Mitarbeiterin achtet ferner darauf, dass während der Mahlzeit nicht zu viel getrunken wird, da die Patienten sonst rasch über Völlegefühl klagen und am Essen einsparen. Zudem hat sie im Blick, ob die Patienten sehr stark oder scharf nachwürzen und beschränkt dies gegebenenfalls. Das starke Würzen kann eine Art Selbstbestrafung sein unter dem Motto: »Wenn ich schon esse, dann soll es wenigstens nicht gut schmecken«. Oft müssen die Patienten auch dazu angehalten werden, erst einmal zu probieren, bevor sie zu Pfeffer, Salz und Würzsoße greifen. Um dem vorzubeugen, stehen bei den begleiteten Mahlzeiten keine Gewürze auf dem Tisch.

Diskussionen vermeiden

Bei Tisch finden – ebenso wie beim gemeinsamen Kochen und Essen – allenfalls kurze Rückmeldegespräche statt, jedoch keine längeren Diskussionen, beispielsweise über einzelne Lebensmittel oder Essensmengen. Bei Bedarf wird auf die Einzelernährungsberatung verwiesen. Weigert sich eine Patientin zu essen, so kann sie zu einem kurzen Gespräch aus der Gruppe herausgenommen werden. Lässt sich die Situation so nicht klären, wird sie ganz von der Mahlzeit ausgeschlossen, um die anderen Patienten nicht zu beeinträchtigen. Dies kommt jedoch so gut wie nie vor, die Gruppe tut hier ihr Gutes – schließlich sitzen alle am Tisch auch gleichsam in einem Boot und kämpfen mit ähnlichen Schwierigkeiten.

8.3 Normalisierung des Gewichts

Eine Gewichtszunahme ist für die meisten Patienten die größte Herausforderung in der Ernährungstherapie. So wollten auch Carmen und Luise gesund werden, aber möglichst ohne zuzunehmen, und Luise brauchte einige Wochen und eine Verlängerung der Probezeit, bis ihr klar wurde, dass bei ihrem starken Untergewicht nur beides zusammen möglich ist. Oft gibt es bestimmte Gewichtsgrenzen, die die Patientin nicht überschreiten will, die 50-kg- oder 60-kg-Marke. In solchen Fällen ist zunächst Informations- und Aufklärungsarbeit gefragt, beispielsweise über den »Set-Point«, also biologische Einflüsse auf das Körpergewicht und die Auswirkung von Diäten (vgl. Kapitel 4.3; Arbeitsblatt 14; vgl. auch Jacobi et al. 2000). Die Normalisierung des Körpergewichts ist eng verbunden mit dem Therapieerfolg: Je näher die Patientin einem gesunden Gewicht kommt, desto geringer ist ihr Rückfallrisiko (APA 2006).

8.3.1 Die Arbeit mit Gewichtsvereinbarungen

Grundlage für jegliche Veränderung – auch im Gewicht – ist eine vertrauensvolle und gute Beziehung zwischen Patientin und Psycho- bzw. Ernährungstherapeutin. Daher legen wir in den ersten Sitzungen viel Wert auf die Beziehungsarbeit und Motivation. Zudem erfolgt eine ausführliche Anamnese der Essstörung (vgl. Kapitel 6.4).

Realistische selbstgesetzte Ziele

Wir fragen die Patientin zunächst selbst, wie sie sich die Gewichtszunahme vorstellt, und versuchen dies umzusetzen – sofern es realistisch und vernünftig ist. So kann vermieden werden, dass gleich in der Anfangsphase ein Autonomiekonflikt entsteht. Schreiben wir sofort eine bestimmte Gewichtszunahme vor, besteht die Gefahr, dass die Patientin sich bevormundet fühlt und offen oder verdeckt rebelliert.

Dem Vorschlag der Patientin, 100 g pro Woche zuzunehmen, könnten wir bei starkem Untergewicht freilich nicht nachkommen. Vielmehr hinterfragen wir in diesem Fall die Motivation der Patientin und das angestrebte Zielgewicht. Liegt es im Normalgewichtsbereich, so lässt sich leicht klarmachen, dass dieses Ziel in 100-g-Schritten erst viele Monate später zu erreichen wäre. Liegt es im Untergewichtsbereich, stellt sich die Frage, was die Patientin in ihrer Essstörung hält, wieso es ihr nach wie vor schwerfällt, diese aufzugeben (vgl. Kapitel 6.2).

Gewichtsvereinbarung als Unterstützung

Zeigt sich, dass die Patientin nach zwei bis drei Wochen nicht genug zugenommen hat, empfehlen wir eine Gewichtsvereinbarung als Unterstützung – oft kommt der Wunsch dann auch von der Patientin selbst, da sie glaubt, »mehr Druck« zu brauchen. Ernährungstherapeutin und Bezugspsychotherapeutin besprechen die Gewichtsvereinbarung gemeinsam mit der Patientin (vgl. Arbeitsblatt 15). In der Vereinbarung sind die Ziele niedergeschrieben sowie Regelungen für verschiedene Bereiche: den Umgang mit Rückfällen, begleitete Mahlzeiten und den Gewichtsverlauf. Oft wird eine bestimmte wöchentliche Gewichtszunahme festgelegt, die dann beim Wiegen überprüft werden kann. Sollte die Patientin das Gewichtsziel nicht erreichen, greifen die Konsequenzen, die ebenfalls mit der Patientin zusammen in der Vereinbarung niedergelegt werden – beispielsweise verstärkte Teilnahme an begleiteten Mahlzeiten oder verringerter Ausgang an den Abenden oder Wochenenden.

Individuelle Konsequenzen

Uns ist wichtig, diese Konsequenzen individuell festzulegen, zum einen, damit die Patientin diese als Ansporn und nicht als Bestrafung empfindet und zum anderen, damit es sich um Einschränkungen handelt, die für die Patientin auch wirklich einen Anreiz darstellen. Lebt sie sehr zurückgezogen und verlässt nur ungern die Wohngruppe, wäre eine Ausgangssperre sicherlich die falsche Konsequenz. Umgekehrt ermuntern wir die Patientin auch, sich selbst zu belohnen, wenn sie die Gewichtsvereinbarung einhält. Dies ist für viele Betroffene eine wertvolle Übung, da sie sich oft schwertun, sich selbst etwas Gutes zu tun.

Zielgewicht im Normbereich

Ist ein BMI von 19 kg/m² an der Untergrenze des Normalgewichts in einem Therapiezeitraum von sechs Monaten umsetzbar, streben wir dies als Mindest-Gewichtsziel an. Daraus resultiert meist eine Gewichtszunahme von 500 g bis 1000 g pro Woche. Bei Jugendlichen bis zum 16. Lebensjahr greifen wir auf Perzentilkurven zurück, um das Zielgewicht zu bestimmen – und nicht nur auf den BMI. Bei Patienten zwischen 16 und 18 Jahren verwenden wir eines der beiden Maße, je nach individuellem Entwicklungsstand. Perzentilkurven sind beispielsweise über die »Arbeitsgemeinschaft Adipositas im Kindes- und Jugendalter« zu beziehen (www.a-g-a.de). Eine Berechnung des BMI mit einer entsprechenden Einordnung kann im Internet über www.mybmi.de erfolgen.

8.3.2 Unterstützung übergewichtiger Patienten bei der Gewichtsabnahme

Da wir auch übergewichtige und adipöse Patienten behandeln (vgl. Kapitel 14.3), ist bei einem Teil der Patienten eine Gewichtsabnahme indiziert. Dies ist dann der Fall, wenn der BMI mindestens 30 kg/m² beträgt oder bei einem BMI zwischen 25 und 30 kg/m² medizinische Komplikationen vorhanden sind, die sich auf das Übergewicht zurückführen lassen, z. B. Diabetes mellitus, Bluthochdruck, Stoffwechsel- oder Gelenkbeschwerden. Nur in diesem Fall thematisieren wir eine Gewichtsabnahme. Zudem ziehen wir weitere Maße zur Bestimmung des Körperfettanteils und Komorbiditätsrisikos hinzu, beispielsweise den Taillenumfang bzw. das Verhältnis aus Taillen- und Hüftumfang als Richtmaß.

Allerdings wollen die Patienten meist abnehmen, selbst wenn ihr Gewicht lediglich im leichten Übergewichtsbereich liegt und eigentlich nicht behandlungsbedürftig ist. Ziel ist dann, die Patientin anzuleiten, ihr Essverhalten schrittweise zu normalisieren, ohne sich zu stark an den Veränderungen im Körpergewicht zu orientieren.

Ess- und Bewegungsplan

Grundlage der Gewichtsabnahme bei adipösen Patienten (BMI $\geq$ 30 kg/m^2) ist wiederum eine entsprechende Vereinbarung, die meist eine wöchentliche Reduktion von rund 500 g vorsieht. Zudem erhält die Patientin ebenfalls einen individuellen Essplan (vgl. Kapitel 8.2), zusammen mit einem Sporttherapeuten wird ein Bewegungsprogramm ausgearbeitet. Beides – Ess- und Bewegungsplan – wird anhand der wöchentlichen Wiegeergebnisse überprüft und angepasst.

Aufklärung über Gewichtsschwankungen

In der Regel nehmen die Patienten zunächst relativ rasch und problemlos ab. Kommen dann im Lauf der Therapie sogenannte Plateauphasen, in denen die Gewichtsabnahme stagniert, besteht die Gefahr, dass die Motivation der Patienten stark absinkt. Information und Aufklärung darüber, warum das Gewicht schwankt und eine Gewichtsabnahme selten linear und kontinuierlich verläuft, kann die Patientin unterstützen (vgl. Abbildung 8.8). Zudem ist es wichtig, auf realistische Zielsetzungen hinzuarbei-

Warum schwankt das Gewicht?

Gewichtsschwankungen sind ein völlig normaler körperlicher Vorgang. Dafür sind verschiedene Faktoren verantwortlich:

Hauptsächlich kommen Gewichtsschwankungen durch Veränderungen im Wasserhaushalt unseres Körpers zustande, der zu einem Großteil aus Wasser besteht. Der Wasserhaushalt wiederum hängt z. B. von unserem Hormonsystem ab. So ist es völlig normal, dass Frauen während eines Menstruationszyklus durch eine veränderte Hormonsituation unterschiedliche Mengen an Wasser im Körper einlagern – daraus können Schwankungen im Körpergewicht von bis zu 2,5 kg resultieren.

Ein weiterer Faktor sind Veränderungen im Bewegungsverhalten und in den Essensmengen. Diese wirken sich allerdings in der Regel eher langfristig auf das Körpergewicht aus, denn gemäß der Set-Point-Theorie ist der Körper bestrebt, sein Gewicht zu halten und kurzfristige Schwankungen im Energiehaushalt auszugleichen.

Abbildung 8.8: Information zu Gewichtsschwankungen

ten. Die Patienten möchten nicht selten 20 bis 30 % ihres Körpergewichts verlieren, langfristig sind 5–10 % Gewichtsverlust jedoch schon als Erfolg zu werten (vgl. Benecke 2002; Munsch 2003; RKI 2003).

Nimmt eine Patientin entgegen der Erwartung von Anfang an nicht oder nur wenig ab, ist dies meist ein Hinweis auf symptomatisches Essverhalten, das von der Patientin nicht thematisiert wird. Dabei kann es sich um Essanfälle handeln oder auch um häufiges Naschen, das die Patientin oft gar nicht in seinem wirklichen Ausmaß registriert. Die Ernährungstherapeutin geht einem solchen Verdacht in einem Einzelgespräch nach.

Nachhaltigkeit durch Nachsorge

Meist gelingt die Gewichtsabnahme unter regelmäßiger therapeutischer Betreuung gut – viel schwieriger ist es, die erzielten Erfolge nach Ende des Therapieaufenthalts im Alltag zu halten. Wir bieten den Patienten daher eine kontinuierliche Nachbetreuung per Internet-Chat an (vgl. Kapitel 11.7). Zudem bringt das Anti-Diät-Konzept oft nachhaltigere Verbesserungen als Reduktionsdiäten, da auf eine komplette Umstellung des Ess- und Bewegungsverhaltens hingearbeitet wird. So werden langfristig oft ähnliche Gewichtsabnahmen erreicht, zudem steigen Selbstwertgefühl und Körperakzeptanz, die allgemeine und essstörungsspezifische Psychopathologie und Kontrolle des Essverhaltens sinken (vgl. Leibbrand 2002). Im Leben in den Wohngruppen übernehmen die Patienten weitgehend selbst Verantwortung für ihre Ernährung und ihre Mahlzeiten und sind so gut auf das »normale Leben draußen« vorbereitet.

8.3.3 Das wöchentliche Wiegen

Einmal pro Woche werden die Patienten von einer Ernährungstherapeutin gewogen. Dies geschieht stets früh am Morgen, da die Patienten nüchtern sein sollen.

Der Wiegetermin

Die Patienten werden nur mit einer Unterhose bekleidet gewogen. Sie werden gebeten, auch Unterhemd, BH und Socken abzulegen, um das Risiko zu minimieren, dass in der Kleidung Gewichte versteckt werden, und so das Wiegeergebnis manipuliert wird. Zudem achten wir darauf, dass die Patienten in einem angemessenen Zeitraum nach dem Aufstehen zum Wiegen erscheinen. Wenn eine Patientin um 6 Uhr aufsteht, auf die Toilette geht und dann eine halbe Stunde auf ihrem Zimmer verbringt, ehe sie zum Wiegen erscheint, kann sie in der Zwischenzeit durch Trinken großer Mengen ihr Gewicht kurzfristig in die Höhe treiben.

Wir führen in der Wiegesituation grundsätzlich keine Gespräche über den Gewichtsverlauf – obschon die Patienten das immer wieder wünschen. Diesem oft angstbesetzten Thema können wir nur in einer angemessenen Gesprächssituation gerecht werden – also in einem Einzelgespräch und nicht, wenn die Patientin in Unterwäsche vor uns steht. Abbildung 8.9 und Arbeitsblatt 16 fassen die wichtigsten Hinweise zum Wiegen noch einmal zusammen.

Hinweise zum Wiegen

- Gewogen wird einmal pro Woche in nüchternem Zustand am Morgen.
- Alle Kleidungsstücke bis auf die Unterhose werden abgelegt, da darin Gewichte versteckt sein könnten, um das Wiegeergebnis zu manipulieren.
- Auch Haarspangen, Uhren und Schmuck sind abzulegen.
- Die Therapeuten achten darauf, dass die Patienten keine Zeit und Möglichkeit haben, unmittelbar vor dem Wiegen eine größere Menge Flüssigkeit zu sich zu nehmen.
- Die Patientin sollte ruhig in der Mitte der Waage stehen, um das Gewicht korrekt ablesen zu können.
- Die Patientin sollte sich zwischen den Wiegeterminen nicht selbst wiegen.
- Gespräche über den Gewichtsverlauf werden nicht beim Wiegen geführt, sondern später in einem Einzeltermin.

Abbildung 8.9: Hinweise zum Wiegen

Konfrontation mit dem Ergebnis

Viele Patienten haben vor allem zu Beginn des Therapieaufenthaltes bei ANAD große Angst vor dem Wiegetermin. Wir versuchen daher, das Wiegen als ganz normalen Teil der Therapie zu behandeln und nicht als das herausragende Ereignis der Woche, auf das sich das ganze Ernährungsverhalten ausrichtet. Dazu gehört auch, dass die Patienten ihr Gewicht auf der Waage ansehen, die meisten wollen dies auch. So übernehmen sie selbst die Verantwortung und haben eine Orientierung, wie viel sie essen müssen bzw. können, um ihr Gewichtsziel zu erreichen.

Sollte eine Patientin große Schwierigkeiten haben, sich ihr Gewicht anzusehen und sich damit auseinanderzusetzen, gestehen wir ihr vorübergehend zu, dass sie ihr Gewicht nicht erfährt. Wir besprechen dann im Einzeltermin, was der Patientin Angst macht, entwickeln Strategien, die es der Patientin doch möglich machen, sich der Zahl auf der Waage zu stellen und legen fest, in welchem Zeitraum dies geschehen kann. Auch in Ausnahmesituationen – zum Beispiel wenn zwei Stunden später eine wichtige Schulaufgabe ansteht – kann mit der Patientin vereinbart werden, dass sie das Wiegeergebnis nicht sofort erfährt, sondern erst später. Unserer Erfahrung nach sind es meist Patienten mit wenig oder sehr schwankender Motivation, die Probleme haben sich mit ihrem Gewichtsverlauf auseinanderzusetzen.

Protokollierung des Gewichtsverlaufs

Die Patienten führen eigenständig einen Protokollzettel, in den sie die wöchentlichen Wiegeergebnisse eintragen (vgl. Arbeitsblatt 17). Viele zeichnen den Verlauf parallel als Kurve auf, in der sie ihr Ziel- oder Wunschgewicht entsprechend markieren.

Abbildung 8.10 zeigt beispielhaft die Kurve einer ANAD Patientin über 25 Wochen hinweg. Nach anfänglichen Motivationsproblemen mit Gewichtsabnahme bzw. -stagnation nahm die Patientin kontinuierlich zu und hat mittlerweile einen BMI von gut 19 kg/m² erreicht.

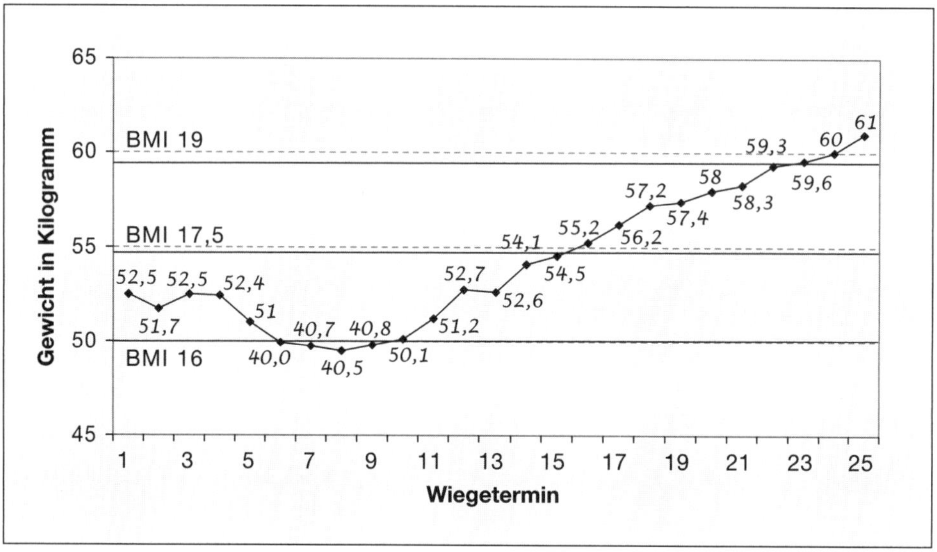

Abbildung 8.10: Gewichtskurve einer ANAD Patientin

Keine Waage in der Wohngruppe

Wir raten den Patienten dringend davon ab, sich zwischen den Wiegeterminen selbst zu wiegen, z. B. wenn sie am Wochenende nach Hause fahren. Dies verunsichert und bringt keine verwertbare Information, da das Gewicht auf unterschiedlichen Waagen in aller Regel unterschiedlich ausfällt. Zudem sollten die Patienten lernen damit umzugehen, dass sie ihr Gewicht nicht täglich oder mehrmals wöchentlich kontrollieren. In den ANAD intensivtherapeutischen Wohngruppen sind Personenwaagen dementsprechend nicht gestattet.

Hat sich das Essverhalten weitgehend normalisiert und ist ein stabiles Gewicht im Normbereich erreicht, reduzieren wir die Wiegefrequenz sukzessive, von einmal pro Woche über 14tägig auf einmal pro Monat. Später kann auch ganz auf das Wiegen verzichtet werden. So lernen die Patienten wieder auf ihr Körpergefühl zu achten und sich daran zu orientieren und nicht an der Waage.

8.3.4 Ängste rund um das Gewicht nehmen

Ist eine Patientin schwankend in ihrer Motivation, kann der Vorschlag helfen, die Gewichtszunahme erst einmal »auf Probe« umzusetzen. Die Patientin bekommt dadurch das Gefühl, selbst die Kontrolle zu behalten und die Entscheidungen und Veränderungen auch wieder rückgängig machen zu können. So fällt es ihr leichter, sich auf angemessene Ziele einzulassen.

Ängste im Hintergrund klären

Zeigt die Patientin große Angst vor einer Gewichtszunahme, besprechen wir in der Einzelpsychotherapie diese Befürchtungen und deren Hintergründe. Häufig hilft es, den Patienten vor Augen zu führen, wie Furcht und Angst entstehen, was die irrationalen Anteile an ihren Ängsten sind, und was passiert, wenn sie diesen immer nachgeben. So besteht oft die Befürchtung, sehr viel auf einmal zuzunehmen (vgl. Kapitel 10.1). Weigert sich die Patientin in der Folge standhaft, mehr zu essen, so ist sie kurzfristig erleichtert, da sie die angsteinflößende Situation meidet, die irrationale Befürchtung bleibt jedoch bestehen und wird immer mehr Raum in ihren Gedanken einnehmen. Setzt die Patientin hingegen unsere Ernährungsempfehlungen um, wird die Angst zunächst wachsen, dann jedoch sinken, wenn sie merkt, dass sie beim nächsten Wiegetermin eben nur 500 g und nicht 5000 g zugenommen hat.

Allerdings verschwindet die Angst meist nicht von heute auf morgen, die Patienten müssen also Geduld aufbringen und lernen, auch derlei unangenehme Gefühle zumindest vorübergehend zu akzeptieren und sie immer wieder einer Realitätsprüfung zu unterziehen: »Ist es wirklich wahrscheinlich, dass ich so rasch zunehme, wenn es in den letzten zwei Wochen doch nur 1 kg war?«, »Ist es wirklich wahrscheinlich, dass ich immer weiter zunehmen und übergewichtig werde, wo ich das doch vor der Essstörung auch nicht war?«. Auch Information und Aufklärung, beispielsweise über den »Set-Point« und die Ursache von Gewichtsschwankungen, kann sehr hilfreich sein.

Gewichtsgrenzen überschreiten

Bei vielen Patienten gibt es »magische Gewichtsgrenzen«, die zu überschreiten sie große Angst haben. Diese sind für uns immer auch ein Anknüpfungspunkt in der Psychotherapie: Warum legt sich die Patientin genau diese Grenze fest? Was verbindet sie mit einem Unter- oder Überschreiten? Vielleicht ist sie sehr für ihr tolles Aussehen gelobt worden, als sie die 50-kg-Grenze unterschritt – leider ist es in unserer Gesellschaft ja nicht so unwahrscheinlich, Anerkennung zu bekommen für eine Figur, die aus kaum mehr als Haut und Knochen besteht (vgl. Kapitel 4.1).

In einem solchen Fall kann es helfen, die Gedanken und Assoziationen der Patientin in einem sokratischen Dialog zu hinterfragen (vgl. Kapitel 10.1). Das heißt, wir versuchen, die Patientin durch gezieltes Nachfragen dahin zu bringen, dass sie selbst einsieht, dass ihre Überzeugung irrational ist. Dass ihr zum Beispiel klar wird, dass andere Menschen gar nicht sehen werden, ob sie 49 oder 51 kg wiegt und ihren Wert als Mensch auch nicht daran festmachen werden. Zudem vereinbart die Bezugspsychotherapeutin am Wiegetag einen Einzeltermin mit der Patientin, wenn es wahrscheinlich ist, dass diese erstmals die gefürchtete Gewichtsgrenze erreicht oder überschreitet. So können Ängste sofort thematisiert und gegebenenfalls Ablenkungsstrategien ausgearbeitet werden. Und die Psychotherapeutin kann der Patientin die positiven Seiten vor Augen führen – schließlich ist sie ihrem Ziel, ein normales Essverhalten und Gewicht zu erreichen, an diesem Tag ein ganzes Stück näher gekommen.

Helfen kann auch, die Patienten »vorzuwarnen« und damit auf für sie schwierige Veränderungen vorzubereiten (vgl. APA 2006). Dazu gehören oben beschriebene Ängste und depressive Verstimmungen, aber auch mögliche körperliche Unannehmlichkeiten wie Ödeme, Akne oder Bauchschmerzen. Letztere werden selbstverständlich von unserer ärztlichen Leitung kontinuierlich überwacht.

Gegebenenfalls Druck aufbauen

Hält sich eine Patientin nicht an die Gewichtsvereinbarung, fragen wir sie zunächst, wie sie sich selbst das erklärt. Die Patienten nennen viele Gründe, z. B. »Ich hatte Durchfall« oder »Es ging mir nicht so gut und ich hatte keinen Appetit.« Manche berichten uns plötzlich von Lebensmittelunverträglichkeiten – dies lassen wir sofort medizinisch abklären; sollte es sich bewahrheiten, wird selbstverständlich der Essplan entsprechend umgestellt (vgl. Kapitel 8.7). Werden derlei Entschuldigungen über einen längeren Zeitraum vorgebracht oder bestätigt sich die vorgebliche Unverträglichkeit nicht, so thematisiert die Bezugspsychotherapeutin dies auf der Metaebene. Sie konfrontiert die Patientin also direkt damit, dass diese für die fehlende Gewichtszunahme immer wieder andere Gründe beibringt, und dass dieses »Spiel« sich vermutlich noch viele Wochen fortsetzen würde, ohne dass sich etwas ändert. Wiederum sind wir beim Thema der Motivation und den Vorteilen, die die Essstörung offenbar immer noch bringt (vgl. Kapitel 6). Vielleicht behandeln die anderen die Patientin schonender, vielleicht erhält sie mehr Aufmerksamkeit. Dann geht es darum, weiter an Strategien zu arbeiten, wie sie auf anderem Wege Aufmerksamkeit erlangen und ihre Bedürfnisse durchsetzen kann.

Sind die Blockaden der Patientin sehr groß, kann es sinnvoll sein, eine vorübergehende Zunahmepause zu vereinbaren und verstärkt eben jene Themen im Hintergrund zu bearbeiten, die eine weitere Normalisierung des Gewichtes erschweren. Kann auch dies die Motivation der Patientin nicht steigern, greifen wir als letzte Möglichkeit zu einem »Time-out« (vgl. Kapitel 6.3). Das heißt, wir legen einen Zeitraum fest, in dem die Patientin einzelne Angebote nicht nutzen kann, z. B. psychotherapeutische Angebote oder Ernährungseinzel, oder in dem sie unsere Einrichtung ganz verlässt und in ihr altes Wohnumfeld zurückkehrt. Diese Auszeit kann die Patientin nutzen, sich noch einmal über ihre Zielsetzung klar zu werden. Sollte sich das Gewicht der Patientin noch deutlich im Untergewichtsbereich befinden, erwägen wir eine Überweisung in eine Klinik, wo sie mit noch intensiverer Unterstützung an einer weiteren Gewichtszunahme arbeiten kann, um danach wieder zu uns in die Wohngruppen zurückzukehren.

Teilweise haben die Patienten bereits große Therapieerfahrung und wissen genau, an welchen Punkten es bei ihnen hakt. Sie kennen die Ursachen und Auslöser ihrer Essstörung und haben ihre Pro-contra-Liste im Kopf. Dann verhindern häufig große Ängste eine Weiterentwicklung, und es kann helfen, mit Druck zu arbeiten, um die Patientin zu einer Verhaltensexposition zu bringen. Das heißt, wir verfolgen in diesem Fall konsequent die Gewichtsvereinbarung und thematisieren das konkrete Essverhalten der Patientin, anstatt weiter über ohnehin bekannte Hintergründe zu reden.

8.3.5 Auf der Suche nach dem »Set-Point«

Die meisten Patienten erreichen bei ANAD ein Gewicht im Normbereich. Dann versuchen wir mit der Patientin zusammen herauszufinden, bei welchem Gewicht sich ihr Körper unter einem normalen Essverhalten einpendeln will, und wie sie sich damit fühlt. Dies gilt für übergewichtige ebenso wie für untergewichtige Patienten.

Realistisches Zielgewicht festlegen

Nicht selten legen Patienten mit einer chronifizierten Essstörung die Messlatte für ihr »Wohlfühlgewicht« zunächst zu niedrig: Sie orientieren sich an einem Gewicht, das sie vor der Essstörung hatten und berücksichtigen nicht, dass sie damals jünger, kleiner und oftmals körperlich noch nicht voll entwickelt waren. In diesem Fall ist es nötig, an einem neuen realistischen Gewichtswunsch und auch an Körperbild und Körpergefühl zu arbeiten, was vor allen Dingen in der Psychotherapie geschieht (vgl. Kapitel 9).

Unsicherheit aushalten

Den meisten Patienten fällt es schwer, die Kontrolle aufzugeben und auf ihr Hunger- und Sättigungsgefühl und damit ihren Körper zu vertrauen. Doch nur mit einem langfristig weitgehend normalen Essverhalten können sie ihren »Set-Point« entdecken. Teilweise dauert dies Monate und Jahre, und manchmal legt der Körper in Reaktion auf die durchlebten »Hungerzeiten« erst einmal eine »Reserve« an, und das Gewicht liegt einige Kilogramm über dem Wert, auf den es sich später einpendelt. Ein Therapiezeitraum von einem halben Jahr, von dem oft ein Großteil auf die Gewichtszunahme verwendet werden muss, reicht dazu nicht aus. Und so können wir den Patienten ihre Unsicherheit nicht immer nehmen: Auch wir wissen nicht, wo die Grenze sein wird, wo der »Set-Point« der Patientin liegt. Wir können sie nur ermutigen durchzuhalten und sich weiter gesund und ausgewogen zu ernähren und in angemessenem Ausmaß zu bewegen.

Gratwanderung zwischen Herausforderung und Überforderung

Für manche Patienten ist dies auch nach einigen Monaten Therapie noch eine deutliche Überforderung, vor allem wenn sich andeutet, dass sich der BMI in einem Bereich einpendelt, den sie als zu hoch erachten und der vielleicht wirklich im leichten Übergewichtsbereich liegt. Um einen Rückfall in symptomatisches Verhalten zu verhindern, kann es dann sinnvoll sein, noch einmal steuernd einzugreifen und beispielsweise die Essensmengen so zu regulieren, dass die Patientin ihr Gewicht etwas unter dem »Set-Point« – aber im Normalgewichtsbereich – hält. Entscheidend ist also, mit der Patientin im Austausch zu bleiben und individuell zu entscheiden, welcher Herausforderung sie sich stellen kann, und wo sie doch noch Unterstützung und Kontrolle benötigt.

8.4 Integration verbotener Lebensmittel

Die meisten Essstörungspatienten verbieten sich eine ganze Reihe von Lebensmitteln. Diese nach und nach wieder in den Speiseplan zu integrieren, ist eines der wesentlichen Ziele in der Ernährungstherapie.

8.4.1 Die »schwarze Liste« der verbotenen Lebensmittel

Wir erstellen in einem der ersten Ernährungstherapieeinzel mit jeder Patientin ihre individuelle »schwarze Liste« (vgl. Arbeitsblatt 18). Luise schrieb zu Beginn ihres Therapieaufenthaltes bei ANAD eine ganze Reihe Nahrungsmittel darauf (vgl. Abbildung 8.11).

Im nächsten Schritt wird besprochen, in welcher Reihenfolge die Lebensmittel wieder integriert werden können. Dabei haben Grundnahrungsmittel Vorrang, sie werden zuerst wieder in den Speiseplan aufgenommen. Das sind hauptsächlich Öle zum Kochen und für Salate, Streichfett und z. B. Käse als Belag. Luise musste sich entsprechend zunächst wieder an Zucker, Butter und Brot wagen. Sind keine Grundnahrungsmittel auf der Liste der verbotenen Lebensmittel, kann die Patientin selbst entscheiden, welches Lebensmittelverbot sie zuerst angehen möchte.

Liste der verbotenen Lebensmittel

Name: Luise Datum: 06.07.06

Notieren Sie bitte sämtliche Lebensmittel, Genussmittel und Getränke, die für Sie schwierig oder angstbesetzt und nicht in Ihrem Speiseplan integriert sind.

- Butter bzw. Margarine	- Eis vor allem von Eisdiele,
- Sahne	besonders:
- Nüsse	- Stracciatella
- Schweinefleisch	- Nuss
- Ei	- Cookie
- Cola, Limonade	- Fertiggemischtes Müsli
- Zucker	- Süßes: Schokoriegel
- Dessert	z.B. Riegel ohne kcal-Angaben
(alles Süße gleich nach dem Essen)	- Schokolade
- Kuchen, besonders Torten	- Croissants
wie Schwarzwäldekirsch oder	- Süße Teile vom Bäcker
ähnliche Sahnetorten	z.B. Nussschnecke, Mohnbrezel
- Fastfood	- Käsegebäck vom Bäcker
- Pizza	- Chips aller Art
- Döner	- Waffeln, Kekse, z.B. Butterkeks
- frittierte Sachen wie	oder Doppelkeks
1. Pommes	- Brot vom Bäcker
2. Fisch	- Bananen
3. Schnitzel / Fleisch	
- Mayonnaise	
- Nutella (schon lang nicht mehr	
probiert, weil's nicht geschmeckt	
hat, trau es mich aber	
nicht zu probieren)	
- Kaba	

Abbildung 8.11: Luises Liste verbotener Lebensmittel

Vegetarismus hinterfragen

Auch der unter Essstörungspatienten weit verbreitete Vegetarismus fällt oft unter diesen Punkt. Viele Patienten haben im Rahmen ihrer Essstörung eines Tages aufgehört Fleisch zu essen – in den meisten Fällen weniger aus ideellen Gründen, sondern weil vor allem rotes Fleisch vermeintlich zu viel Fett oder Kalorien enthält. Im Rahmen einer ausführlichen Anamnese des Vegetarismus, versuchen wir den Patienten diese Zusammenhänge vor Augen zu führen. Wir erlauben ihnen, Fleisch und Wurst aus dem Speiseplan auszuschließen, versuchen aber, sie im Verlaufe des Therapieaufenthaltes zu ermutigen, sich wieder an diese Lebensmittel heranzutrauen. Bei begleiteten Mahlzeiten werden Fleischprodukte dann beispielsweise durch Ei oder Tofubratlinge ersetzt.

8.4.2 Den Speiseplan erweitern

Wie bereits beschrieben, motivieren wir die Patienten dazu, diejenigen Lebensmittel, die im »normalen« Alltag am häufigsten vorkommen, als erstes wieder zu integrieren. So lassen sich gleichsam »Pflicht« und »Kür« unterscheiden. Die Pflicht umfasst alles, was ich essen können sollte, um ohne Schwierigkeiten am Alltag teilnehmen zu können: das Pausenbrot in der Schule, die ganz normale Mahlzeit in der Kantine. Es müssen ja nicht gleich eine Schweinshaxe mit Knödel sein oder Pommes frites mit Mayonnaise – das gehört zur »Kür«, die die Patientin später angehen kann.

»Joker« festlegen

Im Rahmen der Ernährungstherapie kann jede Patientin bei ANAD zwei Lebensmittel »abwählen« Diese darf sie dann auch beim gemeinsamen Kochen und Essen ausschließen. Nahrungsmittel, die sie aufgrund von Unverträglichkeiten nicht essen darf, zählen selbstverständlich nicht dazu (vgl. Kapitel 8.7). Grundnahrungsmittel sind als »Joker« nicht erlaubt, meist sind es Dinge, die der Patientin nicht schmecken, z. B. Oliven, Thunfisch oder Bohnen. Die »Joker« werden schriftlich festgehalten, um lange Diskussionen in der Essenssituation zu vermeiden.

Wir erlauben bewusst nur zwei Ausnahmen, da wir die Patienten animieren wollen, auch Lebensmittel zu probieren und zu essen, die ihnen nicht ganz so gut schmecken. Schließlich wäre es bei einer Einladung sehr unhöflich, den Eintopf in seine Bestandteile zu zerlegen, um auch ja keinen Lauch oder Brokkoli zu erwischen.

Abneigungen hinterfragen

Manche Patienten weigern sich jedoch standhaft, einzelne Nahrungsmittel wieder zu essen. Dann ist es wichtig nachzufragen, was ihnen so schwerfällt. Oft kommt zunächst als Antwort: »Das schmeckt mir nicht«. Fragt man genauer nach, stecken Ängste dahinter, oft vor dem Fett- oder Kaloriengehalt. Wir versuchen die Patientin dennoch zum »Sprung ins kalte Wasser« zu animieren und ihr klarzumachen, dass zu einem ausgewogenen Essverhalten auch die Vielfalt in der Lebensmittelauswahl gehört. Ein gelungener »Sprung« kann eine sehr hilfreiche Erfahrung sein: Die Patientin merkt, dass ihre Befürchtungen nicht eintreffen, sie nicht stark zunimmt oder sich nicht mehr beherrschen kann und große Mengen des vormals ausgeschlossenen Lebensmittels verzehrt. Dies macht Mut und gibt die Motivation, weitere Verbote anzugehen.

Gesunder Umgang mit Fetten

Der gesunde Umgang mit Fetten ist ein wichtiger Bestandteil einer ausgewogenen Ernährung. Streichfett, Sahne, fetthaltige Lebensmittel und Milchprodukte stehen bei den meisten magersüchtigen Patienten jedoch auf der »schwarzen Liste«. Entsprechend weit sind sie davon entfernt, die Richtlinien der Deutschen Gesellschaft für Ernährung zu erfüllen, wonach 25–30 % der täglichen Energiezufuhr aus Fett stammen sollen (vgl. Kapitel 8.2). Meistens geht die Integration von Fetten schrittweise, d. h. wir besprechen von Woche zu Woche mit der Patientin ganz konkret, wie viel Streichfett und Kochfett sie verwendet, und versuchen die Menge sukzessive zu steigern.

Rückmeldungen erhalten wir zum einen von der Patientin selbst, zum anderen aber auch von Mitbewohnern aus der Wohngruppe oder aber aus dem gemeinsamen Kochen und Essen. Dort zeigt sich in aller Regel sehr deutlich, inwieweit sich eine Patientin traut, Öl an den Salat oder Butter an die Soße zu geben.

Sich süße Extras gönnen

> *»Ich bin satt und würde gerne noch zu den anderen ins gemeinsame Wohnzimmer gehen. Wenn ich aber sehe, wie die anderen rätseln und Schokolade essen, dann bekomme ich sicher auch total Lust darauf. Eigentlich weiß ich ja, dass es in Ordnung wäre. Was spricht schon gegen eine Spätmahlzeit, auch eine größere? Aber da ist meine Essstörung und sagt mir: ›Du hast in den vergangenen Tagen schon so viel gegessen. Irgendwann ist es doch mal genug‹. Und ich weiß nicht, was ich machen soll: Dem Gefühl nachgeben, vorgehen, mit den anderen ratschen und spontan auf meine ›Esslust‹ hören, oder mir die Zähne putzen und ins Bett gehen – prophylaktisch, so dass ich keine Schokolade oder sonst irgendetwas esse? Und soll ich, wenn ich vorgehe, einen Riegel oder eine halbe Tafel Schokolade essen, oder den Milchreis, der noch im Kühlschrank steht? Die Hauptfrage ist eigentlich: Was könnte in einem Moment am meisten meine Lust stillen, hat aber dazu noch am wenigsten Kalorien?«*
> Luise, 15 Jahre

Süßigkeiten werden von Anfang an mit in den Speiseplan integriert. Fast alle Patienten haben Lust auf Süßes, ein radikaler Verzicht darauf kann Heißhungeranfälle begünstigen. Entsprechend überlegen wir beim Schreiben von Essplänen gemeinsam mit der Patientin, wo sie Süßigkeiten einbauen kann – beispielsweise beim gemeinsamen abendlichen Rätseln, wie Luise es schildert. Der Essplan gibt den Patienten anfangs Sicherheit, da die Süßigkeiten in den normalen Tagesbedarf mit einkalkuliert sind – und vermittelt ihnen zudem, dass sie einfach mit dazugehören. Langfristiges Ziel ist freilich, dass sich die Patientin je nach Lust und Appetit spontan Extras gönnen kann. Letztlich können wir die Patienten dabei nur immer wieder ermutigen, sich zu trauen, dem Signal zu folgen, das ihr Körper ihnen gibt. Und oft sind die Erfahrungen sehr positiv, kommen die Patienten voller Stolz zum nächsten Gespräch, da sie etwas ganz Normales gemacht haben, das so gar nicht zu ihrer Essstörungsgeschichte passt.

Individuelles Tempo

Bei der Integration verbotener Lebensmittel gibt es individuell sehr große Unterschiede: Manche Patienten nehmen sich mehrere Lebensmittel pro Woche vor, andere sind sehr zögerlich und zufrieden, wenn sie ein Verbot pro Woche aufheben können. Wir orientieren uns am individuellen Tempo der Patienten, so dass aus einer Herausforderung keine Überforderung wird. Ein allzu rasches Abarbeiten der »schwarzen Liste« kann zudem auf Kosten der Nachhaltigkeit gehen. Denn es ist nicht damit getan, ein Lebensmittel einmal wieder zu essen. Vielmehr muss es regelmäßig in den Speiseplan eingebaut werden, um Ängste und Befürchtungen dauerhaft abzubauen. In kürzester Zeit alles auf der Liste einmal gegessen zu haben, ist also ein erster Schritt, bedeutet aber noch lange nicht, dass es nun keine verbotenen Lebensmittel mehr gibt.

Angemessene Portionsgrößen

Weiterhin achten wir darauf, dass die Patienten angemessene Mengen der für sie schwierigen Nahrungsmittel zu sich nehmen. Ein Stück Schokolade oder ein Gummibärchen sind zu wenig, es sollte ein Riegel Schokolade bzw. eine Handvoll Gummibärchen sein. Miniportionen führen nur dazu, dass sich die Patientin wieder und wieder mit ihrer Angst konfrontieren muss: Erst isst sie ein Gummibärchen, dann zwei, dann fünf, dann 10, bis sie endlich bei einer angemessenen Portion angelangt ist. Eine Patientin mag sehr stolz darauf sein, ein Viertel Stück Kuchen gegessen zu haben. Zu einem normalen Essverhalten gehört es jedoch, ein ganzes Stück Kuchen essen zu können. Oft ist es hilfreich, die genaue Situation festzulegen, in der das Nahrungsmittel gegessen werden kann, z. B. »Heute Abend beim Fernsehen nasche ich eine Handvoll Gummibärchen«.

Gemeinsam geht es leichter

Dabei ist es oft unterstützend, sich mit anderen Betroffenen zusammenzutun. So verabreden sich die Bewohner der ANAD Wohngruppen zum Eisessen, zum Kuchenbacken und -essen oder zum Fernsehabend mit Chips und Schokolade. Ein in der Ess-O-Ess-Gruppe gefasstes Ziel kann helfen, eine gewisse Verbindlichkeit zu schaffen: Hat die Patientin sich dort im Beisein der anderen Teilnehmer das Ziel gesteckt, in der kommenden Woche zwei Kugeln Eis zu essen, wird sie in der Rückmelderunde eine Woche später mit ihrem Erfolg oder Misserfolg konfrontiert (vgl. Kapitel 8.1).

8.4.3 Der Umgang mit Light-Produkten

Light-Produkte sind in den meisten westlichen Ländern weit verbreitet. Im Rahmen einer ausgewogenen Ernährung sind sie jedoch nicht nur überflüssig, sondern sogar nachteilig. So geben kalorienarme Nahrungsmittel und solche mit künstlichen Süßstoffen dem Körper keine verlässliche Auskunft über ihren Energiegehalt. Dadurch wird der Sättigungsprozess gestört, der Körper durchschaut den Schwindel meist rasch. Er gibt sich nur kurzfristig zufrieden, registriert dann jedoch, dass kaum Kalorien zugeführt wurden und signalisiert Hunger. Auch Süßstoffe können nur die Zunge, nicht aber unseren Körper täuschen. Und so kann es leicht passieren, dass man nach einem Glas Cola light gierig einen Schokoriegel isst – der Körper holt sich die Nährstoffe, den ihm die süße Light-Nahrung vorenthalten hat.

Light-Produkte widersprechen dem bei ANAD praktizierten Anti-Diät-Konzept (vgl. Kapitel 8.1) und sind entsprechend in den Wohngruppen verboten. In regelmäßigen Rundgängen und unangemeldeten Kontrollen überprüfen wir, ob sich unter den Lebensmittelvorräten der Patienten fettreduzierte oder süßstoffhaltige Lebensmittel finden. Diese werden von uns entsorgt; eine entsprechende Vereinbarung wird zu Beginn der Therapie getroffen. Die Patienten sollen das halbe Jahr bei ANAD nutzen, ein normales Essverhalten zu erlernen, das weitgehend ohne chemisch veränderte Nahrungsmittel auskommt. Und es wäre auch nicht fair den Mitbewohnern gegenüber, den 0,1 %-Fett-Joghurt zu löffeln, während diese sich an denjenigen mit 3,5 % Fett wagen.

Selbstverständlich suchen wir nicht jedes Patientenzimmer systematisch ab, das würde die Privatsphäre verletzen. In üblichen »Verstecken« sehen wir jedoch durchaus nach, beispielsweise in selten benutzten Backformen in der Küche oder im Baumwollbeutel ganz hinten im Lebensmittelschrank. Unsere »Funde« thematisieren wir im Einzelgespräch mit der Patientin und in den interdisziplinären Teams. Meist sind es nur Kleinigkeiten, wie ein fettreduzierter Joghurt oder eine Packung Bonbons mit Süßstoff, und viele Patienten kommen schon bald völlig ohne Light-Produkte aus.

Eine Ausnahme bilden freilich Patienten mit Lebensmittelunverträglichkeiten oder Diabetes mellitus. Für sie werden individuelle Vereinbarungen getroffen (vgl. Kapitel 8.7).

8.5 Reduktion von Essanfällen und Purging-Verhalten

»Ich war im Supermarkt und kaufte ein: Pommes, Remoulade, Brötchen, Butter, Wurst, Käse, Kartoffelsalat, Eis, Schokolade, Kekse und Milch. Das war natürlich alles nicht gerade billig, mein ganzes Taschengeld ging dafür drauf, deswegen bediente ich mich zusätzlich noch im Kühl- und Essensschrank meiner Eltern. Als ich dann wieder zu Hause ankam, versuchte ich noch ein wenig zu warten, was mir aber selten gelang. Nun saß ich also im Wohnzimmer, denn vormittags war meist niemand zu Hause, und begann zu essen. Essen, essen, essen. Bis es bis oben stand, um mich danach auf der Toilette zu ›erleichtern‹. Etwa ein bis eineinhalb Stunden dauerte dieser Essanfall. Danach dachte ich mir jedes Mal: ›Bei diesem Essanfall bleibt es heute‹. Ein bis zwei Stunden später war dieser Gedanke meist wieder verflogen, der Ekel, das qualvolle Erbrechen, das Schwächegefühl, die Schuldgefühle danach – alles war wie weggeblasen. Die Gier nach Essen, der Druck warfen all die Vorsätze um, ich wollte essen, ich dachte nur noch daran. Also saß ich vor dem Fernseher und aß ein zweites Mal. Dies ging meist drei- bis viermal am Tag so.«
Simone, 20 Jahre, vor ihrem Therapieaufenthalt bei ANAD

Essanfälle und gegenregulierende Maßnahmen – sogenanntes Purging-Verhalten, z. B. Erbrechen, Abführmittel, Diuretika (vgl. Kapitel 2) – sind die hervorstechende Symptomatik vieler Patienten mit Essstörungen. Dennoch nehmen sie keinen zentralen Stellenwert in der Ernährungstherapie ein, sind eher Themen in der Psychotherapie. Dort werden die Hintergründe und Strategien erarbeitet, wie entsprechende Verhaltensweisen vermieden werden können.

8.5.1 Essanfälle und Essverhalten – der Beitrag der Ernährungstherapie

In der Ernährungstherapie werden vor allem die Zusammenhänge zwischen Essanfällen und dem Essverhalten der Patientin thematisiert.

Restriktives Essverhalten begünstigt Essanfälle

Die meisten Patienten essen sehr restriktiv und verbieten sich viele Lebensmittel. Damit begünstigen sie das Auftreten von Heißhungerattacken, der Körper will sich die Kalorien und Nährstoffe holen, die ihm vorenthalten werden. Gemeinsam mit der Patientin bespricht die Ernährungstherapeutin Verhaltensweisen, die das Entstehen von Essanfällen begünstigen (vgl. Abbildung 8.12; Arbeitsblatt 19), und vollzieht anhand von Essprotokollen die Essensmengen in den Tagen vor dem Essanfall nach.

Grundlage für ein Leben ohne Heißhungerattacken und Purging-Verhalten sind also eine geregelte Mahlzeitenstruktur, die Normalisierung des Gewichts und die Integration verbotener Lebensmittel – eben jene Hauptziele der Ernährungstherapie, denen die vorangegangenen Kapitel gewidmet waren.

Was müssen Sie tun, um auf jeden Fall einen Essanfall zu bekommen?

- Essen Sie den ganzen Tag möglichst nichts bzw. lassen Sie sehr lange Pausen zwischen den Mahlzeiten.
- Sorgen Sie dafür, dass Sie in jedem Fall weniger zu sich nehmen, als Ihr Körper eigentlich bräuchte. Essen Sie restriktiv, halten Sie regelmäßig Diät.
- Ignorieren Sie Ihre Hungergefühle.
- Essen Sie nach dem Kopf, also Nahrungsmittel, die Ihnen vernünftig erscheinen, auf die Sie aber keinen Appetit haben. Essen Sie nicht nach dem Bauch, also niemals das, worauf Sie Lust haben.
- Essen Sie ausschließlich Light-Produkte mit reduziertem Fettgehalt und Süßstoffen.
- Verbieten Sie sich Lebensmittel, die viel Kohlenhydrate oder Fett enthalten, obwohl Sie sie gerne mögen (z. B. Schokolade, Chips, Nudeln, Kuchen …).
- Essen Sie sehr einseitig, am besten jeden Tag dasselbe.
- Setzen Sie sich ein Zielgewicht, das deutlich unter Ihrem Set-Point liegt. Tun Sie alles, was Ihre Selbstwahrnehmung negativ beeinflussen kann im Sinne von: »Ich bin viel zu dick«.
- Legen Sie sich große Vorräte an Lebensmitteln an, die Sie sich verbieten, und die Sie bevorzugt bei einem Essanfall zu sich nehmen. Halten Sie Ihre Vorräte an »sicheren« Lebensmitteln dagegen gering.
- Wählen Sie Ihre Einkaufsroute so, dass Sie an möglichst vielen Verlockungen vorbeikommen: Bäckereien, Eisdielen etc. Ziehen Sie ohne Einkaufszettel los, und gehen Sie dann einkaufen, wenn Sie ohnehin schon großen Appetit haben.
- Planen Sie Ihre Mahlzeiten so, dass keine Menschen anwesend sind, die Sie an einem Essanfall hindern könnten.
- Lenken Sie sich beim Essen ab: Essen Sie im Stehen oder Gehen, vor dem Fernseher oder direkt am Kühlschrank, lesen Sie beim Essen.
- Planen Sie Ihre Mahlzeiten nicht vor.
- Versetzen Sie sich in Stimmungen, in denen Sie oft Heißhungerattacken bekommen, z. B. Frustration, Langeweile, Einsamkeit.
- Denken Sie schwarz-weiß: »Entweder ich esse fast nichts oder es ist eh schon egal …«
- Nehmen Sie sich fest vor, nie wieder einen Essanfall zu haben!

Abbildung 8.12: Verhaltensweisen, die einen Essanfall provozieren

Auslöser unter Kontrolle bringen

Zudem besprechen wir bei häufig auftretenden Essanfällen mit der Patientin Techniken zur Stimuluskontrolle, also was sie z. B. an ihrem Einkaufsverhalten oder ihrer Vorratshaltung ändern könnte. Große Vorräte fett- oder kohlenhydratreicher Lebensmittel provozieren Essanfälle, einkaufen sollte die Patientin möglichst, wenn sie satt ist. Teilweise empfiehlt es sich, dass die Patientin täglich einkaufen geht und nur jeweils das nach Hause trägt, was sie für die mit der Ernährungstherapeutin abgesprochenen Mahlzeiten an diesem Tag benötigt. Geht sie dann noch einmal spazieren, lässt sie ihr Geld zuhause, um nicht in Versuchung zu kommen, sich etwas zu essen zu kaufen. Zudem ermutigen wir die Patientin, sich mit anderen Mitbewohnern zu verabreden und auch die Mahlzeiten gemeinsam mit anderen einzunehmen, um sich abzulenken und keine Gelegenheit für Essanfälle und Erbrechen zu haben.

Somatische Folgen thematisieren

Im Rahmen der Ernährungsgruppe besprechen wir somatische Folgen von Essanfällen und Purging-Verhalten (vgl. Kapitel 8.1). Dabei klären wir auch über die schädlichen Auswirkungen von Abführmittelgebrauch auf: Kaliummangel, Flüssigkeitsverlust, Verstopfung bis hin zu Nierenschäden und Herz-Rhythmus-Störungen (vgl. Kapitel 7.3).

Die zunehmende Darmträgheit führt dazu, dass die Abführmittel immer höher dosiert werden. Nach Absetzen der Abführmittel lagert der Körper zunächst oft Wasser ein, die damit verbundene vorübergehende Gewichtszunahme macht den Patienten Angst – eine entsprechende Information und Aufklärung ist daher unabdingbar. Wenn bereits beim Einzug in die Therapieeinrichtung bekannt ist, dass die Patientin Laxanzien oder Diuretika verwendet, klären wir sie darüber auf, dass dies in den Wohngruppen verboten ist und erarbeiten mit ihr einen Plan, wie sie die Medikamente unter medizinischer Kontrolle durch unsere ärztliche Leitung ausschleichen können.

8.5.2 Auslöser, Gedanken und Gefühle – Themen der Psychotherapie

Essprotokolle, wie in Kapitel 8.1 beschrieben, liefern wertvolle Ansatzpunkte für die Bearbeitung symptomatischen Essverhaltens. Zum einen kann daran die Versorgung mit Nährstoffen nachvollzogen werden, zum anderen geben sie Hinweise auf auslösende Situationen und Verhaltensweisen. So können wir in einem ersten Schritt herausfinden, ob ein Essanfall physiologische Ursachen hat, also zu restriktiv gegessen wurde und viele Lebensmittel ausgeschlossen blieben, oder psychische – oft ist beides der Fall. Zudem stärken die Protokolle die Fähigkeit der Patientin zur Selbstbeobachtung und Selbstkontrolle und lassen sie kritische Hinweisreize für symptomatisches Verhalten erkennen.

Auch die Fähigkeit, Gefühle sowie Körpersignale wahrzunehmen und zu benennen wird gefördert. Durch regelmäßige Essprotokolle findet ein gewisser Desensibilisierungsprozess statt, da die Patientin nach und nach Furcht und Scham verliert, ihr Essverhalten offenzulegen (vgl. Brandl 1994).

Ergänzend verwenden wir immer wieder Wochenprotokolle, die die Patienten eigenständig führen und in die Einzeltherapie mitbringen (vgl. Arbeitsblatt 20). Sie geben eine Übersicht über Schlaf als möglichen physiologischen Einflussfaktor, Essstruktur, besondere Vorkommnisse in der entsprechenden Woche, Spannung bzw. Essdruck und die Strategien, die die Patientin ausprobiert hat.

Anfertigen einer Verhaltensanalyse

In einem zweiten Schritt lassen wir die Patientin bei symptomatischem Verhalten (z. B. Essanfällen, Erbrechen, Fasten) eine Verhaltensanalyse schreiben, um die auslösenden Ereignisse und ihre Reaktion darauf noch genauer verstehen und dann entsprechend darauf einwirken zu können. Die Verhaltensanalyse erfasst nicht nur auslösende Bedingungen, sondern auch die Strategien, die die Patientin eingesetzt hat, um ein symptomatisches Verhalten abzuwenden. Außerdem werden präventive Maßnahmen zur Rückfallprophylaxe abgeleitet (vgl. Abbildung 8.13; Arbeitsblatt 21).

Die Frage nach der Herkunft der beim Essanfall verwendeten Lebensmittel gibt Hinweise auf die finanzielle Situation der Patientin, die für die sozialpädagogische Betreuung relevant sind – bisweilen stecken die Betroffenen ihr gesamtes Geld in die Heißhungerattacken und nehmen sogar Diebstahl in Kauf, um an Nahrungsmittel zu gelangen.

Verhaltensanalyse bei Essanfall und/oder Erbrechen bzw. Einsparen besprochener Essensmengen

1. Wann genau haben Sie sich entschlossen, einen Essanfall zu bekommen und/oder zu erbrechen bzw. besprochene Essensmengen einzusparen?
2. Was ging diesem Entschluss unmittelbar voraus (Ereignisse, Gedanken, Gefühle)?
3. Falls es sich um einen Essanfall handelte: Woher stammten die Lebensmittel (eigene Vorräte, extra Einkauf für …, von anderen)?
4. Bitte schreiben Sie für diesen Tag ein Essprotokoll (inkl. aller Mahlzeiten, aller Lebensmittel, auch während des Essanfalls, und der genauen Uhrzeit, wann ggf. der Essanfall und/oder das Erbrechen stattfanden).
5. Beschreiben Sie bitte das Essverhalten der vergangenen drei Tage.
6. Welche äußeren Umstände trugen Ihrer Meinung nach zu Ihrem Entschluss bei (z. B. Schlafstörungen, Depression, Dissoziation, Stress o. ä.)? Tagesstruktur? Selbstdisziplin? Alkohol? Medikamenteneinnahme?
7. Wie haben Sie sich gefühlt, unmittelbar nachdem Sie den Entschluss gefasst hatten?
8. Wie viel Zeit ist zwischen Ihrem Entschluss und dem Versuch den Entschluss umzusetzen verstrichen? Gab es Zweifel?
9. Welche Strategien haben Sie eingesetzt, um den Druck/die Spannung zu reduzieren? Was haben Sie unternommen, um sich von der Essstörungssymptomatik abzuhalten?
10. Welche Konsequenzen hatte die Symptomatik für Sie selbst, für Ihre Umwelt?
11. Wie wahrscheinlich ist es, dass Sie unter ähnlichen Umständen erneut den Entschluss für die Essstörungssymptomatik fassen? An welchem Punkt könnten Sie in einer ähnlichen Situation anders handeln?
12. Welche Vorsichtsmaßnahmen können Sie treffen?

Abbildung 8.13: Verhaltensanalyse bei Essstörungssymptomatik

Entsprechend modifizierte Verhaltensanalysen setzen wir auch bei selbstverletzendem Verhalten ein. Allerdings kommt in diesen Fällen ein »Time-out« hinzu, das heißt, der nächste Einzeltermin bei der Bezugspsychotherapeutin entfällt und stattdessen muss die Patientin die Verhaltensanalyse mit einer anderen Psychotherapeutin besprechen. Somit wird der Gewinn der Autoaggression gering gehalten, es gibt keine zusätzliche Aufmerksamkeit; das Gespräch mit der anderen Therapeutin wird oft eher als unangenehm erlebt (vgl. Kapitel 11.1).

Förderung alternativer Verhaltensweisen

Die Verhaltensanalyse wird in der Regel im nächsten Psychotherapieeinzel mit der Patientin durchgesprochen. Der Schwerpunkt liegt dabei auf alternativen Verhaltensweisen, die die Patientin hätte anwenden können und in Zukunft einsetzen könnte. Drei wesentliche Strategien können helfen symptomatisches Verhalten zu unterbinden (vgl. Garner et al. 1997):

1) Verzögern; die Patientin versucht den Essanfall oder das anschließende Purging-Verhalten um eine vereinbarte Zeitspanne, z. B. 30 Minuten, hinauszuzögern. Dadurch wird die Reaktionskette Essen-Erbrechen unterbrochen, zudem lassen Völlegefühl und der Drang zu erbrechen in der Regel im Laufe der Zeit nach.
2) Ablenken; die Patientin versucht auf andere Gedanken zu kommen bzw. Gedanken zu fassen, die das Coping erleichtern, z. B. »Essen ist wie Medizin für mich«.
3) Planen alternativer Verhaltensweisen, z. B. ein Anruf bei einer Freundin oder ein Spaziergang. Längerfristig können Alternativen durch eine Ausweitung der sozialen und Freizeitaktivitäten aufgebaut und verstärkt werden, dies geschieht im Rahmen der sozialpädagogischen Betreuung bei ANAD (vgl. Kapitel 11.5). So kann auch die Selbstverstärkung gefördert werden, die Fähigkeit der Patientin, sich selbst etwas Gutes zu tun.

Selbstmanagement und Selbstkontrolle

Wir versuchen, die Eigenverantwortung und die Fähigkeit der Patientin zum Selbstmanagement zu stärken (vgl. Kanfer 2004), indem wir sie unterstützen, selbst die auslösenden und aufrechterhaltenden Faktoren ihrer Essstörungssymptomatik zu erkennen. Dies ist für viele Patienten anfangs schwer, sie haben das Gefühl, der Essanfall bräche über sie herein, sie seien ihm hilflos ausgeliefert. Einflüsse auf die Symptomatik zu erkennen bedeutet auch, die Kontrolle wiederzuerlangen.

Selbst wenn die Anzahl der Ess-Brech-Anfälle gleich bleibt, kann es ein großer Fortschritt sein, wenn sich die Menge der konsumierten Lebensmittel verringert – oder nicht mehr so häufig zu gegenregulierenden Maßnahmen gegriffen wird. All dies deutet darauf hin, dass die Patientin die Kontrolle ein Stück weit wieder aufgenommen hat. Hilfreich kann in diesem Zusammenhang die Frage nach Ausnahmen sein. Dabei wird das Augenmerk auf Zeiten gelenkt, in denen kein oder deutlich weniger symptomatisches Essverhalten auftrat, also auf das Wochenende ohne Essanfall oder den Urlaub, in dem die magersüchtige Patientin viel mehr essen konnte als sonst (vgl. Groene 2001a). Auch sogenannte Verschlimmerungs- oder Scheiterstrategien können erfragt werden (vgl. Kapitel 12.2): Was müsste die Patientin also tun, damit sich ihre Symptomatik verstärkt? Diese paradoxe Intervention deutet wiederum auf die Selbstkontrollmöglichkeiten der Patientin und gibt Hinweise auf individuelle auslösende und aufrechterhaltende Faktoren. Ein Beispiel sind die Hinweise zur Förderung von Ess-Brech-Anfällen wie in Abbildung 8.12 dargestellt.

Symptomebene und Hintergrundebene

Die Verhaltensanalyse liefert sowohl Informationen auf der Symptomebene als auch auf der Hintergrundebene. Beide werden in der Psychotherapie parallel bearbeitet. Die Symptomebene ist gleichsam die Spitze des Eisbergs, sie ist sichtbar, kann rasch und bei gegebener Motivation auch mit entsprechenden Erfolgen angegangen werden. Die Arbeit im interdisziplinären Team ist dabei sehr wertvoll, weil die Ernährungstherapie gerade auf der Symptomebene stark unterstützt, während die sozialpädagogische Betreuung auf der Hintergrundebene mithilft.

Letztere liegt tiefer, ist teilweise vielleicht selbst der Patientin noch verborgen. Um sie zu bearbeiten, muss man ins kalte Wasser springen, vielleicht sogar noch den Grund aufwühlen. Dafür ist ausreichende Stabilität in Bezug auf die Psyche und das Essverhalten notwendig – und auch ein gewisses Körpergewicht, denn bei deutlichem Untergewicht sind auch die kognitiven Leistungen eingeschränkt. Andersherum betrachtet ist es ein sehr gutes Zeichen in der Essstörungstherapie, wenn die Patientin wieder leistungsfähiger wird und im Kopf wieder Platz frei ist für andere Dinge als Gewicht, Figur und Kalorien. Die sozialen Beziehungen werden wieder aufgenommen, auch die depressiven Symptome verschwinden meist zunehmend. Die Patientin ist dabei, den Eisberg langsam abzutauen.

Simone hatte vor ihrem Therapieaufenthalt bei ANAD oft mehrere Ess-Brech-Anfälle am Tag. Auch bei ANAD gab es in der Anfangsphase immer wieder Rückfälle:

> *»Wie besprochen füllte ich danach eine Verhaltensanalyse aus, die ich anschließend mit meiner Bezugspsychotherapeutin besprach. Dadurch lernte ich mich selbst besser verstehen, warum es dazu kam, was ich anders hätte machen können, und wie ich es beim nächsten Mal verhindern kann. Dies half mir sehr, mein Essverhalten zu ändern und zu steuern. Auch lernte ich mit der Zeit, Gefühle auszuhalten und dabei zu merken, dass sie aushaltbar sind, auch wenn es nicht besonders angenehm ist.«*

Das S-O-R-K-Schema

Hintergrund der Verhaltensanalyse ist das sogenannte S-O-R-K-Modell. Es unterscheidet die Auslösesituation S, die Organismusvariable O, also Gefühle, Gedanken oder verinnerlichte (Überlebens-)Regeln, die Reaktion R und die Konsequenz K. Bezogen auf die von Simone in der folgenden Therapievignette geschilderte Situation sähe dies folgendermaßen aus (vgl. Abb. 8.14).

Bei der Konsequenz werden in diesem Fall als positiv und als negativ erlebte Konsequenzen unterschieden. Dabei wirken verschiedene Verstärkermechanismen: Das Ausbleiben negativer Folgen, z. B. einer gefürchteten Gewichtszunahme, wird als negative Verstärkung bezeichnet, das Eintreten positiver Effekte, z. B. Stolz auf die schlanke Figur infolge von Essensrestriktion bei einer Anorexia nervosa, als positive Verstärkung.

S	**O**	**R**	**K**
Auslösende Situation	**Gefühle, Gedanken, körperliche Reaktion, Regeln**	**Reaktion**	**Konsequenz**
Streit mit Freundin	Wut, Frustration, Gefühl, ungerecht behandelt zu werden	Ess-Brech-Anfall	**positiv:** Abbau von Essdruck und Spannung
Einkauf in Supermarkt auf Spaziergang	Essdruck		
Freundin am Telefon nicht erreicht	Jetzt ist ohnehin alles schon egal. Es hilft eh nichts, was ich mache, Nie ist jemand für mich da, wenn ich ihn brauche…		**negativ:** Schlechtes Gewissen Frustration

Abbildung 8.14: Das S-O-R-K-Schema

Zur Steuerung und Kontrolle symptomatischer Verhaltensweisen kann auf allen Ebenen angesetzt werden: an den auslösenden Bedingungen (S) durch Stimuluskontrolle, an den eigenen Einstellungen und Gefühlen (O), am Verhalten (R) durch Selbstkontrolltechniken wie Verzögerung oder Ablenkung und an den Konsequenzen (K). So wird die Verhaltensanalyse als Folge symptomatischen Verhaltens beispielsweise oft aversiv erlebt, das Gegengewicht setzen Maßnahmen zur Selbstbelohnung und positive Selbstverstärkung bei Fortschritten.

Das S-O-R-K- Modell können die Patienten auch für sich alleine sehr gut einsetzen, um beispielsweise ihr Symptomverhalten zu analysieren (vgl. Arbeitsblatt 22). Auch die Essprotokolle basieren auf diesem Schema.

Vignette 1, Psychotherapie: Simone bespricht ihre Verhaltensanalyse

Die folgende Therapievignette gibt die Besprechung einer Verhaltensanalyse zwischen Simone und ihrer Bezugspsychotherapeutin wieder.

Therapeutin: Sie haben mir eine Verhaltensanalyse ins Fach gelegt, weil sie am Wochenende einen Ess-Brech-Anfall hatten. Die würde ich jetzt gerne mit Ihnen durchsprechen. Ich lege sie in die Mitte, so dass wir beide draufschauen können. Und wir gehen die einzelnen Punkte miteinander durch. Ist das in Ordnung für Sie?

Simone: Ja, ist in Ordnung.

Therapeutin: Dann würde ich am Anfang gerne wissen, wann genau Sie sich zu diesem Ess-Brech-Anfall entschlossen haben.

Simone: Gestern beim Mittagessen habe ich danach immer noch Essdruck gehabt, und dann habe ich einfach weitergegessen.

Therapeutin: Das war also nach dem Mittagessen. Was war denn an dem Tag so los bei Ihnen?

Simone: Ja, an dem Tag habe ich mich mit meiner Freundin gestritten, mit der ich zusammenwohne, und die ist dann einfach gegangen, und irgendwie ging es mir an dem Tag nicht so gut.

Therapeutin: Sie sagen, es ging Ihnen nicht so gut – wie genau ging es Ihnen denn?

Simone: So genau weiß ich eigentlich gar nicht, wie es mir da ging. Aber meine Freundin ist einfach gegangen, und ich war allein daheim. Ich war irgendwie so leer, und dann war ich enttäuscht und wütend. Ich kann das gar nicht so genau beschreiben, auf jeden Fall war es ein schlechtes Gefühl.

Therapeutin: Glauben Sie denn, dass der Streit und das schlechte Gefühl, also diese Mischung aus Wut und Enttäuschung, der Auslöser für den Essanfall waren?

Simone: Wenn ich so im Nachhinein darüber nachdenke, denke ich schon, dass da ein Zusammenhang ist.

Therapeutin: Wollen Sie vielleicht kurz erzählen, worum es bei diesem Streit ging, also warum Sie sich gestritten haben? Und wie das dann ausgegangen ist?

Simone: Es ging darum, wer das Geschirr wegräumt. Ich war der Meinung, dass das Geschirr ihr gehört, und sie war der Meinung, dass das Geschirr mir gehört. Aber ich weiß, dass das nicht meins war, denn ich habe meines davor weggeräumt, und das war ein riesengroßer Berg. Und dann haben wir uns eben darüber gestritten, und letztendlich hat sie gemeint: »Ja mach doch, was du willst«, und ist raus gegangen und hat mich alleine stehen lassen. Und dann war ich alleine in der WG.

Therapeutin: Und wie war das dann für Sie? Die andere lässt Sie quasi im Regen stehen, und Sie sind erstmal vor vollendete Tatsachen gestellt, wie ging es Ihnen denn da?

Simone: Ich war dann erstmal total baff, dass sie einfach geht. Ich meine, man hätte ja auch noch darüber reden können. Und ich war irgendwie wütend, weil sie das nicht eingesehen hat, obwohl ich davon überzeugt war, dass sie da Schuld hat. Ich fand es einfach gemein von ihr, mich alleine zu lassen und gar nicht ihre Schuld einzusehen. Und das war schon öfter so, und dadurch hat sich das so angestaut, und irgendwie ist es jetzt zur Explosion gekommen.

Therapeutin: Gut, und wie ging das dann bei Ihnen weiter? Was haben Sie gedacht, was haben Sie getan?

Simone: Ich habe dann eigentlich gar nichts gemacht, ich habe mir gedacht: »Ja, o.k. passt schon«, und habe mich da nicht mehr weiter drum gekümmert, habe mich dann hingesetzt und ferngesehen. Und irgendwann war dann Mittagsessenzeit, ich habe mir etwas zum Mittagessen gemacht, und, ja, dann ging es halt weiter.

Therapeutin: Könnten Sie mir das bitte etwas genauer beschreiben, wie das dann weiterging?

Simone: Ich habe dann eben Mittag gegessen, und dann habe ich schon gemerkt, dass ich noch weiteren Essdruck habe. Ich wollte mich dann ablenken, wie mit Ihnen schon besprochen, und bin spazieren gegangen, und dann kam da so ein Supermarkt plötzlich an der Ecke, und ich hatte dann auch Geld dabei, und dann bin ich eben in den Supermarkt gegangen und habe mir etwas zu essen eingekauft und bin wieder nach Hause gegangen.

Therapeutin: O.K., also dann waren Sie wieder zuhause, und wie ging es weiter? Dann hatten Sie die Lebensmittel, Sie waren alleine in der Wohnung, nehme ich an, und was haben Sie dann weiter gemacht?

Simone: Dann war ich daheim und saß so mit meinen Lebensmitteln da und habe mir gedacht: »Also irgendwie kann es das jetzt auch nicht sein, und ich will das ja eigentlich gar nicht«, und habe dann versucht, meine beste Freundin anzurufen, aber die war nicht erreichbar. Und dann war ich da auch noch sauer darüber, weil die wieder mal nicht erreichbar war, und dann war eh schon alles egal, und ich habe einfach alles gegessen.

Therapeutin: Erst einmal finde ich es super, dass Sie noch probiert haben, nicht sofort zu essen, sondern eine Freundin anzurufen! Das war natürlich dumm, dass Sie sie nicht erreicht haben. Ich finde es aber trotzdem sehr gut, dass Sie es probiert haben! Und auch mit dem Spaziergang vorher – Sie haben also schon probiert umzusetzen, was wir das letzte Mal besprochen haben. Jetzt würde mich noch interessieren, was Sie genau gegessen haben bei dem Essanfall. Und vielleicht auch, damit ich es ein bisschen einordnen kann, was Sie zum Frühstück gegessen haben, und was Sie überhaupt an diesem Tag sonst so gegessen haben.

Simone: Also an dem Tag habe ich gegessen, soweit ich mich erinnern kann, zum Frühstück nur eine halbe Semmel und einen Apfel, weil ich fast keinen Hunger hatte irgendwie. Und mittags habe ich dann Lasagne gegessen.

Therapeutin: Das heißt also morgens, zum Frühstück, war es noch sehr wenig. Und mittags haben Sie sich dann doch getraut, eine Lasagne zu essen.

Simone: Ja, ich habe mir dann gedacht, die Lasagne geht schon, ich habe ja früh eh nicht so viel gegessen.

Therapeutin: Gut, und dann kam der Gang zum Supermarkt und dann, als Sie wieder zuhause waren, der Essanfall. Vielleicht beschreiben Sie jetzt einfach einmal, was Sie während des Essanfalls gegessen haben und wie viel.

Simone: Ich habe mir dann im Supermarkt gekauft: ein Eis und eine Packung Kekse und eine Tafel Schokolade und zwei Joghurt.

Therapeutin: Und das haben Sie dann alles auch so gegessen?

Simone: Ja.

Therapeutin: Und wie ging es dann weiter?

Simone: Dann war ich viel zu überfüllt und bin aufs Klo gegangen.

Therapeutin: Und wie ging es Ihnen danach, nachdem Sie erbrochen hatten?

Simone: Danach ging es mir noch schlechter als davor schon, und ich habe es total bereut. Und am liebsten hätte ich gleich wieder weitergegessen, weil es mir noch schlechter ging, aber das habe ich dann gelassen, weil ich ja gemerkt habe, dass es mir dann nicht besser geht, sondern dass alles nur verstärkt wird. Ich war total verzweifelt, und irgendwie geht es mir immer noch nicht so gut damit. Ich will einfach raus aus der Essstörung, keine Rückfälle mehr haben.

Therapeutin: Ja, das ist gut, dass Sie da raus möchten, und ich denke, wir besprechen auch gleich miteinander, was Sie in einer ähnlichen Situation beim nächsten Mal vielleicht anders machen könnten. Es gibt ja Essanfälle, die körperlich bedingt sind, weil man einfach zu wenig gegessen hat, und solche, die eher psychische Auslöser haben, und natürlich auch eine Mischung aus den beiden – das hatten wir schon einmal besprochen. Und um genauer zu sehen, wie der Essanfall zustande kam, wäre meine Bitte, dass Sie mir eben beschreiben, wie Ihr Essverhalten in den letzten drei Tagen aussah.

Simone: Also die letzten drei Tage habe ich fast regelmäßig gegessen. Am Freitag, Samstag und Sonntag habe ich jeweils mittags und abends gegessen. Und am Samstag und Sonntag habe ich das Frühstück ausfallen lassen, weil ich so spät aufgestanden bin.

Therapeutin: Das heißt also, wenn Sie etwas gegessen haben, dann hat es von den Portionsgrößen her gepasst, aber Sie haben zwischendurch Mahlzeiten ausfallen lassen.

Simone: Ja, genau.

Therapeutin: Das hört sich dann tatsächlich so an, dass es wohl eine Mischform ist. Einerseits gab es natürlich den psychischen Auslöser, also den Streit mit ihrer Freundin, und dass Sie Schwierigkeiten hatten, mit dem Gefühl hinterher umzugehen. Auf der anderen Seite sehe ich aber auch, dass Sie in den letzten Tagen insgesamt zu wenig gegessen haben. Und dann gibt es ja noch weitere Umstände, die dazu führen, dass man einfach psychisch instabiler ist – das hatten wir auch schon besprochen. Da würde mich jetzt interessieren, wie es bei Ihnen in letzter Zeit mit Schlaf ausgesehen hat.

Simone: Ja, am Wochenende habe ich nicht so gut einschlafen können, deswegen war ich auch länger im Bett gelegen und habe länger geschlafen. Deswegen habe ich auch das Frühstück ausfallen lassen.

Therapeutin: Und wie sah es mit Ihrer Stimmung in den letzten Tagen aus? Also haben Sie sich da insgesamt eher gut gefühlt, oder haben Sie sich eher depressiv oder niedergeschlagen gefühlt, oder war es sehr stressig für Sie?

Simone: Im Großen und Ganzen ging es mir eigentlich ganz gut bis auf einen Tag, wo es ziemlich stressig war mit Schule und Terminen. Aber sonst war es eigentlich im Großen und Ganzen gut.

Therapeutin: Wie sah es denn aus mit Ihrer Tagesstruktur? Also haben Sie alles gut planen können, haben Sie das Gefühl gehabt, dass Sie den ganzen Tag etwas zu tun hatten? Oder haben Sie das Gefühl, dass Sie eher Leerlauf hatten?

Simone: Eigentlich glaube ich schon, dass ich eine gute Tagesstruktur hatte, aber an dem einen Tag, wo es stressig war, da habe ich wahrscheinlich zu viele Termine auf einmal gemacht. Aber sonst, denke ich, kriege ich das ganz gut hin.

Therapeutin: Prima. Das heißt, um es noch einmal zusammenzufassen: Der Schlaf war nicht so gut, aber ansonsten könnte man sagen, dass Sie eine ganz gute Tagestruktur hatten, da also wenig an störenden Einflüssen vorhanden war. Dann haben Sie ja vorher schon erwähnt, dass Sie als erstes, nachdem Sie den Streit mit der Freundin hatten, hinausgegangen sind, spazieren gegangen sind, was prima ist. Sie haben also versucht sich abzulenken und auch aus der Wohnung raus zu kommen. Und dann haben Sie ja noch erzählt, dass Sie versucht haben, die Freundin anzurufen. Gab es denn sonst noch etwas, was Sie unternommen haben, um sich von dem Essanfall abzuhalten?

Simone: Nee, weiterhin habe ich dann nichts mehr unternommen, weil es mir danach, nachdem die Freundin auch nicht erreichbar war, immer schlechter ging. Und ich war dann auch so frustriert, weil ich eh schon zwei Dinge versucht hatte.

Therapeutin: Das war ja auch wirklich einiges, was Sie da versucht haben! Jetzt würde ich ganz gerne mit Ihnen schauen, was Sie anders machen könnten, wenn noch einmal eine ähnliche Situation auftritt, damit es nicht mehr zu einem Essanfall kommt. Haben Sie denn selber schon eine Idee?

Simone: Ja, vielleicht zu versuchen, noch wen anderen zu erreichen, oder einfach in so einer Situation versuchen, die Gefühle aufzuschreiben oder meiner Freundin dann einen Brief zu schreiben, und ihr den dann zu geben, wenn sie wiederkommt.

Therapeutin: Ja prima, sehr gute Vorschläge! Für wie wahrscheinlich halten Sie es denn, dass Sie die beim nächsten Mal auch umsetzen können? Oder was denken Sie, brauchen Sie dazu noch?

Simone: Also ich weiß nicht so genau, weil in dem Moment ist der Druck dann so groß, und ich weiß nicht, ob mir das dann einfallen würde.

Therapeutin: Verstehe ich. Was halten Sie denn davon, sich einmal eine Liste zu schreiben, auf der Sie alle möglichen Strategien zusammenfassen, die Ihnen helfen, den Essdruck zu reduzieren? Die können Sie dann immer bei sich tragen und im Notfall herausziehen und schauen, was da draufsteht?

Simone: Das klingt ganz gut. Das könnte ich ja mal ausprobieren und versuchen, ob das klappt.

Therapeutin: Gut, dann würde ich vorschlagen, dass Sie bis zum nächsten Termin so eine Liste zusammenstellen und die mitbringen, damit wir sie gemeinsam durchgehen können. Und vielleicht probieren Sie zusätzlich zum Aufschreiben quasi als Trockenübung das eine oder andere schon einmal aus, auch wenn Sie noch nicht unter so einem starken Druck stehen – einfach ausprobieren, wie Ihnen das hilft. Können Sie sich das vorstellen?

Simone: Sie meinen damit also, wenn mich irgendeine Situation stört oder irgendwie was nervt, und ich aber keinen Essdruck habe, trotzdem auszuprobieren, ob es mir danach besser geht?

Therapeutin: Ja, genau. Wenn Sie zwar ein bisschen Spannung verspüren, die aber noch nicht auf dem Höhepunkt von 100 angelangt ist, dass Sie da schon ausprobieren, ob Sie mit Ihrer Anspannung, mit Ihrem Essdruck runterkommen.

Simone: Ja, das könnte ich mir schon vorstellen auszuprobieren, weil ich glaube, dass es mir dann noch besser helfen würde, als wenn es ganz auf 100 ist.

Therapeutin: O.K., wunderbar. Dann versuchen Sie das einmal bis zum nächsten Mal, und wir besprechen es dann wieder.

8.5.3 Der Einsatz von Sport zur Gewichtsregulation

Während wir übergewichtige Patienten dazu anhalten, sich unter medizinischer Kontrolle und Anleitung eines Sporttherapeuten mehr zu bewegen (vgl. Kapitel 8.3), ist bei magersüchtigen und bulimischen Patienten teilweise eine Regulation in die entgegengesetzte Richtung angezeigt. Nicht wenige benutzen Sport als Möglichkeit, ihr (Unter-)Gewicht zu halten und widmen ihm mehrere Stunden am Tag.

Bewegungsprotokolle führen

In diesem Fall leiten wir die Patientin zunächst an, ein genaues Bewegungsprotokoll zu erstellen (vgl. Arbeitsblatt 23). Vielen wird dadurch erst bewusst, wie viel sie eigentlich tun, um gegen die gefürchtete Gewichtszunahme anzugehen: Umwege gehen, Treppen steigen anstatt Rolltreppe zu fahren, Tätigkeiten im Stehen statt im Sitzen verrichten etc. Aus dieser Bewegungsanamnese werden konkrete Maßnahmen für den Alltag abgeleitet, in enger Absprache mit der Bezugssozialpädagogin, die auf die Umsetzbarkeit und Umsetzung achtet. Zudem arbeitet sie mit der Patientin am Aufbau sinnvoller Freizeitaktivitäten (vgl. Kapitel 11.5). Denn wenn diese ihr Sportprogramm von drei Stunden pro Tag auf eine Stunde reduziert, hat sie zwei Stunden Zeit, die es sinnvoll zu füllen gilt – und das fällt vielen Patienten nicht leicht, die ihr Leben jahrelang fast ausschließlich ihrer Essstörungssymptomatik gewidmet haben.

Berücksichtigung der individuellen Lage und Vorgeschichte

Bewegungsprotokolle können auch eingesetzt werden, wenn sich eine normalgewichtige Patientin zu wenig bewegt – mit der Folge, dass sie stark zunimmt, sobald sie ihr Purging-Verhalten einschränkt. Wir motivieren die Patientin in diesem Fall, ein- bis zweimal pro Woche Sport zu treiben, am Schulsport teilzunehmen und kürzere Strecken auch einmal zu Fuß zu laufen oder mit dem Fahrrad zu fahren anstatt mit öffentlichen Verkehrsmitteln. Wichtig ist jedenfalls eine genaue individuelle Anamnese: Einer Patientin, die lange Jahre sehr viel Sport getrieben hat, und das nun aufgeben konnte, werden wir bei gleicher Gewichtsentwicklung weniger zur Bewegung raten als einer Patientin, die sich schon immer wenig bewegt hat.

Luises Bewegungsprotokoll

Luise beschreibt ihre Bewegungsrituale zu Beginn ihres Aufenthaltes bei ANAD folgendermaßen:

- *»Nur eine begrenzte Anzahl von Stunden sitzen (im Stehen lesen, schreiben etc.),*
- *6 Stunden Schlaf (24 Uhr bis 6 Uhr),*
- *Umwege gehen,*
- *selten U-Bahn fahren, stattdessen mit Rad oder zu Fuß,*
- *nach jedem Essen rausgehen (Fahrrad, zu Fuß),*
- *keinen Aufzug, keine Rolltreppe, immer gehen,*
- *Bewegung mit Lebensmitteln verbinden (z. B. in Supermärkten herumrennen).«*

Luise wurde sehr nervös, wenn sie ihren Bewegungsdrang nicht ausleben konnte. Je mehr sie aß, desto umfangreicher wurde ihr Programm. Nach einer ausführlichen Anamnese stellte sie mit ihrer Bezugssozialpädagogin einen Bewegungsplan auf. Er regelte ihre Tätigkeiten sehr genau, wie sich an folgendem Beispiel eines Vormittags in den Schulferien erkennen lässt:

»6.00 Uhr Aufstehen
6.00 Uhr–7.00 Uhr ausgehfertig machen (waschen, anziehen)
7.00 Uhr–8.00 Uhr Frühstück
8.00 Uhr–9.00 Uhr Dienste in der Wohngruppe
9.00 Uhr–10.30 Uhr Lesen, Malen nach Zahlen (im Sitzen!)
10.30 Uhr–10.45 Uhr Zwischenmahlzeit
10.45 Uhr bis 11.30 Uhr rausgehen
11.30 Uhr bis 12.00 Uhr WG (sitzen)
12.00–13.00 Kochen …«

Zudem ersann Luise eine Reihe von Strategien, um ihren Bewegungsdrang in Schach zu halten:

»Zuerst ist es mir schwergefallen, den Plan einzuhalten, ich hatte Angst, zu viel zuzunehmen, wenn ich z. B. mit dem Aufzug fuhr. Später wurde es besser. Das hatte auch mit dem Gewichtsverlauf zu tun, was ich mir zuerst gar nicht vorstellen konnte. Ich habe mir Ziele gesetzt, z. B. zuerst Treppe runtergehen und mit dem Lift hochfahren. Ich wusste, wenn ich mir erst das Schwerste vornehme, nämlich hochzufahren, dann ist das Leichte, also auch mit dem Lift hinunterzufahren, anschließend einfacher um-

zusetzen. Ich musste den Fahrradschlüssel abgeben, ging in die Arbeitsgruppe Beschäftigung (vgl. Kapitel 11.6), um sitzen zu ›üben‹ und spielte immer mit, wenn die anderen – im Sitzen – ein Spiel spielten. Ich versuchte, immer gemeinsam mit anderen zum Einkaufen zu gehen, um mich von Umwegen abzuhalten. Wenn ich alleine im Zimmer war, ließ ich oft die Zimmertür offen stehen, damit meine Mitbewohner sahen, ob ich saß oder doch wieder stand.
Inzwischen kann ich ausschlafen, sogar einen ganzen Tag gar nicht hinausgehen. Ich kann mich zwischendurch hinlegen und fahre Aufzug und Rolltreppe, ohne viel darüber nachzudenken.«

Grenzen des Wohngruppenkonzeptes

Luise arbeitete motiviert mit, und so gelang es ihr, ihren Bewegungsdrang einzudämmen. Ist die Patientin jedoch nicht bereit, ihr selbst auferlegtes Sportprogramm zu reduzieren, geraten wir mit unserem Therapieprogramm in den intensivtherapeutischen Wohngruppen bisweilen an unsere Grenzen. Eine ähnlich engmaschige Kontrolle wie in einer Klinik ist bei uns nicht durchführbar – und auch nicht angestrebt, da wir ja vor allem die Eigenständigkeit und Eigenverantwortung der Patienten fördern wollen. Wo sehr viel Druck nötig ist, empfiehlt sich bisweilen eine stationäre Überweisung.

8.6 Flexibilität und Eigenverantwortung im Essverhalten

»Bei ANAD baute ich mir mithilfe der Ernährungstherapeuten eine Struktur im Essen auf. Am Anfang waren es 3 Hauptmahlzeiten, nach und nach kamen Zwischenmahlzeiten vom Obst bis zum Eisbecher dazu. Ich schrieb mir jede Woche einen Plan, was ich wann essen werde und zählte die Kalorien anfangs genau mit. Dadurch schuf ich mir Sicherheit, die ich einfach noch brauchte. Hilfreich war für mich vor allem auch das Kochen und Essen. Dort gab ich es nämlich bald auf, die Kalorien nachzuzählen, weil es zu unübersichtlich wurde. Und für die anderen Mahlzeiten versuchte ich mehr und mehr Lebensmittel zu kaufen, auf denen keine Kalorienangaben standen. Natürlich hatte ich immer Angst davor; darüber sprach ich dann in den Therapiestunden und holte mir Rat. Zusätzlich schrieb ich mir nebenbei auf, wo ich Fortschritte gemacht hatte und gönnte mir dann auch einmal etwas, z. B. eine Karte mit einem netten Spruch.
Nach ein paar Monaten ging mir das Aufschreiben und Planen auf den Geist. Ich hatte das Verlangen zu essen, auf was ich Lust hatte, z. B. Schokolade statt Joghurt oder einen Apfel statt einer Banane. Am Anfang hielt ich meine Mahlzeitenstruktur noch genau ein, entschied aber erst kurz vor der Mahlzeit, was ich essen wollte. Jetzt versuche ich dann zu essen, wenn ich Hunger habe – oder auch einfach mal auf meinen Appetit zu hören.«
Luise, 15 Jahre

Das Essverhalten zunehmend flexibler zu gestalten und mehr Eigenverantwortung dafür zu übernehmen, ist eine große Herausforderung für die Patienten – wie auch für Luise. Der erste Schritt ist dabei, sich selbstständig um regelmäßige und ausgewogene Mahlzeiten zu kümmern: vom Einkauf über die Zubereitung bis hin zum Verzehr. Die Patienten müssen lernen, flexibel auf Veränderungen in der Tagesplanung reagieren zu können, zum Beispiel die warme Mahlzeit auf abends zu verschieben, wenn sie über Mittag unterwegs sind, trotz Stress und Hektik keine Mahlzeit ausfallen zu lassen oder auch am Wochenende ihre fünf geregelten Mahlzeiten unterzubringen, selbst wenn sie erst um 11 Uhr aufstehen. Solche Situationen besprechen wir anfangs in den Ernährungstherapieeinzeln vor.

8.6.1 Omas Geburtstag und der spontane Restaurantbesuch – gefürchtete Herausforderungen im Alltag

Vielen Patienten fällt es lange Zeit schwer in der Öffentlichkeit zu essen – vor allem mit Personen, die die Patientin als »essgestört« kennen. Ihre Sorge, wieder als »normal« oder gar »verfressen« zu gelten, basiert oft auf einer selektiven und verzerrten Wahrnehmung (vgl. Kapitel 10). So werden nur die beiden Mitschülerinnen als Maßstab gewählt, die ebenfalls sehr dünn sind und in der Pause an einem Apfel knabbern – die 25 anderen, die ihr Wurst- oder Käsebrot verzehren, finden keine Beachtung.

Essen zuhause

Große Ängste weckt auch das Essen mit und vor der Verwandtschaft, vor allem wenn man sie länger nicht gesehen hat und sie die veränderte Figur kommentieren. Luise kennt das nur zu gut:

> *»Ganz am Anfang war es total schwierig zuhause zu essen, zumal da die ganzen Sachen waren, die ich davor immer benutzt hatte, z. B. die Küchenwaage. Ich habe daheim einfach mehr meine Symptomatik ausgelebt, nur Gemüse gegessen und dieses genau abgewogen etc. Vielleicht wollte ich auch meiner Familie zeigen, dass ich noch essgestört war.*
> *Nach einiger Zeit habe ich angefangen daheim das zu machen, was ich in München bei ANAD auch machte, aber immer mit größter Kontrolle. Ich nahm mir teilweise sogar meine eigenen Mahlzeiten mit (z. B. Semmeln, Joghurts, Müsliriegel …). Wenn ich für das ganze Wochenende heimfuhr, gab ich meinen Eltern den Auftrag, genau das zu kaufen, was ich mir vorgeplant hatte, und kochte mir selbst etwas. Dann habe ich mit meiner Ernährungstherapeutin manchmal vorbesprochen, was meine Eltern kochen könnten, damit ich mitessen könnte. Zum Glück machten meine Eltern das alles für mich. Ich weiß noch genau, was es gab, als ich das erste Mal ohne Abwiegen etc. daheim gegessen habe: Nudeln mit Ratatouille und Vanillepudding. Ich hatte total Angst davor, aber ich glaube, ich habe es ganz gut gemeistert. Die ersten Male gab es immer*

was Leichtes wie Nudeln, Kartoffeln und Quark usw. Mittlerweile kann ich fast alles essen, ohne davor zu wissen, was es gibt.
Was mir immer noch sehr schwerfällt, ist essen mit der ganzen Verwandtschaft. Ich habe Angst entweder total essgestört zu wirken, total normal oder total verfressen. Am blödsten sind dann Bemerkungen wie ›Schmeckts?‹, ›Du hattest aber Hunger!‹ oder ›Jetzt geht es dir aber wieder gut!‹. Da würde ich meine ganzen Tanten und Onkels am liebsten gegen die Wand schmettern.«

Essen auswärts

Schwierig ist es für viele Patienten auch, spontan ihr Essverhalten an das der anderen anzupassen. Also zum Beispiel mit der Clique abends in die Pizzeria zu gehen oder beim Stadtbummel in die Eisdiele einzukehren; oder auch im Kino nach dem Abendessen noch eine große Tüte Popcorn mitzuknabbern, ohne hinterher ins Grübeln zu verfallen. Auch vor Ausflügen ins Schullandheim werden wir oft um Rat gefragt: »Wir übernachten dort, und ich weiß nicht, wie dort gekocht wird, was es zu essen gibt und wie groß die Portionen sind – und kann das auch nicht selbst bestimmen.«

In der Regel besprechen wir solche Situationen in der Ernährungsgruppe und nutzen die Möglichkeit, dass eine andere Patientin bereits ähnliche Erfahrungen gemacht hat und entsprechende Verhaltenstipps geben oder nur vermitteln kann, dass nichts Schlimmes passiert, und die Patientin einfach auf sich vertrauen soll. Wir fragen nach, was die größte Befürchtung ist, lassen die Patientin also das schlimmste Szenario entwerfen, das eintreten könnte. Allein das lässt die Ängste oft schrumpfen, denn meist sind die gefürchteten »totalen Katastrophen« zum einen unwahrscheinlich und zum anderen gar nicht so furchtbar, wenn man sie einmal näher betrachtet. Wo es sich anbietet, besprechen wir aber auch ganz konkret, wie die Situation entschärft werden kann, z. B. indem die Patientin prophylaktisch eine Schachtel Müsliriegel mit auf Klassenfahrt nimmt, um sich unabhängiger von den Essenszeiten zu machen.

Und die »Horrorvision« vom 80sten Geburtstag der Großmutter, bei dem den ganzen Tag nur gegessen wird, es nur kalorienreiche Kost gibt, die Portionen unverhältnismäßig groß sind und alle das Essverhalten der Patientin kommentieren, wird abgemildert, wenn man gemeinsam durchspricht, was die Patientin bereits an »Handwerkszeug« mitbekommen hat: Ich muss nicht die Portion essen, die mir im Wirtshaus vorgesetzt wird. Ich kann etwas stehen lassen, wenn die Portionen zu groß sind, ich kann etwas nachbestellen wenn mir die Portion zu klein ist.

Stategien für den Notfall

Ziel einer solchen Vorbesprechung ist nicht zuletzt, der Patientin Strategien für den Notfall an die Hand zu geben: Wen könnte ich anrufen, um mir spontan Rat zu holen? Wie könnte ich die Situation notfalls verlassen und beispielsweise etwas anderes essen, wenn es mir wirklich zu schwierig erscheint? Telefonpartner sind in der Regel Mitbewohner aus der Wohngruppe, die das Problem selbst kennen und gut nachvollziehen können. Bei Klassenfahrten bieten wir an, dass die Patienten auch uns anrufen können – davon machen sie meist jedoch keinen Gebrauch, weil es dann doch besser läuft als erwartet.

8.6.2 Das letztendliche Ziel: Essen nach Hunger und Sättigung

Wieder nach Hunger und Sättigung zu essen, ist eher ein Begleiteffekt anderer grundlegender Veränderungen. Die Basis sind ausreichende Ernährung sowie eine feste Mahlzeitenstruktur – und Geduld, denn es dauert oft einige Monate, bis die Körpersignale wieder verlässlich wahrgenommen werden.

Signale wahrnehmen lernen

Viele Patienten sind zunächst verunsichert, wenn sie körperliche Signale spüren, da sie sie anfangs nicht recht einordnen können. Sie haben verlernt, erste Anzeichen von Hunger wahrzunehmen: Unkonzentriertheit, Gedanken an Essen, ein flaues Gefühl in der Magengegend, und reagieren erst viel zu spät, wenn der Magen vernehmbar knurrt und ihnen fast übel wird. Wir ermutigen sie entsprechend, genauer auf diese ersten Signale zu achten und auszuprobieren, ob sich etwas verändert, wenn sie daraufhin gleich etwas essen.

Sich nach dem Sättigungsempfinden zu richten, ist oft noch schwieriger. Gerade magersüchtige Patienten, die ein gewisses Gewichtsziel erreichen wollen, müssen anfangs teilweise über ihre Sättigungsgrenze hinaus weiter essen – zumal ihr Magen gar nicht gewohnt ist, größere Nahrungsmengen aufzunehmen und zu verarbeiten. Entsprechend berichten die Patienten von einem unangenehmen Völlegefühl, und es dauert eine Weile, bis sie die Grenze zwischen Sattsein und Vollsein erspüren und Sättigung auch als etwas Angenehmes empfinden können. Sattsein wird zu Beginn der Therapie nicht selten mit Trägheit assoziiert, Anspruch war schließlich lange Zeit, sich leer zu fühlen. Wichtig ist, die Patienten auch zu informieren, welche Faktoren die Regulation von Hunger und Sättigung beeinflussen. So sollten sie sich z. B. mindestens 20 Minuten Zeit für eine Mahlzeit nehmen und langsam essen.

In Geduld üben

Setzt eine Patientin erst einmal ihren gesamten Ehrgeiz daran, wieder normal zu essen, fällt es ihr oft schwer, Geduld aufzubringen, bis sich Hunger- und Sättigungsempfinden wieder zuverlässig einstellen. Wir versuchen der Patientin dann zu erklären, dass Essen nach Hunger und Sättigung eben eines der später bzw. zuletzt erreichten Ziele der Essstörungstherapie darstellt, und es eine ganze Weile dauert, bis sich Stoffwechsel und Verdauungssystem normalisieren. Oft hilft es, der Patientin vor Augen zu führen, wie lange sie symptomatisches Essverhalten gezeigt hat. Wer seinen Körper mehrere Monate, Jahre oder gar Jahrzehnte auf Diät gesetzt hat, kann nicht erwarten, dass dieser in zwei Monaten wieder perfekt nach Wunsch funktioniert.

8.6.3 Ein Rückfall ist kein Beinbruch

Mit zunehmender Entwicklung der Patientin und zunehmender Normalisierung ihres Essverhaltens ziehen wir uns aus der intensiven ernährungstherapeutischen Betreuung zurück. Wir sind weiterhin Ansprechpartner bei Bedarf, motivieren die Patienten jedoch, erst einmal selbst oder mithilfe von Freunden oder Mitbewohnern zu versuchen, ein Problem in den Griff zu bekommen.

So wandelt sich auch unsere Rolle im Laufe der sechs Monate, die die Patienten in der Regel bei ANAD verbringen, sehr stark: Anfangs machen wir oft relativ klare Vorgaben zum Essverhalten, später fördern wir die Eigenverantwortung und Risikobereitschaft der Patienten und am Schluss sind wir nur mehr auf Abruf im Hintergrund – und im Idealfall als Berater weitgehend überflüssig.

Rückfälle sind Ausrutscher, keine Rückschritte

Damit dies gelingen kann, müssen die Patienten lernen, mit Rückschlägen umzugehen. Auch Menschen ohne Essstörung zeigen nicht täglich ein gesundes, geregeltes Essverhalten, Perfektionismus ist also fehl am Platze. Ziel ist, dass die Patientin sagen kann: »Ich habe das nötige Handwerkszeug, um flexibel auf das reagieren zu können, was der heutige Tag bringt. Und selbst wenn ich einmal in symptomatisches Essverhalten zurückfalle, weiß ich, dass ich es wieder in den Griff bekommen kann.«

Entsprechend versuchen wir zu vermitteln, dass ein Rückfall kein Anlass zur Verzweiflung ist und lenken den Blick auf die Ressourcen: »Sie sind vor dem Rückfall zwei Wochen ganz ohne Essanfall ausgekommen!«. Wichtig ist zu klären, wie es zu dem symptomatischen Verhalten kam, und was die Patientin das nächste Mal entsprechend anders machen kann – dies geschieht oft im Rahmen einer Verhaltensanalyse in der psychotherapeutischen Einzelarbeit (vgl. Kapitel 8.5). Entscheidend ist jedenfalls, dass sich die Patientin nicht längerfristig aus dem Konzept bringen lässt, sondern mit der nächsten Mahlzeit wieder zur gewohnten Struktur zurückkehrt. So wird dem Essanfall oder der Fastenepisode die Chance genommen, den ganzen Tag zu dominieren und zu ruinieren.

Maßnahmen zur Rückfallprophylaxe

Auch in der Psychotherapiegruppe lassen sich Zukunftsängste als Thema aufgreifen. Dabei steht oft die Befürchtung im Vordergrund, nach dem Auszug bei ANAD wieder in die Essstörung zurückzufallen. Wir lassen die Patienten in Eigenarbeit ein Arbeitsblatt ausfüllen (vgl. Arbeitsblatt 24), auf dem sie beeinträchtigende Faktoren im Vorfeld, akute Auslöser des symptomatischen Verhaltens, aber auch Warnzeichen und Strategien zur Vermeidung notieren. So ist jeder individuell mit einem Maßnahmenpaket gewappnet. Zudem hinterfragen wir die Befürchtungen, entwickeln gemeinsam alternative Gedanken und ermuntern die Patienten, ihre Angst auch als etwas Positives zu sehen und als Warnsignal für sich zu nutzen.

8.6.4 Die Patientin in die Eigenständigkeit entlassen

Gerade jugendliche Patienten ziehen nach Beendigung ihres Therapieaufenthaltes in den ANAD intensivtherapeutischen Wohngruppen teilweise zurück in ihr Elternhaus. Sie haben gelernt, sich eigenständig zu versorgen, und so fällt es ihnen nicht leicht, sich wieder in den Familienhaushalt einzugliedern, vor allem auch was das Kochen und Essen angeht.

Anpassung und Flexibilität

Wir versuchen die Patienten zu animieren, sich möglichst weit dem Rhythmus der Familie anzupassen – sofern diese eine weitgehend geregelte Mahlzeitenstruktur einhält. Schließlich kann es kaum als normal gelten, sich dauerhaft seine eigenen Gerichte zu kochen oder um 17 Uhr alleine zu essen, weil das gemeinsame Abendessen um 18 Uhr zu spät erscheint. Oft beziehen wir die Eltern mit ein und klären im Rahmen von Familiengesprächen (vgl. Kapitel 12), welche Befürchtungen die einzelnen Familienmitglieder haben und welche Regelungen getroffen werden können, damit die gemeinsamen Mahlzeiten zu einem geselligen Erlebnis werden und nicht zur Quelle von Ängsten, Konflikten und Unzufriedenheit.

Essen als schöne Nebensache

Unser Ziel in der Ernährungstherapie haben wir erreicht, wenn die Patientin von sich sagen kann: »Ich esse wieder gerne, ich esse das, was mir schmeckt«, wenn sie sich ausreichend und ausgewogen ernährt, ein gesundes Körpergewicht hält und wenn Essen nicht mehr die Hauptsache im Leben darstellt, sondern eine schöne Nebensache geworden ist. Das ist in den sechs Monaten, die uns zur Verfügung stehen, nicht immer zu erreichen, doch in den allermeisten Fällen können wir den Weg ebnen und den größten Teil gemeinsam bewältigen.

8.7 Diabetes mellitus, Allergien, Unverträglichkeiten – besondere Herausforderungen in der Ernährungstherapie

Zu Beginn des Aufenthaltes in den ANAD intensivtherapeutischen Wohngruppen wird im Rahmen der interdisziplinären Anamnese (vgl. Kapitel 6.4) abgeklärt, ob die Patientin unter Nahrungsmittelunverträglichkeiten oder -allergien leidet. Diese werden in der Therapie berücksichtigt, sofern die Patientin ein ärztliches Attest vorweisen kann. Ist dies nicht der Fall, leiten wir umgehend eine medizinische Abklärung in die Wege. Da viele Patienten im Zuge der Normalisierung ihres Essverhaltens vorübergehend unter Magen-Darm-Beschwerden leiden, kann eine entsprechende Diagnose eine Entlastung sein, da sie eine Erklärung bietet. Andererseits macht sie die Patienten in gewissem Ausmaß wieder zu etwas Besonderem, daher sind die Beschwerden in jedem Fall ärztlich abzusichern.

8.7.1 Individuelle Aufklärung und Beratung

Liegt ein entsprechender Befund vor, beispielsweise eine Zöliakie (Glutenunverträglichkeit) oder eine Laktoseintoleranz, so bespricht die Patientin mit der Ernährungstherapeutin, wie ein ausgewogenes Ernährungsverhalten aussehen kann, auf welche Nahrungsmittel die Patientin also verzichten muss, und wie sie diese angemessen ersetzen kann.

Laktoseintoleranz

Bei der Laktoseintoleranz, die immer wieder auch nur vorübergehend im Zuge der Normalisierung des Essverhaltens auftritt, ist die Einnahme des Verdauungsenzyms Laktase ein möglicher Weg, um den Ausschluss aller Milchprodukte vom Speiseplan zu verhindern. Dabei richten wir uns nach den ärztlichen Empfehlungen.

Vorgehen bei gemeinsamen Mahlzeiten

Auch die gemeinsamen Mahlzeiten, z. B. therapeutisch begleitetes Kochen und Essen, werden entsprechend vorbesprochen. In der Regel bereitet sich die Patientin eine eigene Mahlzeit zu, wenn das Gericht auf dem Speiseplan für sie nicht verträglich ist. So verwendet sie beispielsweise glutenfreie Nudeln oder bereitet ihre Soße mit Sojamilch statt mit Kuhmilch zu. Die Verantwortung dafür, was sie isst und essen darf, belassen wir bei der Patientin, d. h. wir »überwachen« sie nicht, wenngleich wir natürlich darauf achten, dass sie sich nicht selbst gefährdet. Ziel ist auch in diesem Fall, die Eigenverantwortung der Patientin zu fördern.

Sollte eine Patientin mit Laktoseintoleranz also beispielsweise einen Pudding mit Sahne verspeisen, so thematisieren wir dies, nehmen ihr aber nicht von vornherein den

Löffel aus der Hand. Immer wieder setzen Patienten derartige Unverträglichkeiten im Rahmen ihrer Essstörungssymptomatik ein. Dahinter kann eine Art Selbstbestrafung stecken oder auch die Hoffnung, durch auf diese Weise provozierte Verdauungsbeschwerden an Gewicht zu verlieren.

Konsequenzen für das Leben in der Wohngruppe

Gerade bei schweren Lebensmittelunverträglichkeiten und -allergien sind auch die Mitbewohner aufgefordert, die Betroffene zu unterstützen und entsprechend Rücksicht zu nehmen. Eine Patientin mit stark ausgeprägter Zöliakie wird in der Wohngruppe beispielsweise ihren eigenen Toaster benutzen und ihre Brotvorräte getrennt von den anderen aufbewahren. Schwierigkeiten ergeben sich bisweilen beim gemeinsamen Kochen in der Wohngruppe: Entweder wird die Betroffene zur Außenseiterin, die ihre eigene Mahlzeit getrennt von den anderen zubereiten muss, oder die Mitbewohner müssen sich an die Lebensmittelauswahl der Betroffenen anpassen und gegebenenfalls teure Spezialprodukte verwenden. Solche Themen greifen wir in den WG-Gruppen auf (vgl. Kapitel 11.4) und versuchen, auf gegenseitige Toleranz und Unterstützung und klare Regelungen hinzuwirken.

8.7.2 Essstörung und Diabetes mellitus

Einer besonderen Herausforderung stehen Patienten mit Typ-1-Diabetes mellitus gegenüber (vgl. Kapitel 7.6). Sie müssen zwangsläufig auf ihr Essverhalten achten und ihre Nahrungszufuhr kontrollieren. Dies steht der angestrebten Flexibilisierung des Essverhaltens im Zuge der Essstörungstherapie entgegen, was eine entsprechende individuelle Aufklärung und Begleitung nötig macht.

Aufklärung und Planung

In der Einzelernährungstherapie werden angemessene Essstruktur und Portionsgrößen ausführlich besprochen, die Patienten bestimmen dann eigenständig ihren Blutzuckerspiegel vor den Mahlzeiten und gleichen ihren Insulinhaushalt entsprechend aus. So können sie in der Regel auch an den begleiteten Mahlzeiten regulär teilnehmen, besonders ungünstige Speisen, z. B. ein extrem zuckerhaltiger Nachtisch, werden gegebenenfalls durch andere ersetzt. Wir ermutigen die Patienten durchaus neue Speisen auszuprobieren, da das Ziel ist, ein möglichst flexibles Essverhalten zu erlernen.

Krankheitsgewinn vermeiden

Auf der anderen Seite achten wir darauf, dass die Betroffene ihren Diabetes nicht einsetzt, um Aufmerksamkeit auf sich zu ziehen. So unterbinden wir beispielsweise, dass sie vor den anderen ihren Blutzuckerspiegel bestimmt oder sich ihre Insulinspritze gibt. Manche Patienten sind sehr unzuverlässig oder provozieren absichtlich Blutzuckerentgleisungen während gemeinsamer Mahlzeiten – dies thematisieren wir in der Einzeltherapie und versuchen bei Bedarf auch in der Psychotherapie die dahinter liegenden Beweggründe zu erarbeiten.

Sonderregelungen gibt es für Diabetes-Patienten selbstverständlich hinsichtlich der Light-Produkte. So dürfen sie beispielsweise Süßstoffe oder Marmeladen mit Zuckeraustauschstoffen vorrätig haben, dies wird in einer speziellen Vereinbarung schriftlich festgehalten (vgl. Kapitel 8.4). Dabei wird jedoch auch festgelegt, dass die anderen Bewohner der Wohngruppen diese Lebensmittel nicht mit nutzen dürfen.

9 Körperbild und Körperfürsorge

Eva Wunderer und *Eveline Müller*

Essstörungen sind fast immer verknüpft mit Störungen in der Einschätzung des eigenen Körpers und im Körpergefühl, darauf wies Hilde Bruch bereits im Jahre 1962 hin. Auch stark untergewichtige Betroffene erleben sich als zu dick und als deutlich dicker, als sie tatsächlich sind, und haben panische Angst vor einer Gewichtszunahme. Die sogenannte »Körperschemastörung« bzw. »Gewichtsphobie« zählen zu den diagnostischen Kriterien der Anorexia nervosa und der Bulimia nervosa (vgl. Kapitel 2). Ihr Körper ist der Essstörungspatientin fremd – und oft gar verhasst. Aussagen wie: »Ich möchte am liebsten meinen Bauch wegschneiden« oder »Ich hasse alles an mir vom Hals abwärts« sind keine Seltenheit.

Weiterhin ist die Interozeptionsfähigkeit in aller Regel beeinträchtigt. Die Betroffenen tun sich schwer, Gefühlsregungen oder innere Signale, z. B. für Hunger und Sättigung, wahrzunehmen.

9.1 Arbeit an der Störung des Körperbildes

Zu differenzieren ist zwischen der Körperwahrnehmung und der negativen Bewertung des Körpers (Cash & Deagle1997). So scheinen vor allen Dingen emotionale und kognitive Faktoren für die Überschätzung der Körperdimensionen ausschlaggebend zu sein, nicht die rein sensorische Wahrnehmung (Gardner & Bodenkamp 1996). Vocks und Legenbauer (2005) unterscheiden vier Komponenten des Körperbildes: (1) die Wahrnehmung des Körpers, (2) die Gedanken diesbezüglich, also die Bewertung, (3) die Gefühle in Bezug auf den Körper und (4) das Verhalten, das aus dem Körperbild resultiert.

Auch in der Allgemeinbevölkerung hadern viele Menschen mit ihrer Figur und ihrem Gewicht. Cash und Deagle (1997) ziehen aus ihrer Metaanalyse jedoch den Schluss, dass Frauen mit klinischen Essstörungen eine noch deutlich größere Unzufriedenheit mit ihrem Körper und eine stärker verzerrte Wahrnehmung ihres Körperumfangs zeigen als Frauen ohne Essstörungen. Dabei ergaben sich größere Effekte für die Körperunzufriedenheit, also die Bewertungskomponente, als für die Wahrnehmungskomponente: Die durchschnittliche Essstörungspatientin nahm ihren Körper stärker verzerrt wahr als rund 73 % der Frauen in der Kontrollgruppe und übertraf mit ihrer Körperunzufriedenheit gar 87 % Frauen in der Kontrollgruppe. Zudem scheint es sich nicht um ein generelles sensorisch-perzeptuelles Defizit zu handeln, da Essstörungspatienten neutrale Objekte ähnlich akkurat einschätzten wie Personen ohne Essstörungen.

Eine provozierend andere Sicht auf die Störung des Körperbildes bei Essstörungspatienten legt eine Studie von Jansen et al. (2006) nahe: Während Essstörungspatienten ihre Körper ähnlich beurteilten wie andere außenstehende Personen, bewertete die Kontrollgruppe (ohne Essstörung) ihr Aussehen deutlich besser als in der Fremdbeurteilung der Fall. Die Autoren ziehen folglich den Schluss, dass nicht ein gestörtes Körperbild Essstörungen zugrunde liegt, sondern das Fehlen eines solchen, nämlich eines positiv verzerrten selbstwertdienlichen Bias des Körperbildes.

Ein stärkeres Ausmaß der Störung des Körperbildes scheint mit einer ungünstigeren Prognose der Essstörung in Zusammenhang zu stehen, Körperunzufriedenheit gilt als Risikofaktor für die Entwicklung von Essstörungen und als aufrechterhaltender Faktor (vgl. Böse 2005; Cash & Deagle 1997; Vocks & Legenbauer 2005).

9.1.1 Körperbildtherapie in der Gruppe

Eine stark ausgeprägte Störung des Körperbildes kann den Therapieprozess erheblich erschweren: Anorektische Patienten fühlen sich schon bei deutlichem Untergewicht unförmig und hässlich und sind folglich kaum zu motivieren zuzunehmen. Normalgewichtigen bulimischen Patienten mit starker Störung des Körperbildes fällt es schwer, ihr symptomatisches Essverhalten zu verändern, da sie Angst vor einer Gewichtszunahme haben, wenn sie ihre gewichtsregulierenden Verhaltensweisen aufgeben.

Einzelne Therapieevaluationsstudien zeigen positive Effekte von Elementen zur Verbesserung des Body-Image, erste Evaluationsergebnisse zur manualisierten kognitiv-verhaltenstherapeutischen Körperbildtherapie nach Vocks und Legenbauer (2005) sprechen für deren Wirksamkeit. Daher haben wir bei ANAD eine eigene Indikationsgruppe zur Therapie der Störung des Körperbildes etabliert, die sich eng an das im Jahr 2005 erschienene kognitiv-verhaltenstherapeutische Behandlungsmanual von Silja Vocks und Tanja Legenbauer anlehnt und auch die darin enthaltenen Arbeitsblätter einbezieht.

Dabei legen wir besonderen Wert darauf, den Patienten eine positive Wahrnehmung des Körpers nahe zu bringen, und verwenden dazu eine Reihe von Achtsamkeitsübungen, die ein angenehmes Erleben des eigenen Körpers erlauben und fördern (vgl. Klinkenberg 2007). So kann in der Gruppenpsychotherapie eine Patientin eine andere mit verbundenen Augen herumführen und sie verschiedene Gegenstände riechen, hören und fühlen lassen. Eine weitere Sitzung beschäftigt sich zudem mit der Wirkung der Körpersprache in der zwischenmenschlichen Kommunikation und der Regulation von Nähe und Distanz.

Vorsicht ist allerdings bei Patienten geboten, die körperlichen und/oder sexuellen Missbrauch erfahren mussten. Berührungen und eine starke Auseinandersetzung mit dem eigenen Körper können zu starken Scham-, Ekel- und Schuldgefühlen und auch zu Flashbacks führen. Eine sehr behutsame Annäherung an die Körperarbeit ist unabdingbar.

9.1.2 Ausstieg aus der »Rückversicherungsschleife«

Viele Patienten wissen nicht, dass die Störung des Körperbildes Leitsymptom einer Essstörung ist. Daher klärt die Psychotherapeutin sie zunächst auf, dass das verzerrte Erleben des eigenen Körpers eine fast zwangsläufige Begleiterscheinung des gestörten

Essverhaltens ist. Garner und Bemis (1982) schlagen vor, dass sich die Patientin mit einer farbenblinden Person vergleicht, die versucht, ihre Kleidung passend zusammenzustellen. Wenn immer sie sich als zu dick erlebt, sollte sie sich folglich erinnern, dass sie sich nicht richtig sehen kann und andere Maßstäbe als ihre Wahrnehmung und ihr Erleben heranziehen.

Sokratischer Dialog

Bei untergewichtigen Patienten kann ein sokratischer Dialog (vgl. Kapitel 10.1) hilfreich sein, um der Patientin zu verdeutlichen, dass ihr subjektives Gefühl nicht mit der objektiven Realität übereinstimmt: Die Patientin kennt ihren BMI und weiß auch, dass dieser unterhalb der Grenze des Normalgewichts und viele Kilogramm entfernt vom Übergewicht liegt. Sie kann also objektiv nicht zu dick sein, auch wenn sie sich so erlebt.

Rückversicherung verweigern

Entscheidend ist, dass die Patientin selbst erkennt, wie unrealistisch ihre Sichtweise ist und dadurch unabhängig wird von der Meinung anderer. Entsprechend sollten sich Psycho- oder auch Ernährungstherapeutin nicht in »Rückversicherungsdialoge« einbinden lassen, indem sie der Patientin ein ums andere Mal versichern, sie sei nicht zu dick. Oft bewährt es sich, dieses Kontrollverhalten der Patientin auf der Metaebene anzusprechen: »Wenn ich Ihnen jetzt sagen würde, dass Sie viel zu dünn sind, würden Sie mir das glauben? Und wie lange meinen Sie, würde das vorhalten?« Häufig lohnt es sich auch, die genaue Funktion der Rückversicherung mit der Patientin zu erarbeiten, um dann gemeinsam zu überlegen, was an diese Stelle treten könnte: »Was würde passieren, wenn niemand aus Ihrem Umfeld Ihnen mehr Rückmeldung zu Ihrer Figur, Ihrem Gewicht und Ihrem Essverhalten geben könnte? Wie könnten Sie diesen Verlust ausgleichen« oder anders herum gefragt: »Stellen Sie sich vor, Sie hätten in jeder Situation eine Person, die Ihnen Auskunft zu Ihrer Figur, Ihrem Gewicht und Ihrem Essverhalten gibt – was würde das für Sie bedeuten? Wie oft würden Sie diese Möglichkeit wohl nutzen?«

Ähnliche Rückversicherungsmuster zeigen sich teilweise auch in den Wohngruppen, doch: Wenn die Patientin nicht wirklich motiviert ist, sich mit ihrer verzerrten Sicht auf ihren Körper auseinanderzusetzen, wird sie auch den noch so gut gemeinten Versicherungen der anderen kaum Glauben schenken und denken, die anderen sagten das nur, weil sie sie nicht verletzen wollten. Sehr hilfreich kann hingegen der Austausch mit anderen Patienten sein, die ihren Körper bereits besser akzeptieren und ihre Erfahrungen entsprechend weitergeben können.

9.1.3 Geduld und Abschied vom Perfektionismus

Oft begreifen die Patienten zwar rational, dass sie ihren Körper nicht realistisch erleben, es dauert jedoch eine ganze Weile, bis sich die Erkenntnis auch auf ihr Körpergefühl auswirkt. Die Störung des Körperbildes bessert sich häufig deutlich mit zunehmender Normalisierung von Gewicht und Essverhalten – nicht selten auch ohne dass konsequent direkt daran gearbeitet wird. Doch es ist ein weiter Weg vom Körper-Hass bis zur Akzeptanz des eigenen Erscheinungsbildes.

Andere haben auch runde Bäuche

Meist sind es bestimmte Körperteile, die den Patienten besondere Schwierigkeiten bereiten, nicht selten der Bauch. Die Patienten fühlen sich vor allem nach dem Essen voll und aufgebläht und beobachten, dass sich ihr Bauch stark nach vorne wölbt. Dies ist gerade bei stark untergewichtigen Patienten wirklich der Fall, da ein voller Magen bei ihnen viel stärker aufträgt als bei Normalgewichtigen. Zusätzlich müssen die Patienten lernen, Sattheit wieder als etwas Positives zu begreifen, denn oft ist die Verknüpfung satt = faul = dick = hässlich fest im Kopf verankert (vgl. Kapitel 10.1).

Es kann helfen, mit der Patientin herauszuarbeiten, welche Körperteile sie gar nicht an sich mag, um dann ihre Sicht gezielt zu korrigieren. So schicken wir die Patientin auch einmal in die Münchner Fußgängerzone mit dem Auftrag, sich eben jene Körperteile bei anderen anzusehen – und um so zu erfahren, dass jene auch bei anderen Frauen nicht perfekt sind, und der weit überwiegende Teil der Frauen, die ihnen begegnen, keine Model-Figur hat. Wie in vielen Bereichen müssen die Patienten demnach lernen, ihre perfektionistischen Ansprüche ein Stück weit herunterzuschrauben, und Dinge akzeptieren zu lernen, die nicht perfekt sind – sei es am Körper oder sonst im Leben. Allerdings sollte darauf geachtet werden, die Patientin nicht weiter darin zu bestärken, sich mit anderen zu vergleichen. Dieses Kontrollverhalten ist bei den meisten ohnehin sehr stark ausgeprägt und sollte abgebaut und nicht weiter gefördert werden.

9.1.4 Kognitive Arbeit an den soziokulturellen Hintergründen

Im Zusammenhang mit der Körperarbeit ist es hilfreich, auch das Schönheitsideal der Patientin zu betrachten, das in aller Regel ein »Schlankheitsideal« ist. Was bedeutet es für die Patientin, dünn zu sein? Warum macht sie Attraktivität so stark an ihrem Körper fest? Was könnte sonst noch zu Attraktivität beitragen? Und wenn sie sich die verschiedenen Aspekte, die Attraktivität für sie ausmachen, einmal genau vor Augen führt, welchen Anteil daran hat dann das Gewicht? Es kann auch interessant sein, sich die Entwicklung des Körperbildes von der Kindheit über die Jugend bis in die Gegenwart zu betrachten (vgl. Legenbauer & Vocks 2005).

Ein gesellschaftskritischer Blick auf das Schönheitsideal und seine Veränderung über die Zeit hinweg kann helfen, die eigenen Ansprüche zu relativieren. Selbiges gilt für Medienpädagogik: Schließlich sieht dank digitaler Bildmanipulation kaum ein Model heute wirklich so aus, wie es auf den Titelseiten der Illustrierten erscheint. Und selbst an den durchtrainierten Körpern der Spitzensportler wird im Nachhinein retuschiert.

9.1.5 Konfrontation mit dem eigenen Körper

Wir verwenden verschiedene Konfrontationsmethoden, um Vermeidungs- und Kontrollverhalten abzubauen, das sich meist auf mehreren Ebenen zeigt, z. B. in der Auswahl der Kleidung, der Leute, mit denen sich die Betroffene umgibt, und darin, dass sie bestimmte Tätigkeiten meidet.

Körperumrisse zeichnen

Als Einstieg bietet sich eine Umrisszeichnung an, eine Übung, die sich sehr gut für Therapiegruppen eignet. Die Patientin legt sich dazu auf den Boden auf ein großes Papier, und eine andere Patientin zeichnet ihren Umriss nach. Möglich ist, das Bild danach weiter zu bemalen, so dass ein »Körperkunstwerk« entsteht. Der Umriss zeigt manchen Patienten, wie verzerrt ihr eigenes Erleben ist. Zudem macht es vielen Spaß, daraus ein farbenfrohes Werk zu gestalten und so im wahrsten Sinne des Wortes ein positives Bild ihres Körpers zu schaffen. Möglich ist auch eine direkte Gegenüberstellung von subjektivem und objektivem Körperbild, indem die Patientin zunächst ihren Körperumriss, so wie sie ihn erlebt, auf ein großes Papier zeichnet.

Fotos betrachten

Auch anhand von Fotos lässt sich die Störung des Körperbildes gut bearbeiten. Wir fordern die Patientin auf, Fotos von sich aus verschiedenen Phasen ihres Lebens mitzubringen: vor der Essstörung, auf dem Höhepunkt der Essstörung, jetzt. Viele anorektische Patienten können auf den Fotos sehen, wie mager sie waren, und dass dies nicht erstrebenswert ist. Und nicht selten stellen sie fest, dass sie vor Beginn der Essstörung gar nicht so dick waren, wie sie sich glauben machten.

In den Spiegel sehen

Deutlich konfrontativer und daher nur für Patienten in einem fortgeschrittenen Stadium der Therapie geeignet, ist die Konfrontation mit dem eigenen Körper vor dem Spiegel, vor allem wenn sie in Unterwäsche stattfindet. In der Regel genügt es, die Patientin aufzufordern, körperbetonte Kleidung anzuziehen – in Unterwäsche vor der Psychotherapeutin zu stehen, empfinden manche Patienten und auch Therapeuten als unangenehm. Bei Patienten mit Erfahrungen körperlicher oder sexueller Gewalt ist große Vorsicht geboten. Wir führen Spiegelkonfrontationen ausschließlich in der Einzeltherapie durch. Die Psychotherapeutin fordert die Patientin auf, sich selbst zu beschreiben ohne sich zu bewerten und dabei eine gewisse Distanz herzustellen: »Stellen Sie sich vor, Sie sind ein Außerirdischer, der auf die Erde kommt, und anderen Außerirdischen beschreibt, was er hier vorfindet.« Wir legen dabei Wert auf eine genaue Beschreibung, also nicht nur: »Ich habe einen langen Hals und breite Hüften«, sondern: »Wie lange ist der Hals genau, wie viele Zentimeter?«, »Wie sind die Hüften im Vergleich zu den Schultern, schmäler oder breiter?«. Solche Vergleiche rücken die eigene Wahrnehmung zurecht, denn nicht selten zeigt sich, dass die als unförmig wahrgenommenen Hüften in Relation zum Rest des Körpers eine ganz normale Breite haben.

Die Spiegelübung kann der Patientin helfen, wieder ihren gesamten Körper zu betrachten, ohne nur auf die Stellen zu fokussieren, an denen sie sich stört, oder an denen sie ihre Gewichtszunahme festmacht. Gerade im Gesicht lässt sich allerhand beschreiben, und die Patientin merkt, dass sie nicht nur aus ihrem »dicken Bauch« besteht. Viele Patienten können sich besser akzeptieren, wenn sie lernen, ihren Körper in seiner Gänze wahrzunehmen.

In einem zweiten Schritt nehmen wir die Bewertung mit hinzu, arbeiten dabei jedoch sehr ressourcenorientiert. Das heißt, es geht vor allem um das, was die Patientin an sich mag, nicht um das, was ihr nicht gefällt. Meist finden die Patienten mehr Positives, als sie gedacht hätten, wenn sie ihren ganzen Körper genau betrachten. Und zugleich bietet die Übung oft einen guten Ansatzpunkt, einmal die generellen kognitiven Interpretationsschemata der Patientin zum Thema zu machen: Schaut sie stets auf die negative Seite, sprich das halbleere Glas, oder kann sie es auch als halbvoll sehen. Schließlich ist Schwarz-weiß-Denken bei vielen Essstörungspatienten sehr stark ausgeprägt (vgl. Kapitel 4.2 und Kapitel 10.1).

Die Psychotherapeutin begleitet den Prozess und schreitet ein, wenn die Bewertung ins Negative abgleitet – oder die Patientin im ersten Schritt Urteile abgibt, anstatt lediglich zu beschreiben. Sie gibt Anregungen für alternative Sichtweisen (z. B. »Kann es sein, dass sie Ihren Bauch nur deshalb als so stark nach vorne gewölbt erleben, weil der Rest des Körpers so mager ist?« vgl. Böse 2005), hält sich mit ihrer eigenen Meinung jedoch weitgehend zurück. Positive Rückmeldungen bezüglich des Aussehens der Patientin fallen eher auf fruchtbaren Boden, wenn sie unvermittelt in einer Therapiestunde kommen, z. B. als Kompliment für die neue Frisur oder den schicken Pullover.

Weitere Übungen

Gute Übungen, vor allem auch für die Gruppentherapie, finden sich in den Büchern von Gudrun Görlitz (»Körper und Gefühl in der Psychotherapie«, 1998a, 1998b). Das »Entspannungstraining nach Weitzman« schult die Körperwahrnehmung durch originelle Fragen wie »Können Sie sich bewusst machen, wie nahe Ihr Atem an den Augenhintergrund gelangt, wenn Sie Luft holen?« oder »Können Sie sich den Zwischenraum zwischen Ihren Ohren vorstellen?« (Görlitz 1998a, S. 98). Gerne verwenden wir auch die Körperfragen (Görlitz 1998a, S. 175ff.), bei denen mindestens ebenso viele positive Aspekte des eigenen Körpers wie negative gefunden werden müssen, und bei dem es auch um Fragen geht wie: Wie gehe ich um mit meinem Körper, was tue ich ihm Gutes, wie schade ich ihm? Die Übung »Laufsteg« (Görlitz 1998b, S. 61) macht die eigene soziale Wirkung bewusst, fördert die Körperwahrnehmung und -ausdrucksfähigkeit und hilft soziale Ängste abzubauen.

Weitere Übungen finden sich z. B. im Ratgeber der BZgA (2004) für die Selbsthilfearbeit im Essstörungsbereich oder im Anti Diät Buch II von Susie Orbach (1984) sowie im Manual und Selbsthilferatgeber der Autoren Vocks und Legenbauer (2005).

Unterstützend kann die ernährungstherapeutische Arbeit wirken, indem sie an der Wahrnehmung innerer Signale, vorwiegend dem Hunger- und Sättigungsempfinden arbeitet und die Sinneswahrnehmung beispielsweise durch ein Genusstraining schult (vgl. Kapitel 8.1).

9.1.6 Dem Körper etwas Gutes tun

Wir ermuntern die Patienten fortwährend dazu, ihrem Körper etwas Gutes zu tun. Das kann am Anfang eine neue Frisur sein oder auch eine neue Hose. Wenn die durch eine Gewichtszunahme zu eng gewordene Jeans stetig am Bauch zwickt, ruft dies zwangsläufig ein negatives Körperempfinden hervor. Später, wenn es möglich ist, sich stärker mit dem eigenen Körper zu konfrontieren, können die Patienten ihrem Körper beispielsweise Gutes tun, indem sie ein warmes Bad nehmen und sich hinterher am ganzen Körper eincremen. Die Patientin kann dazu eine individuelle Liste aufstellen und mit sich selbst eine Vereinbarung treffen, dass sie sich jeden Tag eine der Aktivitäten für ein gutes Körpergefühl gönnt.

Bei Patienten, die nicht extrem untergewichtig sind, kann maßvolle sportliche Betätigung dazu beitragen, dass sie ihren Körper wieder positiver erleben können. Dabei kann die Patientin vielleicht an die Zeit vor ihrer Essstörung anknüpfen und eine Sportart aufgreifen, die sie damals gerne ausgeübt hat. Yoga, Tai Chi oder Pilates trainieren die Körperwahrnehmung, viele Patienten tanzen oder schwimmen gerne.

9.1.7 Ein Beispiel aus der Einzeltherapie

Die folgende Vignette gibt eine Therapiesitzung wieder, in der sich Simone mit ihrem sich durch die Gewichtszunahme verändernden Körper auseinandersetzt. Dabei erarbeitet die Patientin zusammen mit ihrer Bezugspsychotherapeutin verschiedene Möglichkeiten, ihr Körperbild zu verbessern. Und sie arbeitet auch an Denkfehlern – Näheres speziell zu dieser Arbeit findet sich in Kapitel 10.

Vignette 2, Psychotherapie: Simones Auseinandersetzung mit ihrem Körper

Therapeutin: Ich möchte Sie zu Beginn der Stunde erst einmal fragen, was bei Ihnen für Themen anliegen, und wie es Ihnen gerade so geht.

Simone: Mir geht es heute nicht so gut, weil ich wieder zugenommen habe, und irgendwie bin ich damit ganz unzufrieden. Weil ich nur noch zunehme.

Therapeutin: Sie sagen jetzt, dass Sie nur noch zunehmen, wie genau sieht denn das aus mit dem Gewicht, wie viel haben Sie jetzt zugenommen?

Simone: Ich habe jetzt jede Woche ein halbes Kilo zugenommen, diese Woche sogar ein Kilo, und wenn das so weitergeht, habe ich in zehn Jahren 60 Kilo zugenommen, also ich sehe da kein Ende mehr. Jetzt bin ich dann schon bald über 55, und das halte ich dann gar nicht mehr aus.

Therapeutin: Sie sagen, Sie haben jede Woche ein halbes Kilo zugenommen, und Sie haben Angst, dass Sie diese 55-Kilo-Grenze überschreiten. Wenn wir einmal Ihr Gewicht zu Ihrer Größe in Verbindung setzen, Ihren Body-Mass-Index berechnen, dann liegt der bei Ihnen bei 21, was ja im unteren Bereich des Normalgewichts liegt. Wie ist denn das für Sie, wenn Sie das hören? Zugenommen haben Sie ja auch deshalb, weil Sie vorher untergewichtig waren.

Simone: Das ist schon komisch, wenn ich das höre, dass das im unteren Bereich liegt, weil ich sehe mich ganz anders, ich fühle mich ganz dick und kann mich gar nicht ansehen im Spiegel, und meine Klamotten passen nicht mehr, ich muss mir immer neue Sachen kaufen. Das ist einfach schlimm.

Therapeutin: Ja, das verstehe ich natürlich, dass das erst einmal sehr gewöhnungsbedürftig ist, dass sich der Körper so verändert, eben auch weiblichere Formen annimmt, und dass man dann auch neue Kleider kaufen muss. Was Sie da beschreiben, spricht dafür, dass Sie ihren Körper im Moment anders wahrnehmen, als er eigentlich vom objektiven BMI-Kriterium her ist. Das nennt man in der Fachsprache Körperschemastörung. Die Körperschemastörung gehört fast immer zu einer Essstörung dazu, ist ein Symptom der Essstörung. Haben Sie vielleicht auch schon einmal bei anderen miterlebt, bei den Mitbewohnerinnen hier, dass es bei denen ähnlich ist, dass Sie sie zwar von außen sehr schlank wahrnehmen, die aber auch von sich berichten, dass sie sich viel zu dick fühlen? Haben Sie das von anderen schon einmal gehört?

Simone: Also bei anderen habe ich das schon miterlebt und gehört und gesehen, aber bei mir ist das nicht so. Ich meine, ich sehe ja, dass ich zunehme, auf der Waage und auch an mir, sonst müsste ich ja auch nicht neue Kleidung kaufen, also es sprechen ja auch Fakten dafür.

Therapeutin: Also die Fakten sprechen dafür, dass Sie objektiv zugenommen haben. Zugenommen haben deshalb, weil Sie keine Ess-Brech-Anfälle mehr haben, und versucht haben auf eine normale Mahlzeitenstruktur umzustellen, was ja erst einmal sehr positiv ist. Was natürlich, wenn man im Untergewicht ist und wieder anfängt normal zu essen, zu einer Gewichtszunahme führt. Ich kann sehr gut nachvollziehen, dass Ihnen das im Moment Probleme bereitet, sich erst einmal an die Veränderungen in den Körperformen zu gewöhnen. Ich würde gerne heute mit Ihnen besprechen, welche Möglichkeiten es gibt, dass Sie wieder einen etwas realistischeren Bezug zu Ihrem Körper bekommen, weil, wie gesagt, objektiv liegt Ihr Gewicht im unteren Bereich des Normalgewichts. Fällt Ihnen dazu etwas ein?

Simone: Ich kenne nur von anderen diese Spiegelübung, oder wie sich die nennt, ich glaub Spiegelübung.

Therapeutin: Ja genau, das ist richtig. Es gibt die Möglichkeit der Spiegelübung. Das könnten wir auch machen, in einer der nächsten Stunden, wenn Sie das gerne möchten, das könnten Sie sich überlegen. Die Spiegelübung sieht so aus, dass Sie sich in körperbetonter Kleidung oder auch im Badeanzug vor den Ganzkörperspiegel stellen, dass Sie Ihre Körpermaße betrachten und beschreiben, was Sie da sehen und sich mit Ihrem Körperbild auseinandersetzen. Oft haben die Frauen mit denen ich das schon gemacht habe, einen »Aha-Effekt« und sagen: Mensch ich habe mich ja viel negativer und dicker gesehen, als ich eigentlich bin. Können Sie sich denn vorstellen, so etwas zu machen?

Simone: Ich werde mir das mal durch den Kopf gehen lassen und es Ihnen dann mitteilen.

Therapeutin: Ja, das ist in Ordnung, das überlegen Sie sich bis zur nächsten Stunde und geben mir dann Bescheid, wie sie sich entschieden haben. Für heute würde ich gerne noch einmal zurückkommen auf Ihre, ich nenne es jetzt einmal Horrorvorstellungen oder auch -phantasien, dass das mit der Gewichtszunahme laufend so weitergeht und kein Ende findet, und dass Sie wöchentlich in den nächsten Wochen kontinuierlich immer ein halbes Kilo zunehmen. Wären Sie damit einverstanden, dass wir uns heute dieses Thema einmal vornehmen?

Simone: Ja, damit wäre ich einverstanden.

Therapeutin: Schön, dann würde ich Sie nämlich gern als erstes fragen, wie hoch denn Ihr Gewicht vor Beginn der Essstörung war. Das war ja bei Ihnen so mit 14, also zu Beginn der Pubertät, wie hoch war denn da Ihr Gewicht?

Simone: Das Gewicht ist in etwa bei 55, 56 Kilo gewesen.

Therapeutin: Das heißt, mit den gut 54 Kilo, die Sie beim letzten Mal gewogen haben, liegen Sie also noch knapp unter dem Gewicht damals. Wobei das natürlich auch schwierig zu vergleichen ist, weil Sie ja mit 14 noch in der Pubertät waren. War denn da Ihre Körpergröße – so wie jetzt?

Simone: Ich glaube, ich war da einen Zentimeter kleiner. Ich bin also nicht viel gewachsen.

Therapeutin: O.k., also da hat sich an der Größe nicht viel verändert. Und vom Gewicht her waren Sie ja noch in der Pubertät, und es ist klar, dass man mit 14 automatisch noch zunimmt, einfach weil der Körper sich noch in Richtung weiblichere Formen verändert. Das heißt, dass es sein kann, dass Ihr »Set-Point«

höher liegt als diese 55 Kilo, die sie mit 14 hatten. Wissen Sie denn, was ein »Set-Point« ist, was das bedeutet?

Simone: Ja, »Set-Point« ist das Gewicht, das bei jedem Menschen anders ist und für seinen Körper entsprechend ist und bei normalem Essverhalten das Gewicht ist, das man in etwa beibehält.

Therapeutin: Ja prima, das haben Sie sich gut gemerkt, aus dem Ernährungseinzel, nehme ich an. O.k., wenn wir einmal voraussetzen, dass das so ist, wie wahrscheinlich ist es denn dann, dass Sie jede Woche bis zu Ihrem 60. Lebensjahr ein halbes Kilo zunehmen?

Simone: Ja, das ist ja dann natürlich unwahrscheinlich, aber trotzdem habe ich Angst, dass das so weitergeht. Auch wenn ich weiß, dass das nicht wahrscheinlich ist, die Angst besteht halt, weil es einfach momentan so ist.

Therapeutin: Das kann ich gut nachvollziehen, dass da im Moment einfach so eine Angst da ist. Und ich glaube, es ist jetzt ganz wichtig, dass Sie sich vom Kopf her klarmachen, dass es ein Gefühl ist, eine Angst, aber dass die Wahrscheinlichkeit, dass das tatsächlich passiert, verschwindend gering ist. Und da wäre es jetzt wichtig, dass Sie sich immer, wenn Sie diese Angst spüren, oder solche Katastrophengedanken haben: »Oh Gott, oh Gott, in sechs Wochen wiege ich dann schon 65 Kilo!«, dass Sie sich dann auch selbst in diesen Momenten fragen: Wie wahrscheinlich ist das denn, unter der Annahme der »Set-Point-Theorie«? Können Sie sich das vorstellen, dass Sie das einmal ausprobieren? Also immer wenn die Angst auftaucht, dass Sie sich dann fragen, so wie wir das gerade auch gemacht haben: Wie wahrscheinlich ist das denn?

Simone: Ja, das kann ich mir schon vorstellen, dass ich das mache. Aber wenn ich gerade recht tief drin stecke, dann wird das schwierig sein, weil einfach die Angst so groß ist.

Therapeutin: Ja, ich denke auch, dass das sicherlich gerade am Anfang sehr schwierig ist, weil Sie sich immer wieder daran erinnern müssen. Und trotzdem, denke ich, wäre es wichtig, dass Sie das ausprobieren. Sie werden dann auch merken, dass die Angst nachlässt, wenn Sie sich das ausreichend oft gesagt haben. Was Sie vielleicht noch machen könnten, um sich in so einem Moment, in dem die Angst so stark ist und die Katastrophenphantasien so stark werden, besser daran zu erinnern, wäre, dass Sie es schriftlich auf einen Zettel notieren, den Sie dann immer bei sich tragen und in diesem Moment auch herausziehen können. Einfach einen Zettel, auf den Sie sich schreiben: Wie hoch ist die Wahrscheinlichkeit, dass ich lebenslang wöchentlich ein Kilo oder ein halbes Kilo zunehme? Können Sie sich das vorstellen?

Simone: Also ich kann es mal ausprobieren.

Therapeutin: Ja, das wäre gut, dann können Sie mir nächstes Mal berichten, wie das geklappt hat. Ein anderer wichtiger Punkt, der mir noch einfällt, und den Sie vorher angesprochen haben, wäre das mit der Kleidung. Da haben Sie ja gesagt, dass Ihnen manche Kleidungsstücke zu eng geworden sind. Jetzt ist es natürlich so, dass man sich, wenn man Kleidung anhat, die zu eng ist, häufig automatisch dicker fühlt, als man in Wirklichkeit ist. Wie sieht es denn da aus mit dem Kauf von neuen Sachen? Haben Sie sich das schon einmal durch den Kopf gehen lassen, dass Sie sich von dem einen oder anderen Kleidungsstück verabschieden, das Sie noch haben und das Ihnen nicht mehr passt, und sich vielleicht etwas schönes Neues kaufen?

Simone: Also gedacht habe ich mir schon, dass ich es weggebe, weil es ja doch auch deprimierend ist. Auf der anderen Seite find ich es auch schade, weil da viele Lieblingsklamotten von mir dabei sind. Aber ich glaube im Endeffekt ist es doch besser, die wegzugeben, denn sonst besteht die Gefahr, dass ich wieder abnehme und wieder weiter in die Essstörung reinrutsche. Und neue Klamotten kaufen wäre eigentlich schon eine ganz gute Idee.

Therapeutin: Ja schön, vielleicht können Sie ja die alten Kleider, an denen Sie hängen, entweder an jemanden verschenken, den Sie gerne mögen, oder aber dass Sie finanziell vielleicht auch etwas davon haben, in einen Second-Hand-Laden bringen oder im Internet versteigern. Das wäre vielleicht eine Möglichkeit. Und wenn Sie dann die neuen Sachen suchen, könnten Sie auch eine Freundin oder jemanden aus der Wohngruppe mitnehmen, dass Sie dann auch neue Sachen und vielleicht neue Stile auch ausprobieren. Können Sie sich das vorstellen?

Simone: Ja, ich kann mir das vorstellen, mit der Inga aus meiner WG, dass ich dann mehr Spaß daran hab.

Therapeutin: Das ist ja schön, wenn Sie da jemanden haben, mit dem Sie sich das vorstellen können. Dann würde ich sagen, vielleicht schaffen Sie es ja bis zu unserem nächsten Termin eine Einkaufstour zu machen. Vielleicht können Sie mir ja auch die Sachen mitbringen und zeigen, was Sie sich gekauft haben. Dass Sie das bis zum nächsten Mal ausprobieren. Eine andere Idee, die ich jetzt noch habe, damit Sie sich in Ihrem Körper wieder wohler fühlen, die betrifft den Bereich der körperlichen Bewegung. Und da wäre meine Frage, ob Sie da schon etwas machen in Richtung Entspannung, Sport, Bewegung?

Simone: Momentan gibt es da eigentlich nichts Bestimmtes. Ab und zu ins Schwimmbad gehen oder Rad fahren, aber nichts, was ich regelmäßig mache.

Therapeutin: Wie geht es Ihnen denn, wenn Sie Rad gefahren sind oder schwimmen waren? Merken Sie da einen Unterschied, von Ihrem Körpergefühl her?

Simone: Ja, da geht es mir eigentlich schon besser, vor allem wenn ich im Schwimmbad war, weil das davor immer eine große Überwindung ist, eben wegen der Körperschemastörung, oder wie Sie das so schön nennen bei mir. Da geht es mir dann zweimal besser. Erstens weil ich es geschafft habe, und zweitens fühle ich mich einfach besser danach.

Therapeutin: Ja toll, das finde ich prima, dass Sie sich dazu überwinden! Das ist toll! Da haben Sie ja auch schon gut hingearbeitet, dass Sie das geschafft haben. Und ich finde es schön, dass Sie das immer wieder einmal machen und auch schön, dass Sie sagen können, dass Ihnen das durchaus hilft. Wichtig wäre jetzt natürlich noch, egal welche Art von Bewegung oder Körpererfahrung das ist, das regelmäßig zu machen. Gibt es eine Bewegungsart, von der Sie sich vorstellen können, das auch regelmäßig zu machen? Vielleicht etwas, das Sie früher gern gemacht haben?

Simone: Ich könnte mir vorstellen wieder zu tanzen, das habe ich früher schon gemacht. Und das wäre vielleicht auch eine Idee, wieder in so einen Kurs oder Verein zu gehen.

Therapeutin: Welche Art von Tanz haben Sie denn gemacht?

Simone: Ich war früher bei einem Verein, und da haben wir Modern Dance gemacht.

Therapeutin: Ja, das klingt doch gut! Also wenn Sie sich das vorstellen könnten, wäre es ja vielleicht ganz sinnvoll, bei Ihrer Bezugssozialpädagogin mal anzufragen wegen Adressen. Ja, einfach einmal in der nächsten Stunde bei ihr anfragen, was es hier in der Nähe für Möglichkeiten gibt und dann eine Schnupperstunde machen. – Gut, dann denke ich, wäre es vielleicht ganz gut, wenn wir noch einmal gemeinsam zusammenfassen, was Sie bis zur nächsten Woche schon einmal ausprobieren. Was nehmen Sie sich denn vor?

Simone: Also, ich werde mir so einen Zettel schreiben, den ich immer bei mir trage, dass wenn ich mal wieder solche negativen Gedanken habe, dass ich dann draufschauen kann. Und dann werde ich mit der Inga shoppen gehen. Das ist ganz gut, dass ich erst Geburtstag hatte, jetzt habe ich ein bisschen Geld. Und dann werde ich noch bei meiner Bezugssozialpädagogin nachfragen wegen Modern Dance. Ich glaube, hier gibt es eh so Freizeitsport, der ganz günstig ist, und das werde ich mal ausprobieren.

Therapeutin: Ja schön, das finde ich toll, dass Sie so viel ausprobieren wollen. Ich wünsche Ihnen alles Gute und viel Spaß dabei!

9.2 Körper- und Gesundheitsfürsorge

Wer seinen Körper hasst, wird ihm wenig Gutes tun. Entsprechend sind Pflege und Fürsorge für den Körper bei vielen Patienten zu Beginn der Therapie kaum vorhanden. Sie treiben Sport bis zur völligen Erschöpfung, tragen im Winter zu dünne Kleidung, um auf diese Weise noch ein paar Kalorien mehr zu verbrennen, und gönnen sich trotz schlechten Gesundheitszustands keine Ruhe. Viele verschleppen Krankheiten und gehen nicht zum Arzt. Anfangs bedarf es so einiger Überredungskunst und manchmal auch strengen Durchgreifens, um die Patientin daran zu hindern, trotz Erkältung und Fieber noch ihr gewohntes Tagesprogramm zu absolvieren.

Hintergründe sind teilweise selbstschädigende Absichten, aber auch eine hohe Leistungsorientierung, gerade bei anorektischen Patienten ein starker Bewegungsdrang und eine Tendenz, die Bedeutung von Krankheits- oder Erschöpfungssymptomen zu bagatellisieren. In manchen Familien galt Krankheit als Schwäche, wegen ein bisschen Fieber legte man sich nicht ins Bett, sondern machte weiter wie bisher. Ein fürsorglicher Umgang mit dem eigenen Körper ist in solch einem Elternhaus schwer erlernbar. Auch die Gesundheitsvorsorge wird oft vernachlässigt. Wir verpflichten die Patienten während des Therapieaufenthaltes daher zu zahnärztlichen und gynäkologischen Kontrolluntersuchungen. Gerade Patienten mit bulimischer Symptomatik meiden teilweise über Jahre hinweg die Zahnarztpraxis, mit verheerenden Folgen für ihre Zähne. Bei stark untergewichtigen Patienten mit sekundärer Amenorrhoe ist der Gang zum Frauenarzt unabdingbar (vgl. Kapitel 7).

Auch für Simone ist das Thema Gesundheitsfürsorge ein wichtiges Thema bei ANAD:

»Ich war leider ziemlich häufig krank, mein Immunsystem war anscheinend sehr geschwächt, und ich habe mich vielleicht auch zu wenig darum gekümmert, gesund zu bleiben. Ich habe es nie akzeptiert, krank zu sein, wollte immer perfekt sein und bin auch mit Fieber zur Arbeit gegangen. Außerdem wollte ich nie etwas verpassen, bin also auch dann mit den anderen weggegangen, wenn ich nicht fit war. Bei diesem Thema stieß ich jedoch auf Granit, sowohl bei meiner Bezugspsychotherapeutin als auch bei meiner Bezugssozialpädagogin. Beide konnten es gar nicht akzeptieren, wenn ich krank war und meinen Alltag trotzdem weitergeführt habe. Bei meinen Eltern war es dagegen üblich, dass man krank zur Arbeit geht oder den Haushalt schmeißt. Ich hatte viele Rückfälle unter anderem deshalb, weil ich es einfach nicht akzeptieren wollte, krank zu sein, und das war ich wirklich sehr häufig.«

Vignette 3, Psychotherapie: Simones Gesundheitsfürsorge

Die folgende Vignette gibt erneut einen Ausschnitt aus einer Therapiesitzung wieder, in der Simone und ihre Bezugspsychotherapeutin am Gesundheitsverhalten der Patientin arbeiten. Er zeigt, dass es wirklich harte Arbeit sein kann, eine Patientin dazu zu bringen, etwas fürsorglicher mit ihrem Körper umzugehen.

Therapeutin: Wie geht es Ihnen denn heute?

Simone: Gar nicht gut, denn ich bin schon wieder am Krankwerden. Ich war erst letzte Woche krank, ich bin seit vier Monaten andauernd krank. Entweder habe ich Grippe oder etwas mit dem Magen, irgendetwas ist immer. Und jetzt kriege ich schon wieder Halsweh – ich will endlich mal gesund werden! Jetzt ist meine Essstörung besser, dafür bin ich laufend körperlich krank, werde gar nicht mehr gesund, und das nervt mich.

Therapeutin: Ach je, das klingt ja wirklich scheußlich. Was haben Sie denn aktuell für Krankheitssymptome?

Simone: Also, ich habe Halsschmerzen, ziemlich stark beim Schlucken und so. Ich fühle mich total fiebrig, obwohl ich kein Fieber habe, aber irgendwie merke ich, dass ich so richtig schwach bin, wie kurz bevor man richtig krank wird.

Therapeutin: Ja, das hört sich wirklich ganz nach beginnender Erkältung an. Da würde ich Ihnen vorschlagen, dass wir jetzt sofort die Stunde beenden und Sie direkt zum Arzt gehen und sich untersuchen lassen, und dann halt auch möglichst schnell die passenden Medikamente bekommen. Und dass Sie sich dann wirklich ins Bett legen und schonen.

Simone: Also, die passenden Medikamente habe ich ja schon, weil ich in den letzten vier Monaten schon zwei Mal erkältet war. Ich habe also die Medikamente, brauche deswegen nicht zum Arzt und kann mich schonen. Und ich würde gern die Therapiestunde weitermachen, weil es mir nicht gut damit geht.

Therapeutin: Ja, ich verstehe natürlich, dass es Ihnen nicht gut damit geht und würde auch gerne die Stunde weitermachen. Aber ich denke, dass es wirklich wichtig ist, dass Sie sich noch einmal durchchecken lassen – es kann ja trotzdem dieses Mal noch etwas anderes sein. Und dann ist es einfach so, gerade bei beginnenden Erkältungen, dass man da nichts machen darf, was das Immunsystem noch zusätzlich schwächt. Und wenn wir uns jetzt über schwierige Themen unterhalten, befürchte ich, dass sich das ungünstig auf Ihr Immunsystem auswirken kann, und deshalb finde ich es schon wichtig, dass Sie zum Arzt gehen und sich hinterher ins Bett legen. Können Sie sich das so vorstellen?

Simone: Nein, das kann ich mir so nicht vorstellen! Da müsste ich ja die letzten vier Monate nur noch im Bett gelegen sein. Ich muss ja auch noch in mein Praktikum gehen, ich kann nicht immer krank sein. Also das geht schon so.

Therapeutin: O.k., ich hab schon verstanden, dass da im Moment bei Ihnen nichts zu machen ist, und dass Sie auch ziemlich gereizt sind, was ja für mich auch nachvollziehbar ist, wenn Sie jetzt schon wieder krank werden. Auf der anderen Seite würde mich interessieren, was Sie denn selber glauben, was passiert, wenn Sie jetzt einfach ganz normal weitermachen, jetzt nachher ins Praktikum gehen und quasi so tun als wäre nichts. Was glauben Sie denn selbst aus Ihrer Erfahrung heraus aus den letzten vier Monaten, was dann die Folgen sein könnten?

Simone: Vielleicht, dass ich nicht so schnell gesund werde. Aber wenn ich Freizeit habe, dann lege ich mich ja ins Bett, das mache ich ja dann schon. Aber ich bin ja die ganze Zeit krank, und ich werde auch nicht gesünder, wenn ich mich zwei Stunden ins Bett lege am Nachmittag, da weiß ich nicht, was das bringen soll.

Therapeutin: Gut, dann würde mich noch einmal genauer interessieren, wie Sie in den letzten Monaten damit umgegangen sind, also mit Ihrer Gesundheit, beziehungsweise mit den ständigen Erkrankungen, die Sie hatten.

Simone: Also, wenn ich ein bisschen krank war, bin ich in die Arbeit gegangen, ganz normal, weil man kann ja nicht immer krank sein. Und wenn ich richtig Fieber hatte, dann bin ich auch zu Hause geblieben. Aber wenn man nur ein bisschen was hat, dann muss man gehen!

Therapeutin: Klar, dass wenn man nur ein bisschen krank ist, man zum Teil auch arbeiten kann. Auf der anderen Seite haben Sie mir auch gesagt, dass eine Krankheit die andere abgelöst hat, und es offensichtlich nicht ausgereicht hat, wie Sie sich geschont haben. Oder wie würden Sie das sehen, dass Sie jetzt gar nicht mehr richtig gesund werden? Worauf führen Sie selbst das zurück?

Simone: Ich habe da keinen bestimmten Grund, ich finde das nur gemein.

Therapeutin: Ja, das ist für mich sehr nachvollziehbar, dass Sie das gemein finden. Und es ist ja auch ungerecht, dass es Sie ständig erwischt. Meine Frage wäre halt, was ist denn Ihr Ziel? Wo soll es hingehen?

Simone: Ja, das Ziel ist natürlich, dass ich nicht mehr krank werde.

Therapeutin: Also das Ziel ist, dass Sie nicht mehr krank werden. Und wenn wir die letzten Wochen und Monate Revue passieren lassen, dann war ja offensichtlich das, was Sie für Ihre Gesundheit getan haben, nicht ausreichend, weil es ja immer wieder neue Krankheiten gab. Können Sie dem so zustimmen?

Simone: Ja, da muss ich jetzt leider zustimmen.

Therapeutin: O.k. Dann können wir ja zusammen überlegen, was Sie in Zukunft noch zusätzlich machen könnten, damit Sie das wieder in den Griff bekommen. Haben Sie denn noch Ideen?

Simone: Vielleicht, dass ich mich wirklich einmal auskuriere. Aber das fällt mir nicht so leicht, weil mir dann ziemlich schnell die Decke auf den Kopf fällt. Und wenn ich dann krank im Bett liege, und alle anderen gehen weg oder machen dieses und jenes, dann ist mir total langweilig, und dann entsteht dieser Essdruck, und von dem her ist das gar nicht so leicht.

Therapeutin: Ja, das glaube ich Ihnen. Sie sind ja jemand, der sehr aktiv und auch sehr pflichtbewusst ist in punkto Arbeit. Aber gibt es denn da irgendetwas, wie Sie sich ablenken könnten, wenn Ihnen langweilig ist, sei es lesen oder auch mal fernsehen – gibt es da irgendetwas, was Sie sich vorstellen könnten, wie Sie die Zeit besser aushalten?

Simone: Ja, also lesen wäre schon eine gute Beschäftigung, weil dafür habe ich ja wenig Zeit momentan. Das wäre eigentlich schon eine Idee.

Therapeutin: Haben Sie denn Bücher da, die Sie interessieren?

Simone: Ja, da habe ich einige da. Ich habe so eine neue Autorin, die ich ziemlich gerne lese, und da habe ich noch ein paar Bücher da, die zu lesen sind.

Therapeutin: Schön. Dann würde ich sagen, probieren Sie es doch damit aus. Denn ich könnte mir vorstellen, dass das Problem in den letzten Wochen auch war, dass Sie zu früh ins Praktikum gegangen sind, als Sie noch nicht richtig gesund waren. Und dass es jetzt tatsächlich darum geht, sich am Stück auszukurieren, dass Sie dann auch wirklich wieder fit sind. Ich sehe aber schon, dass das Thema Gesundheitsfürsorge uns noch ein Weilchen beschäftigen wird, weil ich das Gefühl habe, dass es ganz, ganz schwierig für Sie ist, Ihrem Körper die notwendige Fürsorge zukommen zu lassen.

Simone: Das glaube ich auch.

Therapeutin: Gut. Dann würde ich für jetzt einfach vorschlagen, dass wir diese Stunde früher beenden, dass Sie noch bei der Ärztin vorbeischauen und sich da durchchecken lassen und schauen, ob Sie die richtigen Medikamente zu Hause haben. Dann wünsche ich Ihnen ganz gute Besserung und hoffe, dass wir uns dann nächste Woche gesund wiedersehen.

10 Die kognitive Seite der Essstörung

Eva Wunderer und *Eveline Müller*

»Kein Ding ist gut oder schlecht, erst das Denken macht es dazu.«
William Shakespeare

»Wenn ich erst einmal dünn bin, dann ist alles gut!« Dieser Gedanke steht nicht selten am Beginn einer Essstörung – doch er verschwindet nicht mit den vermeintlich überschüssigen Pfunden. Dünn genug scheinen sich vor allen Dingen magersüchtige Patienten nie sein zu können, ein rigoroses Schwarz-weiß-Denken setzt ein: »Entweder ich esse nichts und kann stolz auf mich sein, oder ich fresse, werde dick und bin ein Versager«. Mehrfach in diesem Buch haben wir bereits Carmen zu Wort kommen lassen (vgl. Kapitel 4.2, Kapitel 8.2). Die 20-jährige Patientin gibt auf eindrucksvolle Weise wieder, was in ihrem Kopf vorgeht.

Der Keks

»Vor mir liegt ein Keks, ein einzelner und völlig harmlos …
Nichts wirklich Besonderes ist an ihm, keine Schokolade, keine Zuckerglasur. Ich glaube, es ist ein Spekulatiuskeks, doch: Es ist ein Keks! Das reicht doch schon vollkommen!
Etwa 4 cm hoch, 3 cm breit, süß, wahrscheinlich voll mit fettiger Margarine, und das eigentliche Problem ist, dass ich diesen Keks in MEINEN Mund stecken muss!
Ich muss ihn zerkauen, mit MEINEN Zähnen. Ich muss ihn schmecken, diesen wohltuenden Geschmack, der mir eigentlich ein Lächeln auf mein Gesicht zaubern sollte …
ICH soll diesen verdammten Keks essen, ICH!
Neben dem Keks liegt noch ein weiterer Keks, die gleiche Sorte, doch wenn man die beiden Kekse genauer betrachtet, fällt auf, dass der zweite Keks kleiner und etwas dünner ist als der erste.
Soll ich jetzt lieber den kleineren und dünneren essen?
Welcher von beiden fühlt sich in der Hand denn leichter an? Aha, ebenfalls der kleinere.
Wie viele Kalorien weniger würde das wohl ausmachen? Vielleicht 5 oder schon 10?
Wenn ich den größeren essen würde, was von meinen noch folgenden Mahlzeiten an diesem Tag müsste ich weglassen? Vielleicht zwei Esslöffel weniger Müsli oder statt dem Apfel heute nur eine kleine Mandarine? Wie viel muss ich mich dann bewegen, damit auch ja keine einzige dieser überflüssigen Kalorien übrig bleibt?
Und überhaupt – allein die Tatsache, dass ich ja eigentlich etwas vollkommen Verbotenes mache, einen süßen, mit Zucker und Fett verseuchten Keks zu essen!
Ist es dieser Keks denn überhaupt wert, dass ich ihn esse?
Oh Mann, es macht mich wahnsinnig, so viel darüber nachdenken zu müssen! Am besten ist es doch eigentlich, den Keks gar nicht zu essen. So begehe ich keinen Regelbruch, brauche kein schlechtes Gewissen zu haben und fühle mich weiterhin gut, denn ich müsste nichts von meiner hart erarbeiteten Selbstdisziplin abgeben.
Ich kann doch NEIN sagen! Ich kann etwas, das manch andere nicht so leicht können: Ich kann NEIN sagen! Ich habe mich unter Kontrolle! Ich kann NEIN sagen! Wenn ich schon nichts anderes kann, dann kann ich wenigstens das: VERZICHTEN und NEIN

sagen! Etwas auf der Welt vollkommen Normales und Selbstverständliches verweigern. Dieser eine Keks könnte mir so viel von mir selbst nehmen. Er könnte mich schwach werden lassen, könnte mir meine Grenzen, die ich mir selbst gesetzt habe, einreißen.
Ich habe Angst, wahnsinnige Angst, vor diesem einen Keks!
Nein, ich will standhaft bleiben, werde jetzt nicht schwach!
Morgen ist ja auch noch ein Tag und wenn ich da dann zum Beispiel bloß etwas Suppe statt Nudeln esse, ja, dann vielleicht …«
Carmen, 20 Jahre

10.1 Die Arbeit an dysfunktionalen Denkmustern

Die wesentlichen kognitiven Fehler, die im Rahmen von Essstörungen auftreten, waren bereits in Kapitel 4.2 im Überblick dargestellt. An dieser Stelle werden wir sie noch einmal vertiefend betrachten. Hilfestellung in der Bearbeitung dysfunktionaler Kognitionen liefern allen voran die Kognitive Therapie nach Beck (1976; Beck et al. 1979) und die Rational-Emotive Therapie nach Ellis (1962, 1977).

10.1.1 Dysfunktionale Kognitionen bei Essstörungspatienten

Wesentliche Arten dysfunktionaler Kognitionen sind selektive Abstraktion, Übergeneralisierung, Personifizierung und Selbstreferenz, Übertreibung, magisches und dichotomes Denken sowie maladaptive Attributionsmuster.

Selektive Abstraktion

Viele Patienten bestätigen sich durch festgesetzte Grundannahmen in ihrer Essstörung. So gehen sie zum Beispiel davon aus, dass sie nur Aufmerksamkeit bekommen, wenn sie dünn sind. Darin steckt vermutlich ein Korn Wahrheit, denn viele Betroffene berichten, dass sie sehr viel und zumindest anfangs meist auch positive Zuwendung bekamen, als sie mit der Gewichtsabnahme begannen. Allerdings wird dieser Grundsatz nun gleichsam zementiert, da die Patientin nur mehr Argumente gelten lässt, die ihre Sicht der Dinge bestätigen. Gegenläufige Erfahrungen blendet sie aus oder deutet sie so um, dass sie wiederum ihrem Grundsatz entsprechen. Auf diese Weise reduziert die Patientin kognitive Dissonanz (vgl. Festinger 1957).

Erhält sie beispielsweise nicht (mehr) die gewünschte Aufmerksamkeit, so schlussfolgert sie nicht etwa, dass dazu eben mehr notwendig ist als nur die dünne Figur, sondern mutmaßt, dass sie noch nicht oder nicht mehr dünn genug ist. Dieses Denkmuster kann auch in der Therapie aktiviert werden, wenn sich die Therapeutin in den Augen der Patientin nur um sie kümmert, weil und solange sie so dünn ist.

Übergeneralisierung

Die Übergeneralisierung könnte in unserem Beispiel gleichsam der erste Schritt gewesen sein. Die Patientin macht mit einigen Personen, z. B. mit ihren Eltern, ihrer besten Freundin und ihrer Lehrerin die Erfahrung, dass diese sehr besorgt auf ihre Gewichtsabnahme reagieren und folgert daraus eben: »Nur wenn ich dünn bin, sorgen sich die anderen um mich.« Sie verallgemeinert also unzulässig aufgrund einzelner Erfahrungen. Da dann die selektive Abstraktion hinzutritt, tut sich die Patientin freilich schwer, ihren Eindruck zu korrigieren.

Personifizierung und Selbstreferenz

Hinzu kommt, dass die Patientin so in ihren Gedanken rund um Essen, Figur und Gewicht gefangen ist, dass sie Ereignisse, die eigentlich nichts mit ihr zu tun haben, auf sich bezieht. Sitzt sie in der Küche vor einem Teller Nudeln, und zwei Mitbewohnerinnen kommen herein, sehen sich an, und die eine sagt etwas zur anderen, das die Patientin nicht versteht, so ist sie sich sicher, dass da über sie getuschelt wurde: »Die ist doch eh schon so dick, jetzt isst sie auch noch einen Teller Nudeln. Das würde ich mir nicht erlauben …« Dabei ging es vielleicht nur um die gemeinsame Gestaltung des Nachmittags oder darum, was sich die beiden Mitbewohnerinnen zum Mittagessen kochen.

Verhaltensweisen und Ereignisse, die wirklich mit der eigenen Person zu tun haben, werden oft überhöht und übergeneralisiert, zudem durch selektive Abstraktion falsch gedeutet. Und so schließt sich erneut der verhängnisvolle Teufelskreis dysfuntionaler Denkmuster.

Zudem werden gut gemeinte Kommentare nicht selten missverstanden. Ein typisches Beispiel ist die Bemerkung wohlgesinnter Verwandter: »Du siehst aber wieder gut aus!« Die Patientin übersetzt dies in: »Du hast aber ganz schön zugenommen«, denkt, sie sähe wieder ganz normal, wenn nicht gar dick aus, ist betroffen und erschrocken. Die Verwandten ihrerseits können die ablehnende Reaktion der Patientin kaum nachvollziehen, schließlich wollten sie doch etwas Nettes sagen. Solche Situationen, die typischerweise bei Familienfesten auftreten, besprechen wir in der Therapie vor und ermutigen die Patientin dazu, ihre Verwandten zu bitten, keine Kommentare zu ihrem Aussehen und ihrer Figur zu machen, wenn sie der Ansicht ist, dass sie dies schlecht verkraften kann (vgl. Kapitel 8.6).

Übertreibung, magisches und dichotomes Denken

Häufig sind ferner Übertreibungen, die die Grundannahmen weiter untermauern: »Wenn ich zwei Kilo zunehme, werde ich fett sein, und keiner mag mich mehr!« Dieses Denkmuster erschwert die Normalisierung des Essverhaltens beträchtlich, da auch die Auswirkung der Nahrungszufuhr teilweise maßlos übertrieben wird. Carmen hat Angst, durch einen Keks fett zu werden, Angst, dass jedes Gummibärchen sofort an ihrem Bauch oder ihren Hüften sichtbar wird – als verwandele es sich auf magische Weise in ein Fettpolster, das dann noch die Größe des Gummibärchens um ein Vielfaches überschreitet.

Und nach dem Alles-oder-nichts-Prinzip geht das auch so weiter, denn wer einmal die Kontrolle aufgegeben hat, wird sie immer wieder verlieren, wer einmal ein Pfund zugenommen hat, wird dies jede Woche tun, bis er stark übergewichtig ist. Simone berichtete eben diese Ängste in der Therapievignette in Kapitel 9.1 und lieferte damit ein Paradebeispiel für dichotomes Denken. Auch die Einteilung von Nahrungsmitteln in »gute« und erlaubte bzw. »böse« und verbotene fällt hierunter (vgl. Kapitel 8.4).

Misserfolge sind Versagen, Erfolge Glück – maladaptive Attributionsmuster

Auch das für depressive Patienten typische Attributionsmuster, Erfolge external und variabel zu definieren, Misserfolge hingegen internal und stabil, findet sich bei vielen Essstörungspatienten – sehr häufig treten komorbid Depressionen auf (vgl. Kapitel 2.9). Wenn etwas gelingt, war es ein einmaliger Zufallstreffer, wenn etwas misslingt, ist die Patientin selbst schuld, schließlich war sie »immer schon« ein »Versager«.

Über die Essstörung fühlen sich die Patienten oft erstmals als etwas Besonderes, sie haben Kontrolle und Macht über sich und andere – und damit eine Existenzberechtigung. So sagt Carmen: »Wenn ich schon nichts anderes kann, dann kann ich wenigstens das: verzichten und Nein sagen!« Viele Betroffene haben ein sehr geringes Selbstwertgefühl, fühlen sich abgelehnt und wenig geliebt (vgl. Kapitel 4.2). Mit der Essstörung bewirken sie etwas, perfektionistisch streben sie nach herausragenden Leistungen, sei es in Schule und Beruf oder im Gewichtsverlust.

10.1.2 Automatische Gedanken und Grundannahmen

Da sie stark verinnerlicht sind, laufen die Denkprozesse oft automatisch ab, ohne dass sich die Patientin ihrer bewusst wird. Sie spürt nur das resultierende Gefühl, es geht ihr schlecht. Unterschieden wird entsprechend zwischen automatischen Gedanken und Grundannahmen, also zwischen dem, was uns in den Kopf schießt, und den grundlegenden Überzeugungen, die dahinter stehen (vgl. Beck 1999). Eine solche Grundannahme könnte beispielsweise sein: »Wenn ich dünn bin, mögen mich die anderen und bewundern mich.«

Vocks und Legenbauer (2005, S. 75 und 85) nennen eine ganze Reihe typischer automatischer Gedanken bei Essstörungen, z. B. »Ich kann das enge Oberteil nicht mehr anziehen, weil ich zwei Kilo zugenommen habe« oder »So wie ich jetzt aussehe, kann ich mich auf keinen Fall auf der Party zeigen«. Die Patienten werden ermutigt, zunächst ihre eigenen automatischen Gedanken und in einem weiteren Schritt die zugrunde liegenden Annahmen zu identifizieren. Um die Grundannahmen herauszuarbeiten, verwenden die Autorinnen unter anderem Satzanfänge (»Mein Selbstwertgefühl hängt ab von …«; »Mein Körper ist …«; »Wenn ich zunehmen würde, dann …«).

Grundannahmen anerkennen

Manche Patienten schämen sich ihrer Gedanken, da sie erkennen, dass diese nicht rational sind, sie sich ihrer aber kaum erwehren können. Ist die Patientin bereit, davon zu erzählen und daran zu arbeiten, ist dies ein Vertrauensbeweis für Therapeuten oder auch Angehörige. Wichtig ist daher, die Öffnungsbereitschaft der Patientin wertzuschätzen, zuzuhören und die Annahmen erst einmal als gegeben hinzunehmen. Die Patientin ist oft beruhigt, wenn sie hört, dass derlei Denkmuster ganz und gar nicht absonderlich oder verrückt, sondern für Essstörungen ganz typisch sind.

Grundannahmen hinterfragen

Die Grundannahmen sitzen oft tief, entstehen nicht selten bereits in der Kindheit. Die Patientin macht invalidierende Erfahrungen und lernt, dass sie durch Leistung gut ankommt: »Wenn ich etwas Besonderes leiste, mögen die anderen mich.« In der Familie ist kaum etwas gut genug, die Ansprüche sind sehr hoch – die Patientin kommt zu dem Schluss: »Ich mache eh immer alles falsch.« So entstehen sogenannte Überlebensregeln, die dann dysfunktional werden, wenn sie extrem sind und den Handlungsspielraum der Patientin stark einengen. Häufig zu finden ist bei Essstörungspatienten eine selbstunsichere Überlebensregel: Es wurde erwartet, dass die Patientin reibungslos funktioniert und sich den Bedürfnissen der anderen Familienmitglieder anpasst (vgl. Kapitel 4.4).

Es lohnt sich, den Ursprüngen dieser Grundannahmen und Überlebensregeln auf den Grund zu gehen, die Patientin zu befragen, wie sie ihre Erlebnisse in der Rückschau selbst beurteilen würde und gegenteilige Erfahrungen in ihrem Leben zu stärken. Neben dem Gespräch bietet sich dafür auch ein Skulpturverfahren in einer Gruppe an (vgl. Kapitel 12.2).

Zudem kann es helfen, Gewinn und Verlust gegenüberzustellen: Kurzfristig wirken sich dysfunktionale Annahmen in der Essstörung nicht selten positiv aus: Wer seinen Selbstwert und sein Erfolgserleben an seiner Gewichtsabnahme festmacht, fühlt sich kurzfristig stark und bestätigt. Langfristig stehen dem jedoch viele negative Folgen gegenüber – und es ist sehr wahrscheinlich, dass eine solche Kognition zur »Anleitung zum Unglücklichsein« (vgl. Watzlawick 2001) wird.

Und nicht zuletzt ist die Arbeit an dysfunktionalen Kognitionen auch ein wichtiger Bestandteil der Rückfallprophylaxe, damit die Einstellung »Wenn ich einmal wieder einen Rückfall habe, ist alles zunichte, sind all meine Erfolge im Kampf gegen die Essstörung dahin« nicht zur sich selbst erfüllenden Prophezeiung wird.

Automatische Gedanken unterbrechen

Grundlage aller Interventionen ist, dass die Patientin automatische Gedanken erkennt und ihnen Einhalt gebieten will. Ist dies der Fall, lassen sich mit ihr individuelle Hilfen vereinbaren. So kann sie sich beispielsweise ein Stoppschild malen und sich dieses selbst zeigen und damit instruieren, ihre negative Denkspirale zu verlassen. Sie kann sich positive Gedanken aufschreiben, und sie sich immer wieder vor Augen führen, indem sie zum Beispiel einen netten Spruch an die Wand über ihr Bett hängt. Sie kann in einem Moment, in dem es ihr gut geht, eine Liste erstellen, auf der sie allen negativen, irrationalen Gedanken entsprechende positive und rationale Gedanken und Argumente gegenüberstellt und diese Liste an schwarzen Tagen als Anregung für alternative Deutungen nehmen. Handwerkszeug, um dysfunktionale Kognitionen aufzuspüren, liefert das ABC-Schema, das im Folgenden beschrieben werden soll.

10.1.3 Das ABC der kognitiven Arbeit

Wir greifen in der Bearbeitung dysfunktionaler Kognitionen häufig auf das ABC-Schema aus der Rational-Emotiven Therapie (RET) nach Ellis (1962, 1977) zurück. Die RET begreift Emotionen als Produkt von Kognitionen – eine nicht unumstrittene Ansicht – und differenziert Auslösendes Ereignis (A), Bewertung (B) und Konsequenz (C) im Fühlen oder Verhalten. Im Therapieprozess folgt mit D die Diskussion der Deutungen im sokratischen Dialog und schließlich im günstigen Falle E, der entsprechende kognitive und verhaltensmäßige Effekt (vgl. Kriz 1994).

Ein Arbeitsbeispiel

Als Illustration verwenden wir gerne »Die Geschichte mit dem Hammer« aus Paul Watzlawicks Buch »Anleitung zum Unglücklichsein« (2001, S. 37ff.). Darin beschreibt Watzlawick einen Mann, der sich bei seinem Nachbarn einen Hammer ausleihen will, dann aber aufgrund vorheriger selektiv negativ interpretierter Erfahrungen mit dem Nachbarn zu dem Schluss kommt, der andere habe wohl etwas gegen ihn. Anhand der Geschichte lassen sich die drei Elemente (Auslöseereignis, Bewertung und Konsequenzen) gut differenzieren. Zudem kann die Therapeutin mit der Patientin alternative Deutungen und Verhaltensweisen erarbeiten (vgl. Abbildung 10.1; Arbeitsblatt 25).

Individuelle Deutungen erarbeiten

Das Schema wird dann entsprechend auf individuelle Beispiele der Patienten übertragen. Sie kann sich auf einem Blatt mit verschiedenen Spalten das auslösende Ereignis notieren, ihre Bewertung desselben, ihre Reaktion darauf und die dadurch ausgelöste

Reaktion der Umwelt (vgl. Arbeitsblatt 26). In einem zweiten Schritt kann sie – zunächst im Rahmen einer Psychotherapiestunde, später eigenständig – alternative Deutungen ersinnen und die zugehörigen Verhaltensweisen und Reaktionen vorwegnehmen.

Derlei alternative Deutungen kann die Patientin als Selbstinstruktionen den dysfunktionalen automatischen Gedanken gegenüberstellen (vgl. Meichenbaum 1991; Vocks & Legenbauer 2005). Der Mann mit dem Hammer könnte seinem Gedanken: »Er mag mich nicht, also wird er mir auch seinen Hammer nicht leihen« demnach begegnen, indem er sich selbst sagt: »Er ist sicher nur im Stress«.

Das ABC-Schema
Beispiel: Die Geschichte mit dem Hammer
aus: Paul Watzlawick (23. Aufl. 2001). Anleitung zum Unglücklichsein. München: Piper.

A Activating event (Auslöseereignis)	**B Believe system (Bewertung)**	**C Consequences (Konsequenzen)**	
Ein Mann will sich einen Hammer ausleihen, er denkt daran, seinen Nachbarn zu bitten. Aber:		**C1**	**C2**
Der Nachbar grüßte gestern nur flüchtig.	Er mag mich nicht, also will er mir auch seinen Hammer nicht leihen	Der Mann klopft bei seinem Nachbarn und schreit ihn wütend an.	Der Nachbar ist verärgert, die Beziehung ist gestört, **der Mann bekommt den Hammer nicht.**
		Der Mann geht lieber gar nicht zu seinem Nachbarn und fragt nicht nach dem Hammer	Der Mann zieht sich zurück und **bekommt den Hammer nicht**.
	Alternativbewertung: Mein Nachbar ist in Eile und hat wohl viel Stress.	Der Mann geht zu seinem Nachbarn und fragt ihn, wie es ihm geht. Nebenbei fragt er nach dem Hammer	Der Nachbar freut sich sehr, die Beziehung wird gestärkt, **der Mann bekommt den Hammer**.

Abbildung 10.1: Das ABC-Schema am Beispiel der »Geschichte mit dem Hammer« (Watzlawick 2001)

10.1.4 Im sokratischen Dialog

Sokrates erkannte bereits mehr als 400 Jahre vor Christus den Dialog als unerlässliches Hilfsmittel im Erkenntnisprozess. Durch geschicktes Fragen ermöglichte er seinen Schülern, Schlussfolgerungen zu ziehen und so selbst zu wesentlichen Erkenntnissen zu kommen. Diese Technik findet heute in der Psychotherapie verbreitet Anwendung, denn die Patientin ist viel leichter zu motivieren, etwas zu ändern, wenn sie es selbst als dysfunktional erkannt hat, als wenn die Therapeutin sie davon zu überzeugen versucht. Der sokratische Dialog eignet sich hervorragend für das Hinterfragen dysfunktionaler Kognitionen. Die Therapeutin ist gleichsam der »Advocatus diaboli«, der jeden Standpunkt kritisch hinterfragt, bis die Patientin selbst alternative Interpretationen entwickelt.

Dabei lassen sich unterschiedliche Strategien unterscheiden (vgl. Vocks & Legenbauer 2005; Wilken 2006). Mithilfe der hedonistischen Disputation kann geklärt werden, inwieweit ein bestimmtes Denkmuster der Patientin hilfreich ist, ihre Ziele im Leben zu erreichen und so zu leben, wie sie möchte. So könnte die Therapeutin fragen, was es für das Leben der Patientin bedeuten würde, wenn sie weiter an ihrem Grundsatz festhielte, dass ihr Leben nur lebenswert ist, wenn sie 45 kg wiegt. Welchen Preis müsste sie dafür bezahlen, wie würde ihr Leben verlaufen?

Die empirische oder logische Disputation stellt hingegen den Realitätsgehalt von Gedanken und Grundannahmen infrage. So kann die magersüchtige Patientin selbst zu dem Schluss kommen, dass sie nicht zu dick sein kann, wenn sie ihren BMI genauer betrachtet (vgl. Kapitel 9.1).

Krankheitsgewinn infrage stellen

Auch der Glaube, dass die Essstörung sie zu etwas Besonderem, Einmaligem macht, lässt sich im sokratischen Dialog erschüttern. »Ich kann etwas, das manch andere nicht so leicht können«, rühmt sich Carmen, »ich kann Nein sagen« zum Essen. Wenn die Anorexie in diesem Sinne als großartige und besondere Leistung verherrlicht wird, kann die Psychotherapeutin dies relativieren: »Wie viele Menschen kennen Sie denn, die auch eine Essstörung haben? Wie viel Prozent der Bevölkerung sind ebenso betroffen wie Sie? Welche prominenten Beispiele kennen Sie?« Einmalig sind Essstörungen in unserer Zeit leider keinesfalls, in fast jeder Schulklasse, in fast jedem Freundeskreis wird sich eine andere Betroffene finden. Ein weiterer wichtiger Schritt ist dann freilich, andere Attribute zu entdecken und zu stärken, an denen die Patientin ihre Attraktivität und ihre Einzigartigkeit festmachen kann.

Wenn die Patientin der oben erwähnten Annahme ist: »Wenn ich nur dünn bin, ist alles gut«, kann man sie nach gegenläufigen Erfahrungen befragen. Dies ist Kleinarbeit, da sie widersprüchliche Erfahrungen, die sie sicherlich gemacht hat, ja zumeist selektiv ausblendet. Es gilt, eben diese Erfahrungen aufzugreifen und ihnen wieder ein angemessenes Gewicht zu verleihen. Wäre alles gut, solange die Patientin dünn ist, hätte sie sich schließlich kaum in die Therapieeinrichtung begeben. Dabei lassen sich auch Techniken aus der Motivationsarbeit gewinnbringend zum Einsatz bringen, denn hinter oben genannter Annahme stehen ja die Seiten der Essstörung, die die Patientin positiv erlebt. Es kann helfen, diese aufzugreifen und negative Seiten gegenüberzustellen. Auf einer Pro-contra-Liste (vgl. Kapitel 6.2) gelingt dies den meisten Patienten gut, und so sind einige Punkte gesammelt, die obige Annahme ins Wanken bringen können.

Alternativdeutungen finden

In diesem Zuge lässt sich auch das »Alles-oder-nichts-Denken« bearbeiten. Sagt die Patientin: »Ich fühle mich in der Wohngruppe so einsam, niemand mag mich«, kann die Psychotherapeutin »Grautöne« ins Spiel bringen: »Von wem haben Sie denn den Eindruck, er mag Sie vielleicht doch ein bisschen?« Zudem eruiert sie, woran genau die Patientin die Ablehnung der anderen festmacht, was die anderen genau tun, wie die Patientin ihrerseits darauf reagiert und das Verhalten der anderen bewertet – und dabei sind wir in aller Regel rasch wieder beim ABC-Schema. Welche anderen Deutungen lassen sich also dafür finden, dass Elvira ihre Mitbewohnerin Alina umarmt, nicht aber Jana? Vielleicht hat Alina ihr gerade geholfen, oder sie haben zusammen etwas Schönes unternommen. Auch die Psychotherapeutin kann ihre Alternativbewertungen anbieten. Ziel ist jedoch, dass die Patientin selbst lernt, diese zu erkennen, und so aus ihrem eingeengten Denkhorizont herauszutreten.

Oft lohnt es sich, ganze Aktions-Reaktions-Sequenzen aufzugliedern: Haben Elvira und Alina also Jana immer weniger angesprochen und miteinbezogen, und sie zog sich daraufhin zurück, oder war Jana es, die sich zunächst rar gemacht hat? In der Regel denkt jeder Beteiligte, der andere habe angefangen und interpretiert die Verhaltenskette so, dass die als negativ empfundene Reaktion des Gegenübers am Anfang steht (vgl. Watzlawick et al. 1967).

Übergeneralisierungen zeigen sich schon in der Wortwahl in Wörtern wie »immer« oder »nie«, in Formulierungen wie »alle anderen sehen besser aus« oder »ich bin die einzige, die …«. Hier bieten sich Ansatzpunkte für eine kognitive Umstrukturierung, denn es lässt sich – mittels empirischer Disputation – leicht belegen, dass derlei Verallgemeinerungen falsch sind.

Arbeit mit Modellen

Wilken (2006) empfiehlt weiterhin die Arbeit mit Modellen: Wie viele der Freundinnen sind so dünn, wie es die Patientin gerne sein oder bleiben möchte? Wie geht es anderen, die eine ganz normale Figur haben? Sind sie unglücklich und unbeliebt? Findet die Patientin sie unattraktiv bzw. worauf gründet sich dann die Freundschaft? Eine Patientin, die ihren Wert allein über ihre Figur und ihr Gewicht bestimmt, kann die Therapeutin fragen, wie sie es bewerten würde, wenn eine Freundin von ihr diese Maßstäbe hätte. Meist erkennen die Patienten, wie oberflächlich und ungerecht eine solche Bewertung ist, die Therapeutin weist dann auf die Diskrepanz zur Selbstbewertung hin und verstärkt so die Dissonanz zwischen den Maßstäben, nach denen sich die Patientin selbst beurteilt und denjenigen, nach denen sie sich eine Beurteilung bei anderen wünschen würde (vgl. Garner et al. 1997).

Distanzierung durch Rollenwechsel

In eine ähnliche Richtung weist die Technik der »Distanzierung durch Rollenwechsel« (vgl. Wilken 2006). Dabei wird die Patientin aufgefordert, die Perspektive einer außen stehenden Person einzunehmen, um ihre eigene Situation zu beurteilen: »Was würde Ihre Freundin sagen, wenn Sie ihr erzählen, dass Sie sich als hässlich empfinden, weil Sie fünf Kilo zugenommen haben?« Die Therapeutin kann auch den Rollentausch innerhalb der Therapiestunde anbieten: »Wenn Sie die Therapeutin wären und ich die Patientin, was würden Sie jetzt sagen?«

Katastrophenphantasien entkräften

Oft malen sich die Betroffenen wahre Katastrophenphantasien aus: »Wenn ich wieder anfange Süßigkeiten zu essen, werde ich nicht mehr aufhören können, 10 Kilogramm zunehmen und dick und hässlich werden.« Derlei Katastrophenphantasien lösen oft Vermeidungsverhalten aus, das die Ängste weiter schürt. Paradoxerweise werden solche Ängste oft abgeschwächt, wenn die befürchtete Situation genau exploriert wird (vgl. Garner et al. 1997). Nicht selten kommt die Patientin dann selbst zu der Einsicht, dass ihre Befürchtungen überzogen und wenig wahrscheinlich sind. Außerdem kann die Therapeutin mit der Patientin gezielt Bewältigungsstrategien erarbeiten, wenn sie deren »Horrorszenario« kennt.

Die parallel stattfindende Verhaltensänderung trägt ebenfalls ihren Teil zum Abbau dysfunktionaler Kognitionen bei. So kann die Integration verbotener Lebensmittel (vgl. Kapitel 8.4) dazu führen, dass die Patientin ihre eigenen Annahmen entkräftet. Wenn sie seit mehreren Wochen wieder Schokolade isst und dennoch nicht oder nur maßvoll zunimmt, wird ihr das helfen, oben genannte Befürchtung zu überwinden. Andersherum sollte die Patientin auch dazu animiert werden, sich im Zuge der Bearbeitung ihrer dysfunktionalen Annahmen den befürchteten Situationen zu stellen.

An dieser Stelle zeigt sich demnach deutlich der große Nutzen der engen interdisziplinären Zusammenarbeit. Die Ernährungstherapeutin kann den im Wesentlichen in der Psychotherapie angeregten Prozess unterstützen, indem sie die Konfrontation der Patientin mit der gefürchteten Situation begleitet.

Kognitive Arbeit in der Gruppe

Die Gruppe kann in der kognitiven Arbeit eine große Hilfe sein, da die Patienten Rückmeldungen, Erfahrungen oder auch alternative Interpretationsvorschläge von anderen Betroffenen oft leichter annehmen können als von der Therapeutin. Auch das ABC-Schema eignet sich sehr gut für die Gruppentherapie, dabei können individuelle Situationen aus dem Leben der Patienten aufgegriffen und exemplarisch bearbeitet werden. Vocks und Legenbauer (2005) schlagen Rollenspiele vor, bei denen eine Patientin die dysfunktionalen Kognitionen verteidigt, während eine andere sie zu entkräften versucht. Andere Patienten können als »Souffleure« der Protagonisten einbezogen werden.

10.2 Den »Kalorienticker« ausschalten

Menschen mit Essstörungen sind auch gedanklich ständig beschäftigt mit Essen, Figur und Gewicht. Viele Patienten rechnen gerade zu Beginn der Therapie jede Kalorie aus und mit, dies gibt sich im Laufe der Therapie mit zunehmender Aufgabe des symptomatischen Essverhaltens jedoch oft von selbst. Vielleicht erinnern Sie sich an Luises Beschreibung der »Apfelsituation« zu Beginn von Kapitel 8, die auch im Titelbild des Buches aufgegriffen wurde. Die Patientin wog jeden Apfel einzeln ab und notierte sich die Kalorienzahl darauf, um auch ja die Kontrolle über die verzehrte Energiemenge zu behalten.

10.2.1 Für und Wider von Vereinbarungen

In solch einem Fall kann es sinnvoll sein, klare Vereinbarungen zu treffen. Luise verpflichtete sich gegenüber sich selbst und den Therapeuten folglich, keine Nahrungsmittel mehr mit Kalorienangaben zu beschriften und auch ihren Essplan nicht mit entsprechenden Vermerken zu versehen. Dies fiel Luise sehr schwer, doch nur so konnte sie die Erfahrung machen: »Ich kann einen Tag auch überstehen, wenn ich am Abend nicht exakt weiß, wie viele Kalorien ich heute zu mir genommen habe.«

Wir können die Patientin unterstützen, indem wir versuchen, ihr Vertrauen zu vermitteln – in uns und vor allem in ihren eigenen Körper. Und indem wir ihr aufzeigen, wie viel Freiheit und auch Freizeit sie gewinnt, wenn sie das Kalorienzählen sein lässt. Da dann oft auch unangenehme Themen in den Kopf kommen, ist es wichtig, diesen Prozess psychotherapeutisch engmaschig zu begleiten und im sozialpädagogischen Einzelgespräch Freizeitaktivitäten zu etablieren, die der Patientin Freude und Ablenkung bringen.

Wirklich kontrollieren, ob die Patientin sich an Vereinbarungen wie oben beschrieben hält, können wir freilich nicht, dazu müssten wir Gedanken lesen. Zudem bergen derlei Abmachungen – wie Gegenmaßnahmen aller Art – die Gefahr, dass das Kalorienzählen einen großen Stellenwert erhält, sich die Intervention also noch verstärkend auswirkt. Entsprechend belassen wir es in vielen Fällen dabei, die Patientin darin zu bestärken, mit der Normalisierung des Essverhaltens fortzufahren und sich Zeit zu geben. Wir appellieren demnach an sie, den »Kalorienticker« noch eine Weile lang auszuhalten – in der aus unserer Erfahrung heraus berechtigten Hoffnung, dass es ihr mit zunehmendem Therapieforschritt gelingen wird, ihn immer öfter und länger auszuschalten.

10.2.2 Funktion des »Kalorientickers« beachten

Hilfreich kann auch sein, die Funktion des Kalorienzählens gemeinsam mit der Patientin herauszuarbeiten. Er kann die Identität der Patientin stabilisieren, die sich als wahre Ernährungsexpertin versteht, Kalorientabellen und listenweise Kochrezepte im Kopf hat, und sich weitgehend über ihre Essstörung definiert. Durch oben erwähnte dysfunktionale Denkmuster wird diese Essstörungsidentität immer wieder und immer weiter gestärkt. Zudem kann die ständige Beschäftigung mit Essen, Figur und Gewicht helfen, andere Gedanken und Gefühle zu vermeiden, die der Patientin unangenehm sind. Diese oft schwerwiegenden psychischen und sozialen Themen im Hintergrund werden früher oder später in der Einzelpsychotherapie aufgegriffen, und so kann es teilweise sogar angezeigt sein, der Patientin das Kalorienzählen als Vermeidungsstrategie zu lassen, bis sie in der Lage ist, schwierige Situationen auf andere, konstruktive Weise zu bewältigen.

Nicht zuletzt verschafft der »Kalorienticker« Kontrolle – ähnlich wie die in Kapitel 9.1 erwähnten Rückversicherungsdialoge mit anderen, die bestätigen müssen, dass man nicht zu viel gegessen hat bzw. zu dick ist. Esspläne und Essprotokolle (vgl. Kapitel 8) können der Patientin helfen, ihre Ängste vor Kontrollverlust in Schach zu halten, ohne dabei die Kalorien mitrechnen zu müssen. Und schlussendlich ist der ganze Prozess der Normalisierung des Essverhaltens ein Weg hin zu mehr Freiheit und Reaktion auf natürliche, körperliche Bedürfnisse und weniger kognitiver Kontrolle.

11 Selbstwert, Emotion und soziale Integration

Sigrun Schönburg und *Eva Wunderer*

Hilde Bruch (1962, 1997) nannte – neben Störungen im Körperbild – das Gefühl der eigenen Unzulänglichkeit und die Fehldeutung innerer und äußerer Reize als wesentliche Kennzeichen der Essstörung (vgl. Kapitel 2). Die Ansicht, nichts oder nicht genug wert zu sein, die tiefgreifende Störung des Selbstwertgefühls, ist Thema in fast allen Unterabschnitten dieses Kapitels; die konkrete Arbeit am Selbstwertgefühl beschreibt Kapitel 11.2. In weiteren Abschnitten geht es um soziale Kompetenz und Integration (vgl. Kapitel 11.4) sowie den Aufbau des Freizeitverhaltens der Patientin (vgl. Kapitel 11.5), um die soziale und berufliche Integration (vgl. Kapitel 11.6) und um Zukunftsplanung und Rückfallprophylaxe (vgl. Kapitel 11.7). Auch der Umgang mit der Sexualität fällt im weiteren Sinne in den Bereich der sozialen Kompetenz und Integration, ihm ist Unterkapitel 11.3 gewidmet. Kapitel 11.8 illustriert die soziale Arbeit im Essstörungsbereich anhand eines Fallbeispiels.

Zunächst jedoch soll es in Kapitel 11.1 um ein anderes wesentliches Merkmal aller Essstörungen gehen: die Fehldeutung innerer und äußerer Reize. Die Schwierigkeiten der Betroffenen Hunger und Sättigung zu empfinden, wurden bereits in Kapitel 8 beschrieben. Darüber hinaus bereiten emotionale Signale vielen Patienten Probleme. Sie tun sich schwer sie wahrzunehmen, zu differenzieren und adäquat darauf zu reagieren.

11.1 Die emotionale Seite der Essstörung

> *»Ich habe bei ANAD viel über Gefühle, Gefühlsdeutung und Gefühlssteuerung gelernt. So kannte ich es zum Beispiel nicht mehr wütend zu sein oder Ärger zu spüren. Ich lernte, dass ich viele Gefühle ›schluckte‹ bzw. durch mein Erbrechen ›auszukotzen‹ versuchte, da ich wohl Angst hatte, durch Wut oder Ärger andere Personen zu vertreiben. Ich lernte, dass Gefühle menschlich und wichtig für zwischenmenschliche Beziehungen sind. Dass es normal ist ärgerlich, wütend, traurig, verletzt usw. zu sein. Ich übte das Gelernte in der Wohngruppe, versuchte meine Gedanken und Gefühle zu äußern. Mit der Zeit merkte ich, dass dieses Verhalten gut für mich war: Ich äußerte meine Meinung, und es ging mir besser dabei. Auch ging keine Beziehung dadurch in die Brüche, im Gegenteil: Der andere wusste mich besser einzuschätzen und lernte dabei selbst, was andere verletzen oder wütend machen kann.«*
> Simone, 20 Jahre

Zu Beginn der Therapie fällt es vielen Patienten, ähnlich wie Simone, sehr schwer, verschiedene Gefühlsqualitäten zu differenzieren und zu benennen. Die Patienten nehmen lediglich Anspannung oder Essdruck wahr, und haben das Gefühl, keine Kontrolle darüber zu haben. Sie sprechen über ihre Symptomatik, nicht über ihre Emotionen. Letztere sind verborgen, kaum zugänglich, und müssen im Verlaufe der Therapie erst freigelegt werden.

11.1.1 Die eigenen Gefühle beobachten

Ein wichtiger Schritt zur Verbesserung der Gefühlswahrnehmung ist die Selbstbeobachtung. Einen Ansatzpunkt dafür bietet das Essprotokoll (vgl. Kapitel 8.1), in dem explizit auch nach den Gefühlen vor und nach dem Essen gefragt wird.

Wir empfehlen den Patienten, auch in anderen Situationen ihre Gefühle und die dazugehörigen Handlungsimpulse zu protokollieren. Dabei ist es wichtig, Umgebungsfaktoren einzubeziehen, die Emotionswahrnehmung und -ausdruck beeinträchtigen können, z. B. Schlafmangel, Konsum von Alkohol oder Medikamenten.

Emotionale Reaktion im ABC-Schema

In dem bereits in Kapitel 10.1 dargestellten ABC-Schema kann ebenfalls explizit die emotionale Reaktion erarbeitet werden: Welche Gefühle entstehen bei einer bestimmten Bewertung der Situation? Wie würde sich dies ändern, wenn man die Situation anders deutete? Der Mann, der sich im Beispiel den Hammer ausleihen will, ärgert sich über seinen Nachbarn und ist gekränkt, solange er ihm unterstellt, er habe ihn absichtlich und aus bösem Willen nicht gegrüßt. Führt er dieses Verhalten hingegen auf Stress zurück, so wird er vielleicht Mitleid mit dem armen Nachbarn empfinden.

Gefühle aufschreiben

Um die Differenzierung der Gefühlswahrnehmung zu fördern, ermuntern wir die Patientin zudem, einmal alle Gefühlsqualitäten aufzuschreiben, die ihr einfallen (vgl. Arbeitsblatt 27). Diese lassen sich gemeinsam in der Therapiestunde ergänzen. Auch die Gruppentherapie eignet sich dafür gut, dabei können zunächst Emotionen gesammelt und anschließend nach Ähnlichkeit gruppiert werden. Und oft ist es gar nicht so einfach, die feinen Unterschiede herauszuarbeiten zwischen Trauer und Depression, zwischen Zufriedenheit und Freude.

11.1.2 Die Therapeutin als »Gefühls-Souffleuse« und Modell

Der Psychotherapeutin kommt bei der Gefühlsarbeit eine zentrale Rolle zu. Sie berichtet, welche Gefühle bei ihr entstehen, wenn sie sich in die Situation der Patientin versetzt. Erzählt die Patientin beispielsweise von einem Essanfall, so lässt die Psychotherapeutin sich zunächst die Begleitumstände schildern – ähnlich wie bei einer Verhaltensanalyse (vgl. Kapitel 8.5). Vielleicht ging der Essattacke ein Streit mit einer Freundin oder ein Konflikt mit den Eltern voran. Berichtet die Patientin davon, lässt aber keinerlei Gefühlsregung erkennen, kann die Therapeutin als Modell oder »Souffleuse« fungieren: »Also, ich an Ihrer Stelle, ich hätte mich geärgert und wäre wütend gewesen« oder »Wenn ich mir das vorstelle, dann hätte mich das sehr verletzt. Könnte das bei Ihnen auch so sein, oder sind noch andere Gefühle dabei?«. In der Therapiegruppe können andere Teilnehmerinnen diese Rolle übernehmen. Wichtig ist freilich, der Patientin selbst eine Wahlmöglichkeit zu lassen: »Da waren Sie aber sicher sehr ärgerlich!«, wäre eine suggestive Unterstellung.

Hilfreich kann auch sein, die Patientin zur Perspektivübernahme anzuregen: »Was glauben Sie denn, wie würde Ihre beste Freundin reagieren, wenn ihr das passieren würde?« So wird Distanz zur eigenen Person geschaffen, was es vielen Patienten erleichtert, gerade auch unangenehme Gefühle zu äußern.

Und auch für die konstruktive Äußerung von Emotionen kann die Therapeutin in den Sitzungen ein Modell abgeben. Sie zeigt ihre gefühlsmäßigen Regungen nonverbal und verbal, im positiven wie im negativen Sinn. Sie freut sich mit der Patientin über deren Erfolg, spricht aber auch ihren Ärger an, wenn die Patientin mehrfach zu spät zum Termin kommt, ohne dass es dafür einen triftigen Grund gibt.

Gefühle validieren

Nicht zuletzt kann die Therapeutin die Patientin schon allein dadurch unterstützen, dass sie zuhört und die Gefühle gelten lässt. Viele Patienten sind aus ihrem sozialen Umfeld gewohnt, dass andere ihnen sagen, was sie »wirklich« fühlen und meinen. Dass ihre Emotionen und Gedanken wertgeschätzt und für wichtig erachtet werden, ist eine neue Erfahrung für sie. Hilde Bruch (1997, S. 317f.) schlägt den »konstruktiven Einsatz von Unwissenheit« vor, bei dem die Therapeutin stets vorurteilslos bereit ist, etwas zu entdecken, das sie noch nicht weiß. »Für eine erfolgreiche Behandlung ist entscheidend, dass der Patient sich selbst als aktiv Beteiligter am therapeutischen Prozess erfährt. Wenn es Dinge gibt, die aufgedeckt und interpretiert werden sollten, ist es wichtig, dass der Patient die Entdeckung selbst macht und die Chance hat, es zuerst zu sagen. Der Therapeut kann sich bestätigend oder abweichend äußern, wenn ihm das wichtig erscheint. Ein solcher Patient braucht Hilfe und Ermutigung dabei, sich der Impulse, Gedanken und Gefühle bewusst zu werden, die von ihm selbst ausgehen. Nur auf diese Weise kann er lernen, seine nicht entfalteten, unerschlossenen Reichtümer zu entdecken, wach und lebendig zu werden gegenüber dem, was in ihm selbst vor sich geht. Dies sind notwendige Schritte für seine sich entwickelnde Autonomie, Initiative und Selbstverantwortung.«

11.1.3 Aufklärung in Sachen Emotion

Häufig sind in einer Situation mehrere Gefühle beteiligt. Erst kommt die Wut, dann die Angst davor, was passieren könnte, wenn man der Wut freien Lauf lässt. Oder man fühlt sich gekränkt und in der Folge ärgerlich. Die Unterscheidung von primären und sekundären Emotionen gibt hierfür ein gutes Modell an die Hand.

Wichtig ist stets, die primäre Emotion herauszuarbeiten. Das ist nicht selten ein unangenehmes Gefühl, das in unserer Gesellschaft nicht allzu wohlgelitten ist. Starke Wut ist vielfach tabuisiert, sie wird also unterdrückt, es entstehen Schuldgefühle oder Ängste, mit dem eigenen Ärger unangenehm aufzufallen. Das sekundäre Gefühl ist somit Folge der gelungenen Sozialisation, und unterdrückt das primäre nicht selten so stark, dass es überhaupt nicht mehr registriert wird.

Bei Essstörungspatienten mit komorbider Borderline-Persönlichkeitsstruktur steht oft die Angst vor Trennung und Beziehungsabbruch im Hintergrund. Da diese schwer auszuhalten ist, wird sie von einer aktivierenden sekundären Emotion überdeckt: Ärger, Wut, dem Gefühl ungerecht und schlecht behandelt zu werden. In diesem Fall wäre somit die Angst die primäre und die Wut die sekundäre Emotion. Und so kommt es nicht selten tatsächlich zur gefürchteten Trennung: »Bevor du mich verlässt, verlasse ich dich.«

Warum wir fühlen, wie wir fühlen

Um die eigenen emotionalen Blockaden besser zu verstehen, versuchen wir in vielen Fällen deren Ursprünge gemeinsam mit der Patientin zu ergründen: Wie war der Umgang mit Gefühlen in der Familie? Gab es Gefühle, die tabuisiert waren? Wie sind die Eltern mit ihren eigenen Gefühlen umgegangen, wie mit den Gefühlen der Kinder? Haben sie diese nivelliert (»Ein Indianer kennt keinen Schmerz«) oder gar bestraft (»Jetzt weine nicht schon wieder!«)? Nicht selten zeigten Bezugspersonen invalidierendes und wenig responsives Verhalten, ließen die Bedürfnisse der Kinder nicht gelten. Sagte das Kind, es habe Durst, erwiderte die Mutter: »Du hast doch gerade etwas getrunken, du kannst gar keinen Durst haben.« Brauchte es Zuwendung oder Trost, schob ihm der Vater den Schnuller oder einen Keks in den Mund (vgl. Kapitel 4.4).

Wechselwirkung aus Anlage und Umwelt

Natürlich ist dies keine Einbahnstraße, es gibt vielmehr Wechselwirkungen. Viele Eltern wollten und wollen das Beste für ihr Kind, doch sie konnten seine Bedürfnisse nicht richtig deuten oder waren selbst unter Druck. Oder sie hatten ihrerseits Schwierigkeiten mit den Temperamentsmerkmalen des Kindes. Ein Kind, das oft zornig und unzufrieden ist, viel weint und schreit, macht es seinen Eltern schwerer, ausgeglichen und liebevoll zu sein als ein kleiner Sonnenschein.

Persönlichkeitsmerkmale, die zu einem guten Teil auch genetisch bedingt sind, spielen auch bei der Wahrnehmung und Äußerung von Gefühlen eine wichtige Rolle. Die eine Patientin ist extravertiert und eckt eher einmal mit ihrer direkten Art an, die andere ist introvertiert und traut sich kaum, ihren Emotionen Ausdruck zu verleihen.

Ererbtes und Erlerntes spielen also zusammen. Nicht selten finden wir dysfunktionale Überlebensregeln im Hintergrund, die sich im Gespräch, aber auch im Rahmen von Familienskulpturen gut herausarbeiten lassen (vgl. Kapitel 10). Eine sehr angepasste magersüchtige Patientin lebt beispielsweise nach dem Motto: »Wenn ich immer brav bin und die Wünsche der anderen erfülle, bewahre ich mir Schutz, Sicherheit und Geborgenheit.« Aus dieser Patientin wird nicht unbedingt eine resolute und streitbare Frau, die sich immer sofort zur Wehr setzt – schließlich spielen eben auch relativ stabile Temperamentsmerkmale eine Rolle. Doch die Patientin kann lernen, mehr auf sich und ihre Bedürfnisse zu achten und diese dort einzufordern und durchzusetzen, wo es für sie essenziell ist (vgl. Kapitel 11.4).

11.1.4 Übungen rund um Emotionswahrnehmung und -ausdruck

Um Emotionswahrnehmung und -ausdruck zu trainieren, bieten sich Imaginationsübungen an sowie eine (kognitive) Erprobung der Situation.

Imaginationsübung

Im Rahmen einer Imaginationsübung kann die Psychotherapeutin die Patientin bitten, sich noch einmal in eine geschilderte (Konflikt-)Situation zu versetzen. Die Therapeutin fragt dann alle Sinneseindrücke ab: »Was hören Sie jetzt? Was spüren Sie? Wie riecht es in dem Raum, in dem Sie sind? Wie sieht es dort aus?« So wird die Wahrnehmung auf allen Sinneskanälen gefördert, und die Patientin kann ihre inneren Regungen leichter erspüren.

Ein anderer Zugang ist, den durch das Gefühl ausgelösten Handlungsimpuls zu erfragen: »Was würden Sie denn jetzt am liebsten tun?« In der jeweiligen Situation sind diese Impulse oft unterdrückt, aus Angst, anderen weh zu tun, einen Konflikt zu provozieren oder von den eigenen Gefühlen übermannt zu werden. In der Imaginationsübung berichtet die Patientin dann: »Ich hätte meine Eltern am liebsten angeschrien und meine Meinung gesagt«. Dies freilich gibt Hinweise darauf, wie wütend und verletzt die Patientin war, und die Therapeutin nutzt sie: »Wenn Ihnen Ihre Freundin erzählen würde, sie hätte Streit mit den Eltern gehabt und am liebsten losgebrüllt, was glauben Sie, welches Gefühl bei Ihr dahintersteckte?«

Vielen Patienten fällt es leichter, Gefühle zu äußern, wenn sie wissen, dass sie nicht sofort darauf reagieren müssen – wie in der Imaginationsübung der Fall. Demgemäß ist es oft hilfreich, die Emotionswahrnehmung und die daraus folgende Reaktion zu trennen. Die Patientin kann also spüren, was in ihr vorgeht, ohne dass sie sich unter Druck setzt, ihren Gefühlen auch Ausdruck verleihen zu müssen. Letzteres ist erst der zweite Schritt – dann geht es darum, wie die Patientin vor allen Dingen auch unangenehme Gefühle kanalisieren und auf konstruktive Art äußern kann.

Kognitive Probe

Die Patientin übt in der Einzelpsychotherapie im Rahmen einer kognitiven Probe. Aus einer gegebenen Situation, z. B. dem Konflikt mit den Eltern, werden Hinweise für die Zukunft abgeleitet: »Wenn das nächste Mal so eine Situation auftaucht, was würden Sie dann gerne tun?« Die Patientin muss ihre Handlungsimpulse unzensiert äußern dürfen, auch wenn sie wenig konstruktiv sind, um zu lernen, dass kein Gefühl an sich »böse« ist und unterdrückt werden muss – entsprechend empfiehlt es sich auch, von unangenehmen und nicht von negativen oder schlechten Gefühlen zu sprechen. Die Therapeutin gibt der Patientin jedoch zu bedenken, welche Konsequenzen ihr Verhalten vermutlich hätte, wenn sie die Eltern tatsächlich laut anbrüllen würde, um ihrer Wut Ausdruck zu verleihen, und ob sie glaubt, dass ihr dies weiterhelfen würde. Dann geht es darum, den Handlungsimpuls konstruktiv abzuwandeln. Statt die Eltern zu beschimpfen, kann die Patientin mit lauter Stimme sagen: »Das passt mir nicht.« Die Vorbesprechung kann durch ein Rollenspiel ergänzt werden – vor allem die Gruppentherapie ist dafür sehr geeignet. Dann kann eine andere Teilnehmerin die Rolle der Patientin übernehmen.

Situationsprotokoll

Ziel ist freilich, dass dieses teilweise in Rollenspielen erprobte Verhalten beim nächsten Konflikt mit den Eltern dann auch ausprobiert wird. Um das Ergebnis in der Therapiestunde besprechen zu können, empfiehlt es sich, dass die Patientin eine Art Protokoll anfertigt, in dem sie neben dem Dialog vor allem auch ihre Gefühle und Handlungsimpulse notiert – die geäußerten und umgesetzten wie auch die unterdrückten. Egal wie die Situation lief, positive Wertschätzung für diesen mutigen und wichtigen Schritt darf nicht ausbleiben. Anschließend können Patientin und Therapeutin gemeinsam überlegen, ob an der einen oder anderen Stelle noch Veränderungen und Verbesserungen möglich wären.

Wichtig ist, auch die möglichen Reaktionen des Gegenübers, in diesem Falle also der Eltern, vorwegzunehmen. Diese werden möglicherweise sehr erstaunt und nicht sehr begeistert sein, wenn ihre bislang ruhige und angepasste Tochter auf einmal Contra gibt. Durch die Vorbesprechung kann die Patientin sich gegen für sie schwierige Reaktionen der Eltern wappnen.

Nonverbale Gruppenübung

Eine weitere hilfreiche Übung, vor allem für die Wahrnehmung von Gefühlen, lässt sich in der Therapiegruppe durchführen. Dabei drückt eine Patientin ein Gefühl nonverbal aus, durch Mimik, Gestik, Körperhaltung und Bewegung. Die anderen Patienten ahmen dies anschließend nach und versuchen so herauszufinden, welche Emotion gemeint war. Die Übung verdeutlicht, wie eng Gefühlswahrnehmung und (körperlicher) Ausdruck zusammenhängen und unterstützt die Patienten zudem dabei, wieder zwischen unterschiedlichen Gefühlsregungen differenzieren zu lernen.

11.1.5 Therapieprogramm für Patienten mit komorbider Borderline-Persönlichkeitsstörung

Die Dialektisch-Behaviorale Therapie (DBT) nach Marsha Linehan (1993, 1996) bietet für Patienten mit Borderline-Persönlichkeitsstörung eine Reihe wertvoller Arbeitshilfen, die auch einer wissenschaftlichen Evaluation standhalten (vgl. Kapitel 5.2). Die vier Blöcke der DBT umfassen Achtsamkeit, Emotionsregulation, Stresstoleranz und zwischenmenschliche Fähigkeiten und damit wesentliche Themen rund um die emotionale und soziale Seite der Essstörung.

In den ANAD intensivtherapeutischen Wohngruppen haben wir seit einigen Jahren eine Indikationsgruppe etabliert, die sich eng an die DBT anlehnt, jedoch speziell für unsere Zielgruppe adaptiert wurde (Wunderer et al. 2007). Sie richtet sich an Patienten mit Essstörungen und komorbid auftretender emotional instabiler Persönlichkeitsstruktur (vgl. Kapitel 5.4).

Persönlichkeitsstörung und Essstörung

Persönlichkeitsstörungen sind eine häufige Begleiterkrankung bei Essstörungen (vgl. Kapitel 2.9), Schwierigkeiten mit der Impulskontrolle scheinen sich generell negativ auf die Prognose der Essstörung auszuwirken (vgl. Keel & Mitchell 1997; Wilson 2005; Zeeck & Herzog 2000). Die Symptomatik ist dabei eng mit der Essstörungssymptomatik verwoben. Hungern, Essanfälle und Erbrechen dienen der Abmilderung intensiver Gefühle und der Spannungsabfuhr, sie übernehmen somit eine wichtige Funktion für die Emotionsregulation der Patienten. Eine Normalisierung des Essverhaltens führt nicht selten zu einer Steigerung anderer selbstdestruktiver Verhaltensweisen. Andererseits kann es bei einer Reduktion selbstschädigender Handlungen zu steigender Intensität und Häufigkeit von Essanfällen kommen. Entsprechend müssen beide Störungsbilder in der Therapie parallel behandelt werden.

Das Fertigkeitentraining bei ANAD

Das Fertigkeitentraining für Patienten mit Boderline-Persönlichkeitsstörung (BPS) bei ANAD verbindet Psychoedukation mit Skills-Training. Durch kontinuierliche Supervision durch Dr. Valerija Sipos, Leitende Psychologin an der Klinik für Psychiatrie und Psychotherapie des Universitätsklinikums Schleswig-Holstein, Campus Lübeck, konnten wir von den Erfahrungen der Lübecker Gruppe profitieren.

Besonderen Wert legen wir auf Lebensnähe und Alltagsbezug der verwendeten Übungen und setzen verschiedene Medien ein. So erreichen wir unsere Zielgruppe, Jugendliche und junge Erwachsene, und nutzen die Vorteile unseres Wohngruppensettings, da schwierige Alltagssituationen aus Schule, Beruf und dem Zusammenleben mit den anderen Patienten unmittelbar in die Therapiegruppe eingebracht werden können. Zudem fördern wir die Gruppenkohäsion aktiv durch gemeinsame Unternehmungen und »Warming-up-Übungen« zu Beginn der Gruppensitzungen. Strategien aus den ursprünglichen Manualen, die mit Essen oder Diäthalten zu tun haben, klammern wir aus, thematisieren jedoch die Wechselwirkung zwischen Borderline- und Essstörungssymptomatik in der Einzel- und Gruppentherapie. Eine Evaluation unseres Fertigkeitentrainings ergab, dass die Patienten in hohem Maße von der Gruppe profitieren (Obermeier 2007; vgl. Kapitel 5.4).

Spezielle Regelungen in den Wohngruppen

Neben diesem speziellen Therapieangebot wurde in den ANAD Wohngruppen eine Reihe von Regelungen für das Zusammenleben etabliert. Patienten mit BPS bereichern die Wohngruppen durch ihre Lebendigkeit und stellen oftmals ein gutes Gegengewicht gerade zu anankastischen anorektischen Patienten dar. Andererseits bringen Patienten mit BPS Unruhe in die Wohngruppe. Sie haben oft Schwierigkeiten, ihren Alltag zu organisieren, sind in der Regel weniger stabil, auch in ihren Beziehungen zu Mitbewohnern, haben häufiger Krisen und versuchen teilweise, ihre Schwierigkeiten oder traumatischen Erfahrungen mit anderen Patienten zu besprechen – was diese überfordert. Zudem kann das offene zur Schau stellen von Wunden oder Narben triggernd wirken.

Wir treffen daher klare Vereinbarungen: Es darf in den Wohngruppen nicht über die Symptomatik oder etwaige traumatische Erfahrungen gesprochen werden. Zudem müssen Patienten, die sich selbst verletzen, die betreffenden Körperpartien bedeckt halten – und dies auch in ihrem Zimmer, das sie in aller Regel mit einer anderen Patientin teilen. Bei Selbstverletzungen muss die Patientin die Wunde beim Arzt versorgen lassen und eine Verhaltensanalyse schreiben, die sie dann mit einer anderen als ihrer Bezugspsychotherapeutin bespricht (vgl. Arbeitsblätter 28 und 29). Durch den Time-out wird vermieden, dass das selbstverletzende Verhalten durch zusätzliche Aufmerksamkeit seitens der Bezugspsychotherapeutin verstärkt wird.

Jede Patientin erarbeitet zudem eine individuelle »Skills-Box« und ergänzt diese sukzessive im Therapieverlauf. Diese enthält die Gegenstände und Anregungen, die der Patientin helfen, Spannung abzubauen und selbstschädigende Handlungen zu vermeiden. Ein individuelles »Spannungsthermometer« (vgl. Arbeitsblatt 30) hilft der Patientin, Zeichen von Anspannung bei sich selbst besser wahrzunehmen und einzuordnen und entsprechende Gegenmaßnahmen zu ergreifen.

11.2 Arbeit am Selbstwertgefühl

Mangelndes Selbstwertgefühl ist eines der wesentlichen Charakteristika praktisch aller Essstörungspatienten. In vielen Fällen geht die Störung des Selbstwerts der Essstörung voraus, letztere dient dann der Stabilisierung des Selbstwerts und der Identität der Betroffenen (vgl. Fairburn 1999c; Kapitel 4.6). Die mangelnde Interozeptionsfähigkeit (vgl. Kapitel 11.1) ist damit eng verknüpft, das Selbstkonzept kann in diesem Sinne unterteilt werden in Selbstbewusstsein (»self-awareness«) und Selbstwertgefühl (»self-esteem«) (vgl. Hall & Lindsey 1970).

Vitousek and Ewald (1993) bildeten drei große Cluster von Selbstwertdefiziten bei anorektischen Patienten: Das unwürdige Selbst (»unworthy self«) zeichnet sich durch geringen Selbstwert, Hilflosigkeit, die Suche nach Bestätigung durch andere und hohe Kritikempfindlichkeit aus. Das perfektionierbare Selbst (»perfectible self«) ist geprägt von Perfektionismus, Askese und dem Gefühl der eigenen Großartigkeit. Das überwältigte Selbst (»overwhelmed self«) hingegen strebt nach Sicherheit. Oftmals überlagern die verschiedenen Cluster einander, finden sich bei einer Patientin beispielsweise zugleich Perfektionismus, geringer Selbstwert und ein Gefühl der Überforderung in sozialen Situationen. Die Aufgabe der Therapeutin ist dann, die verschiedenen Aspekte herauszuarbeiten und Prioritäten für die Intervention abzuleiten (vgl. Garner et al. 1997).

Viele Therapiemaßnahmen zielen darauf ab, der Patientin mehr Vertrauen in sich selbst zu vermitteln, sie dazu zu bringen, wieder an ihre Fähigkeiten zu glauben und diese auch entsprechend einzubringen. Die Arbeit an Selbstwert und Selbstbewusstsein ist integraler Bestandteil der Förderung sozialer Kompetenzen (vgl. Kapitel 11.4). An dieser Stelle seien einige grundlegende Hinweise und Techniken zusammengestellt, die beim Kampf gegen das »alles überschattende Gefühl der Unzulänglichkeit«, wie Hilde Bruch (1997, S. 313) es nennt, weiterhelfen können.

11.2.1 Wertschätzung und Validierung

In der therapeutischen Beziehung stehen Wertschätzung und Validierung im Vordergrund, vor allem wenn die Patientin etwas Neues wagt. Wenn sie das Gefühl hat, der Therapeutin wichtig zu sein, kann das eine wesentliche Erfahrung für sie sein. So beschreibt Simone in Kapitel 6.3 als einen wesentlichen Wirkfaktor, dass ihre Psychotherapeutin ihr das Gefühl gab, dass sie wirklich an ihr interessiert sei. Einige Betroffene haben im Kontakt mit ihren Bezugspersonen invalidierende Erfahrungen gemacht und müssen sich erst daran gewöhnen, in ihren Bedürfnissen und Gefühlen ernst genommen zu werden (vgl. Kapitel 11.1).

Die Psychotherapeutin kann der Patientin helfen, sich von den Eltern abzugrenzen, das zu betrauern, was sie gebraucht hätte, aber nie bekommen hat. Es geht ein Stück weit darum, Abschied zu nehmen von eigenen Wünschen und Forderungen, und dies ist oft ein schmerzhafter Prozess. Zwar arbeiten wir auch mit der Familie (vgl. Kapitel 12.2), doch selbst wenn die Eltern besten Willens sind, lässt sich nicht alles nachholen, was früher vielleicht versäumt wurde.

Sehr hilfreich kann in diesem Zusammenhang die mehrgenerationale Arbeit sein, wie sie im Rahmen von Familienrekonstruktionen geschieht. Dadurch dass auch die Herkunftsfamilie und Entwicklungsgeschichte der eigenen Eltern mit einbezogen und genauer betrachtet werden, lässt sich oft mehr Verständnis für deren Verhalten erreichen.

11.2.2 Ein positives Bild von sich selbst malen

Grundlage unseres Therapiekonzepts ist eine starke Ressourcenorientierung. Die Fähigkeiten und Fertigkeiten, die Einzigartigkeit der Patientin werden im Therapieprozess herausgearbeitet und immer wieder betont.

Eine Collage von mir

Zum Beispiel haben wir gute Erfahrungen damit gemacht, die Patientin eine Collage von sich machen oder ein Bild malen zu lassen, auf dem sie sich selbst darstellt, mit ihren Stärken, Interessen und Hobbys, mit dem, was sie ausmacht und von anderen abhebt – außerhalb der Essstörung. Nicht selten ist die Patientin erstaunt, wie bunt und voll dieses Bild doch werden kann. Die Therapeutin erhält auf diese Weise Hinweise darauf, welche Ressourcen möglicherweise brach liegen oder weiter ausgebaut werden können, was die Patientin vor der Essstörung mochte, womit sie ihre Freizeit füllte. Diese Ansatzpunkte sind auch für die sozialpädagogische Arbeit zentral.

Imaginationsübungen

Imaginationsübungen können die Patientin ebenfalls unterstützen, mit allen Sinnen ein positives Bild von sich selbst (weiter) zu entwickeln: Wie sieht sich die Patientin in einigen Jahren? Was würde sie gerne erreichen? So wird zugleich die Zuversicht der Betroffenen gestärkt – ein wesentlicher Wirkfaktor im Heilungsprozess.

Hausaufgaben

Hausaufgaben lehren die Patientin, sich selbst wertzuschätzen und zu loben. So soll sie sich allabendlich Zeit nehmen und drei Dinge aufschreiben, die ihr an diesem Tag gut gelungen sind, oder die sie an sich mag. Nicht selten ist die erste Reaktion: »Oh je, das bringe ich ja nie zusammen!« Doch dann merken die Patienten – ähnlich wie bei oben beschriebenem Bild – dass sie oft ohne große Mühen auf positive Aspekte stoßen.

11.2.3 Kein »Ja-aber« mehr!

Immer wieder begegnen die Patienten den wohlwollenden und wertschätzenden Bemerkungen der Psychotherapeutin mit Gegenargumenten: »Ja aber, das war nur zufällig so«, »Das kann ich sonst nicht«, »Dafür läuft es an anderer Stelle um so schlechter« usw. Tritt solcherlei Selbstkritik gehäuft auf, sprechen wir dies in der Psychotherapie an. So werden die Patienten geschult, ihre eigenen Selbstabwertungstendenzen rascher zu erkennen und dann auch entsprechend zu unterbinden. Ferner ergründen wir deren Funktionalität: Will die Patientin der Therapeutin versichern, dass sie noch krank ist und ihrer Unterstützung bedarf? Hat sie zu hohe Ansprüche an sich selbst und ist daher nie mit sich und ihrer Leistung zufrieden?

Auch eine extreme Abhängigkeit der Patientin von der Meinung anderer wird auf der Metaebene bearbeitet. Manche Patienten suchen für ihr Handeln und Tun stets die positive Rückmeldung der Therapeutin. Wir spiegeln dies der Patientin und versuchen gemeinsam mit ihr Wege zu finden, wie sie sich selbst mehr Bestätigung geben kann.

Maßstäbe anpassen

Der unter Essstörungspatienten nicht selten anzutreffende Perfektionismus lässt sich gut im sokratischen Dialog bearbeiten (vgl. Kapitel 10.1): Was würde es bedeuten, wenn die Patientin perfekt wäre? Wie würde die Umwelt reagieren? Wie wäre es für sie, wenn ihre Freundin nie einen Fehler machen würde? Was denkt sie über andere, die so hart mit sich ins Gericht gehen? So kann der Patientin bewusst werden, dass gerade die Fehler und Schwächen einen Menschen liebenswert und natürlich erscheinen lassen.

Es gilt also, adäquate Maßstäbe für unterschiedliche Lebensbereiche zu entwickeln: Während Perfektionismus im Beruf sinnvoll sein kann – gerade in Berufen mit hoher Verantwortung, wie als Pilot oder Arzt – muss die Patientin in anderen Bereichen lernen, lockerer mit sich und ihren Schwächen umzugehen. Dabei kann die Auseinandersetzung mit familiären Vorbildern und Delegationen hilfreich sein, denn oft wurde von den Patienten in ihrer Familie schulischer Erfolg ebenso erwartet wie ein tadelloses Aussehen (vgl. Kapitel 4.4).

11.2.4 Psychotherapiegruppe zum Selbstwert

Eine achtwöchige Psychotherapiegruppe bei ANAD widmet sich dem Thema Selbstwert und reflektiert mit den Patienten deren innere kritische Stimmen. Ziel ist es, eine Art imaginativen wohlwollenden Begleiter zu etablieren, der die positive Selbstwahrnehmung der Patientin stärkt und sie befähigt, sich selbst anzuerkennen und zu loben. Zudem werden die eigenen Stärken und Schwächen, Wertvorstellungen und Ziele thematisiert und reflektiert (vgl. z. B. Fennell 2005; Kanfer et al. 2004; Potreck-Rose & Jacob 2006).

Auch die Arbeit an Körpergefühl und Körperakzeptanz dient dazu, das Selbstwertgefühl zu stärken (vgl. Kapitel 9.1). Selbstverteidigungskurse können eine gute Ergänzung bilden, wir bieten diese immer wieder gemeinsam mit externen Kooperationspartnern an.

11.3 Sexualität

Sexualität spielt für die meisten Patienten zu Beginn des Therapieaufenthaltes bei ANAD eine untergeordnete Rolle. Nur wenige unserer Patienten haben einen festen Partner bzw. eine feste Partnerin. In diesen Fällen bieten wir Paargespräche als Unterstützung an (vgl. Kapitel 12.2).

11.3.1 Ängste im Hintergrund

Vor allem anorektische und stark untergewichtige Patienten nehmen kaum sexuelle Bedürfnisse wahr und wissen häufig wenig über Sexualität. Viele Essstörungspatienten haben Angst vor sexuellen Begegnungen, nicht selten aufgrund negativer Vorerfahrungen – sei es durch sexuelle oder körperliche Übergriffe oder auch unangenehme Erlebnisse mit früheren Partnern. Gerade selbstunsichere Patienten können sich oft schlecht abgrenzen und lassen sich auf Praktiken ein, die sie eigentlich nicht möchten. Manche meiden jeglichen erotischen oder Körperkontakt, um nicht Gefahr zu laufen, in eine solche Situation zu geraten. Zudem ist das Körpererleben vieler Patienten gerade in der Anfangsphase der Therapie gestört und negativ, Schamgefühle ver- oder behindern sexuelle Begegnungen.

In diesem Zusammenhang wird bei vielen untergewichtigen Patientinnen auch die sekundäre Amenorrhoe Thema. Ein Teil der Patientinnen arbeitet gezielt auf eine Gewichtszunahme hin, um sich auch diesbezüglich wieder voll als Frau zu fühlen. Andere sehen die Regelblutung als beängstigendes Zeichen von Weiblichkeit und »Normalität«. Wie eine Patientin dazu steht, lässt demnach einiges über ihre Einstellung zu ihrem Körper und ihrer Sexualität erkennen.

11.3.2 Aufklärung über Sexualität und Verhütung

Bei anorektischen Patienten bringen wir das Thema Sexualität in der Regel erst dann ein, wenn sich das Gewicht der Patientin weitgehend normalisiert hat, oder wenn sie selbst darauf zu sprechen kommt. Dann geht es darum, was sich die Patientin zutraut, wie weit sie gehen will, wie sie in diesem sensiblen Bereich ihre Bedürfnisse äußern und durchsetzen kann. Wir empfehlen den Patientinnen auch, sich in entsprechenden Büchern über weibliche Sexualität zu informieren.

Andere Patienten ziehen sich sehr figurbetont an und berücksichtigen nicht, dass sie damit Begehrlichkeiten wecken könnten. Dies kann, vor allem im Rahmen einer

Borderline-Persönlichkeitsstörung, teilweise als selbstschädigendes Risikoverhalten bewertet werden, bisweilen findet sich sehr impulsives oder auch promiskuitives Sexualverhalten. Wir besprechen in der Psychotherapie mit der Patientin, welche Signale sie durch ihr Aussehen und ihr Verhalten aussendet und an welchen Stellen sie ein deutliches »Stopp-Signal« setzen muss. Zudem besprechen wir, wie sie ungewollte Schwangerschaft und die Übertragung von Geschlechtskrankheiten vermeiden kann.

Offensiv behandeln wir das Thema Sexualität und Verhütung auch dann, wenn eine Patientin berichtet, sie habe eine junge Frau oder einen jungen Mann kennengelernt. Gerade jugendlichen Patientinnen empfehlen wir bei heterosexuellen Beziehungen in der Regel die Verwendung der Pille, um einer Schwangerschaft sicher vorzubeugen und zugleich eines Kondoms, um sich vor Geschlechtskrankheiten zu schützen. Rollenspiele können hilfreich sein, um mit der Patientin zu üben, wie sie ihren Partner dazu bringen kann ein Kondom zu benützen und auch, wie sie ihre eigenen Bedürfnisse einbringen und einfordern kann. Inhalte und Methoden aus der Sexualtherapie bieten dabei eine hilfreiche Ergänzung (z. B. Kaplan 2006; Schnarch 2006).

11.4 Soziale Kompetenz und Integration

Während die sozialpädagogische Tätigkeit in Kliniken sich oftmals auf die Beratung der Patienten konzentriert, insbesondere auch im Hinblick auf weiterführende Hilfen, hat in den ANAD Wohngruppen die Alltagsbegleitung eine große Bedeutung. Die Patienten werden in der Haushaltsführung unterstützt, beim Einkauf, beim Putzen, bei der Bedienung des Staubsaugers und der Waschmaschine.

Gerade bei jugendlichen Patienten, die bei ANAD in der Regel zum ersten Mal in ihrem Leben außerhalb des elterlichen Haushaltes leben, ist eine engmaschige Betreuung wichtig – die Sozialpädagogin übernimmt dabei in größerem Maße auch erzieherische Aufgaben. Entsprechend haben die Sozialpädagogen ihre Arbeitsräume ganz in der Nähe der Zimmer der jugendlichen Patienten und sind für diese als Ansprechpartner rasch erreichbar. Bei der sozialpädagogischen Begleitung erwachsener Patienten ist hingegen eine weniger engmaschige und räumlich enge Betreuung angezeigt.

11.4.1 Ressourcenorientierung und kritische Reflexion – das sozialpädagogische Selbstverständnis

Das Wohngruppenkonzept bei ANAD sieht individuelle Bezugsbetreuer vor (vgl. Kapitel 5.4). So gibt es – neben einer Psychotherapeutin und Ernährungstherapeutin – eine Sozialpädagogin, die der Patientin während ihres gesamten Aufenthaltes zur Seite steht. Auf diese Weise kann ein enger und vertrauensvoller Kontakt aufgebaut werden. In der Regel betreut eine Sozialpädagogin mehrere Patienten aus einer Wohngruppe und ist zusammen mit einer Kollegin, die ebenfalls Bezugspatienten in dieser Wohngruppe hat, dort auch für die Gruppenarbeit und Sauberkeitskontrollen zuständig.

Der Schwerpunkt der sozialpädagogischen Arbeit in den ANAD Wohngruppen liegt in der Förderung der Eigenständigkeit und Eigenverantwortung sowie der individuellen Ressourcen der Patientin. »Nicht die Beschäftigung mit der Vergangenheit, mit den erfahrenen Defiziten oder mit Krankheit steht gewöhnlich im Mittelpunkt in der Sozialen Arbeit, sondern die *Erschließung von Ressourcen*: das gemeinsame Aufspüren von Möglichkeiten, die Anregung zu anderen Zukünften, die Entwicklung von Selbsthilfepotenzialen« (Pfeifer-Schaupp 1997, S. 140). Die Sozialpädagogin unterstützt die Patientin dabei nicht zuletzt dadurch, dass sie Wissen und Informationen weitergibt, sei es über Berufsausbildungen und Studiengänge, in Fragen der Finanzplanung oder der Freizeitgestaltung. Entsprechend bestimmen Recherche und Weiterbildung das Berufsbild der Sozialpädagogin – und geben diesem einen besonderen Reiz.

Hilfe bei konkreten Schwierigkeiten

Wie auch in der therapeutischen Arbeit spielt die Beziehung zwischen Sozialpädagogin und Patientin eine wichtige Rolle, daher widmen wir deren Aufbau vor allem zu Beginn des Aufenthaltes in den Wohngruppen viel Zeit. Zugleich geht es jedoch darum, konkrete Probleme und Aufgaben im Alltag zu bewältigen. Erler (2004, S. 32) beschreibt als zentrale Aufgaben der Sozialen Arbeit entsprechend: »Menschen zu eigenständigen Entscheidungen und verantwortlichem Handeln bei der Gestaltung ihres Lebens, den Aufgaben, die es ihnen stellt, und den Anforderungen, denen sie begegnen, befähigen; konstruktive Lösungen von Problem- und Konfliktsituationen ermöglichen; gesellschaftliche und soziale Defizite ausgleichen sowie die Teilnahme aller Mitglieder an gesellschaftlichen Auswahlmöglichkeiten und Zugangschancen der Mobilität und Freiheit eröffnen helfen.«

Systemisches Verständnis

Hintergrund der sozialpädagogischen Arbeit bei ANAD ist ein systemisches Verständnis. So versuchen wir nicht nur, die Familie der Patientin einzubeziehen (vgl. Kapitel 12), sondern stehen auch im Kontakt mit anderen Helfersystemen, insbesondere Jugend- und Sozialämtern und weiteren Kostenträgern. Grundlage ist stets eine genaue Klärung des Auftrags und der Ziele der Patientin. Entsprechend legen wir in den ersten Einzelterminen eine Art »Fahrplan« für den Aufenthalt bei ANAD fest. Die Patientin bestimmt, was sie in welcher Zeitspanne erreichen will, und setzt ihre Prioritäten. Im Gespräch mit der Bezugssozialpädagogin werden die Ziele diskutiert und schließlich schriftlich fixiert. Sie dienen im weiteren Verlauf als Grundlage für die Bewertung der Probezeit der Patientin und für Hilfeplangespräche.

Kritische Reflexion der eigenen Arbeit

Nicht zuletzt bedeutet die Arbeit mit der Patientin auch, sich selbst und seine Arbeitsweise immer wieder kritisch zu hinterfragen. Schließlich ist der Erfolg der Behandlung nicht nur von der Patientin, ihrer individuellen Problemlage, ihren Ressourcen, Bedürfnissen und Ängsten abhängig, sondern auch von der Ausbildung und Erfahrung, der diagnostischen, methodischen und Beziehungskompetenz der Sozialpädagogin, ihren Wahrnehmungs- und Deutungsmustern, Erwartungen und Befürchtungen (vgl. Galuske 2001). Weiterhin nehmen das situative Setting, wie die räumliche und zeitliche Gestaltung, das institutionelle Setting, d. h. rechtliche, finanzielle, organisatorische, personale und konzeptionelle Rahmenbedingungen sowie der gesellschaftliche Kontext Einfluss. Patientin und Sozialpädagogin sind demnach eingebettet in ein (Helfer-)System, dessen Beziehungsgeflecht immer wieder reflektiert werden muss.

Entsprechend legen wir viel Wert auf die enge Zusammenarbeit im Team. In regelmäßigen Teamsitzungen, Fallbesprechungen und Supervisionssitzungen tauschen wir uns über die Patienten aus und garantieren so, dass alle professionellen Helfer, sei es aus dem ärztlichen, psychotherapeutischen, sozialpädagogischen oder ernährungstherapeutischen Bereich, über wesentliche Entwicklungen und Konflikte Bescheid wissen und zum Wohle der Patientin an einem Strang ziehen.

11.4.2 Die sozialpädagogische Einzelbetreuung

In der Regel treffen sich Patientin und Bezugssozialpädagogin bei ANAD ein- bis zweimal pro Woche zur Einzelberatung. Diese dauert zwischen 45 und 60 Minuten. Bei den jugendlichen Patienten sind oft mehrere kürzere Gespräche sinnvoll; dabei stehen erzieherische Aspekte stärker im Vordergrund, beispielsweise bei der Begleitung der schulischen Ausbildung.

Ziele und Themen in der sozialpädagogischen Einzelarbeit

Ziele in der Einzelarbeit mit der Sozialpädagogin sind – wie auch in der Sozialen Arbeit bei ANAD insgesamt – die eigenständige Bewältigung des Alltags durch die Patientin, die (Re-)Integration in Schule und Beruf sowie in das soziale Umfeld und das Entwickeln einer Zukunftsperspektive.

In den ersten Sitzungen wird der Einzug in die Wohngruppe begleitet. Die Patientin wird aufgefordert, sich ihren Mitbewohnern vorzustellen, zudem bekommt sie eine Mitbewohnerin als Patin an die Seite gestellt. Diese steht ihr in der ersten Woche bei der Eingewöhnung zur Seite, klärt sie über die Regeln in der Wohngruppe auf, zeigt ihr aber auch, wo man in der Umgebung gut einkaufen oder einen Kaffee trinken kann.

Auf der Basis einer ausführlichen Situationsanamnese werden im sozialpädagogischen Einzelkontakt dann die Ziele für den Aufenthalt bei ANAD festgelegt. Die Patientin stellt für sich schriftlich dar, was sie erreichen und welche Aufgaben sie zunächst angehen will. Diese Ziele werden mit der Bezugssozialpädagogin besprochen und gemeinsam verbindlich festgehalten. Bei erwachsenen Patienten steht oftmals die berufliche Orientierung im Vordergrund. Dann unterstützt die Sozialpädagogin mit Adressen von Praktikums- oder Ausbildungsbetrieben, Informationen über verschiedene Berufsbilder und einem ausführlichen Bewerbungscoaching (vgl. Kapitel 11.6).

Im weiteren Verlauf des Aufenthaltes in den ANAD Wohngruppen greift die Sozialpädagogin der Patientin dort unter die Arme, wo diese gerade Hilfe benötigt. Manche Patienten arbeiten mehrere Monate konsequent an einem Thema, andere brauchen in vielen unterschiedlichen Bereichen Unterstützung. Oft sind Pläne und Protokolle sinnvoll: ein Tagesprotokoll kann Struktur bringen, ein Finanzprotokoll die Haushaltsführung übersichtlicher gestalten, ein genauer Freizeitplan für soziale Kontakte und Betätigung sorgen. Zudem unterstützt die Sozialpädagogin die Patientin im Kontakt mit Behörden, füllt mit ihr zusammen also Anträge aus oder bereitet die Patientin gezielt auf ein Telefonat vor, das auf Wunsch auch im Beisein der Sozialpädagogin geführt werden kann.

Darüber hinaus ist der Aufbau sozialer Kompetenzen, insbesondere eines adäquaten Kontakt- und Konfliktverhaltens ein zentrales Thema. So können zum Beispiel Konflikte mit Mitbewohnern im Einzelgespräch vorbesprochen werden, um sie dann in der WG-Gruppe zum Thema zu machen und zu klären. Und nicht zuletzt geht es bereits mehrere Wochen vor dem Auszugstermin, um die Planung der Wohn- und Lebenssituation der Patientin nach Beendigung ihres Aufenthalts in den ANAD Wohngruppen (vgl. Kapitel 11.7).

Evaluation konkreter Maßnahmen

Das Einzelgespräch endet stets damit, dass konkrete Verhaltenspläne und -ziele abgeleitet werden. Es reicht also nicht festzustellen, dass eine Praktikumsstelle organisiert oder der soziale Kontakt zu den Mitbewohnern intensiviert werden müsste. Vielmehr wird genau festgelegt, was die Patientin in welchem Zeitraum unternehmen wird, um ihre Ziele zu erreichen. Im nächsten Einzeltermin wird das Thema wieder aufgegriffen und der Erfolg der Maßnahmen bewertet.

Eine detaillierte Darstellung der sozialpädagogischen Einzelarbeit findet sich in Kapitel 11.8 am Beispiel der 26-jährigen Sarah.

Hilfeplangespräche

Für jede Patientin bei ANAD ist die Teilnahme an einem Hilfe- bzw. Gesamtplanverfahren gesetzlich geforderter Bestandteil ihres Aufenthaltes in den Wohngruppen. Der Hilfe- bzw. Gesamtplan stellt den Ist-Zustand und den Soll-Zustand dar sowie geeignete Maßnahmen, um letzteren zu erreichen.

Bei Jugendlichen ist das zuständige Jugendamt der Partner in den Hilfeplangesprächen, bei minderjährigen Patienten werden die Erziehungsberechtigten einbezogen. Der erste Hilfeplan wird in aller Regel vor Einzug in die Wohngruppe erstellt; dieser wird dann bei ANAD fortgeschrieben. Zumeist kommt die zuständige Sozialpädagogin des Jugendamtes nach Ende der Probezeit bei ANAD vor Ort, um sich ein Bild vom Lebensraum der Jugendlichen zu machen. Die Ziele für den Aufenthalt werden festgelegt bzw. bereits bestehende überprüft und gegebenenfalls durch veränderte Ziele ersetzt. Dabei werden auch die anderen Fachbereiche bei ANAD einbezogen, um ein möglichst umfassendes Bild vom Entwicklungsstand der Patientin zu vermitteln. Wenn bereits abzusehen ist, dass die Jugendliche auch nach Beendigung ihres Aufenthaltes in den ANAD Wohngruppen in der Jugendhilfe bleibt, findet gegen Ende des Aufenthaltes meist eine weitere Hilfeplanfortschreibung statt.

Bei den erwachsenen Patienten erfolgt das Gesamtplanverfahren schriftlich in Form von sogenannten Hilfeplanentwicklungsbögen. Diese geben den zuständigen Bezirken, Stadtverwaltungen oder Landeswohlfahrtsverbänden als Kostenträgern Auskunft über die Entwicklung der Patientin bei ANAD und deren wesentliche Zielsetzungen.

11.4.3 Integration in die Wohngruppe

> *»Ein großer Punkt für mich in der Wohngruppe war, mich von den anderen Bewohnerinnen abzugrenzen. Ich wollte immer helfen, habe mich für sie eingesetzt und versucht, ihnen den Weg aus der Essstörung zu erleichtern. Manchmal hat mich das sehr heruntergezogen, weil ich gemerkt habe, dass es nichts bringt, und ich ihre Motivation nicht verändern kann. Ich habe mir große Sorgen um andere gemacht und mich dabei völlig vergessen – oder vielleicht habe ich dies auch gerade deswegen gemacht? Mit der Zeit habe ich aber gelernt, mich besser von anderen abzugrenzen, Nein zu sagen, auf mich zu hören, was ich brauche und möchte. Nun muss ich nicht mehr immer den Samariter spielen.«*
> Simone, 20 Jahre

Das Leben in der Wohngruppe bietet entscheidende Vorteile in der Arbeit mit den Patienten. Die große Alltagsnähe erlaubt es ihnen, sich täglich auszuprobieren in Sachen Zusammenleben, Abgrenzung, Kommunikation und Konfliktbewältigung. So kann in einem geschützten Rahmen das »ganz normale Leben« erprobt werden.

Gleichzeitig findet eine gewisse gegenseitige Kontrolle durch die Patienten statt. Diejenigen, die sich schon ein Stück weit von ihrer Essstörung distanziert haben, unterstützen diejenigen, die noch am Anfang stehen, und machen sie darauf aufmerksam, wenn sie symptomatisches Verhalten zeigen. Dies von einer Mitpatientin anzunehmen, fällt vielen Betroffenen leichter, als wenn ihre Bezugsbetreuerin sie darauf anspricht. Wir unterstützen die Patienten darin, Konflikte und Schwierigkeiten so weit wie möglich selbst zu lösen. Die Sozialpädagogen verstehen sich demnach eher als Moderatoren und Begleiter denn als Ratgeber.

Drei »Typen« von Patienten

Oft wiederholen sich bestimmte Beziehungsmuster in den Wohngruppen. Grob zusammengefasst lassen sich drei »Typen« von Patienten unterscheiden – die freilich in unterschiedlichen Abstufungen und Mischungen zu finden sind (vgl. Abbildung 11.1).

Immer wieder begegnen uns folgende »Patienten-Typen« in den Wohngruppen

Die ängstlich-angepasste Patientin: Die Patientin ist sehr zurückhaltend, vor allem bei der Äußerung von Kritik und Problemen. Sie erweckt nach außen den Eindruck, dass alles passt, und es in der Wohngruppe gut läuft. Die Herausforderung für die Sozialpädagogin besteht entsprechend darin, gezielt und mehrfach nachzufragen, um Konflikte offenzulegen. Teilweise kann es auch helfen, Gruppengespräche in der Wohngruppe durch ein gemeinsames Spiel aufzulockern, um eine entspannte und vertraute Atmosphäre zu fördern, in der es der Patientin leichter fällt, sich zu öffnen.
Die Rebellin: Sie hält die Regeln nicht ein und gerät darüber in Konflikt mit ihren Mitbewohnern. So erledigt sie beispielsweise ihre Putzdienste nicht, bringt den Müll nicht hinunter, hält ihr Zimmer nicht in Ordnung. Nicht selten sind bei solchen Patienten Borderline-Strukturen im Hintergrund erkennbar. Die Sozialpädagogin konfrontiert die Patientin immer wieder mit ihren Regelverstößen. Es kann hilfreich sein, der Patientin ein Amt zu übergeben, das Verantwortung mit sich bringt, beispielsweise das Amt des Kassenwartes in der Wohngruppe.
Die Abwesende: Die Patientin arbeitet oder lernt viel und integriert sich entsprechend wenig in das Leben in der Wohngruppe. Sie hat ihren eigenen Freundeskreis in der Stadt – oft handelt es sich um Patienten, die in München aufgewachsen sind – und ist auch abends häufig unterwegs. In diesem Fall vereinbart die Sozialpädagogin mit den Bewohnern gemeinsame Gruppennachmittage oder -abende, an denen die Patienten verbindlich etwas zusammen unternehmen.

Abbildung 11.1: »Typologie« der Patienten in den Wohngruppen

Regeln in den Wohngruppen

Im Zusammenleben in der Wohngruppe gelten feste Regeln. Diese werden den Patienten bei Einzug erläutert, meist geschieht dies in der WG-Gruppe durch diejenige Patientin, die an diesem Tag die Gesprächsführung in der Gruppe innehat. Einige Regeln betreffen speziell die WG-Gruppe, z. B. dass währenddessen nichts gegessen oder das Telefon nicht beantwortet wird. Andere Regeln erstrecken sich auf das gesamte Zusammenleben, z. B. die Vorschrift, dass Patienten, die sich durch selbstverletzendes Verhalten Narben zugefügt haben, diese verhüllen müssen, z. B. durch lange Hosen oder langärmelige Oberteile (vgl. Kapitel 11.1).

Um die Offenheit in der Wohngruppe zu fördern, verpflichten sich die Patienten zu Beginn ihres Aufenthaltes schriftlich, alle Probleme und Konflikte anzusprechen, um den anderen damit weiterhelfen zu können. So kann in aller Regel verhindert werden, dass eine Patientin es als »petzen« erlebt, wenn eine andere zum Beispiel ihr symptomatisches Essverhalten in der WG-Gruppe oder der Ernährungsgruppe anspricht.

In der Wohngruppe gibt es einen festen Putzplan – diesem Thema widmen wir uns im weiteren Verlaufe des Kapitels noch genauer – und verschiedene Ämter, die von Patienten übernommen werden. So ist eine Patientin beispielsweise für die Kasse zuständig, von der gemeinsame Anschaffungen, z. B. Putzmittel oder Toilettenpapier getätigt werden. Eine andere kümmert sich darum, dass der Verbandskasten stets gut bestückt ist und gibt bei Bedarf die Verbandsmaterialien an die anderen aus. Die einzelnen Wohngruppen regeln die Vergabe der Ämter unterschiedlich. Manche ziehen es vor, sie nach einem festen Rotationsprinzip durchzutauschen, andere verteilen die Ämter auf Widerruf. In letzterem Fall sind die Patienten dazu aufgerufen, das Amt abzugeben, wenn sie eine Pause wollen – eine gute Möglichkeit, Abgrenzung zu trainieren.

Umgang mit Diebstahl

Das Zusammenleben in der Wohngruppe bringt bisweilen auch ernsthaftere Schwierigkeiten mit sich. Immer wieder einmal kommt es zu Diebstählen, insbesondere von Lebensmitteln. Dabei hat sich für uns folgendes Verfahren bewährt: In der WG-Gruppe wird öffentlich benannt, was entwendet wurde und anschließend die Frage gestellt, wer die Lebensmittel an sich genommen hat. Die Hemmschwelle ist zugegebenermaßen sehr hoch, und so meldet sich nur selten eine Patientin und bekennt sich zu dem Diebstahl. Daher gibt es einen zweiten Weg, um das Geschehene wieder gut zu machen, der häufig angenommen wird: Die Bestohlene formuliert ihre Bedingung, z. B. »Bis kommenden Freitag möchte ich meinen Joghurt wieder im Kühlschrank haben.« So kann die Patientin, die den Joghurt entwendet hat, anonym bleiben und dennoch zurückgeben, was sie gestohlen hat. Steht der Joghurt am Freitag nicht wieder im Kühlschrank, bringen die Sozialpädagogen in der Wohngruppe das Thema Diebstahl und Vertrauen immer wieder zur Sprache. Herauszufinden wer die Lebensmittel an sich genommen hat, ist selbst in den an sich überschaubaren Wohngruppen mit fünf oder sechs Patienten schwierig, da immer wieder Besucher oder Patienten aus anderen Wohngruppen in die Wohnung kommen. Daher sind wir sehr vorsichtig mit Anschuldigungen, gerade auch wenn die Vorgeschichte einer Patientin den Verdacht nahe zu legen scheint.

Drastischer sind die Maßnahmen, wenn Geld entwendet wird. In solchen Fällen arbeiten wir eng mit den Jugendbeauftragten der Polizei zusammen und fordern die Bestohlene auf, zur Polizei zu gehen und Anzeige gegen Unbekannt zu erstatten, wenn das Geld binnen einer Woche nicht zurückgegeben wurde. Der Einbezug der Polizei wirkt in der Regel sehr abschreckend, so dass in den meisten Fällen weitere Diebstähle ausbleiben bzw. der gestohlene Geldbetrag – anonym – rückerstattet wird.

11.4.4 Die selbstständige Haushaltsführung

> *»Wenn sich sechs Menschen gemeinsam eine Wohnung teilen, ist es unvermeidbar, dass Regeln über die Sauberkeit aufgestellt werden müssen. Wir hatten einen Putzplan, der wöchentlich rotierte. Einmal in der Woche hatten wir unseren Putztag und einmal im Monat den Großputz, bei dem dann auch Lichtschalter, Fließen und Schränke gereinigt werden mussten. Es gab auch unangemeldete Sauberkeitskontrollen. War der Zustand der Wohnung einmal nicht zur Zufriedenheit der Sozialpädagogen, konnte es durchaus sein, dass es für die WG Ausgangssperre gab, sofern sich dies nicht änderte. Ich hatte große Angst vor dem Großputz. Vor meinem ersten, bei dem mir die Küche zugeteilt worden war, brach ich in Tränen aus, weil ich befürchtete, sie nicht ausreichend reinigen zu können. Ich hatte Angst, von anderen kritisiert zu werden. Doch war diese Erfahrung gut für mich, denn so lernte ich, mit meiner Angst umzugehen. Für andere wiederum war der Großputz wichtig, um zu lernen, worauf man beim Alleinleben achten muss. Auch wenn es mich manchmal genervt hat: Ich habe dabei viel über mich gelernt und über Sauberkeit sowieso.«*
> Sarah, 26 Jahre

Die Haushaltsführung ist ein zentrales Thema im Wohngruppenalltag – in der therapeutischen Wohngruppe wie in jeder sonstigen WG. Auch erwachsene Patienten haben es oftmals nicht gelernt, sich selbst zu versorgen, waren es vielmehr bislang gewohnt, dass ihre Mutter für sie putzt, wäscht und kocht. Dass sie sich bei ANAD weitgehend selbst versorgen, stellt eine große Herausforderung dar, die sie jedoch auch einen großen Schritt in Richtung Eigenständigkeit und Eigenverantwortung voranbringen wird.

Eine erste Einführung in die Benutzung der verschiedenen Haushaltsgeräte, den Putzplan usw. erfolgt in der ersten WG-Gruppe mit der neu eingezogenen Patientin.

Dienste in den Wohngruppen

In den Wohngruppen werden jede Woche verschiedene Dienste verteilt. Einzelne Patienten sind dann zuständig für Küche, Bad, Wohnzimmer, Flur, Müllentsorgung bzw. gemeinschaftliche Einkäufe. Für die Sauberkeit in ihren Zimmern sind die Patienten jeweils selbst verantwortlich.

Sauberkeitskontrolle

In den Wohngruppen mit jugendlichen Patienten findet jeden Morgen eine kurze Putzkontrolle statt. Die Patienten erhalten eine öffentliche Rückmeldung in Form eines Smiley-Systems. Ein lachender grüner Smiley zeigt, dass alles sehr gut erledigt wurde, ein gelber Smiley steht für »in Ordnung« und ein missmutiger roter Smiley ist mit negativen Konsequenzen belegt. Als Vorstufe zum roten Smiley gibt es einen Blitz, der all diejenigen, die ihren Dienst nicht erledigt bzw. ihr Zimmer nicht entsprechend in Ordnung gehalten haben, verwarnt. Ist das Zimmer am folgenden Tag noch immer nicht sauber oder der Dienst noch nicht gemacht, folgt mit dem roten Smiley eine Ausgangssperre: Die Patientin darf die Wohngruppe nur zu Schule bzw. Beruf, zum Einkaufen und zum therapeutisch begleiteten Essen verlassen, muss alle anderen Termine absagen und stattdessen ihren Haushaltspflichten nachkommen.

WG-Großputz

Einmal im Monat gibt es einen Großputz in der Wohngruppe. Die Patienten reinigen dabei die gesamte Wohnung, putzen Fenster, Schränke und Schubladen. Bei den Jugendlichen putzen die Sozialpädagogen mit, um ihnen ein Modell zu bieten. Bei den erwachsenen Patienten erfolgt nach dem Großputz eine Sauberkeitskontrolle durch die Sozialpädagogen im Anschluss an die nächste WG-Gruppe. So können die Bewohner direkt auf eine Verbesserung des Putzverhaltens angesprochen werden.

Anleitung in Sachen Sauberkeit

Um den Patienten weitere Anleitung zu geben, wird eine sogenannte Alltagsgruppe zum Thema Sauberkeit angeboten. Die Alltagsgruppen befassen sich mit Themen, die für die meisten Patienten im Alltag wichtig sind (Lernstrategien, Bewerbungstraining, Sauberkeit) und finden an den Wochenenden statt. Die Patienten werden den Gruppen zugeteilt bzw. können sich auch von sich aus anmelden. Nach einer Einführung mit Informationen zu Hygiene und richtigem Putzen wird den zumeist jugendlichen Patienten das Thema Sauberkeit spielerisch nahe gebracht: Sie ziehen der Reihe nach Spielkarten und müssen anschließend die darauf notierten Anweisungen befolgen. Beispielsweise werden sie auf der Karte aufgefordert, ein Fenster zu putzen, und müssen dann demonstrieren, wie sie dies tun, und welche Putzmittel sie dazu verwenden. Die Spielleitung kontrolliert und korrigiert gegebenenfalls die Antworten. Anschließend haben die Patienten in dieser Alltagsgruppe noch die Gelegenheit, Fragen rund um das Thema Sauberkeit zu stellen.

11.4.5 Die WG-Gruppe: Organisation, Austausch und Konfliktlösung

Die WG-Gruppe findet einmal pro Woche in jeder Wohngruppe statt und dauert jeweils eine Stunde. Sie wird von zwei Sozialpädagogen geleitet, die Zuständigkeiten für die einzelnen Wohngruppen sind dabei fest im Team verteilt.

Ziele

Ziel der WG-Gruppe ist, organisatorische und soziale Belange des Zusammenlebens zu reflektieren und zu regeln. Zudem werden Kommunikations- und Konfliktlösefertigkeiten trainiert – auch dadurch, dass unter den Patienten jeweils eine Moderatorin und Protokollantin bestimmt werden. Die Sozialpädagogen unterstützen, wo nötig, lassen die Gruppenleitung jedoch so weit es geht in der Hand der jeweiligen Patientin.

Regeln

Neu eingezogenen Patienten werden in der ersten WG-Gruppe nicht nur die allgemeinen Regeln für das Zusammenleben in der Wohngruppe nahe gebracht, sondern auch der Aufbau der WG-Gruppe. Für alle pädagogischen und Therapiegruppen bei ANAD gelten dabei ähnliche Regeln (vgl. Abbildung 11.2; Arbeitsblatt 31).

Gruppenregeln

1. Schweigepflicht: Alle Informationen bleiben im Raum.
2. Sprechen Sie von »ich«, nicht von »man« oder »wir«.
3. Jede/r achtet auf sich selbst.
4. Geben Sie konstruktive Rückmeldung (Positives und Verbesserungsvorschläge).
5. Hören Sie sich Rückmeldungen an, ohne sich gleich zu rechtfertigen.
6. Schalten Sie bitte Ihre Handys aus (auch den Vibrationsalarm).
7. Essen in der Gruppe ist nicht erlaubt.
8. Bitte gehen Sie möglichst vor der Gruppe bzw. in der Pause zur Toilette.
9. Bitte kommen Sie pünktlich zu jeder Gruppensitzung. Wenn Sie zu spät kommen, schulden Sie der Gruppe eine genaue Erklärung, weshalb Sie nicht pünktlich sein konnten.

Abbildung 11.2: Gruppenregeln

Ablauf

In der WG-Gruppe werden zunächst organisatorische Belange rund um die Haushaltsführung geklärt. Beispielsweise wird gemeldet, dass die Waschmaschine kaputt ist oder der Putzdienst wird neu verteilt. Eine Patientin hält dies im Protokoll fest. Anschließend tauschen sich die Patienten aus. Dabei liegt das Augenmerk auf den Ressourcen, das heißt darauf, was in der vergangenen Woche gut gelaufen ist in der Wohngruppe, und was man sich von den anderen wünscht – denn oft fällt es den Patienten schwer, sich selbst und das, was sie tun, positiv darzustellen. Bei problematischen Situationen geht es vor allem um die Strategien, die die Bewohnerin anwandte, um die Situation zu bewältigen. So wird sich die Bewohnerin selbst ihrer Möglichkeiten und Kompetenzen bewusst, zudem können die Mitbewohner von den Ideen profitieren.

Selbstverständlich dürfen und sollen daneben auch Konflikte in der WG-Gruppe angesprochen werden. Dabei legen wir Wert darauf, dass zunächst alle Beteiligten den Konflikt aus ihrer Sichtweise darstellen, um das Problem aus unterschiedlichen Perspektiven zu beleuchten. Diejenigen Gruppenteilnehmer, die nicht unmittelbar betroffen sind, bringen Lösungsvorschläge ein. Überhaupt hat sich ein lösungsorientierter Fokus bewährt, es geht also darum, einen Ausweg aus dem Konflikt zu finden und weniger darum, die Ursachen bis ins letzte Detail zu klären. Dieser Teil der WG-Gruppe ist ein hervorragendes Trainingsfeld für soziale Kompetenz: Feedback geben, sich einbringen und selbst behaupten – all dies wird gefordert und gefördert.

Außerordentliche WG-Gruppe

Findet sich keine Lösung für einen Konflikt, kann ein Gespräch unter Teilnahme der betroffenen Patienten und ihrer Psychotherapeuten anberaumt werden. Bei schwerwiegenden Schwierigkeiten findet eine außerordentliche WG-Gruppe statt, an der neben den Sozialpädagogen ebenfalls die Psychotherapeuten der Konfliktparteien teilnehmen.

Die außerordentliche WG-Gruppe findet grundsätzlich nicht in der WG, sondern in einem Therapieraum statt, um auch den räumlichen Kontext zu verändern und sich gleichsam »auf neutralen Boden« zu begeben. Ziel ist wiederum eine für alle Seiten akzeptable Lösung des Konfliktes.

11.4.6 Der Aufbau einer Tagesstruktur

Für Essstörungspatienten ist die Einteilung der zeitlichen Ressourcen eine große und wichtige Herausforderung. Wer zuviel Zeit hat, beschäftigt sich möglicherweise zu sehr mit seinem Essverhalten, zudem können Leerlauf und Langeweile in Rückfällen enden. Wer sich von einem Termin zum anderen hetzt, gerät unter Druck, was ebenfalls symptomatisches Verhalten triggern kann.

Wir legen den Patienten oftmals nahe, Tages- bzw. Wochenprotokolle zu führen, mithilfe derer sie ihre Zeit bewusst verteilen: die Zeit für die Therapie, für Schule, Praktikum oder Beruf, die Zeit für das Essen, für Körperpflege, für sich und andere (vgl. Arbeitsblatt 32). So lernen die Patienten wieder, ihre Tagesstruktur zu planen, und so kritischen Situationen vorzubeugen.

Im weiteren Therapieverlauf gilt es, die anfangs notwendige starke Vorausplanung Schritt für Schritt wieder aufzulockern und flexibler zu gestalten.

Mit zunehmenden Forschritten fällt dies den Patienten immer leichter: Sie wissen wieder etwas mit sich und ihrer Zeit anzufangen und haben keine Angst mehr, eine nicht verplante halbe Stunde könnte sie in einen Essanfall führen. Der Aufbau eines abwechslungsreichen und erfüllenden Freizeitverhaltens leistet dabei wertvolle Dienste (vgl. Kapitel 11.5).

11.4.7 Finanzplanung und Schuldenregulierung

Auch im Umgang mit Geld unterstützt das sozialpädagogische Team die Patienten. Manche haben Schulden und brauchen Hilfe bei der Verhandlung mit Gläubigern; bei größeren Beträgen vermitteln wir an Schuldnerberatungsstellen. Andere müssen lernen, sich den Geldbetrag, den sie monatlich zur Verfügung haben, richtig einzuteilen. Dabei können ein Haushaltsbuch oder Finanzprotokolle hilfreich sein, die alle Einnahmen und Ausgaben auflisten (vgl. Arbeitsblatt 33). Und schließlich gilt es, realistische Vorstellungen und Maßstäbe zu entwickeln: Auf teure Weihnachtsgeschenke muss oft ebenso verzichtet werden wie auf ausgiebige Einkaufsbummel. Andererseits sind die Patienten in aller Regel sehr stolz, wenn sie es schaffen, ihre finanziellen Mittel selbst erfolgreich zu verwalten – ein weiterer großer Schritt in Richtung Selbstständigkeit.

Ziel während des Aufenthaltes in den ANAD Wohngruppen ist, dass die Patienten mit den ihnen zur Verfügung stehenden finanziellen Mitteln auszukommen lernen. Von den Eltern bei Besuchen zugestecktes oder auch regelmäßig übersendetes Geld kann dieser Zielsetzung zuwiderlaufen. Wir raten den Patienten daher in diesen Fällen, das Geld auf einem Konto zu sammeln, um so einen Überblick über die verwendeten Mittel zu behalten.

11.4.8 Training sozialer Kompetenzen

Die Arbeit an der sozialen Kompetenz geschieht bei ANAD im Wesentlichen durch das Zusammenleben in den Wohngruppen. Eine direkte Förderung von Selbstsicherheit und sozialer Kompetenz ist zudem in entsprechenden Trainingsprogrammen und Indikationsgruppen möglich.

Psychoedukation als Grundlage

Grundlage ist Psychoedukation, beispielsweise über Modelle von Kommunikation, die verschiedenen Ebenen und Aspekte einer Nachricht, Konfliktlöseschemata oder die kognitive Verarbeitung von Ereignissen. Gerade auch die Bearbeitung des Attributionsstils kann dabei hilfreich sein: Wer Erfolge immer anderen oder dem schieren Zufall zuschreibt, die Ursache für Misserfolge hingegen bei sich selbst sieht, wird sich schwer tun, sein Selbstwirksamkeitserleben zu erhöhen (vgl. Kapitel 10.1).

Auch die Psychotherapiegruppen zu Selbstwert und sozialer Kompetenz, die im Folgenden kurz beschrieben werden sollen, enthalten psychoedukative Anteile.

Psychotherapiegruppe zur sozialen Kompetenz

Ziel dieser Psychotherapiegruppe ist, die Teilnehmer zu befähigen, ihre Bedürfnisse, Bitten, Wünsche und Forderungen einzubringen, angenehme wie unangenehme Gefühle zu äußern, sich abgrenzen und Nein sagen zu können sowie mit anderen in Kommunikation zu treten und zu bleiben. Neben Psychoedukation beinhaltet das Training Arbeitsblätter, Hausaufgaben sowie Übungen und Rollenspiele in der Gruppe.

Den Teilnehmern werden unter anderem Informationen vermittelt über das konstruktive vs. destruktive Äußern von Kritik, Schritte zur Problemlösung, die verschiedenen Aspekte einer Nachricht (Inhalt, Appell, Beziehung, Selbstoffenbarung) sowie grundlegende Sprecher- und Zuhörerfähigkeiten (vgl. z. B. Hinsch & Pfingsten 2007).

Das Kompetenztraining umfasst acht Sitzungen, die jeweils einmal wöchentlich stattfinden, und wird von zwei Psychotherapeuten geleitet. Der große Vorteil des Gruppensettings liegt darin, dass die Teilnehmer vielfältige Ideen, Rückmeldungen und Perspektiven einbringen können. Die Patienten lernen sich vor anderen zu öffnen, ihre Bedürfnisse und Grenzen kundzutun, positive wie negative Rückmeldung anzunehmen. Zudem kann eine Patientin, der es schon besser gelingt sich selbst zu behaupten, als Modell für die anderen Teilnehmer dienen.

Individuelle Vertiefung in der Einzelpsychotherapie

Im einzeltherapeutischen Gespräch wird das Training sozialer Kompetenzen fortgeführt. Alltagssituationen, in der die Patientin sich nicht ausreichend behaupten konnte, ihren Ärger nicht äußerte oder sich anpasste anstatt Nein zu sagen, werden gemeinsam mit der Psychotherapeutin nachbesprochen oder im Rollenspiel nachvollzogen. Anschließend entwickelt die Patientin Strategien, wie sie einer ähnlichen Situation in Zukunft begegnen könnte, und erprobt diese gegebenenfalls erneut im Rollenspiel.

Eine Gratwanderung ist mitunter die Besprechung von Konflikten zwischen verschiedenen Bewohnern einer Wohngruppe in der Einzel- oder Gruppentherapie. In aller Regel sind dann nicht alle an der Auseinandersetzung Beteiligten anwesend. Wir versuchen daher, den konkreten Konflikt immer innerhalb der WG-Gruppe anzusprechen. Unterstützend kann es jedoch sein, in anderen Therapiekontexten auf die Metaebene zu gehen: Was ist das grundsätzliche Problem? Kenne ich das von mir? Passiert mir das öfter? Wo ist mein Anteil daran, und was könnte ich in Zukunft tun?

Anna beklagt sich beispielsweise wiederholt darüber, dass ihre Mitbewohnerin Sandra ihre Dienste in der Wohngruppe nicht erledigt. Im Einzeltermin zeigt sich, dass Anna sich nicht traut, Sandra darauf anzusprechen, da sie Angst hat, deren Sympathie zu verlieren und von den anderen ausgegrenzt zu werden. Dies ist ein wichtiges Thema für die Psychotherapie, in einem Rollenspiel kann geübt werden, wie Anna Kritik und unangenehme Gefühle äußern könnte.

11.5 Der (Wieder-)Aufbau des Freizeitverhaltens

Im Laufe ihrer Essstörung ziehen sich viele Betroffene mehr und mehr von ihrem sozialen Umfeld zurück. Essen und Nicht-Essen nehmen einen zentralen Platz im Leben ein, für Unternehmungen mit Freunden fehlen Motivation, Zeit und Kraft. Das Freizeitverhalten ist oft entsprechend eingeschränkt und verarmt, wenn die Patienten in die ANAD Wohngruppen einziehen. Daher beinhaltet unser Therapiekonzept ein umfangreiches Angebot im erlebnispädagogischen Bereich.

Im Einzelgespräch ergründen wir zunächst die Interessen und Ressourcen der Patientin: Was hat sie vor Beginn der Essstörung gerne gemacht? Was kann sie gut? Worauf hätte sie Lust? Aus den Interessensschwerpunkten lassen sich passende Freizeitaktivitäten ableiten, die Aufgabe der Patientin ist dann, sich entsprechende Möglichkeiten in der Nähe der Wohngruppen zu suchen. Das neue oder wieder entdeckte Hobby muss freilich auch den finanziellen Möglichkeiten angepasst sein, sich ein Buch in der Stadtbibliothek auszuleihen bedeutet einen anderen finanziellen Aufwand als Reitstunden oder Golfunterricht.

Bisweilen finden sich mehrere Patienten mit ähnlichen Freizeitvorlieben zusammen. Solcherlei Kontaktaufnahme fördern wir in unserer sozialpädagogisch angeleiteten Wochenend-Planungs-Gruppe (WEP-Gruppe).

11.5.1 Und was machst du am Samstag? Die Wochenend-Planungs-Gruppe

In dieser einmal wöchentlich stattfindenden Gruppe werden die Wochenendaktivitäten mit den Patienten geplant. Ziel ist, die Kontaktfähigkeit und Eigeninitiative der Teilnehmer zu fördern und ihr Freizeitverhalten abwechslungsreich zu gestalten. Zudem geht es darum, das Wochenende stärker zu strukturieren. So können Rückfälle in die Essstörungssymptomatik vermieden werden.

Die Wochenend-Planungs-Gruppe (WEP-Gruppe) setzt sich jeweils aus den Patienten zusammen, die neu in den Wohngruppen angekommen sind. Die Teilnahme ist auf vier Mal begrenzt. Im Verlauf der Gruppe werden sowohl Freizeitaktivitäten für das bevorstehende Wochenende geplant als auch Rückmeldungen zum vergangenen Wochenende gesammelt – also dazu, inwieweit die Unternehmungen, die sich die Teilnehmer vorgenommen hatten, auch umgesetzt worden sind. Diese Reflexion steht zu Beginn der Stunde. Jede Teilnehmerin benennt noch einmal ihre Vorhaben und berichtet, was sie realisiert hat und was nicht. So verstärken wir einerseits Erfolge, gleichzeitig suchen wir nach Gründen, warum einzelne Aktivitäten nicht wie geplant durchgeführt wurden. Anschließend erarbeitet die Teilnehmerin gemeinsam mit der Gruppe Möglichkeiten, wie sie ein ähnliches Ziel in Zukunft erreichen kann.

Susanne wollte beispielsweise am Sonntagvormittag mit drei Mitbewohnerinnen in den Zoo gehen. Treffpunkt war die nahe gelegene U-Bahn-Station, doch die anderen warteten vergeblich auf Susanne und gingen dann alleine los. Susanne sagt, es sei schwierig für sie, sich zu motivieren, alleine die Wohnung zu verlassen. In der Gruppe werden folgende Lösungsmöglichkeiten gesammelt: Susanne wird bei der nächsten Verabredung eine halbe Stunde, bevor sie aus dem Haus gehen muss, angerufen. Oder sie bittet eine Mitbewohnerin ihrer Wohngruppe, sie zum Treffpunkt zu begleiten. So wird die Verabredung verbindlicher und Susanne fällt es leichter, sie wahrzunehmen.

Nach der Rückschau auf das vergangene Wochenende wird der Blick auf das kommende Wochenende gerichtet. Jede Teilnehmerin nimmt sich wiederum Aktivitäten vor und hält diese mit den entsprechenden Angaben zu Uhrzeit und weiteren Teilnehmern auf dem WEP-Plan fest (vgl. Arbeitsblatt 34). Zudem beschreiben die Patienten die Gefühle, mit denen sie ins Wochenende starten. So kann näher auf diejenigen eingegangen werden, die unangenehme Gefühle äußern, beispielsweise Ängste oder Gefühle der Einsamkeit.

11.5.2 Reiten, Wandern, Klettern – erlebnispädagogische Angebote

In den vergangenen Jahren haben wir unser erlebnispädagogisches Konzept immer mehr erweitert. So können die Patienten der ANAD Wohngruppen nun am therapeutischen Reiten teilnehmen, ferner bieten wir therapeutisches Klettern, Wanderausflüge in die Berge und mehrtägige Freizeitfahrten an. Die Freizeitangebote werden von speziell geschulten und ausgebildeten Sozialpädagogen begleitet und sind in ihrer Zielsetzung und ihrem Ablauf klar festgelegt.

Die verschiedenen Freizeitmaßnahmen erfüllen die charakteristischen Merkmale der Erlebnispädagogik (vgl. Galluske 2001): (1) Handlungsorientierung und Ganzheitlichkeit. (2) Lernen in Situationen mit Ernstcharakter, die Lernprozesse entwickeln sich also zwangsläufig aus den Gegebenheiten vor Ort. (3) Die Gruppe als Lerngemeinschaft. (4) Erlebnischarakter und Ermöglichen von Grenzerfahrungen. (5) Pädagogisches Arrangement.

Therapeutisches Reiten

An den Ausflügen auf den Reiterhof nehmen in der Regel acht Patienten teil. Sie werden von zwei Sozialpädagogen begleitet. Die Pferde werden gepflegt, gesattelt und geführt, je nach Vorkenntnissen können die Patienten mit Führung, an der Longe oder selbstständig reiten. Das therapeutische Reiten stärkt das positive Körpererleben und das Selbstwertgefühl der Patienten, sie gehen in Kontakt mit dem Tier und den anderen Teilnehmern, verbessern ihre koordinativen Fähigkeiten und bauen nicht zuletzt Ängste und Unsicherheit ab. Auch Sarah nahm am therapeutischen Reiten teil:

> *»Es ging bei dem Ausflug nicht um die sportliche Seite des Reitens, sondern um die Erfahrung mit dem Pferd. Zwei Mädchen teilten sich jeweils ein Pferd, das wir zuerst putzten und striegelten. Diese Erfahrung war interessant für mich, da ich normalerweise ein Problem mit Nähe habe, hierbei dem Pferd jedoch sehr nahe kam und auch*

Verantwortung für das Tier übernehmen musste. Anschließend führten wir uns gegenseitig, um so zu lernen, dem Pferd zu vertrauen.
Nachdem wir uns daran gewöhnt hatten, auf dem Rücken des Tieres zu sitzen, durften wir dort einfache Übungen machen, um das Pferd und unseren Körper besser spüren zu können.
Wie es sich gehört, putzten wir die Tiere nach dem Reiten und bedankten uns bei ihnen. Eine Rückmelderunde über unsere Gefühle und ein Mittagessen rundeten den Ausflug ab. Ich habe gelernt, mich auf das Pferd einzulassen und mich ihm zu öffnen, was mir dabei geholfen hat, mein Problem mit Nähe etwas abzubauen.«

Therapeutisches Klettern

Ein vergleichsweise neues und bundesweit unseres Wissens nahezu einmaliges Angebot ist das therapeutisch begleitete Klettern für Patienten mit Essstörungen bei ANAD. Wir besuchen mit sechs Patienten eine Kletteranlage und verbringen dort den ganzen Tag. Die Leitung übernehmen zwei Sozialpädagogen oder Psychologen, die eine Übungsleiterberechtigung innehaben. Voraussetzung ist – wie auch beim therapeutischen Reiten – ein BMI von mindestens 17.

Die Teilnehmer werden zunächst in die Sicherheitsgrundlagen eingewiesen, dann beginnen wir mit einfachen Übungen. Spielerisch werden Konzentration und Koordination gefördert. So klettert z. B. eine Patientin einen Parcours vor, eine andere merkt sich diesen und klettert anschließend dieselbe Strecke nach. In Reflexionsrunden klären wir die Erwartungen und Befürchtungen der Patienten und resümieren, was jede für sich erreicht hat. Auch ein gemeinsames Mittagessen ist Bestandteil des Klettertages.

Durch das Klettern werden viele verschiedene Bereiche gefördert: (Körper-)Wahrnehmung ebenso wie Motorik, kognitive Kompetenzen ebenso wie sozio-emotionale. Die Patienten lernen, einander zu unterstützen und zu vertrauen, sie gehen buchstäblich an ihre eigenen Grenzen und überwinden ihre Ängste. Viele sind unglaublich stolz, wenn sie das erste Mal die Wand ein Stück weit erklommen haben.

Eine Gruppe von Patientinnen fasste ihre Erlebnisse auf einer Klettertour im Freigelände folgendermaßen zusammen:

»Wir konnten unseren Körper auf neue Weise entdecken.
Wir spürten das Ziehen in den Armen,
wir bemerkten das Brennen in den Oberschenkeln,
die Natur machte unseren Einsatz auf gesundem Weg bewusst!
Wir nahmen den Schweiß auf unserer Stirn wahr,
wir gierten nach Wasser, um in der Hitze unseren Durst zu stillen,
wir bemerkten, wie leicht es fällt zu atmen, wenn man einen Moment lang mit Freude und Stolz erfüllt wird,
und einige von uns entdeckten etwas lang Verlorenes wieder, nämlich die Fähigkeit Hunger zu spüren und diesem Bedürfnis auch nachzugehen.«

Inzwischen haben wir eine kleine Boulderwand in einer der Wohngruppen installiert, die den Patienten für Übungsstunden zugänglich ist.

Alpinfahrten

Noch mehr Spaß macht freilich das Klettern im Freigelände. Dazu gibt es Gelegenheit bei unseren sogenannten Alpinfahrten. Zusammen mit einer Gruppe von Patienten fahren wir für einen oder mehrere Tage in die Berge, machen eine kleine Berg- oder Klettertour. So wird das Zusammengehörigkeitsgefühl gestärkt, die Patienten entdecken neue Freizeitaktivitäten und genießen die Natur.

Zwei- bis dreimal im Jahr bieten wir eine viertägige Fahrt auf eine Hütte an. Daran nehmen 10 Patienten teil, begleitet von zwei Sozialpädagogen, einer Ernährungstherapeutin und einer Praktikantin. Voraussetzung ist neben einem BMI von 17 ein einigermaßen stabiles Essverhalten. Die Patienten verpflegen sich selbst, es wird gemeinsam gekocht und gegessen. Neben erlebnispädagogischen Übungen stehen Ausflüge, Wanderungen oder Klettertouren auf dem Programm.

Sarah fuhr mit gemischten Gefühlen auf die Hütte:

»Zunächst war ich überhaupt nicht interessiert, da mir sofort die Schwierigkeiten in den Kopf kamen, die ich auf einer solchen Fahrt haben würde: meine Angst vor Gruppenaktivitäten und natürlich die absolut geregelte Mahlzeitenstruktur. Als eine Sozialpädagogin dann eine Woche vor der Fahrt noch einmal Werbung dafür machte, sagte ich spontan zu. Ich wusste nicht, weshalb, aber ich hatte mich angemeldet, und nun gab es keinen Weg mehr zurück. Am Tag der Abfahrt überlegte ich, wie ich aus der Sache wieder herauskommen könnte, weil meine Ängste einfach zu groß waren. Andererseits wusste ich, dass die Fahrt für mich gerade auch wegen des überwachten Essens eine große Chance sein würde, und so saß ich am 10. April mit neun anderen Mädels im Zug.
Gestärkt durch ein von einer Ernährungstherapeutin zubereitetes Mittagessen begannen wir mit einem Parcours, den wir mit verbundenen Augen zu meistern hatten. Dies war für mich bereits die erste Herausforderung. Ich hatte Angst, mich zu verlaufen, hinzufallen etc. und dabei von allen anderen beobachtet und ausgelacht zu werden. Doch nichts dergleichen passierte, und so nahm ich auch an der nächsten Übung teil. Sie bestand darin, dass wir uns zu zweit zusammentaten, und einem von beiden die Augen verbunden wurden. Der andere führte den ›Blinden‹ herum und gab ihm verschiedene Dinge zu fühlen. Die Rolle als ›Blinde‹ fiel mir wesentlich schwerer, da ich Angst hatte, dem anderen zu vertrauen und mich auf ihn einzulassen. An den darauf folgenden beiden Tagen machten wir noch mehrere solcher Spiele. Es war schwierig für mich, daran teilzunehmen. Ich tat es trotzdem.
Gelernt habe ich aus dem Ausflug sehr viel, nämlich, dass ich große Probleme mit Gruppenaktivitäten habe bzw. mit allem, was Nähe betrifft und gegenseitiges Vertrauen beinhaltet. Die Fahrt hat mir jedoch auch gezeigt, dass es sich lohnt, sich den Schwierigkeiten zu stellen, um Ängste abbauen zu können.«

11.6 Berufliche und schulische Orientierung und Integration

Eine der Besonderheiten der ANAD Wohngruppen ist, dass die Patienten während ihres Aufenthaltes dort ihrer schulischen Ausbildung bzw. ihrer Berufstätigkeit nachgehen. Somit kann vermieden werden, dass durch die Essstörung eine größere »Lücke im Lebenslauf« entsteht. Zugleich bedeutet die schulische bzw. berufliche Integration ein weiteres Stück Alltagsnähe und Alltagserprobung: Schwierigkeiten, die an der Arbeitsstelle auftreten, können unmittelbar besprochen und aufgefangen, Strategien zum Umgang mit Stress, Lernschwierigkeiten oder Prüfungsängsten entwickelt und ausprobiert werden.

Entsprechend liefern Berufstätigkeit und Schule bei vielen Patienten Themen für die sozialpädagogische und psychotherapeutische Einzelbetreuung. Probleme mit Kollegen oder Angst vor dem Chef haben oft tiefer liegende Ursachen, die nicht nur in der konkreten Arbeitssituation zu suchen sind. Lernschwierigkeiten oder Prüfungsangst sind nicht selten vor dem Hintergrund perfektionistischer Anforderungen zu sehen, die die Patientin an sich stellt oder von ihrer Umwelt wahrnimmt. Andere Patienten können sich nicht abgrenzen und machen unbezahlt die Arbeit der Kollegen mit.

Grundlegende Konflikte und Themen der Patientin zeigen sich demnach auch im Schulalltag oder im Berufsleben. Die Erfahrungen, die die Patientin dort macht, können in der Therapie genutzt werden, um neue Strategien zu entwickeln und dann sofort wieder im Arbeitsleben zu erproben.

11.6.1 Strukturierung des Arbeitsalltags

Bei Patienten, die einer Berufstätigkeit nachgehen oder die Schule besuchen, steht zumeist die Tagesstrukturierung im Vordergrund. Es ist nicht einfach, gleichzeitig den beruflichen Anforderungen und dem Therapieplan gerecht zu werden, daher ist eine genaue Planung hilfreich: Wie lange bin ich an der Arbeitsstelle? Wann habe ich Zeit zu lernen? Wann finde ich Erholung? Und: Wann und wo kann ich in Ruhe eine gut zubereitete Mahlzeit einnehmen? Ein Tagesprotokoll leistet dabei gute Dienste (vgl. Kapitel 11.4). Liegt die Arbeitsstelle weiter von den Wohngruppen entfernt, wird zum Teil eine Reduzierung der Arbeitszeit mit dem Arbeitgeber vereinbart.

Jugendliche, die noch die Schule besuchen, aber nicht aus München kommen, suchen sich vor Ort mit Unterstützung ihrer Bezugssozialpädagogin eine passende Schule. Teilweise werden Vereinbarungen getroffen, dass die Patientin von einzelnen Fächern befreit wird, um den Stundenplan etwas zu entzerren. Ziel ist jedoch in jedem Fall, dass sie das Schuljahr regulär abschließen kann. Die Patientin kann selbst entscheiden, ob sie ihre neue Schulklasse über ihre Essstörung und ihren Therapieaufenthalt bei ANAD informiert. Die meisten tun dies und machen gute Erfahrungen mit ihrer Offenheit. Bei Bedarf begleitet die Bezugssozialpädagogin oder eine sozialpädagogische oder psychologische Praktikantin die Patientin zum ersten Gespräch oder auch an den ersten Tagen in die Schule.

Studenten, die nicht an einer Universität vor Ort eingeschrieben sind, lassen sich entweder beurlauben und absolvieren während ihres Aufenthaltes bei ANAD Praktika, oder aber sie nutzen die Zeit, um an einer Qualifikationsarbeit zu schreiben.

11.6.2 Berufliche Orientierung

Bei erwachsenen Patienten, die nicht mehr zur Schule gehen, bildet die berufliche Orientierung zumeist einen Schwerpunkt im Rahmen der sozialpädagogischen Betreuung. Selbst bei Patienten, die bereits einen Beruf erlernt oder ein Studium begonnen haben, ist dies immer wieder der Fall, wenn sie mit der Wahl nicht zufrieden sind. Jasmin wurde Krankenschwester, weil ihre Mutter auch Krankenschwester ist und diese Berufswahl der Tochter unterstützte. Nun stellt sie fest, dass das angestrebte Berufsbild nicht ganz ihren Neigungen und Interessen entspricht.

Schritt 1: Anknüpfen an individuelle Erfahrungen und Vorlieben

Um die Patienten bei der beruflichen (Neu-)Orientierung zu unterstützen, leiten wir sie zum einen an, sich über verschiedene Ausbildungs- und Studiengänge sowie Berufe zu informieren – sei es durch Informationsbroschüren, Gespräche mit Personen in den jeweils angestrebten Tätigkeiten oder den Besuch im Berufsinformationszentrum der Arbeitsagentur. Im ersten Schritt jedoch versuchen wir, die Interessen und Ressourcen der Patientin zu entdecken und zu entwickeln. Dabei knüpfen wir an Praktika und Jobs an, die der Patientin Spaß gemacht haben, oder für die sie sich schon einmal beworben hat, und sprechen mit ihr ganz allgemein über ihre Hobbys und Vorlieben: Sieht sich die Patientin eher im technischen, im sozialen oder wirtschaftlichen Bereich? Gerade bei Berufswünschen im sozialen Bereich versuchen wir abzuklären, ob die Patientin dem emotional gewachsen ist.

Schritt 2: Orientierung über Praktika

Ein zweiter Schritt ist dann die Auswahl einer geeigneten Praktikumsstelle. Durch Praktika kann sich die Patientin in verschiedenen Kontexten ausprobieren, um so feststellen zu können, was gut zu ihr passt. Die Suche nach der Praktikumsstelle und die Bewerbung dort ist Sache der Patientin – schließlich wollen wir ihre Eigenständigkeit so gut es geht fördern. Selbstverständlich erhält sie von uns entsprechende Unterstützung, beispielsweise auch in Form eines Ordners, in dem eine Reihe von Praktikumsstellen aufgeführt ist. Zudem bereiten wir sie in einem intensiven Bewerbungscoaching vor und besprechen auf Wunsch Telefonate vorab mit der Patientin durch. Teilweise telefonieren die Patienten auch in unserem Beisein, so dass anschließend eine genaue Nachbesprechung und Rückmeldung möglich ist.

Unterstützung bietet weiterhin die Arbeitsgruppe »Beschäftigung«.

11.6.3 Die Arbeitsgruppe »Beschäftigung«: Hilfe in beruflichen Fragen

Diese Arbeitsgruppe will die Patienten nicht nur sinnvoll beschäftigen, sondern vor allen Dingen in eine Beschäftigung bringen. Sie richtet sich an all diejenigen, die gerade keine Praktikums-, Arbeits- oder Ausbildungsstelle haben bzw. nicht zur Schule gehen und entsprechend eine Betätigung suchen. Da es zum Konzept unserer Wohngruppen gehört, dass eine Alltagserprobung auch im beruflichen Bereich stattfindet, sind die Patienten verpflichtet, sich nach einer Stelle umzusehen.

Ablauf der Arbeitsgruppe

Die Arbeitsgruppe findet mehrmals wöchentlich statt und dauert jeweils eine Stunde. Die Patienten haben Gelegenheit, sich über ihre Praktikums- und Berufserfahrungen auszutauschen, im Internet, Branchenbuch oder mittels anderer Informationsquellen mögliche Praktikumsstellen zu recherchieren oder ihre Bewerbungsunterlagen zu besprechen. Sie werden dabei von sozialpädagogischen Mitarbeitern unterstützt.

Da die Zusammensetzung der Gruppe naturgemäß mit dem Beschäftigungsstatus wechselt, stellen sich die Patienten einander zu Beginn vor und erläutern ihr Ziel. Eine Teilnehmerin sucht eine Praktikumsstelle im Kindergarten, eine zweite möchte in einer Werbeagentur arbeiten und eine dritte eine ehrenamtliche Aufgabe im Tierheim übernehmen. Entsprechend ihrer Anliegen teilt die Sozialpädagogin die Patienten anschließend in kleinere Gruppen ein. Wer sich orientieren will, nimmt sich ein Handbuch über unterschiedliche Berufsbilder zur Hand, wer schon weiß, in welcher Branche er tätig werden möchte, recherchiert nach Adressen, wer seinen Wunschbetrieb bereits ausgewählt hat, stellt seine Bewerbungsunterlagen zusammen oder telefoniert vor Ort.

Gerade das erste Telefonat mit dem potenziellen neuen Arbeitgeber fällt vielen Patienten schwer. Die Sozialpädagogin unterstützt, indem sie vorab mit der Patientin durchspricht, was genau diese von sich mitteilen und erfragen will. Zudem bietet es sich an, andere Patienten einzubeziehen, die sich schon häufiger um Praktikumsstellen beworben und entsprechend mehr Erfahrung haben.

Eine andere Gruppe von Patienten ist mit Bewerbungsunterlagen beschäftigt und übt mithilfe der Sozialpädagogin, einen Lebenslauf zu schreiben, der knapp und präzise über ihre Stärken und ihren Werdegang informiert. Weitere Hilfestellung dazu bietet eine Alltagsgruppe zum Thema Bewerbungstraining.

Weitere Schritte im Einzelkontakt

Die Arbeitsgruppe »Beschäftigung« endet stets mit einer Abschlussrunde, in der die Patienten reflektieren, was sie getan und erreicht haben und den nächsten Schritt festlegen, den sie gehen werden. Nicht selten werden Anliegen im sozialpädagogischen

Einzelgespräch wieder aufgegriffen. Nicole stellte beim Telefonat in der Arbeitsgruppe beispielsweise fest, dass sie sich am Telefon viel zu wenig Zeit lässt, und so nicht alle Informationen erhält, die sie gerne hätte. Im Einzelkontakt bespricht die Bezugssozialpädagogin ganz konkret mit Nicole, was sie tun könnte, um das zu erfahren, was sie für ihre Entscheidung braucht. So kann es sinnvoll sein, vor dem Telefonat sämtliche Fragen auf einen Zettel zu notieren und während des Gesprächs abzuarbeiten und abzuhaken. Eine Übung im Rollenspiel hilft Nicole, sich für das nächste Telefonat besser gerüstet zu fühlen.

11.6.4 Lernstrategien und Bewerbungstraining: Unterstützung in der Alltagsgruppe

Da effektives Lernen und Bewerben für die meisten Patienten bei ANAD Thema ist, bieten wir eigene Gruppen dazu an. In diesen sogenannten Alltagsgruppen (vgl. Kapitel 11.4), die am Wochenende stattfinden, geht es in erster Linie um Wissensvermittlung.

Alltagsgruppe »Lernstrategien«

In der Alltagsgruppe »Lernstrategien« erfahren die Teilnehmer etwas über das menschliche Gedächtnis, Voraussetzungen für effektives Lernen, Lernregeln und -hilfen, und wie sie mit Lernblockaden umgehen können. Die Patienten erproben verschiedene Lernstrategien und nehmen eine erste Einschätzung mit aus der Gruppe, was ihnen zusagt und wie sie gut arbeiten können.

Alltagsgruppe »Bewerbungstraining«

Beim Bewerbungstraining vermitteln wir den Teilnehmern, wie sie sich rasch und sinnvoll Adressen für Praktikums- oder Arbeitsstellen besorgen können, insbesondere auch via Internet. Im nächsten Schritt lernen die Patienten, wie man eine Bewerbungsmappe gestaltet. Wir besprechen, was bei einer Bewerbung auf eine konkret ausgeschriebene Stelle im Unterschied zu einer Initiativbewerbung zu beachten ist, wo Kreativität gefragt ist, und wo man sich eher an gängige Standards halten sollte. Auch das Bewerbungsgespräch wird vorbereitet: Was sind mögliche Fragen? Welche Ziele habe ich? Was ziehe ich an? Wie trete ich auf? Eine konkrete Situation kann dann im sozialpädagogischen Einzelkontakt weiter vertieft werden. Zuletzt geht es darum, was beim Abschluss eines Ausbildungsvertrages zu beachten ist, wozu wir einen Mustervertrag mit den Patienten durchsprechen.

11.6.5 Individuelles Coaching: Sarahs Suche nach einer Arbeitsstelle

Sarah bewirbt sich während ihres Aufenthaltes in den ANAD Wohngruppen auf eine Stelle in einer Anwaltskanzlei, um damit nach Beendigung des Aufenthaltes ihren Lebensunterhalt und ihr Studium finanzieren zu können:

»Ich recherchierte im Internet, fand ein Stellenangebot und bewarb mich darauf. Ich schickte die Bewerbung los, noch bevor ich sie meiner Sozialpädagogin gezeigt hatte, weil ich Angst hatte, die Stelle sei sonst schon besetzt. Es dauerte nicht lange, und ich erhielt eine E-Mail, in der ich zum Vorstellungsgespräch eingeladen wurde. Ich war so schockiert – im positiven Sinne natürlich, dass ich sofort zum Telefon griff und meine Sozialpädagogin anrief. Wir vereinbarten einen Termin, in dem sie mir bei der Vorbereitung auf das Gespräch helfen wollte. Ich war dankbar für dieses Angebot, denn dies war mein erstes Vorstellungsgespräch.
Ich hatte so viele Fragen und vor allem Angst. Angst, mich nicht verkaufen zu können, unsicher zu sein, abgelehnt zu werden. Doch nach dem Termin mit meiner Sozialpädagogin, in dem ich reichlich Informationsmaterial erhielt und wir einige Rollenspiele machten, fühlte ich mich sicherer. Dennoch war ich voller Aufregung, als ich zum Bewerbungsgespräch ging. Doch es lief alles gut, ich war teilweise über mich selbst erstaunt, und so kam es, dass ich die Stelle bekam. Ich konnte es gar nicht fassen!
Ich wurde gebeten, zum Abschluss des Arbeitsvertrages vorbeizukommen. Doch ganz überzeugt von mir selbst, teilte ich der Personalleitung mit, dass ich es bevorzugen würde, wenn man mir den Vertrag zusenden würde, damit ich ihn in Ruhe durchlesen und mich bei Fragen noch einmal melden könnte. Oh, war ich stolz auf mich! Wo war die unsichere Sarah auf einmal? Kaum war der Vertrag bei mir eingetroffen, besprach ich ihn mit meiner Sozialpädagogin ausführlich. Wir achteten auf jedes Detail. Ich notierte mir Fragen, die sich mir angesichts des Vertrages noch stellten, und die ich bei der Firma erfragen wollte. Meine Sozialpädagogin gab mir nützliche Tipps in Bezug auf Arbeitszeiten, Urlaubszeiten, Überstunden, Steuern, Verdienst und einiges mehr. Dafür war ich ihr sehr dankbar, denn ich war vorher mit solchen Themen nie in Berührung gekommen.«

Vignette 4, Sozialpädagogische Einzelarbeit: Sarahs Bewerbungscoaching

Im Folgenden ist eine Vignette aus der sozialpädagogischen Einzelbetreuung aus dieser Therapiephase wiedergegeben.

Sozialpädagogin: Was möchten Sie heute denn gerne besprechen?
Sarah: Ich möchte über meine Arbeitsstelle sprechen.
Sozialpädagogin: Sie haben die Stelle also angenommen?

Sarah: Ja, ich habe den Arbeitsvertrag erhalten, unterschrieben habe ich ihn aber noch nicht, mir ist noch einiges unklar.

Sozialpädagogin: Möchten Sie heute also den Arbeitsvertrag besprechen?

Sarah: Ja, schauen Sie sich den Vertrag doch bitte einmal an. Ich war etwas schockiert von den vielen Papieren, die ich da bekommen habe, vor allem der Vertrag mit der EDV. Ich bin sehr aufgeregt, ich habe ja noch nie gearbeitet!

Sozialpädagogin: Das kann ich gut verstehen. Lassen Sie uns den Vertrag durchgehen, damit wir Ihre Unklarheiten beseitigen können.

Sarah: Ich finde den Vertrag so umfangreich, ist denn das normal?

Sozialpädagogin: Es gibt keine generelle Regel, wichtig sind vor allem klare Vereinbarungen bezüglich Gehalt, Befristung, Urlaub, Kündigung, Arbeitszeit und evtl. Sonderzahlungen.

Sarah: Ich glaube, ich bekomme auch Weihnachtsgeld, denn hier steht etwas von einem 13. Monatsgehalt. Schauen Sie mal.

Sozialpädagogin: Ja, Sie haben recht, Sie bekommen ein 13. Monatsgehalt.

Sarah: Okay.

Sozialpädagogin: Freuen Sie sich nicht über das 13. Monatsgehalt?

Sarah: Doch, schon, ich kann das alles noch gar nicht so richtig glauben. Das ist alles so neu für mich. Ich weiß gar nicht, wie ich mit dem ganzen Papierkram umgehen soll.

Sozialpädagogin: Wir gehen Blatt für Blatt durch und schauen uns an, was für Sie unklar ist, o.k.?

Sarah: Ja, o.k.

Sozialpädagogin: Auf der ersten Seite stehen das Eintrittsdatum, der Name des Arbeitgebers, dass Sie ein unbefristetes Arbeitsverhältnis eingehen und ihre wöchentlichen Arbeitszeiten. Diese Angaben sind wichtig und so in Ordnung.

Sarah: Ich freue mich, dass ich eine unbefristete Stelle habe, auch wenn ich nicht weiß, ob ich da tatsächlich bleiben werde, oder ob es mir mit der Diplomarbeit nicht doch zuviel wird.

Sozialpädagogin: Sie haben während Ihrer Probezeit genügend Zeit zu prüfen, wie es Ihnen am Arbeitsplatz gefällt, und ob Sie noch Zeit finden, Ihre Diplomarbeit zu schreiben. Ihre Probezeit beträgt nach gesetzlichen Bestimmungen ein halbes Jahr, das ist korrekt. Sie können in der Probezeit zum Monatsende kündigen, wenn Sie der Meinung sind, dass es doch nicht passt. Diese Regelung betrifft sowohl Sie, als auch den Arbeitgeber in der Probezeit, das macht es für beide Seiten leichter.

Sarah: Das ist gut, das nimmt mir den Druck.

Sozialpädagogin: Die Kündigungsfristen nach der Probezeit sind auch in Ordnung. Bislang ein ganz normaler Vertrag.

Sarah: Das ist echt beruhigend. Irgendwie dachte ich das auch, aber ich wollte Ihnen den Vertrag zeigen. Aber da sind noch die Extraseiten mit dem EDV-Vertrag und dem Schweigepflichtsvertrag, können Sie das bitte mal durchlesen?

Sozialpädagogin: Das ist vollkommen in Ordnung. Bei der Schweigepflicht müssen Sie sich verpflichten, keine Firmendaten nach außen zu tragen, auch dann nicht, wenn Sie nicht mehr in der Firma arbeiten. Der EDV-Vertrag besagt, dass Sie sorgfältig mit Hard- und Software umgehen müssen und keine wichtigen Daten löschen. Das ist auch korrekt.

Sarah: O.k., das kann ich beides gut unterschreiben! Aber was ist, wenn ich aus Versehen was lösche? Ich meine, ich kenne mich doch nicht ganz so gut aus am PC?

Sozialpädagogin: Was würden Sie denn tun, wenn Sie etwas versehentlich gelöscht haben?

Sarah: Zuerst wäre ich sicher ziemlich schockiert, hmm, ich glaube, dann würde ich vielleicht eine Kollegin um Hilfe bitten.

Sozialpädagogin: Das ist doch eine gute Lösung.

Sarah: Ich glaube, so kann ich den Vertrag jetzt gut unterschreiben. Und das mache ich heute noch, denn ich möchte ihn am Montag gleich persönlich abgeben. Irgendwie freue ich mich sehr, dass ich sofort diese Stelle bekommen habe. Ich verdiene zum ersten Mal Geld und gleich so viel!

Sozialpädagogin: Das ist wirklich ein toller Erfolg. Mir ist noch etwas eingefallen: Haben Sie mit Ihrer Uni Ihren Status und Ihren Verdienst geklärt?

Sarah: Nein, aber der Arbeitgeber weiß Bescheid, ich gelte als Angestellte.

Sozialpädagogin: Ich empfehle Ihnen, Ihren Status auch mit der Uni rückzusprechen, dann sind Sie auf der sicheren Seite.

Sarah: Ich rufe bei der Uni an und gebe Ihnen kommende Woche Bescheid.

11.7 Planung der Zukunft nach dem Therapieaufenthalt

Die Planung der Zukunft nach Beendigung des Therapieaufenthaltes bei ANAD beginnt bereits mehrere Monate vor Auszug, der Schwerpunkt liegt auf den letzten sechs Wochen des Aufenthaltes. Ziel ist, dass mit der Patientin geklärt wird, wo sie nach Auszug hinziehen wird, wie es beruflich weitergeht, wie sie ihren Lebensunterhalt finanziert, und wo sie sich in Krisensituationen hinwenden kann. Nicht selten ziehen die Patienten zunächst in eine sozialpädagogisch betreute Wohngruppe, so dass sie einen professionellen Ansprechpartner haben. Viele suchen sich eine ambulante Psychotherapeutin, um dort die erzielten Veränderungen und Erfolge weiter auszubauen und zu stabilisieren.

Auch Sarah beginnt nach dem Auszug eine ambulante Psychotherapie und beendet ihre Diplomarbeit:

»Mit meiner ambulanten Therapeutin habe ich einen Wochenplan erstellt, der sich wie folgt aufgliedert: An zwei Tagen der Woche habe ich frei, an drei Tagen schreibe ich an meiner Diplomarbeit und an zwei Tagen arbeite ich an einer neuen Stelle. Es lief bzw. läuft natürlich nicht alles immer reibungslos. Ich hatte am Anfang sehr viel Angst vor

der Arbeit, Angst davor, nicht gemocht zu werden, alles falsch zu machen und mich zu doof anzustellen. Mittlerweile habe ich sogar schon einige Male nach Feierabend etwas mit meinen Arbeitskollegen gemacht. Die Arbeit macht mir so viel Spaß. Meine Kollegen sind super nett, und der Kontakt zu den Kunden gefällt mir außerordentlich (auch wenn er manchmal nicht ganz einfach ist). Ich sehe die Arbeit nicht nur als Mittel zum Geldverdienen, sondern auch als Abwechslung zu meiner Diplomarbeit, und um wieder Kontakte zu gesunden Menschen aufzubauen.«

11.7.1 Unterstützung bei der Wohnungssuche

Viele der erwachsenen, aber auch ein beträchtlicher Teil der jugendlichen Patienten entschließt sich nach dem Aufenthalt bei ANAD in München zu bleiben. Dann unterstützt die Bezugssozialpädagogin gezielt bei der Wohnungssuche, indem sie Informationen über verschiedene Stadtteile liefert, bei der Vereinbarung eines Mietverhältnisses unterstützt etc. Wichtig ist zunächst mit der Patientin zu klären, welche Anforderungen sie an ihre Wohnsituation stellt: Will sie alleine leben oder ist es ihr wichtig, in einer Wohngruppe andere Menschen um sich zu haben? Wohin muss sie zur Schule oder zur Arbeit, und wie zentral sollte die Wohnung sein? Was will und sollte sie höchstens ausgeben? Somit spielen auch Aspekte der Finanzplanung wieder eine wesentliche Rolle (vgl. Kapitel 11.4).

WG aus ehemaligen ANAD Patienten

Immer wieder finden sich mehrere Patienten aus einer ANAD Wohngruppe zusammen und suchen sich gemeinsam eine Wohnung. So können sie sich gegenseitig unterstützen, haben Ansprechpartner, die ihre Probleme nachvollziehen können. Wir unterstützen solche Bestrebungen freilich nur, wenn alle Patienten eine positive Entwicklung aus der Essstörung genommen haben – und somit keine große Gefahr besteht, dass eine Patientin die anderen mit fortlaufenden Schwierigkeiten oder Rückfällen belastet.

Auch Sarah hat diesen nicht immer einfachen Weg beschritten:

»Ich hatte so nette Mädels in den WGs kennengelernt, dass es diverse Pläne gab, wer mit wem zusammenziehen wollte. Zuerst waren wir zu viert, dann zu dritt, dann zu zweit, dann zu fünft, dann wieder zu viert in einer ganz neuen Konstellation. Es war schwer eine Wohnung für drei oder vier Frauen zu finden. Die meisten Vermieter wollten keine WGs, und da die Nachfrage bei Weitem das Angebot überstieg, war es am Ende sogar so weit, dass sich jeder von uns alleine etwas suchen wollte. Nach einigem Hin und Her wohne ich nun jedoch mit einem ganz lieben Mädel aus einer anderen ANAD WG zusammen.«

Vorbereitung der Rückkehr ins Elternhaus

Kehrt eine jugendliche Patientin ins Elternhaus zurück, bereiten wir dies in Familiengesprächen vor, zu denen bei Bedarf auch eine Ernährungstherapeutin hinzugezogen wird. Dabei geht es um den Umgang miteinander, die Kommunikation, aber auch ganz praktisch darum, wie beispielsweise gemeinsame Essenssituationen gehandhabt werden können, und wie viel Selbstständigkeit die Patientin beibehält. Es ist wenig sinnvoll und sehr schwierig für die Patientin, in einen elterlichen Haushalt zurückzukehren, in dem die Eltern wieder wie zuvor sämtliche Aufgaben und Pflichten übernehmen, nachdem sich die Patientin ein halbes Jahr weitgehend selbst versorgt hat. Wir sehen es daher als unsere Aufgabe, die Eltern zu unterstützen, ihrer Tochter die erarbeitete Selbstständigkeit zuzugestehen und diese weiter zu fördern.

Nachfolgebetreuung in den ANAD Wohngruppen

Einzelne Patienten bleiben nach ihrem regulären Therapieaufenthalt in den ANAD Wohngruppen und wechseln auf einen Nachfolgebetreuungsplatz. Die Patienten stecken sich dafür konkrete neue Ziele, der Zeitraum und die Gestaltung der Nachfolgebetreuung werden individuell entsprechend dieser Zielsetzung festgelegt.

Um die Eigenständigkeit der Patienten weiter zu fördern, ist das Therapieangebot geringer als während des regulären Aufenthaltes. Die Patienten wechseln zu einer ambulanten Therapeutin, profitieren jedoch weiterhin von der interdisziplinären Betreuung – wenn auch in deutlich geringerem zeitlichen Umfang – und vom Zusammenleben in der Wohngruppe. Zumeist steht die Stabilisierung des erlernten Essverhaltens im Vordergrund, zudem helfen wir bei aktuellen Problemen und wiederum bei der weiteren Vorbereitung der Zukunft nach Auszug aus der ANAD Wohngruppe.

11.7.2 Rückfallprophylaxe

Ein weiteres wichtiges Thema in den letzten Wochen des Therapieaufenthaltes bei ANAD ist die Rückfallprophylaxe. Im Rahmen der psychotherapeutischen Einzelarbeit werden individuelle Strategien erarbeitet, wie die Patientin sich vor Rückfällen in die Essstörungssymptomatik schützen bzw. sinnvoll und konstruktiv mit diesen umgehen kann. Wir lassen die Patientin gerne eine Art »Notfallplan« aufstellen, den sie zumindest zu Beginn möglichst immer bei sich trägt.

Grundlegend versuchen wir eine realistische Einstellung zu vermitteln, dass ein Rückfall geschehen kann, ja in aller Regel erwartbar ist, und keineswegs bedeutet, dass alle Erfolge zunichte gemacht sind – es geht also noch einmal darum, das »Alles-oder-nichts-Denken« vieler Patienten zu durchbrechen (vgl. Kapitel 10). Benninghoven und Liebeck (2001) schlagen in Anlehnung an Petry sogar vor, von einem Vorfall anstatt von einem Rückfall zu sprechen, da ein Vorfall eher impliziert, dass es sich um etwas Einmaliges und Kurzfristiges handelt.

Es geht also darum, sich nicht in Selbstvorwürfen zu ergehen, sondern den Blick darauf zu richten, wie man rasch wieder an das bisher Erreichte anknüpfen kann – eine Dramatisierung führt ebenso wenig weiter wie eine Bagatellisierung. Zudem forschen wir mit der Patientin nach »Warnsignalen«, auf die sie dann entsprechend rasch reagieren kann. Konkrete Hilfestellung bieten wir nach Beendigung des Therapieaufenthaltes bei ANAD weiterhin im Rahmen unserer Nachbetreuung per Internet-Chat.

11.7.3 Hilfestellung per Internet

Bereits seit mehreren Jahren bietet ANAD einmal im Monat gegenwärtigen und ehemaligen Patienten die Möglichkeit, sich im Rahmen eines Internet-Chats unter professioneller Anleitung auszutauschen und Kontakte zu knüpfen bzw. pflegen. Auf diese Weise werden die Selbstständigkeit und Selbstverantwortlichkeit der Patientin respektiert und ihre Fortschritte auf dem Weg aus der Essstörung honoriert und unterstützt – die Patientin wird als »Expertin in eigener Sache« anerkannt (Sipos & Schweiger 2003; Wunderer & Schnebel 2004).

Der Chat wird im Wechsel von einer Mitarbeiterin aus dem psychologischen, sozialpädagogischen oder ernährungstherapeutischen Bereich moderiert. Er bietet somit ein ambulantes Beratungsforum, das den Patienten im »Leben draußen« Sicherheit gibt. Die Patienten, die aktuell in den Wohngruppen leben, profitieren im Chat von den Erfahrungen der weiter im Therapieverlauf Fortgeschrittenen, können Ängste abbauen und sich Anregungen für ihre zukünftige Lebensgestaltung holen.

11.7.4 »Ich habe viel erreicht!« – Rückschau und Ausblick

Im Rahmen unseres ressourcenorientierten Ansatzes ist uns gerade auch gegen Ende des Therapieaufenthaltes die Betonung des bislang Erreichten wichtig. Zum einen lässt sich dies gut anhand der eingangs in den unterschiedlichen Fachbereichen formulierten Ziele verdeutlichen, zum anderen ermutigen wir die Patientin auch, ihre Erfolge aus ihrer Sicht darzustellen und schriftlich festzuhalten.

Es kostet viele Patienten einige Überwindung, sich selbst zu loben. Wenn sie sich aber dennoch hinsetzen und beginnen, eine Liste des Erreichten und ihrer Ressourcen anzufertigen, sind sie in aller Regel sehr stolz auf sich und können sich die positiven Entwicklungen auch selbst zuschreiben. So wird ihre Selbstwirksamkeit gestärkt und sie gewinnen an Vertrauen, ihre Probleme in Zukunft auch alleine meistern zu können.

In den letzten Therapiestunden rekapitulieren wir zudem die konkrete Arbeit mit den einzelnen Bezugsbetreuern. So erhalten wir zum einen eine Rückmeldung, was der Patientin geholfen hat, was sie als schwierig empfand und wo sie sich weitergehende Unterstützung gewünscht hätte. Zum anderen erkennt die Patientin selbst, welche Art der Hilfestellung ihr gut bekommt und kann dies für die Zukunft nutzen. Im Laufe der Zeit ist oft eine enge, vertrauensvolle Beziehung entstanden – beim Abschied ist also auch Trauerarbeit zu leisten.

11.8 Beispiel für ein sozialpädagogisches Behandlungsmodell

Anhand des Beispiels von Sarah, die in diesem 11. Kapitel bereits häufig zu Wort kam, soll der sozialpädagogische Behandlungsverlauf nun noch einmal exemplarisch veranschaulicht werden.

11.8.1 Die Anfangsphase: Integration in die Wohngruppe

Sarah zieht Anfang 2006 in die ANAD Wohngruppen ein. Sie ist zu diesem Zeitpunkt 26 Jahre alt, studiert und hat noch keine eigene Familie. Zu Beginn ihres Aufenthaltes setzt sie sich im Gespräch mit ihrer Bezugssozialpädagogin folgende Ziele:

- Tages- und Wochenstrukturierung;
- Erstellen einer zeitlichen Struktur zur Anfertigung der Diplomarbeit;
- Planung eines Praktikums;
- Integration in die Wohngruppe und Entwicklung von Konfliktlösestrategien für das Zusammenleben;
- Kennenlernen der Stadt München.

Die meisten der Zielsetzungen betreffen die Einzelberatung, die anfangs je nach Bedarf ein- bis zweimal wöchentlich stattfindet, später einmal pro Woche. Bezüglich der Integration in ihre Wohngruppe hilft Sarah zudem die **WG-Gruppe**, dort hat sie auch die Gelegenheit, Konflikte mit anderen Bewohnerinnen anzusprechen und zu lösen.

Die **WEP-Gruppe** unterstützt Sarah dabei, andere Patientinnen und München kennenzulernen und ihre Wochenenden zu strukturieren. Sie geht mit den anderen abends aus und lernt so auch Bewohnerinnen anderer Wohngruppen kennen.

In der **Einzelberatung** bildet die berufliche Perspektive den Schwerpunkt. Sarah steht bei Aufnahme in die ANAD Wohngruppen vor dem Beginn ihrer Diplomarbeit und damit fast am Ende des Studiums. Ihr Ziel ist zunächst, die Arbeit während des Aufenthaltes bei ANAD abzuschließen. Als Unterstützung erstellt Sarah einen Wochenplan und legt Lern- bzw. Arbeitszeiten fest. Sie führt regelmäßig Tages- und Wochenprotokolle, in denen sie auch ihre Mahlzeitenstruktur und ihre Freizeitaktivitäten erfasst. So lernt sie, Arbeitsaufträge geplant und nacheinander anzugehen, da sie dazu neigt, alles sofort erledigen zu wollen, was sie letztendlich überfordert.

11.8.2 Der weitere Verlauf: berufliche Orientierung

Nach Ende der sechswöchigen Probezeit werden die anfänglich gesteckten Ziele evaluiert: Sarah ist nun gut in die Wohngruppe integriert, hat Patientinnen auch aus anderen Wohngruppen kennengelernt und eine gute Tages- und Wochenstruktur etabliert. Sie kennt sich in ihrem Wohnviertel gut aus, will jedoch München weiter erkunden. Als Ziele bleiben somit

- die Diplomarbeit zu schreiben bzw. zu strukturieren;
- ein Praktikum zu absolvieren;
- die bereits erlernten Konfliktlösestrategien im WG-Alltag weiter zu erproben und auszubauen und
- die Lebens- und Wohnsituation nach ANAD zu planen.

Höchste Priorität hat für Sarah die Diplomarbeit, so dass sie in der **sozialpädagogischen Einzelberatung** vornehmlich an diesem Ziel arbeitet. Das Thema der Arbeit steht bereits fest: Sarah hat eine sehr gute Hausarbeit verfasst, die sie auf Anraten ihres Professors nun zur Diplomarbeit ausbauen will.

Allerdings fällt es Sarah sehr schwer, aus der vorhandenen Literatur die wichtige und geeignete auszuwählen. Sie tendiert dazu, alles lesen und dann auch sofort in Text umsetzen zu wollen – um später festzustellen, dass das Erarbeitete teilweise gar nicht relevant ist. Mit Unterstützung der Bezugssozialpädagogin sucht die Patientin daher zunächst einen vorläufigen Arbeitstitel, der eine grobe inhaltliche Linie vorgibt und somit eine Literaturauswahl ermöglicht. Aufgabe der Sozialpädagogin ist dabei vor allem auch, die Patientin in ihrer Selbstsicherheit zu stärken, dass ihre Einschätzung des zu verwendenden Materials richtig ist – und sie in ihrem Perfektionismus zu bremsen. Die Sozialpädagogin legt mit Sarah eine Zeitschiene fest, in die Pufferzeiten eingebaut sind.

Durch die fortlaufende Reflexion des Arbeitsverhaltens und der Wochenstrukturierung stellt sich heraus, dass die Patientin mit Diplomarbeit und Therapieterminen überfordert ist. Daraufhin vereinbart sie mit ihrer Bezugssozialpädagogin, die strikte Zeiteinteilung aufzugeben – Sarah arbeitet dann, wenn sie sich gut konzentrieren kann. Damit zu riskieren, dass sie den Abgabetermin verschieben muss, fällt Sarah anfangs sehr schwer, dies ist Thema in der Einzelbetreuung und auch in der Psychotherapie. Sarah selbst beschreibt dies folgendermaßen:

> *»Ich kam zu ANAD mit dem Plan, meine Diplomarbeit fertigzustellen. Am Anfang war ich sehr ehrgeizig, recherchierte, kopierte und las jeden Tag drei Stunden. Ich erstellte mit meiner Sozialpädagogin einen Zeitplan für meine Arbeit. Ich teilte diesen in verschiedene Phasen auf: Recherchephase, Herausschreibphase, Schreibphase und Korrekturphase. Als Beginn setzte ich den 1. Februar fest. Doch war es nicht nur wichtig, die Zeit zu gliedern, die ich bis zur Abgabe der Arbeit hatte, sondern es war auch unerlässlich für mich, Tagespläne aufzustellen, um ein gesundes Maß an Arbeit, Therapie und Freizeit zu finden. Ich überschätzte mich natürlich völlig, so dass wir gemeinsam einen realistischen Plan erarbeiteten.*
> *Am Anfang lief es wirklich gut, doch hatte ich die Anstrengung einer Therapie unterschätzt und nach einiger Zeit ging nichts mehr voran. Da Druck bei mir generell ein großes Problem war, beschloss ich gemeinsam mit meiner Sozialpädagogin, nur noch dann für die Diplomarbeit zu recherchieren, wenn ich wirklich das Verlangen danach spürte. Dieser Ansatz war am Anfang auch wirklich der richtige für mich, denn dadurch wurde ich effektiver.«*

Um Erfahrungen, vor allem auch im Umgang mit Kunden, zu sammeln und den Druck, fortwährend an der Diplomarbeit zu schreiben, weiter zu verringern, beschließt Sarah, sich ein Praktikum in einer Buchhandlung zu suchen. Sie wählt sich entsprechende Geschäfte aus und geht dorthin, um sich vorzustellen. Bald hat sie einen **Praktikumsplatz,** wird jedoch kurz vor Antritt des Praktikums unsicher. Sarah hat Angst, sich wieder zuviel aufzubürden und entscheidet sich schließlich, zu ihrer eigenen Entlastung das Praktikum abzusagen. Dies ist ein großer Schritt, da sie nicht die an sie gestellten Erwartungen erfüllt und sich zugesteht, dass sie überfordert sein könnte.

»Ich nahm das Telefonbuch und ging persönlich alle möglichen Buchhandlungen ab. Schon nach kurzer Zeit hatte ich die Zusage für ein vierwöchiges Praktikum, das ich im Mai absolvieren wollte. Ich freute mich sehr über das Praktikum. In einer Buchhandlung zu arbeiten, war schon seit langem ein Wunsch von mir. Noch dazu handelte es sich um ein englisches Geschäft, so dass ich also auch meine Sprachkenntnisse würde einsetzen können.
Doch so sehr ich mich freute, so sehr setzte mich dieses Praktikum auch unter Druck: Mir würden so vier Wochen für die Diplomarbeit fehlen. Nach einem Gespräch mit meiner Therapeutin und meiner Sozialpädagogin beschloss ich dann, das Praktikum wieder abzusagen. Mir fiel der Entschluss schwer, aber ich merkte sofort, wie der Druck in mir nachließ. Ich versuchte in dieser Entscheidung auch etwas Positives zu sehen, nämlich zu üben, auch einmal etwas abzusagen, von dem ich das Gefühl hatte, ich dürfte es nicht.«

Als Stresssituation erlebt Sarah Konflikte in der **Wohngruppe**, bei denen es in der Regel um Dienste ging, die andere Mitbewohnerinnen nicht erledigt haben. Sarah übt im sozialpädagogischen Einzeltermin entsprechend für ihre eigenen Bedürfnisse einzustehen und ihre Forderungen konstruktiv rückzumelden. Sie hat anfangs große Angst, die anderen würden sie nicht mehr mögen, wenn sie sich kritisch äußert. Im Laufe der Zeit lernt sie jedoch mehr und mehr, die Verantwortung bei ihrem Gegenüber zu lassen.

11.8.3 Die Verlängerungsphase: Klärung von Finanz-, Berufs- und Wohnsituation

Gegen Ende des Therapieaufenthaltes bei ANAD wird die Wohnsituation nach Auszug Thema in der **sozialpädagogischen Einzelbetreuung.** Da sich die Patientin weder sicher ist, ob sie an ihren Studienort zurückkehren oder in München bleiben will, noch sich ausreichend gefestigt fühlt, um alleine zu leben, beantragt sie zusammen mit ihrer Bezugssozialpädagogin eine zweimonatige Verlängerung des Aufenthaltes. Als Ziele für diese Phase legt Sarah vor allen Dingen die

- Zukunftsplanung hinsichtlich ihrer Wohnsituation und ihres Studiums;
- Reflexion ihrer beruflichen Situation und Bewerbungscoaching sowie
- die Regelung ihrer finanziellen Existenz fest.

Weiterhin treffen sich die Patientin und ihre Bezugssozialpädagogin einmal pro Woche zum Einzelgespräch, da Sarahs Ziele in diesem Rahmen am besten bearbeitet werden können.

Sarah entscheidet sich schließlich, in München zu bleiben und erwirkt eine Vereinbarung mit ihrer Universität, dass sie ihr Studium als eine Art »Fernstudium« weiterführen kann. Dies ist eine große Erleichterung für die Patientin und gibt ihr zugleich die Gewissheit, dass es sich lohnt, für seine Bedürfnisse und Interessen zu kämpfen.

»Doch dann wurden auch schon die Gedanken an die Zeit nach meinem Auszug aktuell. Wo sollte ich hin? Zurück an meinen Studienort? Nach Hause? Diese beiden Optionen gefielen mir nicht wirklich. Beide Orte waren für mich der Inbegriff der Essstörung. Am liebsten würde ich in München bleiben, in der Nähe vieler Menschen, die ich in den vergangenen Monaten so lieb gewonnen hatte. Ich dachte mir: ›Jetzt stell dich nicht so an, geh' zurück zu deinem Studienort und mache dein Studium ganz normal zu Ende.‹ Doch ich merkte, wir sich bei diesem Gedanken alles in mir zusammenzog … und ich hatte doch bei ANAD gelernt, auf mich zu hören.
Auch wenn es ein großer Schritt war, ich entschied mich zu bleiben und setzte alles in Bewegung, um herauszufinden, wie ich mein Studium von hier aus zu Ende bringen könnte. Ich schrieb meine Professoren an und erklärte ihnen, dass ich wegen gesundheitlicher Probleme nicht mehr an meinen Studienort zurückkehren würde und fragte, ob es möglich sei, mein Studium von München aus zu beenden. Die Antworten überraschten mich: Eigentlich sei ein Fernstudium nicht vorgesehen, aber es wäre möglich!«

Nun geht Sarah in der sozialpädagogischen Einzelbetreuung daran, die **finanzielle Seite** ihres Lebens in der Großstadt zu klären, und es wird relativ rasch klar, dass sie sich eine Arbeit suchen muss, um ihren Lebensunterhalt finanzieren zu können. Folglich beschließt Sarah, sich in ihrem vor dem Studium erlernten Beruf zu bewerben. Dies hat sie vorher noch nie getan, daher bereitet sie die **Bewerbungssituation** im sozialpädagogischen Einzeltermin ausführlich vor. Die Bezugssozialpädagogin unterstützt Sarah dabei, den Lebenslauf und ein Bewerbungsanschreiben zu erstellen, hilft ihr bei der Recherche nach geeigneten Stellenanzeigen und gibt Hinweise für das Vorstellungsgespräch. Sarah findet sehr rasch eine Anstellung in einer Anwaltskanzlei. Thema in den folgenden Stunden sind Unsicherheiten in der Arbeit, vor allem auch im Umgang mit anderen Kollegen, die teilweise auch in Form von Rollenspielen bearbeitet werden.

»Da ich vor meinem Studium Fremdsprachenkorrespondentin gelernt hatte, bewarb ich mich um eine Stelle in einer Anwaltskanzlei. Ich erhielt die Stelle und konnte am 1. August dort anfangen. Ich war so glücklich, so konnte ich in München bleiben, mein Lebensunterhalt war gesichert, und nebenbei konnte ich noch Berufserfahrung sammeln, die mir hoffentlich nach meinem Studium als positiv angerechnet würde. Meine Diplomarbeit wollte ich abends und an den Wochenenden schreiben.«

Bezüglich der **Wohnungssuche** tun sich jedoch einige Schwierigkeiten auf. Sarah weiß, dass sie mit anderen Bewohnerinnen ihrer Wohngruppe zusammenziehen will, jedoch ändert sich die Zusammensetzung der angestrebten WG mehrmals und es gestaltet sich sehr schwierig, eine geeignete Wohnung zu finden. Im sozialpädagogischen Einzelgespräch reflektiert Sarah ihre Entscheidungen und die Vor- und Nachteile einzelner Wohnungen.

11.8.4 Der Auszug: Der Sprung in die Selbstständigkeit gelingt

Bei Auszug aus den ANAD Wohngruppen steht Sarah somit in einem festen Arbeitsverhältnis, sie wohnt übergangsweise in der Wohnung einer Freundin, um bald danach mit einer anderen ehemaligen ANAD Patientin zusammenzuziehen. Sie sucht sich einen ambulanten Therapieplatz und nimmt die Arbeit an ihrer Diplomarbeit wieder auf. Als sie feststellt, dass sie ihr Studium neben der Vollzeitstelle in der Anwaltskanzlei nicht abschließen kann, kündigt sie diese und sucht sich eine andere Arbeit, die ihr die Arbeit an der Diplomarbeit erlaubt.

> *»Alles in allem würde ich sagen, dass es mir gut geht und ich glücklich bin. Ich bin so froh, damals den Schritt gegangen zu sein, mich in Therapie zu begeben und vor allem auch meine alte Umgebung aufzugeben. Ich habe während meiner Zeit bei ANAD so viele liebe Menschen kennengelernt, die ich um nichts in der Welt mehr missen möchte und habe mittlerweile auch begonnen, wieder Kontakt zu ›gesunden‹ Menschen aufzubauen. Niederlagen, schlechte Erfahrungen und Verletzungen versuche ich nun als Chancen zu sehen, um daraus etwas über mich zu lernen und mein Verhalten in der Zukunft ändern zu können. Ich würde sagen, ich habe wieder begonnen, mich auf das Leben einzulassen.«*

12 Das familiäre Umfeld

Essstörungen beginnen oftmals in der Adoleszenz, viele Betroffene wohnen noch im Elternhaus. Zudem spielen familiäre Faktoren bei der Pathogenese und vor allem bei der Aufrechterhaltung der Essstörung nicht selten eine wesentliche Rolle. Und die Essstörungssymptomatik bleibt ihrerseits nicht ohne Folgen für das Familiensystem (vgl. Kapitel 4.4).

12.1 Das Gespräch mit Angehörigen

In vielen Fällen bietet es sich an, Eltern und Geschwister der Betroffenen in den Therapieprozess mit einzubeziehen, insbesondere, wenn es sich bei den Erkrankten um Jugendliche handelt. Denn es kann dem Heilungsprozess sehr zuträglich sein, wenn es gelingt, die Ressourcen in der Familie zu nutzen.

12.1.1 Auswirkung der Essstörung auf die Familienmitglieder

Essstörungen bestimmen nicht selten das ganze Familiensystem: Eltern, Partner, Geschwister, alle sind in Sorge und bemühen sich, die Betroffene wieder zu einem normalen Essverhalten zu bewegen.

Eltern

Eltern, deren Kind an einer Essstörung leidet, durchleben die unterschiedlichsten Gefühle: Sie fühlen sich ängstlich, hilflos, verzweifelt, traurig und schuldig, zugleich aber auch wütend, dass ihr Kind ihnen das antut (vgl. z. B. Treasure et al. 2003). Sie empfinden sich als machtlos, da sie die Essstörung nicht aufhalten können und sich in professionelle Hilfe begeben müssen, über die sie sich dann nicht selten schlecht informiert und in die sie sich zu wenig einbezogen fühlen (vgl. Tierney 2005). Gerade Ärger und Frustration behalten Eltern meist für sich, schämen sich dafür, dem armen kranken Kind gegenüber solch unangenehme Gefühle zu hegen. Auch Hoffnungslosigkeit und Kapitulation haben keinen Platz, will man die Betroffenen doch stärken und ihnen Mut machen. Doch es ist wichtig, dass auch diese Emotionen Ausdruck finden können – beispielsweise in einer Einzelberatung oder auch im Gespräch mit anderen Eltern. Gerade die Erfahrung, dass es anderen ebenso geht, sie dieselben Gefühle erleben, entlastet viele Eltern sehr.

Inner- und außerfamiliäre Beziehungen leiden, viele Eltern haben das Gefühl, andere gäben ihnen die Schuld an der Erkrankung ihrer Tochter oder ihres Sohnes. Manche ziehen sich zurück, laden keine Freunde mehr ein aus Angst vor deren Kommentaren. Ein guter Teil der Eltern wird psychisch und physisch anfällig, ihre Lebensqualität sinkt (vgl. De la Rie 2005). Zugleich erhalten sie wenig Unterstützung – auch von professionellen Helfern, die die Last, die auf ihren Schultern liegt, oft nicht ausreichend anerkennen (vgl. Highet et al. 2005).

Die meisten Eltern wollen aktiv gegen die Essstörung angehen: Sie versuchen das betroffene Kind zu beeinflussen, indem sie beispielsweise Hilfe für es suchen, praktische oder emotionale Unterstützung bieten, Konfrontation vermeiden oder auch Druck ausüben (Honey & Halse 2005). Wie sie auf die Essstörung reagieren, hängt unter anderem von ihrem Erklärungsmodell ab: Sehen sie die Essstörung als ein reines Problem mit dem Essen an oder als eine Krankheit, für die das Kind nicht verantwortlich ist? Vermuten sie ein psychologisches Problem dahinter oder bleibt die Essstörung für sie komplex und mysteriös – was für die meisten der von Honey und Halse (2005) untersuchten Eltern zutraf und vor dem Hintergrund der multifaktoriellen Bedingtheit der Symptomatik (vgl. Kapitel 4) nicht verwunderlich erscheint.

Geschwister

Die Geschwister der Betroffenen sind in einer schwierigen Situation. Die Aufmerksamkeit der Eltern konzentriert sich auf das kranke Kind, alle bemühen sich, und doch will die Schwester einfach nicht zunehmen – Grund genug für Hilflosigkeit und Wut, Sorge und Eifersucht. Ein Gesprächsangebot für das Geschwisterkind mit der oder auch außerhalb der Familie, z. B. in einer Beratungsstelle, kann sehr hilfreich sein. Wir laden die Geschwister der Patienten mit zu den Familiengesprächen in den ANAD Wohngruppen ein.

Partner

Die Partner der Betroffenen fühlen sich häufig ausgegrenzt und zurückgewiesen, auch in Bezug auf körperliche Nähe und Intimität. Und sie erleben nicht selten, dass sie nicht helfen können, egal was sie auch sagen und tun. Wichtig ist, sich nicht im Sinne der Essstörung instrumentalisieren zu lassen und der Partnerin täglich zu bestätigen, wie schlank sie ist, oder wie wenig sie gegessen hat. Stattdessen sollte der Partner die Betroffene mit der Essstörung konfrontieren, zugleich jedoch seine Unterstützung und Solidarität zeigen. Starke Fürsorge, auch wenn sie lieb gemeint ist, kann dazu beitragen, die Essstörung aufrechtzuerhalten.

12.1.2 Ziele im Gespräch mit Angehörigen

Ablösung von der Familie ist bei vielen Essstörungspatienten ein zentrales Thema. Doch soll diese dauerhaft und gut gelingen, dann reichen Abgrenzung und Distanzierung nicht aus. Es gilt zu erreichen, was Familientherapeuten als »bezogene Individuation« bezeichnen (vgl. Weber & Stierlin 1989), das heißt, es kann Eigenständigkeit auf der Basis einer emotional nahen Beziehung gelebt werden.

Dazu ist oft ein langer (therapeutisch begleiteter) Entwicklungsprozess notwendig. Und die Entwicklung kann nicht nur vom Kind erwartet werden, auch die Eltern müssen ihren Teil dazu beitragen.

Sich über Essstörungen informieren

Psychoedukation über Essstörungen spielt in der Beratung und Therapie eine wichtige Rolle, entsprechende Gruppenprogramme für Eltern stoßen bei diesen auf positive Resonanz (Holtkamp et al. 2005). In den ANAD Wohngruppen klären wir die Eltern unter anderem im Rahmen von Psychoedukationsseminaren über Essstörungen, deren Hintergründe und aufrechterhaltende Mechanismen sowie Therapiemöglichkeiten auf und geben ihnen konkrete Hinweise für den Umgang mit den Betroffenen.

Aus der Heimlichkeit aussteigen

Vielen Eltern fällt es zunächst schwer, zu der Essstörung ihres Kindes zu stehen, manche neigen dazu, die Symptome herunterzuspielen. Eine Beratung unter professioneller Leitung kann helfen, Heimlichkeit und Bagatellisierung zu beenden.

Die eigene Rolle kritisch hinterfragen

Bisweilen erfüllt die Essstörung eine wichtige Funktion im Familiensystem. Eltern klagen immer wieder, Therapeuten würden ihnen die Schuld an der Essstörung des Kindes geben (BPS 2004). Schuldgefühle auszugrenzen führt in der Regel nicht weiter, sie sollten vielmehr ernst genommen und gemeinsam exploriert werden: Was glauben die Eltern falsch gemacht zu haben, und wie steht die Patientin dazu? Weshalb haben die Eltern so gehandelt? Ein ebensolches Vorgehen empfiehlt sich auch bei Selbstbeschuldigungen (Reich 2003a).

Andererseits haben Essstörungs- und eine möglicherweise komorbid auftretende depressive, zwanghafte oder emotional instabile Symptomatik ihrerseits Auswirkungen auf die Prozesse und Strukturen innerhalb der Familie. Es gibt somit nicht kausale und damit lineare Pfade, sondern eine wechselseitige Beeinflussung. Darauf hinzuweisen kann Eltern und Angehörige entlasten.

Die Bedeutung von Essen, Figur und Gewicht erforschen

In einer Familie mit einer diäthaltenden Mutter, einem Vater mit starken Gewichtsproblemen oder einer Familie, in der das gemeinsame gute Essen höchste Priorität genießt, kommt es vielleicht nicht von ungefähr, dass die Tochter ausgerechnet eine Essstörung »gewählt« hat, um auf sich und ihre Probleme aufmerksam zu machen. Es lohnt sich demnach, der Bedeutung von Essen, Figur und Gewicht in der eigenen Familie und auch der eigenen Herkunftsfamilie auf den Grund zu gehen.

Auf Kontrolle und Druck verzichten

Ziel ist, sich wieder einem normalen Umgang mit dem Kind zu nähern. Druck, vor allem auch in Bezug auf das Essverhalten, führt meist zum Gegenteil, zu Abwehr und folglich Verstärkung der Essstörung. Und jede Sonderbehandlung des kranken Kindes verstärkt dessen »Krankheitsgewinn«, lässt es weniger attraktiv erscheinen, die Essstörung zu bekämpfen und zu besiegen.

Interessanterweise ist dies auch einer der ersten Ratschläge, den Betroffene selbst Eltern geben: ein normaler Umgang, wie mit einem Kind ohne Essstörung. Das heißt: keine extra Speisepläne, keine Light-Produkte für die Betroffenen und keine Rücksicht bei gemeinsamen Ausflügen. Zudem sollten bewusst Gespräche und Unternehmungen angeregt werden, bei denen es nicht um Essen, Figur und Gewicht geht. Sie können dem Kind das Gefühl vermitteln, nicht nur über die Essstörung definiert zu werden und auch andere beachtens- und liebenswerte Seiten und Eigenschaften zu haben.

Wieder eine positivere Beziehung zum Kind aufbauen

Schon allein die Teilnahme an einem Familiengespräch zeigt der Betroffenen, dass die Eltern sich sorgen und kümmern. Die professionelle Leitung des Gesprächs kann verhindern, dass die Familie in alte Kommunikations- und Konfliktmuster verfällt und so zu neuen, positiven Erfahrungen verhelfen. Zudem können Berater und Therapeuten als Vorbild dienen, wenn es beispielsweise darum geht, Kompromisse auszuhandeln, zu loben oder Kritik konstruktiv zu äußern.

Abgrenzung vonseiten des Kindes zulassen

Gerade in Familien mit anorektischen Mädchen finden sich teilweise sehr enge Beziehungen, Trennung wird vermieden und ist mit Angst verbunden. Die Essstörung bietet dem Kind die Möglichkeit, sich abzulösen ohne sich wirklich zu trennen (Kapitel 4.4). Im Heilungsprozess muss eine adäquate Form der Ablösung gefunden werden.

Sich selbst vom essgestörten Kind abgrenzen

Wir ermutigen die Eltern zugleich, wieder an sich zu denken und auch für sich wieder andere Themen zu finden als Essen, Gewicht und Krankheit. Viele Eltern machen ihren Selbstwert als Mutter und Vater zunehmend von der Gewichtsentwicklung des Kindes abhängig. So hängen irgendwann ganze Familien an der Waage: die magersüchtige Tochter, die ihren Erfolg bzw. Misserfolg als Person davon abhängig macht, ihre Eltern, die ihre Erziehungskompetenz in Kilogramm messen, und die Geschwister, da sie von den Stimmungen der anderen betroffen sind.

Das Kind in der Beratung/Therapie unterstützen

Es ist wichtig, dass Eltern für Therapiemaßnahmen offen sind. Oft distanziert sich das Kind während einer Therapie zwischenzeitlich stärker von den Eltern. Das ist für diese nicht leicht, fördert vielleicht auch deren Schuldgefühle, doch Ablösung und Abgrenzung sind zentral bei der Bewältigung der Essstörung.

Zu der Einsicht gelangen, dass man selbst Unterstützung benötigt

So kann bei schweren individuellen oder Partnerschaftskonflikten eine zusätzliche therapeutische Begleitung der Eltern auf Individual- oder Paarebene das betroffene Kind entlasten und helfen, Familienstrukturen zu verändern.

Verhindern, dass Krankheit in der Familie »weitervererbt« wird

Zeigt das eine Kind keine Symptome mehr, entwickelt im ungünstigen Fall ein anderes Beschwerden. Um dies zu vermeiden, müssen Familienstrukturen auf konstruktive Weise angepasst werden – und das geht nur, wenn die ganze Familie mitmacht.

12.2 Die Familie in der Therapie

Da familiäre Muster einen nicht unwesentlichen Beitrag zur Auslösung und Aufrechterhaltung der Essstörungssymptomatik leisten (vgl. Kapitel 4.4), nehmen Familienthemen in der Therapie oft einen prominenten Rang ein. Gerade junge Patienten fühlen sich ihren Eltern verpflichtet, haben Angst, aus dem engen Beziehungsgeflecht auszubrechen und sich von den Eltern abzugrenzen (vgl. Naab 2005). Bisweilen ist die Mutter die »beste Freundin« der magersüchtigen Tochter und reagiert empfindlich auf Wünsche der »Freundin« nach mehr Distanz.

Magersüchtige Patienten waren oft ihr Leben lang unproblematische Kinder und müssen erst lernen, zu ihren Bedürfnissen zu stehen. Zudem stehen vielfach massive Ängste im Hintergrund, was aus der Familie werden könnte – vor allem wenn die Paarbeziehung der Eltern konflikthaft und schwierig ist, und die Essstörung der Tochter oder des Sohnes wesentlich zu deren Stabilisierung beiträgt. Diese Hintergründe müssen aufgedeckt und bearbeitet werden, soll ein symptomfreies Zusammenleben möglich werden. Zudem hängen die (verzerrten) Denkmuster der Essstörungspatienten, welche in der kognitiv-behavioralen Therapie eine wesentliche Rolle spielen, nicht selten mit der Familie zusammen.

Auch die Beziehungen zu Geschwistern sollten in der Therapie Thema sein, denn diese können eine wertvolle Stütze und Ressource auf dem Weg aus der Essstörung werden.

Entsprechend ist die Familie integraler Bestandteil der Essstörungstherapie. Idealerweise ist sie immer wieder »live« dabei. Davon abzuraten ist jedoch, wenn die Betroffenen im Elternhaus (sexuelle) Gewalt erfahren haben und/oder sich massiv gegen eine Beteiligung der Eltern wehren. Allerdings sollte in letzterem Fall genau exploriert werden, welche Befürchtungen an die Familiengespräche geknüpft sind, und ob diese sich nicht ausräumen lassen.

In der Einzel- oder Gruppentherapie ohne Eltern, Geschwister oder Partner haben familiäre Strukturen ebenfalls ihren Platz. Therapeutische Methoden, wie sie beispielsweise in der systemischen Therapie oder der Gestalttherapie verwendet werden, machen es möglich, die Eltern symbolisch mit in den Raum zu holen: in Form eines leeren Stuhls, einer Skulptur mit Kissen oder Puppen oder aber eines Genogramms, einer Art »Familienstammbaum«, anhand dessen wichtige Themen und Übergänge in der Familie thematisiert werden können.

12.2.1 Das systemische Krankheitskonzept

Die Entwicklung der systemischen Beratung und Therapie war von Anfang an stark geprägt durch die Arbeit mit Familien mit Essstörungen. So beschäftigten sich zum Beispiel die Mitglieder der Mailänder Arbeitsgruppe, vor allen Dingen Mara Selvini Palazzoli, mit der Magersucht (z. B. Selvini Palazzoli 1984), und entwickelten neue Deutungsmuster und Interventionsstrategien. Auch die Gruppe um Salvador Minuchin lieferte Hypothesen zur Struktur psychosomatischer Familien (Minuchin et al. 1986; Minuchin 1994).

Im systemischen Verständnis von Krankheit und Störung ist die Patientin nur Symptomträgerin. Die Symptomatik wird als kreativer Lösungsversuch verstanden, der für das System, zum Beispiel die Familie, durchaus funktional sein kann – wenn auch zu einem zu hohen Preis. Somit ist die Essstörung nicht die Störung eines einzelnen Individuums, sondern ein Hinweis auf tiefer liegende Probleme und Konflikte der Person und ihrer sozialen Bezugssysteme.

Eine Feststellung und Festlegung der Störung im Sinne einer diagnostischen Einordnung in gängige Klassifikationskataloge (vgl. Kapitel 2) ist unter anderem im Berichtswesen gegenüber den Kostenträgern unumgänglich. Wir bemühen uns jedoch, den Blick weniger auf die Symptome der Patienten zu richten als vielmehr auf ihre Ressourcen. Die Essstörung ist immer nur Teil einer Patientin, die viele Kompetenzen und Möglichkeiten mitbringt. Und diese warten nur darauf, (wieder-)entdeckt und (wieder-)belebt zu werden.

12.2.2 Familienarbeit mit der Familie

Wir gehen bei ANAD mehrere Wege, um mit der Familie der Betroffenen zu arbeiten.

Familiengespräche

Bei ANAD finden regelmäßig Familiengespräche statt, die von der Bezugspsychotherapeutin und der Bezugssozialpädagogin geleitet werden. Dabei geht es um organisatorische Aspekte, z. B. die Planung von Wochenendheimfahrten der Patientin; aber auch um die Klärung von Beziehungsstrukturen und -themen, wobei auch erlebnisorientierte Verfahren zum Einsatz kommen, wie z. B. Familienskulpturen. Zudem wird die Zukunft nach Beendigung der Therapiemaßnahme vorbereitet – insbesondere, wenn die Patientin wieder nach Hause zu den Eltern zieht. Zusätzlich bieten an der ANAD Beratungsstelle Familientherapeutinnen Seminare für Eltern von Betroffenen an.

Telefonkontakt

Die Sozialpädagogen stehen bei jugendlichen Patienten in regelmäßigem Telefonkontakt mit den Eltern, dabei geht es vorrangig um die Klärung organisatorischer Belange. Um nicht in Loyalitätskonflikte zu geraten, werden weiterführende Themen nur nach Absprache und mit Wissen bzw. in Anwesenheit der Patientin mit den Eltern besprochen. Die Patientin wird ermutigt, dies selbst in die Hand zu nehmen, die Familiengespräche bieten dafür den geeigneten Rahmen.

Paargespräche

Partner von Patienten werden einbezogen, wenn die Patientin dies wünscht oder es therapeutisch sinnvoll ist, weil beispielsweise eine Co-Abhängigkeit besteht.

Gemeinsame Freizeitveranstaltungen und Elterntreffen

Um Kontakt und Kommunikation zwischen Eltern und Kindern zu fördern, bieten wir gemeinsame Freizeitveranstaltungen an. Zudem haben die Eltern die Möglichkeit, sich in Elternrunden auszutauschen, ohne dass die Patienten dabei sind.

12.2.3 Familienarbeit ohne Familie

Zudem werden auch in den Einzelgesprächen und in den Gruppentherapien, insbesondere der familientherapeutischen Indikationsgruppe ohne Anwesenheit der Angehörigen, Techniken aus der systemischen Beratung und Therapie eingesetzt.

Skulpturtechnik

Durch Platzhalter in Form von Gegenständen oder kleinen Figuren lassen sich nicht anwesende Familienmitglieder mit in die Therapie einbeziehen. So können Skulpturen mit Steinen, Kissen, kleinen Spielfiguren oder anderen Gegenständen im Raum aufgestellt werden, um die Situation in der Familie zu verdeutlichen: Wie fühlt sich die Patientin jetzt? Wie war es in der Kindheit? Wie war es zu Beginn der Essstörung? Wie stehen die Familienmitglieder in Konflikten zueinander? Wie wäre es, wenn die Essstörung nicht mehr da wäre? Was wünscht sich die Patientin für die Zukunft? Welche Grundannahmen, welche Überlebensregel hat die Patientin in ihrer Familie gelernt (vgl. Kapitel 10.1). Die Skulpturen helfen nicht nur den Patienten, sich – auch emotional – in die Situation hineinzuversetzen und Zusammenhänge zu erkennen, sondern bieten auch wichtige diagnostische Hinweise für die Therapeutin.

Ähnliches gilt für die Arbeit mit dem leeren Stuhl, wie sie aus der Gestalttherapie bekannt ist. Der Stuhl steht dabei stellvertretend für eine andere Person, beispielsweise ein Familienmitglied. Die Patientin ordnet dem Stuhl Namen, Attribute oder Gefühle zu und nimmt den Platz des anderen ein, indem sie sich auf den Stuhl und somit in die Rolle des Gegenübers hineinversetzt.

In der familientherapeutischen Indikationsgruppe können Skulpturen auch mit lebendigen Rollenspielern dargestellt werden. Dabei werden oft starke Emotionen ausgelöst, und das nicht nur bei derjenigen Patientin, deren Familiensituation gerade dargestellt wird. Es bedarf daher einer professionellen und erfahrenen familientherapeutischen Anleitung und einer gründlichen Vor- und Nachbereitung. Da die Teilnehmerinnen alle in den Wohngruppen leben, haben sie die Möglichkeit, sich in Krisenfällen an ihre jeweilige Bezugstherapeutin zu wenden.

Genogrammarbeit

Als Grundlage und Vorbereitung lassen wir die Patienten in der Regel ein Genogramm ihrer Familie anfertigen. Dabei handelt es sich um eine Art Familienstammbaum mit eigener Nomenklatur (vgl. McGoldrick & Gerson 1990). Wird das Genogramm um Eigenschaften einzelner Familienmitglieder sowie Beziehungen untereinander ergänzt, liefert es ein umfassendes diagnostisches Bild der Familienstruktur und wertvolle Hinweise auf Bedingungs- sowie auftrechterhaltende Faktoren der Essstörung. Zudem können einzelne Themen gezielt erarbeitet werden, beispielsweise die »Vererbung« von bestimmten Werten, Eigenschaften oder auch Gewalterfahrungen über mehrere Generationen hinweg.

Der Esstisch in der Herkunftsfamilie

In der Gruppenpsychotherapie widmen wir auch dem Essverhalten in der Familie immer wieder eine Sitzung. Die Teilnehmer machen sich im Vorhinein Gedanken darüber, welche Rituale es diesbezüglich in ihrer Herkunftsfamilie gab, welche Gefühle mit Essen verknüpft wurden, wie die Stimmung beim Essen war, wie die Mahlzeitenstruktur und -zusammensetzung aussah etc. Ihre Erkenntnisse stellen sie dann der Gruppe vor und tauschen sich mit den anderen Patienten aus. Nicht selten wird anhand dieser Übung klarer, warum gerade Essen das vorherrschende Thema der Patientin wurde.

Systemische Fragetechniken

Weiterhin bieten sich Fragetechniken aus der systemischen Beratung und Therapie, insbesondere auch aus der lösungsorientierten Therapie nach Steve De Shazer und Insoo Kim Berg, in der Arbeit mit Essstörungspatienten an. Einige davon sind in Abbildung 12.1 kurz beschrieben (vgl. z. B. Berg 1999; von Schlippe & Schweitzer 1996; Simon & Rech-Simon 2000; Weber & Stierlin 1989; vgl. Arbeitsblatt 35).

Fragetechniken aus der (lösungsorientierten) systemischen Therapie

- **Zirkuläre Frage:** »Was meinen Sie, wie fühlt Ihre Mutter sich?« Eine Person wird zu Gedanken, Meinungen und Gefühlen einer anderen Person befragt, da davon ausgegangen wird, dass jedes Gefühl und jede Beziehung eine Botschaft an einen anderen ist.
- **Verschlimmerungsfrage:** »Was können Sie tun, damit Ihr Problem ewig bleibt?« oder »Was müsste ich als Therapeutin tun, damit Sie auf keinen Fall mehr wiederkommen?« oder »Was könnten die Eltern tun, um die Tochter noch mehr zum Hungerstreik zu motivieren?« (vgl. Schweitzer & von Schlippe 2006). Es handelt sich um eine paradoxe Strategie, um beispielsweise Ängste und Befürchtungen offenzulegen und auf aufrechterhaltende Mechanismen hinzuweisen.
- **Frage nach Ausnahmen von Problemen:** »Wie oft und in welcher Situation trat das Problem nicht auf? Was haben Sie in diesen Zeiten anders gemacht? Wie haben Sie das geschafft?« Die Fragen lenken den Blick auf die Ressourcen und Kompetenzen der Befragten.
- **Wunderfrage:** »Wenn heute Nacht ein Wunder geschehen würde und die Magersucht wäre weg, wer würde es morgen als erster bemerken? Woran würden Sie es bemerken? Wie würde sich Ihr Leben verändern? Wie würde sich Ihre Familie verändern?« Die Wunderfrage gibt Hinweise auf die Struktur des sozialen Umfelds (wer steht wem am nächsten) und auf Ressourcen (was mache ich jetzt schon von dem, was ich nach dem Wunder machen würde), aber auch auf die Funktion des Symptoms.
- **Skalierungsfrage:** »Stellen Sie sich eine Skala von 0 bis 10 vor. 0 bedeutet: Ich habe keine Lust etwas zu ändern, 10 Ich will unbedingt etwas ändern – wo stehen sie heute?« Diese Fragetechnik eignet sich sehr gut, um die Motivation zu erfragen (vgl. Kapitel 6.2), aber auch, um Gefühle verankern zu können. Dies ist gerade bei Menschen, die es kaum gewohnt sind, über ihr Innenleben zu sprechen, ein guter (erster) Zugang.

Abbildung 12.1: Fragetechniken aus der systemischen Therapie

12.3 »Arbeitsaufträge« an Angehörige, um Essstörungen zu vermeiden

Ebenso wie familiäre Einflüsse nur einer von mehreren Bedingungsfaktoren bei der Entstehung und Aufrechterhaltung von Essstörungen sind, können Eltern Essstörungen ihrer Kinder auch nicht in jedem Fall verhindern. Bestimmte Verhaltensweisen in der Familie können gleichwohl das Risiko senken (vgl. BzgA 2000; Wunderer 2005); (vgl. auch Kapitel 4.7):

- **Offenheit.** Offen über Gefühle sprechen, Konflikten nicht aus dem Weg gehen und den Kindern Grenzen setzen, damit diese ihrerseits lernen können, Grenzen zu setzen.
- **Im Gespräch bleiben.** Gerade zwischen Geschwistern besteht oft eine Vertrauensbasis, die es ermöglicht, über Probleme zu sprechen.
- **Abgrenzung ermöglichen.** Jugendliche, die Gefahr laufen, eine Essstörung zu entwickeln, haben oft besondere Schwierigkeiten, sich von ihren Eltern abzugrenzen und von zuhause abzulösen. Die Eltern können ihnen helfen, indem sie ihnen das Gefühl vermitteln, dass sie ihren eigenen Weg finden und gehen dürfen, auch wenn er von den elterlichen Vorstellungen abweicht.
- **Keine Kommentare über das Aussehen.** Es ist nur ein Aspekt unter vielen – aber ein wichtiger. Familienangehörige sollten keine negativen Bemerkungen über das Äußere der Kinder und Jugendlichen machen, insbesondere, was Figur und Gewicht angeht. Stattdessen können sich die Familienmitglieder immer wieder einmal sagen, was sie aneinander mögen und gut finden, denn positive Wertschätzung kommt im Alltagsstress nicht selten zu kurz.
- **Selbstbestimmung beim Essen.** Kinder und Jugendliche sollten ihre Essgewohnheiten so weit wie möglich selbst bestimmen dürfen, damit das Gefühl für die eigenen Körpersignale erhalten bleibt.
- **Vorbild sein.** Familienangehörige sind Vorbilder, auch was das Essen angeht! Sie sollten also ein gesundes Essverhalten vorleben – mit geregelten Mahlzeiten und ohne Diäten.
- **Aufklären.** Diäten sind häufig die »Einstiegsdroge« in eine Essstörung. Daher ist es wichtig, Kinder und Jugendliche über die negativen Auswirkungen von Diäten aufzuklären. Im Zweifelsfall kann ein Buch weiterhelfen, auch die Jugendliteratur beschäftigt sich mittlerweile kritisch mit den Themen Essen, Figur und Gewicht.
- **Hilfe suchen.** Liegt ein begründeter Verdacht vor, dass eine Familienangehörige an einer Essstörung leidet, so sollte professionelle Hilfe gesucht werden. Je früher dies geschieht, desto höher sind die Heilungschancen. Denn: Eine Essstörung ist eine ernstzunehmende Erkrankung mit gravierenden medizinischen Folgeschäden und nicht nur ein Problem mit dem Essen und verschwindet in aller Regel nicht von selbst.

13 Der professionelle Helfer

Die Gedanken und Gefühle von Menschen mit Essstörungen sind für Außenstehende nicht immer leicht zu verstehen. Besonders die Magersucht birgt eine Reihe von Paradoxien. So verweigern anorektische Personen das Essen rigoros, beschäftigen sich zugleich jedoch ständig damit. »Sie lehnen auch ihren Körper ab, konzentrieren sich aber mit allem Denken und Handeln auf ihn. Sie haben Angst vor dem Normalen, dem Mittelmaß, fürchten aber unendlich, aufzufallen. Sie haben große Angst vor Trennung, fürchten sich aber gleichzeitig vor Nähe, insbesondere auch intimer, sexueller Nähe« (DHS 2004, S. 16). Grundlage ist nicht selten die widersprüchliche Botschaft der Eltern: Geh deinen eigenen Weg, aber geh nicht von uns fort.

Zudem ist die Motivation der Betroffenen oft schwankend, sie sind ambivalent gegenüber der Therapie, haben Angst, die Kontrolle über ihr Essverhalten zu verlieren (vgl. Kapitel 6). Entsprechend stellt die Arbeit mit Personen mit Essstörungen hohe Anforderungen an professionelle Helfer. Grundlage, dass diese gelingen kann, sind kritische Selbstreflexion und ausreichend (kollegiale) Unterstützung.

13.1 Selbstreflexion als Grundlage professioneller Arbeit

Essstörungen bringen auch in uns, die wir uns professionell mit ihnen befassen, so manche Saite zum Klingen, setzt sich doch jeder zwangsläufig mit Essen und mit seinem Körper auseinander.

Wichtig ist daher, immer wieder die eigenen Einstellungen und Erfahrungen zu reflektieren (vgl. Abbildung 13.1): Was bedeuten Essen, Figur und Gewicht für mich? Wie stehe ich zu Diäten? Was lösen Menschen mit Essstörungen in mir aus?

Sich kritisch mit der eigenen Einstellung und Erfahrung in Bezug auf Essen, Figur, Gewicht und Essstörungen auseinanderzusetzen hilft, die eigene Gegenübertragung verstehen zu können – wenngleich man sie dadurch nicht immer schon verhindern kann. Und es zeigt auf, was man der Patientin weitergibt, auch ohne viele Worte.

Unterstützende Fragen zur Selbstreflexion

- Wie geht es mir in meinem Körper?
- Welche Rolle spielt meine Figur für mein Selbstbewusstsein?
- Was sind meine Modelle, was sind wichtige Werte in meinem Leben?
- Welche Rolle spielt Essen (z. B. gemeinsame Mahlzeiten in der Familie) für mich? Wie ernähre ich mich?
- Wie »anfällig« bin ich für Diäten?
- Welche Erfahrungen habe ich mit Essstörungen?
- Welche Phantasien habe ich über Essgestörte?
- Welche Gefühle und Gedanken lösen Übergewichtige bzw. Untergewichtige bei mir aus?

Abbildung 13.1: Unterstützende Fragen zur Selbstreflexion

Stark untergewichtige Magersüchtige wecken oft eine Art »Beschützerinstinkt«. »Wie ein junger Vogel, der aus dem Nest gefallen ist«, beschrieb es einmal eine ärztliche Kollegin. Übergewichtige hingegen haben sich vermeintlich nicht genug unter Kontrolle, essen halt einfach zu viel – ein Vorurteil, das auch unter Fachleuten verbreitet ist. Die Leibesfülle wird als Schutzschild erlebt, das andere auf Distanz hält. Entsprechend nimmt das Körpergewicht Einfluss auf die therapeutische Beziehung. Bei dünnen Essstörungspatienten wird diese vonseiten der Therapeuten häufiger als eng und beschützend erlebt, bei dickeren als distanziert und konfrontativ (Toman 2002).

Die Therapeutin ist ein Vorbild, ein Modell. Dies kann in der Therapie genutzt werden, indem die Therapeutin vormacht, wie man Konflikte löst und Kompromisse aushandelt, wie man auch mit nicht perfekten Attributen und Leistungen gut leben kann, wie man Gefühle offen äußert und konstruktiv mit ihnen umgeht. Entsprechend sollte die Therapeutin auch weitgehend offen mit unangenehmen Gefühlen umgehen, mit Hilflosigkeit beispielsweise oder Frustration. Sie zu verschweigen ist ohnehin aussichtslos, denn Essstörungspatienten haben in der Regel sehr feine Antennen und spüren jede Missstimmung sofort. Zudem wäre Verbergen ein schlechtes Modell und knüpft vermutlich an frühere Erfahrungen der Patientin in ihrem Umfeld oder ihrer Familie an. Und es bringt die Patientin um eine ehrliche Spiegelung. Selbstverständlich muss man vorsichtig sein mit seinen Äußerungen, denn es darf nicht der Eindruck entstehen, man wolle die Patientin unter Druck setzen oder ihr Schuldgefühle machen.

Etwas anders sieht es freilich aus, wenn die unangenehmen Gefühle den Ursprung weniger in der Beziehung zur Patientin als in der eigenen Person der Therapeutin haben. Bei wem die Themen Essen, Figur und Gewicht zu viel in Aufruhr bringen, für wen Diäten eine wesentliche Rolle im Leben spielen und wer ohne tägliche Besuche im Fitnessstudio seine Kalorienbilanz ins Negative rutschen sieht, der sollte sich ernsthaft fragen, ob er in der Essstörungstherapie am richtigen Fleck ist. Wenn dies nicht ohnehin die Patienten für ihn erledigen, die schon die Figur der Therapeutin selten unkommentiert lassen: »Die ist doch selbst so dünn, was will die mir von zunehmen erzählen?« oder »So dick wie die will ich nie werden, da kann ich die Ratschläge auch nicht befolgen« sind Gedanken, die zumindest im Patientenkreis offen geäußert werden. Autorität und Vertrauen kann entsprechend nur eine Person erwerben, die mit sich selbst bezüglich oben genannter Themen weitgehend im Reinen ist – und das ist in der heutigen Zeit beim Thema Figur und Gewicht auch für professionelle Helfer durchaus eine Herausforderung.

Die Psychotherapeutinnen in den ANAD Wohngruppen fassen ihre Erfahrungen wie folgt zusammen:

»Die Motivationsphase gestaltet sich bei Essstörungspatienten oft langwierig und schwierig – insbesondere, wenn die Patientin nicht ausdrücklich aus eigenem Wunsch in die Therapie kommt, sondern von Dritten geschickt wurde. Hinzu kommt, dass die Patienten nicht immer ehrlich sind, beispielsweise beim Wiegen oder Führen der Ess-

protokolle ›schummeln‹. Manche benutzen selbstschädigendes Verhalten als Mittel der Kontaktgestaltung: Wenn sie Angst haben, die Therapeutin wende sich ab oder bringe ihnen nicht mehr genug Aufmerksamkeit entgegen, verletzen sie sich selbst und stellen damit die Fortschritte infrage. Viele Patienten haben komorbide psychiatrische Erkrankungen, beispielsweise Interaktionsstörungen, Suchterkrankungen, Ängste oder Depressionen, die die Behandlung erschweren und langwierig gestalten. Und auch im Familiensystem gibt es oft vielfältige Probleme, die Helfer bisweilen ebenso hilflos und mutlos werden lassen wie die Patientin.
Da es sich zumeist um Jugendliche und junge Erwachsene handelt, ist die Lebenssituation insgesamt noch labil, das Selbstwertgefühl gerade bei Essstörungspatienten meist sehr gering ausgeprägt Der Körper wird zum Hassobjekt und die Therapeutin zur Rückversicherung: Esse ich auch das Richtige? Sehe ich noch gut aus? Meinen Sie, ich schaffe das? Zudem wird die Therapeutin als Modell kritisch beäugt: Ist sie zu schlank oder zu dick? Isst sie normal? Mag sie mich? Findet sie mich zu dick oder hässlich?
Auch Routine birgt Gefahren, weil man auf bedrohliche Symptome vielleicht nicht mehr angemessen reagiert: Die hundertste Selbstverletzung, die man im Berufsleben zu sehen bekommt, wirkt nicht mehr so gefährlich wie die erste. Dies die Patientin spüren zu lassen, wäre jedoch das falsche Signal, soll ihr doch gerade bewusst gemacht werden, dass diese Strategie zur Problemlösung und Spannungsbewältigung sehr selbstdestruktiv und dysfunktional ist.
Die Herausforderung ist gewaltig, doch die Therapie mit Essstörungspatienten macht auch Spaß. Dann, wenn die Patientin motiviert ist, eigene Anliegen einbringt, die besprochenen Schritte umsetzt – und mehr und mehr zu einer eigenständigen Person wird, die das macht, was ihr gefällt und nicht mehr nur anderen (und der Therapeutin) gefallen will.«

13.2 Unterstützung im kollegialen Austausch

»Insgesamt ist je nach Schweregrad der Symptomatik und den individuellen Bedürfnissen der Patientin ein unterschiedliches Maß an Autonomie möglich. Bei schwerem Untergewicht ist ein direktives Vorgehen unumgänglich, ebenso oftmals am Anfang der Therapie. Die Balance ergibt sich dann über die Zeit hinweg, da später die Autonomie der Patientin stark in den Vordergrund rückt. Wenn es um das Einhalten von Regeln und Rahmenbedingungen geht (z. B. Zuverlässigkeit, Pünktlichkeit), geben wir klare Richtlinien vor, wenn es um die Veränderung der Symptomatik geht, lassen wir so viel Eigenverantwortung wie möglich.
In jeder Phase der Therapie fördert es die Eigenständigkeit, die Erwartungen und Ziele der Patientin zu klären und sich (so sie funktional sind) möglichst eng an diesen zu orientieren. Und in jeder Stunde hilft eine kritische Überprüfung der Gesprächsanteile: Wenn ich als Therapeutin am meisten rede, muss ich den Ball dringend zur Patientin zurückspielen. Denn wer gesund werden will, muss mehr als nur zuhören.«
Erfahrungen der Psychotherapeutinnen bei ANAD

Unangenehme Gefühle sind – wie oben bereits erwähnt – im Behandlungsprozess keine Seltenheit. Mitleid, Hilflosigkeit, Ohnmacht gehören ebenso dazu wie Frustration und Wut, wenn nach wochenlanger Therapie scheinbar keine Fortschritte zu sehen sind, das Gewicht immer noch unter der 50-Kilo-Marke bleibt, die Essanfälle nicht weniger werden wollen. Hinzu kommt, dass Essstörungspatienten teilweise »schummeln«, sie trinken vor dem Wiegen literweise Wasser oder stecken sich Bleigewichte in die Unterwäsche, um das Wiegeergebnis zu manipulieren. Dies hat jedoch nichts mit Charakterschwäche zu tun, sondern ist Teil ihrer Krankheit, ihres inneren Konfliktes, der es ihnen oft nicht erlaubt, offen zu rebellieren.

Zu viel Druck schadet in der Regel, doch es fällt schwer, einem stark untergewichtigen Mädchen zuzusehen, wie es sich in 100-g-Schritten an ein halbwegs vernünftiges Körpergewicht herantastet. Machtkämpfe sind dennoch unbedingt zu vermeiden, vielmehr sollte ihr Auftreten mit der Patientin selbst und auch in der Supervision umgehend thematisiert werden (vgl. Fumi & Fichter 2005). Fortschritte sind nur dann möglich, wenn die Patientin aus freien Stücken mitgeht und den Weg als hilfreich für sich erkennt, nicht wenn sie sich von der Therapeutin in eine Richtung drängen lässt und gedrängt fühlt – selbst wenn es die einzig lebensbejahende oder gar lebenserhaltende Richtung ist. Die Dialektik aus direktivem und konfrontativem Vorgehen einerseits und Empathie, Unterstützung, Verständnis und Eigenverantwortung der Patientin andererseits stellt hohe Anforderungen an die Therapeuten (vgl. Kapitel 6.2).

Mutlosigkeit und Ärger gehören somit zur Essstörungstherapie dazu, sie sollten nicht verschwiegen oder verdrängt werden. Erster Schritt ist sicherlich, die eigene Gefühlslage zu hinterfragen: Habe ich Angst um die Patientin? Bin ich frustriert, weil sie meine Hilfe nicht annimmt? Fühle ich mich inkompetent als Helfer? Im zweiten Schritt kann ein offener Austausch mit Kollegen weiterhelfen, denen es vermutlich ähnlich geht.

Dieser ist nicht nur wichtig für die eigene Psychohygiene, sondern auch um zu vermeiden, dass die Patientin das Team spaltet. Nicht selten gibt es zwei Lager, die einen, die hart durchgreifen wollen, und die anderen, die meinen, man dürfe nicht so viel Druck auf die Patientin ausüben, müsse ihr mehr Zeit lassen. In unseren intensivtherapeutischen Wohngruppen wird dann im gleichen Atemzug die Modellwirkung auf andere Patienten mit diskutiert. Denn die beschweren sich oft sehr vehement, wenn sie meinen, sie selbst seien benachteiligt, müssten härtere Vorgaben erfüllen als andere. In ausführlichen Falldiskussionen werden alle Informationen und Meinungen zusammengetragen und therapeutische Vorgehensweisen abgesprochen. Und dann gilt es eine Entscheidung zu treffen, hinter der alle stehen können – selbst wenn es sich um einen Kompromiss handelt, bei dem jeder ein Stück weit von seiner Position abrücken muss.

Gerade am Anfang stößt man auf wenig Gegenliebe – Freud und Leid der Ernährungstherapeutin

»Wenn die Patienten in die ersten Ernährungstherapiesitzungen kommen und noch nicht genau wissen, was auf sie zukommt und wie die Beratungen ablaufen, spürt man deutlich ihre Angst. Es ist oft schwierig, überhaupt einen Zugang zu den Patienten zu bekommen, ihnen mit viel Geduld zu vermitteln, dass man ihnen nichts Böses will, ganz im Gegenteil. Viele glauben, man habe Spaß daran, ihnen im Essplan besonders große Portionen aufzuschreiben, sie mit besonders schwierigen Lebensmitteln, wie z. B. Butter, zu quälen. Es ist ein Balanceakt zwischen verständnisvollem Gewährenlassen bei Schwierigkeiten in der Umsetzung der besprochenen Essensmengen oder einer Gewichtszunahmevereinbarung und dem Ausüben von Druck. Und es ist eine Herausforderung, gleichzeitig gewisse Vereinbarungen zu treffen (bzgl. Essen und Gewichtszunahme) und eine Beziehung aufzubauen, die den Patienten zeigt: ›Ich bin da, um dich zu unterstützen. Ich habe kein persönliches Interesse, dass du zunimmst oder gar dick wirst.‹

Zudem bringen die Patienten nicht selten falsche Informationen bzgl. Ernährung mit bzw. haben sich ganz bestimmte Vorstellungen zurechtgelegt, wie ihr zukünftiges ›gesundes‹ Essverhalten aussehen soll. Diese Vorstellungen zu korrigieren und neue Pläne und Ideen zu vermitteln, ist schwierig, da die Patienten die Ernährungstherapeutin dann in der Regel als wenig unterstützend erleben.

So empfinden viele Patienten den Ernährungsbereich vor allem zu Beginn der Therapie als hart und fordernd. Das löst manchmal Frustration aus, da die Kollegen aus den anderen Fachbereichen, der Psychotherapie und sozialpädagogischen Betreuung, ›beliebter‹ sind, ihre Termine lieber wahrgenommen werden. Positives Feedback der Patienten bzgl. der Ernährungstherapie kommt in den ersten Therapiewochen so gut wie nie bei der Ernährungstherapeutin an. Erst wenn Essen kein so starkes Problemthema mehr ist und den Alltag nicht mehr dominiert, ist es den Patienten manchmal möglich, ›Danke‹ zu sagen oder zu formulieren, dass ihnen die Beratungen und auch ein bisweilen fordernder, klarer Umgang geholfen haben.

Sieht man dann noch, dass die Patienten einfach wieder essen, worauf sie Lust haben, keine Angst mehr haben und auch mit ihrem Gewicht gut zurechtkommen, ist dies Motivation, weiter in diesem Bereich zu arbeiten. Zu beobachten, wie sich aus einem, dünnen, ums Essen kreisenden Mädchen eine schöne junge Frau mit vielfältigen Interessen entwickelt, gibt ›Auftrieb‹ für die tägliche Arbeit.

Sehr wichtig ist in gutem Austausch mit den mitbehandelnden Kollegen zu sein, anzusprechen, was aktuell in den Therapien läuft, auch mal von schwierigen Gesprächen erzählen zu können und Feedback zur eigenen Vorgehensweise zu bekommen. Termine zu überziehen bzw. sich zwischen Tür und Angel in Gespräche ziehen zu lassen, kostet Energie und sollte vermieden werden. Auch sollten Pausen nicht verschoben oder unterbrochen werden.

Privat helfen feste Freizeitaktivitäten abseits der Arbeit abzuschalten. Zudem ist es mir persönlich gerade im privaten Umfeld wichtig, dass die Menschen einigermaßen nor-

mal essen, keine Diäten machen und nicht ständig über ihre Figur etc. reden. Wenn ich erzähle was bzw. wo ich arbeite, verleitet das die Leute leider oft dazu, mir von ihren Essgewohnheiten, Gewichtsproblemen usw. zu erzählen. Solche Gespräche blocke ich konsequent ab.«
Vera Baumer, Ernährungstherapeutin in den ANAD Wohngruppen

13.3 Eigene Grenzen respektieren

Die Therapieforschung geht davon aus, dass nach mehreren Jahren rund 50 % der Betroffenen geheilt sind (vgl. Kapitel 5.2). Das heißt, jede zweite Patientin behält zumindest eine subklinische Symptomatik. Und am Anfang eines mehrmonatigen Therapieaufenthaltes ist diese Relation noch ungünstiger, denn bei vielen Betroffenen sind mehrere Jahre Behandlung nötig. Steckt sich die Therapeutin also das Ziel, zusammen mit der Patientin die Essstörung komplett zu besiegen, so wird sie in etwa jedem zweiten Fall frustriert.

Komorbid auftretende Persönlichkeitsstörungen, insbesondere auch Borderline-Persönlichkeitsstörungen, erschweren den Therapieprozess zusätzlich und führen meist zu deutlich langwierigeren Verläufen. Es gilt also die Maßstäbe nicht zu hoch zu setzen und Fortschritte auch außerhalb der Essstörungssymptomatik zu sehen – wenn eine Patientin beispielsweise ein neues Hobby entdeckt, sich stärker gegenüber ihrer Familie abgrenzt oder eine befriedigende intime Beziehung eingeht. Und selbst eine Therapie ohne Verhaltensänderung ist nicht unbedingt als erfolglos zu werten. Wenn es gelingt, eine vertrauensvolle und stabile therapeutische Beziehung aufzubauen, so ist eine wichtige Voraussetzung für eine spätere Veränderungsbereitschaft hinsichtlich des Essverhaltens geschaffen (Fumi & Fichter 2005).

Denn: Eine Essstörungstherapie ist nicht nur eine Therapie gestörten Essverhaltens. Letzteres ist nur das Symptom, die Therapie arbeitet vor allem auch an den Ursachen und Hintergründen, an auslösenden und aufrechterhaltenden Mechanismen. Zwar ist es gerade in der Anfangsphase der Therapie nicht immer leicht, sich von Gewichtszunahme, Körpergefühl und Kalorienzählen zu lösen und anderen Themen zuzuwenden, doch es ist nicht nur zentral für die Heilung, sondern meist auch gut für die therapeutische Beziehung. Schließlich machen die meisten Konflikte und Machtkämpfe direkt an der Essstörungssymptomatik fest.

Wenn die Therapie trotz allen Bemühens dann doch nicht zum gewünschten Erfolg führen will, so sei eines zum Trost gesagt: Gerade schwierige Erfahrungen stärken die Expertise und Kompetenz des Helfers – und diese wissen Essstörungspatienten sehr wohl zu schätzen, wie die Forschung zeigt (BPS 2004).

Beratung und Betreuung in allen Lebenslagen – aus dem sozialpädagogischen Arbeitsalltag

»Während meiner langjährigen Tätigkeit mit Essstörungen im sozialpädagogischen Bereich habe ich es immer wieder als Herausforderung angesehen, unterschiedliche Lebenskonzepte und Lebensläufe von Patienten kennenzulernen und auf diese für eine bestimmte Zeit Einfluss nehmen zu dürfen. Ich arbeite sowohl als Beraterin als auch als Betreuerin. Die Beratung bezieht sich auf alle Lebensbereiche, insbesondere auch auf rechtliche und administrative Aspekte. Zudem betreue ich die Patienten bei allen lebenspraktischen Fragen und Problemen im Wohngruppenalltag. Dabei arbeite ich sehr darauf hin, dass die Patienten selbstständig den Haushalt managen, so dass sie nach dem Aufenthalt bei uns in der Lage sind, ein selbstständiges Leben zu führen.
Im Vordergrund meiner sozialpädagogischen Arbeit steht die Entdeckung und Bildung von Ressourcen bei den Patienten. Als besonders bereichernd erlebe ich in diesem Zusammenhang das Bewerbungscoaching. Wenn wir die persönlichen Ressourcen für die Bewerbungsunterlagen zusammentragen, sind viele Patienten erstaunt darüber, was sie schon alles geleistet haben.
Es ist wichtig, sich selbst als Person in den Beratungs- und Betreuungsprozess einzubringen. Als Sozialpädagogin muss ich auch in Auseinandersetzung mit mir selbst gehen, eigene Verhaltensweisen kritisch hinterfragen und bisweilen verändern – die pädagogische Arbeit ist somit immer auch ein Stück Selbsterfahrung. Das erfordert viel Engagement und Reflexionsbereitschaft. Zudem muss man sich gut abgrenzen, um Konflikte mit Patienten oder in den Wohngruppen oder vermeintliche Misserfolge nicht aus der Arbeit mit nach Hause zu tragen. Dabei hilft es mir sehr, wenn ich mit einer Kollegin spreche und deren Meinung einhole. Und auch meine langjährige Berufserfahrung hat mich gelehrt mich besser abzugrenzen – ohne jedoch die Freude an meiner Arbeit zu verlieren.«
Sigrun Schönburg, Sozialpädagogin in den ANAD Wohngruppen

13.4 Vorsicht vor Verharmlosung: Die Pro-ANA-Bewegung

Erste Schritte für professionelle Helfer sind stets Information und Aufklärung. Das Internet bietet geradezu unbegrenzte Möglichkeiten und oftmals ist es hilfreich, auch Betroffene selbst auf Informationssuche ins world-wide-web zu schicken. Es gibt Websites professioneller Beratungsstellen oder Selbsthilfeinitiativen, die neben Adressen, Informationen und Literaturhinweisen nicht selten auch die Möglichkeit geben, sich per E-Mail oder Chat beraten zu lassen. Leider hat das Internet wie so oft auch hier seine Schattenseite in Form von Sites, die Essstörungen verherrlichen und verharmlosen. Pro-ANA-Foren (Magersucht) bzw. Pro-Mia-Foren (Bulimie) sind weit verbreitet, Schätzungen zufolge gibt es mehr als 400 solche Sites (vgl. Wunderer 2007).

Dort zu finden sind Tipps zum Abnehmen, Erbrechen, Verheimlichen der Symptome ebenso wie persönliche Briefe an die »Freundin« Ana und Fotos ausgemergelter

Models und magersüchtiger Menschen. Zudem werden die Besucher und Chat-Teilnehmer mit »zehn Geboten« auf Ana eingeschworen, die z. B. heißen: »Du sollst nicht essen, ohne dich schuldig zu fühlen« oder: »Dünn sein ist wichtiger als gesund sein«. Teilweise werden auch Medikamente propagiert, die eigentlich Übergewichtigen das Abnehmen erleichtern sollen.

Die Zielgruppe sind junge Frauen mit Essstörungen. Etliche von ihnen haben bereits Therapieerfahrung. Bei vielen Sites wird im ersten Fenster der Benutzerkreis festgelegt: Nur wer eine Essstörung hat und/oder über 18 Jahre alt ist, soll sich weiterklicken. Eine Online-Diagnostik muss man freilich nicht durchlaufen, die »Absicherungen« sollen in erster Linie Kritiker beruhigen und vermutlich auch vor Regressansprüchen schützen.

Fachleute sind sich einig, dass die Verharmlosung von Essstörungen fatale Folgen hat. Etliche Provider haben bereits reagiert und Pro-Ana-Seiten vom Netz genommen. Auch wir stufen die Pro-Ana- und Pro-Mia-Bewegung als sehr gefährlich ein und versuchen, durch Aufklärung und Öffentlichkeitsarbeit gegen sie anzugehen. Verbote und Kontrollen im Internet sind sinnvoll, jedoch oft schwierig umzusetzen. Und solange in unserer Gesellschaft die Gleichung gilt: dünn = schön, werden immer wieder junge Menschen nach »Thinspiration« in Form der Anorexie suchen. Es muss sich also auch etwas im öffentlichen Bewusstsein ändern, will man Pro-ANA- und Pro-Mia-Foren den Nutzerkreis entziehen.

14 Ausblick

Mehr als ein Fünftel der Jugendlichen zwischen 11 und 17 Jahren in Deutschland weist Merkmale einer Essstörung auf, jedes siebte Kind zwischen 3 und 17 Jahren ist übergewichtig. Diese bereits in Kapitel 3 aufgeführten Zahlen des Kinder- und Jugendsurveys des Robert-Koch-Instituts aus dem Jahr 2006 zeigen, welch großen Stellenwert die Prävention und Behandlung von Essstörungen und Übergewicht auch in Zukunft haben wird und muss.

Besondere Herausforderungen sind dabei aus unserer Sicht die engmaschige Vernetzung von Fachleuten und -einrichtungen und das Angebot spezifischer Therapiemaßnahmen für verschiedene Zielgruppen. Patienten mit komorbid auftretender Borderline-Persönlichkeitsstörung hatten wir bereits in Kapitel 11.1 im Blick. In diesem Kapitel geben wir einen kurzen abschließenden Ausblick auf weitere diesbezügliche Aktivitäten der ANAD Beratungsstellen und Wohngruppen. Es geht um die Integrierte Gesundheitsversorgung im Essstörungsbereich (Kapitel 14.1), die neu etablierte Wohngruppe für junge Männer mit Essstörungen (Kapitel 14.2) und das Adipositas-Konzept der ANAD intensivtherapeutischen Wohngruppen (vgl. Kapitel 14.3).

14.1 Integrierte Gesundheitsversorgung im Essstörungsbereich

Für Menschen mit Essstörungen existiert mittlerweile eine Vielzahl therapeutischer und medizinischer Angebote, die Versorgung ist dennoch in vielen Bereichen nicht zufrieden stellend. Es bestehen regional große Unterschiede, die Leistungserbringer sind oftmals unzureichend koordiniert, und die Auswahl des Theapieplatzes erfolgt nicht selten durch die Patienten selbst auf Basis unzureichender Information und Diagnostik (Wunderer & Schnebel 2006). Zudem treten bei rund der Hälfte der Patienten Rück-fälle auf, die weitere Therapiemaßnahmen erforderlich machen. Und so haben viele Betroffene einen langen Leidensweg und eine ganze Reihe unterschiedlichster Therapien hinter sich, ihnen fehlt eine fortlaufende Begleitung und Unterstützung.

Diese Mängel zu beseitigen, ist Ziel des »Therapienetzes Essstörung«, das 2005 ins Leben gerufen wurde. Dahinter verbirgt sich ein Netzwerk von professionellen Leistungserbringern mit Koordination durch eine Clearingstelle. Ausgangspunkt war der Arbeitskreis Essstörungen im Bayerischen Sozialministerium, an dem alle Essstörungs-Experten Bayerns, Vertreter der Leistungserbringer, der Kostenträger sowie der Patienten beteiligt waren.

Das Therapienetz wird ständig erweitert, Kooperationspartner waren im Frühsommer 2008 die AOK, der Landesverband der bayerischen Betriebskrankenkassen, die ANAD Managementgesellschaft, die Psychosomatischen Kliniken Roseneck und Windach, die Interne Klinik Dr. Argirov, die München Kliniken, die Klinik Hochried, das Klinikum Staffelstein und die Heiligenfeld Klinik Waldmünchen, ANAD e.V. und TheraTeam sowie niedergelassene Ärzte und Psychotherapeuten.

Der – für die Patientin kostenfreie – Clearingprozess erfolgt durch ein multiprofessionelles Team aus Fachärzten, Diplom-Psychologen, Diplom-Sozialpädagogen und

Ernährungstherapeuten. Er gliedert sich in drei Bausteine: Beratung, Diagnostik und Case Management.

Die Beratung als niederschwelliges Angebot will die Situation der Betroffenen abklären, ihre Motivation fördern und ihnen Informationen an die Hand geben. Will die Patientin an der Integrierten Versorgung teilnehmen und ist bei einer Krankenkasse versichert, die ihr dies ermöglicht, so erfolgt anschließend – also vor Behandlungsbeginn – eine umfassende leitlinienorientierte Anamnese und Diagnostik. Dabei werden sowohl die Essstörungssymptomatik als auch komorbid auftretende Symptome abgeklärt.

Anschließend treffen sich die Mitglieder des »Therapienetzes Essstörung« zur Indikationskonferenz. Diese bewertet den Schweregrad des Krankheitsverlaufs und wählt entsprechend die passende Therapiemaßnahme aus. Sollte in der gewünschten Therapieeinrichtung nicht sofort ein Platz zur Verfügung stehen, vermittelt das Therapienetz Überbrückungsangebote, um schnelle Hilfe für die Patientin sicherzustellen. Die Patientin wird individuell begleitet, sie erhält nicht nur Unterstützung bei der Therapie- und Hilfeplanung, sondern auch bei der Organisation der Nachsorge.

Jede Patientin erhält somit ein auf sie zugeschnittenes Behandlungsprogramm aus einer Hand. Die Ergebnisse der Integrierten Versorgung werden wissenschaftlich ausgewertet, weiterhin werden Standards für die Durchführung der Behandlung geschaffen, was die Qualität der Maßnahmen sichert. Durch die Vernetzung professioneller Behandlungsangebote wird die Kompetenz im Essstörungsbereich gebündelt – und dies kommt in allererster Linie den Betroffenen zugute.

14.2 Männer und Essstörungen

»Bis ich 21 Jahre war, habe ich 86 Kilo gewogen, bei einer Körpergröße von 1,82 Meter. Alles an mir war weich und speckig. Im April 2005 hat dann bei uns daheim ein Box-Club aufgemacht, zuhause gab es Probleme mit meinem Vater. Ich fing zu boxen an, aß weiter normal, nahm aber ab. Ich beendete meine Lehre, begann zu arbeiten und zog von zuhause aus.

Und hier fing es mit meiner Magersucht an: Diät, immer mehr Sport, Boxen und Kickboxen, Joggen, Fahrrad fahren und Fitnessstudio – jeden Tag, wie ein Besessener. Zum Schluss hab ich nur noch Salat gegessen und wog 67 Kilo. Da war es zu Ende mit dem Sport, ich hatte keine Kraft mehr. Ich war zufrieden mit meinem Körper. Aber im Kopf war ich wie besessen: Ich habe nur noch ans Essen gedacht und an die Kalorien. Und ich habe weiterhin abgenommen. Im Sommer im Urlaub habe ich dann Ess-Brech-Anfälle gehabt. Danach schwankte ich zwischen Fasten und Binge Eating. Schließlich brach ich zusammen.«

Martin zieht zurück nach Hause, geht in verschiedene Kliniken und hungert sich bis auf 49 Kilogramm herunter. Als er von der Wohngruppe für Männer mit Essstörungen erfährt, die ANAD Ende 2006 ins Leben ruft, meldet er sich sofort an und zieht als einer der ersten Patienten ein.

14.2.1 Männliche Essstörung = weibliche Essstörung?

Das männliche Geschlecht galt lange Zeit fast als Ausschlusskriterium, wenn es um Essstörungen ging. Anorexia und Bulimia nervosa wurden als Frauenkrankheiten betrachtet, heute noch ist ein zwingendes Definitionskriterium der Anorexie im DSM-IV die Amenorrhoe – die Magersucht eines Mannes müsste streng genommen also den Nicht näher bezeichneten Essstörungen zugeordnet werden (vgl. zusammenfassend Krenn 2003; Scheer 2007). Und das obwohl der »Suppenkaspar« des Frankfurter Psychiaters Heinrich Hoffmann im Jahre 1845, der heute wohl als anorektisch diagnostiziert werden würde, eindeutig ein Junge war. Das ICD-10 gibt sich fortschrittlicher und führt bei der endokrinen Störung auch die Symptome des männlichen Patienten an.

Epidemiologie

Aus gutem Grund: Schätzungen zufolge ist heute jeder 10. bis 12. von Anorexie und Bulimie Betroffene ein Mann (vgl. Kapitel 3), zudem finden gerade Männer oft nicht oder erst sehr spät den Weg in eine professionelle Behandlung. Bei der Binge-Eating-Störung sind mehr als 25 % der Betroffenen Männer, und an Übergewicht und Adipositas leiden mindestens ebenso viele männliche wie weibliche Personen. Der soziokulturelle Druck steigt, muskulöse Männer haben längst die Titelseiten der Fitness- und Lifestyle-Magazine erobert, innen gibt es Tipps, wie Mann am schnellsten zum Waschbrettbauch kommt. Anleitungen zum erfolgreichen Abnehmen bleiben allerdings weitgehend Frauenzeitschriften vorbehalten. Dort finden sich 10,5 mal so viele Artikel und Werbeanzeigen, die Gewichtsverlust propagieren wie in Männerzeitschriften, was in etwa das Verhältnis in der Erkrankungshäufigkeit widerspiegelt (Andersen & DiDomenico 1992).

Pathogenese

In der Pathogenese der Essstörung werden bei Männern ähnliche Einflussfaktoren genannt wie bei Frauen, beispielsweise soziokulturelle Einflüsse und das sich verändernde Rollenbild. Protektiv scheint sich das spätere Eintrittsalter der Jungen in die Pubertät auszuwirken (Eller 1993). Zudem nehmen Jungen in der Pubertät eher an Muskelmasse zu, was die meisten begrüßen. Während Frauen einen ästhetischen – in unserem Kulturkreis also einen möglichst schlanken – Körper erreichen wollen, steht bei Männern der Wunsch nach einem aktiven und funktionsfähigen Körper im Vordergrund (Mishkind et al. 1986). Männer wollen Muskelmasse aufbauen und legen offenbar weniger Wert auf das absolute (niedrige) Körpergewicht als Frauen (vgl. z. B. Cohane & Pope 2001). Selbst die Action-Figuren in den USA wurden in den letzten 20 Jahren deutlich muskulöser (Pope et al. 1999) und entsprechen mittlerweile oftmals ebenso wenig der menschlichen Anatomie wie die Barbie-Puppe als »Frauen-Ideal« (vgl. Kapitel 4.1).

Forciert wird die Entwicklung einer Essstörung bei Männern teilweise durch Sportarten oder Berufstätigkeiten, in denen Gewichtsklassen einzuhalten sind bzw. viel Wert auf Äußerlichkeiten gelegt wird (vgl. Braun et al. 1999; Goldfield et al. 2006) – auch Martin trat vor Beginn seiner Essstörung einem Box-Club bei. Viele betroffene Männer sind vor Beginn der Essstörung übergewichtig (Carlat et al. 1997; Herzog et al. 1984; Schneider & Agras 1987; Sharp et al. 1994).

Zur sexuellen Präferenz gibt es unterschiedliche Befunde, mehrere Studien weisen auf ein gehäuftes Auftreten homosexueller Erfahrungen bei Männern mit Essstörungen hin (Herzog et al. 1984; Carlat et al. 1997; Fichter & Daser 1987; Grabhorn et al. 2003) – was freilich nicht gleichzusetzen ist mit Homosexualität. Andererseits finden sich vor allem bei Männern mit Anorexia nervosa oftmals Asexualität und ausgeprägte sexuelle Ängste (Carlat et al. 1997; Fichter & Daser 1987; Herzog et al. 1984).

Symptomatik

Die Essstörungssymptomatik scheint bei beiden Geschlechtern grundlegend ähnlich zu sein (vgl. zusammenfassend Krenn 2003; Woodside et al. 2001). Allerdings finden einige wissenschaftliche Studien stärkeren Bewegungsdrang und sportliche Aktivität sowie häufiger die für die Anorexie typische Hyperaktivität bei Männern als bei Frauen. Letztere greifen hingegen verstärkt zu Laxanzien und Appetitzüglern sowie zu gewichtsregulierenden Maßnahmen im Rahmen der Bulimie und zeigen ein stärkeres Schlankheitsstreben (vgl. APA 2006; Braun et al. 1999; Fichter & Daser 1987; Schneider & Agras 1987; Sharp et al. 1994).

Insgesamt scheint es demnach viele Gemeinsamkeiten zu geben; Unterschiede finden sich vor allem im Körpererleben und in der Verwendung gewichtsregulierender Maßnahmen. Diesen muss in der Therapie ebenso Rechnung getragen werden wie grundlegenden Geschlechtsunterschieden in der Sozialisation und den soziokulturellen Anforderungen an Männer und Frauen.

14.2.2 Die Männer Wohngruppe von ANAD e.V.

Im Dezember 2006 rief ANAD e.V. eine Wohngruppe für junge Männer mit Essstörungen ins Leben. Das bundesweit einmalige Angebot richtet sich an Betroffene zwischen 18 und 35 Jahren, die an Magersucht, Bulimie, einer Nicht näher bezeichneten Essstörung oder psychisch bedingtem Übergewicht leiden.

Therapiekonzept

Das Therapiekonzept (vgl. Kapitel 5.4) wurde entsprechend adaptiert, um den oben beschriebenen spezifischen Charakteristika von Männern mit Essstörungen gerecht zu werden.

So spielt exzessive sportliche Betätigung oftmals eine wichtige Rolle, eine engmaschige Überwachung durch Bewegungsprotokolle ist vor allem bei untergewichtigen Patienten wie Martin angezeigt (vgl. Kapitel 8.5). Angestrebt wird in der Regel ein durchtrainierter, muskulöser Körper, die Gewichtsabnahme steht für die Betroffenen nicht so stark im Vordergrund wie bei anorektischen Patientinnen.

Zielsetzung

Das Angebot der ANAD Wohngruppen bietet nicht nur eine spezifische Form der Unterstützung für Betroffene, es kann auch helfen, die Öffentlichkeit für das Thema Männer und Essstörungen zu sensibilisieren. Und so trägt es hoffentlich dazu bei, dass sich mehr männliche Jugendliche und Erwachsene trauen, sich professionelle Hilfe zu holen – für Schwierigkeiten, die sie ebenso erfolglos über Essen und Nicht-Essen zu lösen versuchen wie ihre weiblichen Altersgenossinnen.

Martin hat diesen Schritt gewagt:

»Ich habe schon einiges zugenommen, aber das Wichtigste ist: Ich denke nicht mehr permanent ans Essen, an Kalorien – ich lebe wieder fast ganz normal, das ist eine solche Befreiung! Es ist wichtig, dass ich den Abstand von daheim habe. Außerdem brauche ich die Hilfe, die Begleitung und merke, wie ich lerne, die Wurzeln meiner Krankheit zu sehen – das hilft mir.

Das Leben zusammen mit anderen Betroffenen ist zwar nicht ohne Konflikte, so wie halt immer, wenn man sich eine Küche, ein Bad und ein Wohnzimmer teilt, aber es hilft mir. Es ist gut für mich, wenn ich sehe, anderen geht es auch wie mir, und ich bin nicht alleine mit meiner Krankheit. Als magersüchtiger Mann kam ich mir zuvor schon ganz schön einsam vor.«

14.3 Das ANAD Wohngruppenkonzept für adipöse Patientinnen

In den ANAD intensivtherapeutischen Wohngruppen werden seit einiger Zeit auch Patienten mit psychisch bedingtem Übergewicht behandelt (vgl. Kapitel 5.4). Das Konzept umfasst die Komponenten Ernährungs-, Bewegungs- und Verhaltenstherapie und entspricht damit den Therapieleitlinien der Deutschen Adipositas-Gesellschaft (2007). Weitere wichtige Bausteine sind die sozialpädagogische sowie die medizinische Betreuung.

Ziel ist eine nachhaltige Änderung des Lebensstils der Betroffenen (vgl. Cuntz 2002). Die Alltagsnähe des Wohngruppensettings erleichtert dabei den Transfer des dort Erarbeiteten in den Alltag nach dem Therapieaufenthalt.

Durch eine eigene Wohngruppe für Patienten mit Adipositas kann der Austausch mit anderen Betroffenen gefördert werden, zudem ist es vielen Übergewichtigen unangenehm, mit den oft untergewichtigen Essstörungspatienten in einer Wohngruppe zusammenzuleben. Auch separate ernährungstherapeutische Angebote (Ernährungsgruppe, therapeutisch begleitetes Kochen und Essen) sind sinnvoll.

In der psychotherapeutischen und sozialpädagogischen Arbeit spielt die soziale Integration eine wesentliche Rolle: Viele adipöse Patienten haben sich auch infolge von Hänseleien und Ausgrenzung zurückgezogen. Selbstsicherheit und soziale Kompetenz zu fördern ist somit eines der wesentlichen Ziele einer ganzheitlichen Adipositastherapie, die nicht nur Wert auf Gewichtsreduktion legt, sondern vor allem auch auf die Verbesserung der Lebensqualität der Betroffenen (vgl. Benecke 2002).

Die Bewegungstherapie wird in enger Kooperation mit der fachärztlichen Leitung geplant und durchgeführt. Auf Basis einer ausführlichen Anamnese erarbeitet die Bewegungstherapeutin mit der Patientin ein individuelles Programm, das Ausdauersportarten integriert, aber auch Bewegung im Alltag fördert. Elemente aus der Körpertherapie können helfen, ein positiveres Bild vom eigenen Körper zu erlangen (vgl. Kapitel 9.1).

Grundlage ist – wie in der Therapie der Essstörungen bei ANAD ganz allgemein – das »Anti-Diät-Konzept« (vgl. Kapitel 8.1). Es wird eine Gewichtsabnahme ohne diätetische Einschränkungen angestrebt, im Vordergrund steht eine ausgewogene Ernährung. Die Betroffenen lernen, auf kognitive Kontrolle zu verzichten, die nachfolgend oftmals zu Essanfällen führt. Erste wissenschaftliche Untersuchungen zeigen, dass die längerfristigen Gewichtsabnahmen im Rahmen eines solchen Ansatzes vergleichbar sind mit den bislang üblichen Kombinationen aus Reduktionsdiät, Verhaltensänderung und körperlicher Aktivierung (Leibbrand 2002).

14.4 Schritt für Schritt gemeinsam aus der Essstörung

Das vorliegende Buch beschreibt die interdisziplinäre Essstörungstherapie am Beispiel der ANAD intensivtherapeutischen Wohngruppen in München. Unter dem Motto »Schritt für Schritt gemeinsam aus der Essstörung« unterstützt ein multiprofessionelles Team die Patientin auf ihrem individuellen Weg, Eigenverantwortung und Selbstmanagement der Betroffenen stehen im Vordergrund. Die Alltagsnähe der Wohngruppen ermöglicht es den Patienten, sich in einem geschützten Rahmen im sozialen, schulischen und beruflichen Bereich auszuprobieren und wieder im »normalen Leben« Fuß zu fassen. Ein guter Teil der Patienten hat bereits Aufenthalte in Kliniken hinter sich, die Wohngruppen schließen eine Lücke zwischen stationärer und ambulanter Versorgung.

Auch unser Konzept stößt freilich bisweilen an seine Grenzen: wenn Patienten nicht in der Lage sind, ihren Alltag ausreichend zu strukturieren, wenn sie mit dem hohen Ausmaß an Selbstverantwortung nicht zurecht kommen, wenn sie mehr Druck und Kontrolle brauchen, um eine Gewichtszunahme zu erreichen. In den meisten Fällen jedoch können wir in den sechs Monaten, die uns üblicherweise zur Verfügung stehen, zusammen mit der Patientin den Weg aus der Essstörung ebnen und sie ein großes Stück begleiten. Und darin liegt die Motivation für all unsere Arbeit.

»Ich war 12 Wochen in einer Psychosomatischen Klinik – wegen Magersucht und Bulimie. Dort konnte ich körperlich und seelisch wieder aufbauen. Ich war in einem sehr geschützten Umfeld, eigentlich fast ganz vom sozialen Umfeld zuhause abgeschnitten. Einerseits war das gut, weil es Abstand bedeutete. Aber andererseits kann man eben nicht vor dem Leben davonlaufen. Und als ich aus dem Krankenhaus entlassen wurde und wieder zuhause wohnte, spürte ich: Alles fängt von vorne an. Im Krankenhaus hatte es mit dem Essen gut geklappt, ich wurde selbstbewusster. Aber die Konfrontation mit meinem alten Umfeld warf mich erneut aus der Bahn.
Dann hatte ich die Möglichkeit, zu ANAD zu kommen. Ich hatte viel Angst davor. Aber heute weiß ich: Ohne diesen Schritt wäre ich nicht da, wo ich heute bin. Ich war mehrere Monate in den ANAD Wohngruppen und habe es sehr zu schätzen gelernt, eine Rund-um-die-Uhr-Betreuung bei den ganz alltäglichen Anforderungen zu haben. Es war immer jemand da, mit dem ich mich austauschen konnte, entweder eine Mitbewohnerin oder einer der Therapeuten. Ich lernte bei ANAD eine meiner besten Freundinnen kennen, zu der ich bis heute Kontakt habe. Allerdings erforderte das Zusammenleben auch viele Kompromisse, und ich musste lernen, dass es anderen schlecht gehen kann, ohne mich davon herunterziehen zu lassen.
Ich würde lügen, wenn ich sage, ich war nach der Zeit bei ANAD völlig gesund und ein Mensch ohne jegliche Essprobleme. Aber das Leben hatte mich wieder. Ich konnte während der Zeit bei ANAD eine Ausbildungsstelle finden, mit der ich beruflich viel erreicht habe. Ich suchte Kontakt zu weiterer therapeutischer Hilfe, ohne die ich es nicht geschafft hätte, selbstständig zu werden und eine eigene Wohnung zu finden. Ich hatte mein Essverhalten wieder einigermaßen im Griff – und ich wusste, ich würde nie wieder so tief fallen wie einst.
Es dauerte noch lange Zeit, bis ich wirklich den Mut hatte, die Krankheit ganz fallen zu lassen – nicht zuletzt durch die Liebe meines Mannes. Inzwischen bin ich stolze Mama von zwei Kindern, die mir jeden Tag zeigen: Das Leben liebt dich. Du bist es wert zu leben. Du bist es wert geliebt zu werden. Auch heute noch kommen Gedanken, die das Essen betreffen. Aber sie gehen wieder. Und darin liegt der Erfolg. Ich denke, meine Vergangenheit wird mich mein Leben lang in irgendeiner Art und Weise prägen, aber sie hat keine Macht mehr über mich.«
Maria, mehrere Jahre nach ihrem Aufenthalt in den ANAD Wohngruppen über ihren Weg aus der Essstörung

Teil III
Anhang

Kontaktadressen

ANAD e.V. Beratungsstelle
Psychosoziale Beratungsstelle bei Essstörungen
Poccistraße 5 / 4. Stock
80336 München
Tel. 089 / 21 99 73 0
Fax 089 / 21 99 73 23
E-Mail: beratung@anad.de

ANAD e.V. Beratungsstelle Dachau
Hochstraße 27
85221 Dachau
Tel. 08131 / 33 90 70
E-Mail: beratungdachau@anad.de

ANAD e.V. Beratungsstelle Weilheim
Im MZT Oberland
Pütrichstraße 30–32
82362 Weilheim
Tel. 0881 / 927 08 08
E-Mail: beratungweilheim@anad.de

ANAD e.V. Geschäftsstelle
Therapeutische Wohngruppen in Kooperation mit TheraTeam
Poccistraße 5 / 5. Stock
80336 München
Tel. 089 / 21 99 73 0
Fax 089 / 21 99 73 23
E-Mail: kontakt@anad.de

Zu den Autoren

Dr. Eva Wunderer, geb. 1971; Dr. phil.; Diplom-Psychologin; Systemische Paar- und Familientherapeutin (DGSF). Studium der Psychologie, Soziologie und Pädagogik an der Ludwig-Maximilians-Universität (LMU) München. Promotion, Wissenschaftliche Tätigkeit und Lehrtätigkeit in Paar- und Familienpsychologie. Seit 2000 Tätigkeit im Essstörungsbereich. Seit 2002 Diplom-Psychologin bei ANAD e.V.; wissenschaftliche Leitung. Journalistische Tätigkeit und (Fach-)Öffentlichkeitsarbeit.

Andreas Schnebel, geb. 1958; Diplom-Psychologe; nach Zivildienst am Max-Planck-Institut für Psychiatrie Studium der Psychologie in Konstanz. Während des Studiums Mitarbeit in der psychiatrischen Klinik der Ludwig-Maximilians-Universität München sowie in einem Projekt unter Leitung von Manfred Fichter zur Epidemiologie von Bulimie. Mitbegründer von Cinderella e.V. und ANAD e.V. Von der Gründung der Klinik im Jahre 1985 bis 1989 beteiligt beim Aufbau der Essstörungs-Station der Klinik Roseneck in Prien. Seit 1989 in freier verhaltenstherapeutischer Praxis in München. Seit 1994 therapeutischer Leiter der ANAD Wohngruppen. Vorsitzender des Bundesfachverbandes Essstörungen BFE.

Vera Baumer, geb. 1972; Ausbildung zur staatl. anerkannten Diätassistentin an der Berufsfachschule für Diätetik in München von 1991–1993. Ernährungstherapeutin am Therapiezentrum für Essstörungen TCE am Max-Planck-Institut für Psychiatrie in München von 1993–2000; Mitarbeit an der Buchpublikation »Essen will gelernt sein« im Beltz Verlag. Seit 2001 Ernährungstherapeutin bei TheraTeam; Fachsprecherin Ernährungstherapie, stellvertretende Teamleiterin.

Eveline Müller, geb. 1971; Diplom-Psychologin; Psychologische Psychotherapeutin, Kinder- und Jugendlichenpsychotherapeutin, DBT-Therapeutin. Studium der Psychologie an der Katholischen Universität Eichstätt. Weiterbildung in Verhaltenstherapie für Kinder, Jugendliche und Erwachsene sowie Gruppen. Zweijährige Tätigkeit in der Psychosomatischen Klinik Windach mit Schwerpunkt auf komplexen Posttraumatischen Belastungsstörungen. Seit 1999 Psychotherapeutin bei ANAD e.V., Teamleitung und Fachsprecherin Psychotherapie.

Dr. Lisa Pecho, geb. 1961; Dr. med.; Fachärztin für Psychosomatische Medizin und Psychotherapie; seit 2001 Ärztliche Leitung ANAD e.V., München. Studium der Humanmedizin an der Universität Regensburg und der Technischen Universität München. Von 1993–2000 tätig in der Medizinisch-Psychosomatischen Klinik Roseneck,

Prien. 2001–2002 Ärztliche Mitarbeiterin bei der Arche-Suizidprävention und Hilfe in Lebenskrisen e. V., München. Seit 2004 Vorstandsmitglied der Arche e. V. Niedergelassen in eigener Praxis in München seit 2002. Seit 2005 Wissenschaftlicher Beirat beim Verein Kind&Kunst, Zürich.

Sigrun Schönburg, geb. 1966; staatlich anerkannte Erzieherin, Dipl.- Sozialpädagogin (FH), Systemische Pädagogin, Qualitätsbeauftragte. Studium der Sozialen Arbeit an der Katholischen Fachhochschule für Soziale Arbeit in Saarbrücken und an der Staatlichen Fachhochschule für Soziale Arbeit in Frankfurt am Main. Seit 1996 Sozialpädagogin bei ANAD e. V.; von 2004 bis 2006 Fachsprecherin Sozialpädagogik.

Literaturverzeichnis

Agras, W. S., Crow, S. J., Halmi, K. A., Mitchell, J. E., Wilson, G. T. & Kraemer, H. C. (2000a): Outcome predictors for the cognitive behavior treatment of bulimia nervosa: Data from a Multisite Study. American Journal of Psychiatry, 157, S. 1302–1308.

Agras, W. S., Walsh, B. T., Fairburn, C. G., Wilson, G. T. & Kraemer, H. C. (2000b): A multicenter comparison of cognitive-behavioral therapy and interpersonal psychotherapy for bulimia nervosa. Archives of General Psychiatry, 57, S. 459–466.

Almeida, S. S., Tonkiss, J. & Galler, J. R. (1996): Malnutrition and reactivity to drugs acting in the central nervous system. Neuroscience and Biobehavioral Reviews 20, S. 389–402.

Andersen, A. E. & DiDomenico, L. (1992): Diet vs. shape content of popular male and female magazines: a dose-response relationship to the incidence of eating disorders? International Journal of Eating Disorders 11, S. 283–287.

APA American Psychiatric Association (2006): Practice guideline for the treatment of patients with eating disorders. 3rd Edition. American Psychiatric Publishing.

Aschenbrenner, K., Aschenbrenner, F., Kirchmann, H. & Strauss, B. (2004): Störungen des Essverhaltens bei Gymnasiasten und Studenten. Psychotherapie, Psychosomatik, Medizinische Psychologie, 54, S. 259–263.

Bacaltchuk, J. & Hay, P. (2003): Antidepressants versus placebo for people with bulimia nervosa (Cochrane Review). In: The Cochrane Library, Issue 1 2004. Chichester: Wiley.

Bacaltchuk, J., Hay, P. & Trefiglio, R. (2001): Antidepressants versus psychological treatments and their combination for bulimia nervosa. Cochrane Database of Systematic Reviews, 4, Art. No.: CD003385. DOI: 10.1002/14651858.CD003385.

Bahrke, U., Arends, M., Bandemer-Greulich, U., Dreyer, B., Röpke, H. & Fikentscher, E. (2003): Zur Verbreitung pathologischen Essverhaltens unter Schülerinnen und Schülern einer Großstadt. Psychotherapie, Psychosomatik, Medizinische Psychologie, 53, S. 29–34.

Bardone-Cone, A. M., Abramson, L. Y., Vohs, K. D., Heatherton, T. F. & Joiner, T. E. Jr. (2006): Predicting bulimic symptoms: An interactive model of self-efficacy, perfectionism, and perceived weight status. Behaviour Research and Therapy, 44, S. 27–42.

Bauer, C. (2006): Standardisierte vs. individualisierte kognitive Verhaltenstherapie bei Bulimia nervosa. Verhaltenstherapie und Verhaltensmedizin, 27, S. 181–183.

Beck, A. T. (1976): Cognitive therapy and the emotional disorders. New York: International Universities Press.

Beck, A. T., Rush, A. J., Shaw, B. F. & Emery, G. (1979): Cognitive therapy of depression. New York: Guilford Press.

Beck, J. S. (1999): Praxis der Kognitiven Therapie. Weinheim: Beltz PVU.

Beisel, S. & Leibl, C. (2001): Stationäre Verhaltenstherapie bei Essstörungen. In Reich, G. & Cierpka, M. (Hrsg.): Psychotherapie der Essstörungen (S. 111–127). Stuttgart: Thieme.

Benecke, A. (2002): Verhaltenstherapie bei Adipositas. Verhaltenstherapie, 12, S. 297–309.

Benninghoven, D. & Liebeck, H. (2001): Ambulante kognitive Verhaltenstherapie der Essstörungen. In: Reich, G. & Cierpka, M. (Hrsg.): Psychotherapie der Essstörungen (S. 94–110). Stuttgart: Thieme.

Berg, I. K. (1999): Familien – Zusammenhalt(en). Ein kurz-therapeutisches und lösungs-orientiertes Arbeitsbuch. Dortmund: verlag modernes lernen.

Berger, U., Schilke, C. & Strauss, B. (2005): Gewichtssorgen und Diätverhalten bei Kindern in der 3. und 4. Klasse. Psychotherapie, Psychosomatik, Medizinische-Psychologie, 55, S. 331–338.

Biederman, J. et al. (1985): Amitriptyline in the treatment of anorexia nervosa: a double-blind, placebo-controlled study. Journal of Clinical Psychopharmacology, 5, S. 10–16.

Biederman, J., Ball, S. W., Monuteaux, M. C., Surman, C. B., Johnson, J. L. & Zeitlin, S. (2007): Are girls with ADHD at risk for eating disorders? Results from a controlled, five-year prospective study. Journal of Developmental and Behavioral Pediatrics, 28, S. 302–307.

Blinder, B. J., Cumella, E. J. & Sanathara, V. A. (2006): Psychiatric comorbidities of female inpatients with eating disorders. Psychosomatic Medicine, 68, S. 454–462.

Böse, R. (2005): Verhaltenstherapeutische Interventionen zur Verbesserung der Körperakzeptanz bei Anorexia nervosa und Bulimia nervosa. Psychotherapie, 10, S. 135–141.

Böse, R., Greimel, K. & Geissner, E. (1994): Therapie der Anorexia nervosa. In: Sulz, S. (Hrsg.): Das Therapiebuch (S. 457–483). München: CIP-Medien.

BPS British Psychological Society (2004): Eating disorders: Core interventions in the treatment and management of anorexia nervosa, bulimia nervosa and related eating disorders. National Clinical Practice Guideline Number CG9. www.bps.org.uk.

Brandl, C. (1994): Die Behandlung der Bulimia nervosa. In: Sulz, S. (Hrsg.): Das Therapiebuch, (S. 433–456). München: CIP-Medien.

Braun, D. L., Sunday, S. R., Huang, A. & Halmi, K. A. (1999): More males seek treatment for eating disorders. International Journal of Eating Disorders, 25, S. 415–424.

Bruch, H. (1962): Perceptual and conceptual disturbances in anorexia nervosa. Psychosomatic Medicine, 24, S. 187–194.

Bruch, H. (1982): Der goldene Käfig. Das Rätsel der Magersucht. Frankfurt: Fischer.

Bruch, H. (1997): Essstörungen. Zur Psychologie und Therapie von Übergewicht und Magersucht. Frankfurt: Fischer.

Bulik, C. M., Sullivan, P. F., Wade, T. D. & Kendler, K. S. (2000): Twin studies of eating disorders: a review. International Journal of Eating Disorders, 27, S. 1–20.

BzgA Bundeszentrale für gesundheitliche Aufklärung (2000): Essstörungen. Leitfaden für Eltern, Angehörige, Partner, Freunde, Lehrer und Kollegen. Köln.

BzgA Bundeszentrale für gesundheitliche Aufklärung (2004): Essstörungen. Arbeit mit Selbsthilfegruppen. Ein Praxishandbuch für GruppenmoderatorInnen. Köln.

Carlat, D. J., Camargo, C. A. & Herzog, D. B. (1997): Eating disorders in males: a report on 135 patients. American Journal of Psychiatry, 154, S. 1127–1132.

Cash, T. F. & Deagle, E. A. (1997): The nature and extent of body-image disturbances in anorexia nervosa and bulimia nervosa: A meta-analysis. International Journal of Eating Disorders, 22, S. 107–125.

Cierpka, M. & Reich, G. (2001): Die familientherapeutische Behandlung von Anorexie und Bulimie. In: Reich, G. & Cierpka, M. (Hrsg.): Psychotherapie der Essstörungen (S. 128–155). Stuttgart: Thieme.

Cierpka, M. & Stasch, M. (2004): »Bei uns wird gegessen, was auf den Tisch kommt …« Dynamik und Therapie von Familien mit einem anorektischen Kind. Psychotherapie im Dialog, 5, S. 52–55.

Claudino, A. M., Hay, P., Lima, M. S., Bacaltchuk, J., Schmidt, U. & Treasure, J. (2006): Antidepressants for anorexia nervosa. Cochrane Database of Systematic Reviews, 1, Art. No.: CD004365. DOI: 10.1002/14651858.CD004365.pub2.

Cohane, G. H. & Pope, H. G. (2001): Body image in boys: a review of the literature. International Journal of Eating Disorders, 29, S. 373–379.

Connors, M. E. (1996): Developmental vulnerabilities for eating disorders. In: Smolak, L., Levine, M. P. & Striegel-Moore, R. (Hrsg.): The Developmental Psychopathology of Eating disorders (S. 285–310). Mahwah: Lawrence Erlbaum.

Cooke, R. A. & Chambers, J. B. (1995): Anorexia nervosa and the heart. British Journal of Hospital Medicine, 54, S. 313–317.

Cooper, P. J. & Steere, J. (1995): A comparison of two psychological treatments for bulimia nervosa: implications for models of maintenance. Behaviour Research and Therapy, 33, S. 875–885.

Cuntz, U. (2002): Das homöostatische Prinzip und der »freie Wille« des Menschen – biologische und psychologische Grundlagen der Adipositasbehandlung. Verhaltenstherapie, 12, S. 268–277.

Cuntz, U. (2004). Psychotherapie und Gewichtsregulation. Journal für Ernährungsmedizin, 6, S. 7–13.

Dare, C., Eisler, I., Russell, G., Treasure, J. & Dodge, L. (2001): Psychological therapies for adults with anorexia nervosa. British Journal of Psychiatry, 178, S. 216–221.

Davison, K. K., Earnest, M. B. & Birch, L. L. (2002): Participation in aesthetic sports and girls' weight concerns at ages 5 and 7 years. International Journal of Eating Disorders, 31, S. 312–317.

De La Rie, S. M., Van Furth, E. F., De Koning, A., Noordenbos, G & Donker, M. C. H. (2005): The quality of life of family caregivers of eating disorder patients. Eating Disorders, 13, S. 345–351.

Deter, H.-C. & Herzog, W. (1995): Langzeitverlauf der Anorexia nervosa. Eine Zwölf-Jahres-Katamnese. Vandenhoeck & Ruprecht; Göttingen.

Deter, H. C., Schellberg, D., Köpp, W., Friederich, H. C. & Herzog, W. (2005): Predictability of a favorable outcome in anorexia nervosa. European Psychiatry 20, S. 165–172.

Deutsche Adipositas-Gesellschaft et al. (Hrsg.) (2007): Evidenzbasierte Leitlinie Prävention und Therapie der Adipositas. www.adipositas-gesellschaft.de.

de Zwaan, M. (2000): Diagnostische und psychiatrische Komorbidität von Eßstörungen. In: Gastpar, M., Remschmidt, H. & Senf, W. (Hrsg.): Essstörungen. Neue Erkenntnisse und Forschungsperspektiven (S. 79–93). Sternenfels: Verlag Wissenschaft und Praxis.

de Zwaan, M. (2002): Binge eating disorder (BED) und Adipositas. Verhaltenstherapie, 12, S. 288–295.

de Zwaan, M. (2005): Empirische Untersuchungen zur Psychotherapie der Essstörungen: Was ist wirklich evidenz-basiert? Psychotherapie in Psychiatrie, Psychotherapeutischer Medizin und Klinischer Psychologie, 10, 142–146.

DGPPN Deutsche Gesellschaft für Psychiatrie, Psychotherapie und Nervenheilkunde (Hrsg.) (2000): Praxisleitlinien in Psychiatrie und Psychotherapie, Band 4, Behandlungsleitlinie Essstörungen. Darmstadt: Steinkopff.

DHS Deutsche Hauptstelle für Suchtfragen e.V. (2004): Essstörungen. Suchtmedizinische Reihe, Band 3.

Diagnostisches und Statistisches Manual psychischer Störungen, Textrevision, DSM-IV-TR (2003): Deutsche Bearbeitung von H. Saß, H.-U. Wittchen, M. Zaudig & I. Houben. Göttingen: Hogrefe (Originalausgabe: American Psychiatric Association APA: Diagnostic and Statistical manual of mental disorders DSM-IV).

Dittmar, H., Halliwell, E. & Ive, S. (2006): Does Barbie make girls want to be thin? The effect of experimental exposure to images of dolls on the body image of 5- to 8-year-old girls. Developmental Psychology, 42, S. 283–292.

Dunican, K. C. & DelDotto, D. (2006): The role of olanzapine in the treatment of anorexia nervosa. Annals of Pharmacotherapy, 41, S. 111–115.

Eller, B. (1993): Males with eating disorders. In: Giannini, A. J. & Slaby, A. E. (Hrsg.): The eating disorders. New York: Springer.

Ellis, A. (1962): Reason and emotion in psychotherapy. New York: Lyle Stuart.

Ellis, A. (1977): Die rational-emotive Therapie. Das innere Selbstgespräch bei seelischen Problemen und seine Veränderung. München: Pfeiffer.

Engel, K. (1991): Die familiären Interaktionen von Anorexiepatienten. System Familie, S. 149–157.

Epstein, E. M. & Sloan, D. M. (2005): Tailoring cognitive behavioral therapy for individuals diagnosed with bulimia nervosa. Journal of Contemporary Psychotherapy, 35, S. 317–330.

Erler, M. (2004): Soziale Arbeit. Ein Lehr- und Arbeitsbuch zu Geschichte, Aufgaben und Theorie. Weinheim: Juventa.

Evans, J. & le Grange, D. (1995): Body size and parenting in eating disorders: a comparison study of the attitudes of mothers toward their children. International Journal of Eating Disorders, 18, S. 39–48.

Fairburn, C. G. (2005): Evidence-based treatment of anorexia nervosa. International Journal of Eating Disorders, 37, S. 26–30.
Fairburn, C. G. (2006): Ess-Attacken stoppen. Ein Selbsthilfeprogramm. Bern: Huber.
Fairburn, C. G. & Bohn, K. (2005): Eating disorder NOS (EDNOS): An example of the troublesome »not otherwise specified« (NOS) category in DSM-IV. Behaviour Research and Therapy, 43, S. 691–701.
Fairburn, C. G. & Cooper, Z. (1993): The Eating Disorder Examination (12th ed.): In: Fairburn C. G. & Wilson, G. T. (Hrsg.): Binge Eating: Nature, assessment, and treatment (S. 317–322): New York: Guildford Press.
Fairburn, C. G. & Harrison, P. J. (2003): Eating disorders. The Lancet, 361, S. 407–416.
Fairburn, C. G., Jones, R., Peveler, R. C., Carr, S. J., Solomon, R. A., O'Connor, M. E., Burton, J. & Hope, R. A. (1991): Three psychological treatments for bulimia nervosa. A comparative trial. Archives of General Psychiatry, 48, S. 463–469.
Fairburn, C. G., Marcus, M. D. & Wilson, G. T. (1993): Cognitive-behavioral therapy for binge eating and bulimia nervosa: a comprehensive treatment manual. In: Fairburn, C. G. & Wilson, G. T. (Hrsg.): Binge eating. Nature, assessment and treatment (S. 361–404). New York: Guilford Press.
Fairburn, C. G., Norman, P. A., Welch, S. L., O'Connor, M. E., Doll, H. A. & Peveler, R. C. (1995): A prospective study of outcome in bulimia nervosa and the long-term effects of three psychological treatments. Archives of General Psychiatry, 52, S. 304–312.
Fairburn, C. G., Welch, S. L., Norman, P. A., O'Connor, M. E. & Doll, H. A. (1996): Bias and bulimia nervosa: how typical are clinic cases? American Journal of Psychiatry, 153, S. 386–391.
Fairburn, C. G., Welch, S. L., Doll, H. A., Davies, B. A. & O'Connor, M. E. (1997): Risk factors for bulimia nervosa. A community-based case-control study. Archives of General Psychiatry, 54, S. 509–517.
Fairburn, C. G., Doll, H. A., Welch, S. L., Hay, P. J., Davies, B. A. & O'Connor, M. E. (1998): Risk factor for Binge Eating Disorder. A community-based case-control study. Archives of General Psychiatry, 55, S. 425–432.
Fairburn, C. G., Cooper, Z., Doll, H. A. & Welch, S. L. (1999a): Risk factor for anorexia nervosa. Three integrated case-control comparisons. Archives of General Psychiatry, 56, S. 468–476.
Fairburn, C. G., Cowen, O. J. & Harrison, P. J. (1999b): Twin studies and the etiology of eating disorders. International Journal of Eating Disorders, 26, S. 349–358.
Fairburn, C. G., Shafran, R. & Cooper, Z. (1999c): A cognitive behavioural theory of anorexia nervosa. Behaviour Research and Therapy, 37, S. 1–13.
Fairburn, C. G., Cooper, Z., Doll, H. A., Norman, P. & O'Connor, M. E. (2000): The natural course of bulimia nervosa and binge eating disorder in young women. Archives of General Psychiatry, 57, S. 659–665.
Fairburn, C. G., Cooper, Z. & Shafran, R. (2003a): Cognitive behaviour therapy for eating disorders: a »transdiagnostic« theory and treatment. Behaviour Research and Therapy, 41, S. 509–528.
Fairburn, C. G., Stice, E. & Cooper, Z. (2003b): Understanding persistence in bulimia nervosa: A 5-year naturalistic study. Journal of Consulting and Clinical Psychology, 71, S. 103–109.
Favaro, A. & Santonastaso, P. (2002): The spectrum of self-injurious behavior in eating disorders. Eating Disorders, 10, S. 215–225.
Favaro, A., Ferrara, S. & Santonastaso, P. (2003): The spectrum of eating disorders in young women: A prevalence study in a general population sample. Psychosomatic Medicine, 65, S. 701–708.
Favaro, A., Tenconi, E. & Santonastaso, P. (2006): Perinatal factors and the risk of developing anorexia nervosa and bulimia nervosa. Archives of General Psychiatry, 63, S. 82–88.
Favazza, A. R. & Simeon, D. (1995): Self-mutilation. In: Hollander, E. & Stein, D. (Hrsg.): Impulsivity and aggression (S. 185–200). Sussex: Wiley.
Fennell, M. J. V. (2005): Anleitung zur Selbstachtung. Lernen, sich selbst der beste Freund zu sein. Bern: Huber.
Festinger, L. (1957): A theory of cognitive dissonance. Stanford: Stanford University Press.

Fichter, M. M. (2005): Anorektische und bulimische Essstörungen. Der Nervenarzt, 9, S. 1141–1153.
Fichter, M. M. & Daser, C. (1987): Symptomatology, psychosexual development and gender identity in 42 anorexic males. Psychological Medicine, 17, S. 409–418.
Fichter, M. M. & Quadflieg, N. (1999): Strukturiertes Interview für Anorektische und Bulimische Essstörungen (SIAB). Fragebogen (SIAB-S) und Interview (SIAB-EX) nach DSM-IV und ICD-10. Göttingen: Hogrefe.
Fichter, M. M. & Quadflieg, N. (2004): Twelve-year course and outcome of bulimia nervosa. Psychological Medicine, 34, S. 1395–1406.
Fichter, M. M., Kruger, R., Rief, W., Holland, R. & Dohne, J. (1996): Fluvoxamine in prevention of relapse in bulimia nervosa: effects on eating-specific psychopathology. Journal of Clinical Psychopharmacology, 16, S. 9–18.
Fichter, M. M., Quadflieg, N. & Rehm, J. (2003): Predicting the outcome of eating disorders using structural equation modeling. International Journal of Eating Disorders, 34, S. 292–313.
Fichter, M. M., Quadflieg, N. & Hedlund, S. (2006): Twelve-year course and outcome predictors of anorexia nervosa. International Journal of Eating Disorders, 39, S. 87–100.
Fluoxetine Bulimia Nervosa Collaborative Study Group (1992): Fluoxetine in the treatment of bulimia nervosa. A multicenter, placebo-controlled, double-blind trial. Archives of General Psychiatry, 49, S. 139–147.
Franke, G. H. (1995): SCL-90-R – Die Symptomcheckliste von Derogatis. Göttingen: Hogrefe.
Franzen, U., Backmund, H. & Gerlinghoff, M. (2004): Day treatment group programme for eating disorders: reasons for drop-out. European Eating Disorders Review, 12, S. 153–158.
Fumi, M. & Fichter, M. M. (2005): Der schwierige Fall und Fallstricke. Spezifische Probleme in der Behandlung von Essstörungen. Psychotherapie, 10, S. 98–105.
Galuske, M. (2001): Methoden der Sozialen Arbeit. Eine Einführung. Weinheim: Juventa
Gard, M. C. E. & Freeman, C. P. (1996): The dismantling of a myth: a review of eating disorders and socioeconomic status. International Journal of Eating Disorders 20, S. 1–12.
Gardner, R. M. & Bodenkamp, E. D. (1996): The role of sensory and nonsensory factors in body size estimations of eating disorder subjects. Journal of Clinical Psychology, 52, S. 3–15.
Garner, D. M. & Bemis, K. M. (1982): A cognitive-behavioral approach to anorexia nervosa. Cognitive Therapy and Research, 6, S. 123–150.
Garner, D. M., Olmsted, M. P. & Polivy, J. (1983): Development and validation of a multidimensional eating disorder inventory of anorexia nervosa and bulimia. International Journal of Eating Disorders, 2, S. 14–34.
Garner, D. M., Vitousek, K. M. & Pike, K. M. (1997): Cognitive-behavioral therapy for anorexia nervosa. In: Garner, D. M. & Garfinkel, P. E. (Hrsg.): Handbook of treatment for eating disorders (S. 94–144). New York: Guilford Press.
Gerlinghoff, M. & Backmund, H. (2000). Essen will gelernt sein. Essstörungen erkennen und behandeln. Weinheim: Beltz.
GEO (2005): Was die Welt isst. Serie Ernährung und Gesundheit, Teil 1, S. 16–48, April 2005.
Ghaderi, A. (2006): Does induvidualization matter? A randomized trial of standardized (focused) versus individualized (broad) cognitive behavior therapy for bulimia nervosa. Behaviour Research and Therapy, 44, S. 273–288.
Goebel, G. & Fichter, M. (1991): Anorexia und Bulimia nervosa. Karlsruhe: G. Braun Verlag.
Görlitz, G. (1998a): Körper und Gefühl in der Psychotherapie – Basisübungen. München: Pfeifer.
Görlitz, G. (1998b): Körper und Gefühl in der Psychotherapie – Aufbauübungen. München: Pfeifer.
Goldfield, G. S., Blouin, A. G. & Woodside, D. B. (2006): Body image, Binge Eating, and bulimia nervosa in male bodybuilders. Canadian Journal of Psychiatry, 51, S. 160–168.
Gowers, S. G. (2006): Evidence based research in CBT with adolescent eating disorders. Child and Adolescent Mental Health, 11, S. 9–12.
Gowers, S. G. et al. (2002): Treatment aims and philosophy in the treatment of adolescent anorexia nervosa in Europe. European Eating Disorders Review, 10, S. 271–280.

Grabhorn, R., Köpp, W., Gitzinger, I., von Wietersheim, J. & Kaufhold, J. (2003): Unterschiede zwischen weiblichen und männlichen Patienten mit einer Essstörung. Ergebnisse der multizentrischen Essstörungsstudie (MZ-Ess): Psychotherapie, Psychosomatik, Medizinische Psychologie, 53, S. 15–22.
Grawe, K. (2000): Psychologische Therapie. Göttingen: Hogrefe.
Groene, M. (2001a): Systemische Ansätze zur Erklärung und Behandlung bulimischer Ess-Störungen. Psychotherapie im Dialog, 2, S. 174–185.
Groene, M. (2001b): Gesellschaftliche und soziokulturelle Aspekte der Bulimie. Psychotherapie im Dialog, 2, S. 213–214.
Groesz, L. M., Levine, M. P. & Murnen, S. K. (2002): The effect of experimental presentation of thin media images on body satisfaction: a meta-analytic review. International Journal of Eating Disorders, 31, S. 1–16.
Habermas, T. (1990): Heißhunger. Historische Bedingungen der Bulimia nervosa. Frankfurt: Fischer.
Habermas, T. (1994): Zur Geschichte der Magersucht. Eine medizinpsychologische Rekonstruktion. Frankfurt: Fischer.
Habermas, T. (2000): Liegt's wirklich an der Werbung? In: Gastpar, M., Remschmidt, H. & Senf, W. (Hrsg.): Essstörungen. Neue Erkenntnisse und Forschungsperspektiven (S. 11–28). Sternenfels: Verlag Wissenschaft und Praxis.
Hach, I., Ruhl, U. E., Rentsch, A., Becker, E. S., Türke, V., Margraf, J. & Kirch, W. (2005): Recognition and therapy of eating disorders in young women in primary care. Journal of Public Health, 13, S. 160–165.
Hähne, C. & Zubrägel, S. (2004): Die Wahrnehmung des Körperbildes bei Mädchen und Jungen und ihre Auswirkungen auf den Gesundheitsstatus und das Gesundheitsverhalten – Ergebnisse des Jugendgesundheitssurveys im Rahmen der internationalen WHO-Studie. ZSE Zeitschrift für Soziologie der Erziehung und Sozialisation, 24, S. 246–261.
Hall, C. S. & Lindsey, G. (1970): Theories of Personality. New York: Wiley.
Halmi, K. A., Eckert, E., LaDue, T. J. & Cohen, J. (1986): Anorexia nervosa: treatment and efficacy of cyproheptadine and amitriptyline. Archives of General Psychiatry, 43, S. 177–181.
Hautzinger, M., Bailer, M., Worall, H. & Keller, U. (1995): Beck Depressions Inventar (BDI). Bern: Huber.
Hebebrand, J. (2004): Biologie der Anorexia nervosa unter besonderer Berücksichtigung genetischer Aspekte. Psychotherapie im Dialog, 5, S. 57–62.
Hebebrand, J. (2007): Die Bedeutung des Leptins für die Anorexia nervosa. Symposiumsbeitrag auf dem 1. Wissenschaftlichen Kongress der Deutschen Gesellschaft für Essstörungen e.V. (DGESS), Prien, 8. bis 10.11.2007.
Hebebrand, J. et al. (2003): Hyperactivity in patients with anorexia nervosa and in semistarved rats: Evidence for a pivotal role of hypoleptinemia. Physiology & Behavior, 79, S. 25–37.
Herpertz, S. (1997): Psychobiologische Aspekte der Essstörungen. In Janssen, P. L., Senf, W. & Meermann, R. (Hrsg): Klinik der Essstörungen: Magersucht und Bulimie (S. 13–33). Stuttgart: Gustav Fischer.
Herpertz, S. (2000): Risikogruppen bei Eßstörungen. In: Gastpar, M., Remschmidt, H. & Senf, W. (Hrsg.): Essstörungen. Neue Erkenntnisse und Forschungsperspektiven (S. 95–110). Sternenfels: Verlag Wissenschaft und Praxis.
Herpertz, S. (2001): Bulimia nervosa. Psychotherapie im Dialog, 2, S. 139–153.
Herpertz, S. & Schweiger, U. (2001): Psychobiologische Aspekte der Anorexia nervosa. Zeitschrift für Psychosomatische Medizin, 47, S. 179–204.
Herpertz-Dahlmann, B. (2002): Outcome in adolescent anorexia nervosa. Acta Neuropsychiatrica, 14, S. 90–92.
Herpertz-Dahlmann, B., Müller, N., Herpertz, S., Heussen, N., Hebebrand, J. & Remschmidt, H. (2001): Prospective 10-year follow-up in adolescent anorexia nervosa – course, outcome, psychiatric comorbidity, and psychosocial adaptation. Journal of Child Psychology and Psychiatry, 42, S. 603–612.

Herzog, W. (2004): Anorexia nervosa. Psychotherapie im Dialog, 5, S. 3–11.
Herzog, D. B., Norman, D. K., Gordon, C. & Pepose, M. (1984): Sexual conflict and eating disorders in 27 males. American Journal of Psychiatry, 141, S. 989–990.
Highet, N., Thompson, M. & King, R. M. (2005): The experience of living with a person with an eating disorder: the impact on the carers. Eating Disorders, 13, S. 327–344.
Hilbert, A. & Munsch, S. (2005): »Binge-Eating«-Störung bei Kindern und Jugendlichen. Kindheit und Entwicklung 14, S. 209–221.
Hilbert, A., Tuschen-Caffier, B. & Ohms, M. (2004): Eating Disorder Examination: Deutschsprachige Version des strukturierten Essstörungsinterviews. Diagnostica, 50, S. 98–106.
Hilbert, A., Saelens, B. E., Stein, R. I., Mockus, D. S., Welch, R. R., Matt, J. & Wilfley, D. E. (2007): Pretreatment and process predictors of outcome in interpersonal and cognitive-behavioral psychotherapy for binge eating disorder. Journal of Consulting and Clinical Psychology, 75, S. 645–651.
Hinsch, R. & Pfingsten, U. (2007): Gruppentraining sozialer Kompetenzen (GSK): Grundlagen, Durchführung, Anwendungsbeispiele. Weinheim: Beltz PVU.
Hoek, H. W. (2006): Incidence, prevalence and mortality of anorexia nervosa and other eating disorders. Current Opinion in Psychiatry 19, S. 389–394.
Hoek, H. W. & van Hoeken, D. (2003): Review of the prevalence and incidence of eating disorders. International Journal of Eating Disorders, 34, S. 383–396.
Hoek, H. W., Bartelds, A. I. M., Bosveld, J. J. F., van der Graaf, Y., Limpens, V. E. L., Maiwald, M. & Spaaij, C. J. K. (1995): Impact of urbanization on detection rates of eating disorders. American Journal of Psychiatry, 152, S. 1272–1278.
Holtkamp, K., Hebebrand, J., Mika, C., Heer, M., Heussen, N. & Herpertz-Dahlmann, B. (2004): High serum leptin levels subsequent to weight gain predict renewed weight loss in patients with anorexia nervosa. Psychoneuroendocrinology, 29, S. 791–797.
Holtkamp, K., Herpertz-Dahlmann, B., Vloet, T. & Hagenah, U. (2005): Group psychoeducation for parents of adolescents with eating disorders: the Aachen program. Eating Disorders, 13, S. 381–390.
Holtkamp, K. et al. (2006): Physical activity and restlessness correlate with leptin levels in patients with adolescent anorexia nervosa. Biological Psychiatry, 60, S. 311–313.
Honey, A. & Halse, C. (2005): Parents dealing with anorexia nervosa: actions and meanings. Eating Disorders, 13, S. 353–367.
Internationale Klassifikation psychischer Störungen ICD-10 (1993) der WHO. Deutsche Bearbeitung von Dilling, H., Mombour, W. & Schmidt, M. H. Bern: Huber.
Jacobi, C. & Neubert, S. (2005): Psychosoziale Risikofaktoren und aufrechterhaltende Bedingungen von Essstörungen. Ein Überblick über den aktuellen Forschungsstand. Psychotherapie, 10, S. 73–86.
Jacobi, C., Thiel, A. & Paul, T. (2000): Kognitive Verhaltenstherapie bei Anorexia und Bulimia nervosa. Weinheim: Beltz PVU.
Jacobi, C., Paul, T., de Zwaan, M., Nutzinger, D. O., Rustenbach, S. J. & Dahme, B. (2003): Wie spezifisch sind Beeinträchtigungen des Selbstkonzepts bei Essstörungen? Zeitschrift für Klinische Psychologie und Psychotherapie, 32, S. 31–40.
Jacobi, C., de Zwaan, M., Hayward, C., Kraemer, H. C. & Agras, W. S. (2004a): Coming to terms with risk factors for eating disorders: Application of risk terminology and suggestions for a general taxonomy. Psychological Bulletin, 130, S. 19–65.
Jacobi, C., Paul, T. & Thiel, A. (2004b): Essstörungen. Göttingen: Hogrefe.
Jansen, A., Smeets, T., Martijn, C. & Nederkoorn, C. (2006): I see what you see: the lack of a self-serving body-image bias in eating disorders. British Journal of Clinical Psychology, 45, S. 123–35.
Jimerson, D. C., Lesem, M. D., Kaye, W. H., Hegg, A. P. & Brewerton, T. D. (1990): Eating disorders and depression: is there a serotonin connection? Biological Psychiatry, 28, S. 443–454.
Johnson, C., Tobin, D. L. & Dennis, A. (1990): Differences in treatment outcome between borderline and nonborderline bulimics at one-year follow-up. International Journal of Eating Disorders, 9, S. 617–627.

Kanfer, F. H., Reinecker, H. & Schmelzer, D. (2004): Selbstmanagementtherapie. Ein Lehrbuch für die klinische Praxis. Berlin: Springer.

Kaplan, A. S. (2002): Psychological treatments for anorexia nervosa: A review of published studies and promising new directions. Canadian Journal of Psychiatry, 47, S. 235–242.

Kaplan, H. S. (2006): Sexualtherapie bei Störungen des sexuellen Verlangens. Stuttgart: Thieme.

Karwautz, A., Haidvogl, M., Wagner, G., Nobis, G., Wöber-Bingöl, C. & Friedrich, M. H. (2002): Subjektives Familienbild bei Anorexia nervosa und Bulimia nervosa im Jugendalter: Eine kontrollierte Studie. Zeitschrift für Kinder- und Jugendpsychiatrie und Psychotherapie, 30, S. 251–259.

Kaye, W. H. et al. (2001): Double-blind placebo-controlled administration of fluoxetine in restricting- and restricting-purging-type anorexia nervosa. Biological Psychology, 49, S. 644–652.

Keel, P. K. & Mitchell, J. E. (1997): Outcome in bulimia nervosa. American Journal of Psychiatry, 154, S. 313–321.

Keel, P. K.; Mitchell, J. E., Miller, K. B., Davis. T. L. & Crow, S. J. (1999): Long-term outcome of bulimia nervosa. Archives of General Psychiatry, 56, S. 63–69.

Keel, P. K., Dorer, D. J., Eddy, K. T., Franko, D., Charatan, D. L. & Herzog, D. B. (2003): Predictors of mortality in eating disorders. Archives of General Psychiatry, 60, S. 179–183.

Keel, P. K. et al. (2004): Application of a latent class analysis to empirically define eating disorder phenotypes. Archives of General Psychiatry, 61, S. 192–200.

Keel, P. K., Heatherton, T. F., Dorer, D. J., Joiner, T. E. & Zalta, A. K. (2005): Point prevalence of bulimia nervosa in 1982, 1992, and 2002. Psychological Medicine, 35, S. 1–9.

Keys, A., Brozek, J., Hentschel, A., Mickelsen, O. & Taylor, H. L. (1950): The biology of human starvation. Minneapolis: University of Minnesota Press.

Kingston, K., Szmukler, G., Andrewes, D., Tress, B. & Desmond, P. (1996): Neuropsychological and structural brain changes in anorexia nervosa before and after refeeding. Psychological Medicine, 26, S. 15–28.

Klinkenberg, N. (2007): Achtsamkeit in der Körperverhaltenstherapie. Stuttgart: Klett-Cotta.

Köpp, W. (2000): Die Komorbidität von Eßstörungen. In: Gastpar, M., Remschmidt, H. & Senf, W. (Hrsg.): Essstörungen. Neue Erkenntnisse und Forschungsperspektiven (S. 61–74). Sternenfels: Verlag Wissenschaft und Praxis.

Kohn, M. R., Golden, N. H. & Shenker, I. R. (1998): Cardiac arrest and delirium: presentations of the refeeding syndrome in severely malnourished adolescents with anorexia nervosa. Journal of Adolescent Health, 22, S. 239–243.

Kouba, S., Hällström, T., Lindholm, D. & Hirschberg, A. L. (2005): Pregnancy and neonatal outcomes in women with eating disorders. Obstetrics and Gynecology, 105, S. 255–260.

Krauth, C., Buser, K. & Vogel, H. (2004): Die gesellschaftlichen Kosten von Essstörungen – Krankheitskostenanalysen zu Anorexia nervosa und Bulimia nervosa. In: Vogel, H. & Wasem, J. (Hrsg.): Gesundheitsökonomie in Psychotherapie und Psychiatrie (S. 153–173). Stuttgart: Schattauer.

Krenn, H. (2003): Essstörungen bei Männern. Charakteristika des Verlaufs von Anorexia nervosa und Bulimia nervosa bei Männern und Vergleich mit einer weiblichen Stichprobe. Dissertation an der Philipps-Universtität Marburg, Fachbereich Psychologie.

Kriz, J. (1994): Grundkonzepte der Psychotherapie. Weinheim: Beltz PVU.

Kröller, K. & Warschburger, P. (2007): Einfluss der mütterlichen Steuerung auf den Nahrungskonsum des Kindes. Vortrag auf der 23. Jahrestagung der Deutschen Adipositas-Gesellschaft, München 20.10.2007.

Kroll, S. S. (2001): Wie wird Resilienz erworben? Der Einfluss risikomildernder und risikoerhöhender Faktoren auf jugendliches Problemverhalten bei kritischen Lebensereignissen. Unveröffentlichte Diplomarbeit an der Ludwig-Maximilians-Universität München, Department Psychologie.

Krüger, C., Reich, G., Buchheim, P. & Cierpka, M. (2001): Essstörungen und Adipositas. Epidemiologie – Diagnostik – Verlauf. In: Reich, G. & Cierpka, M. (Hrsg.): Psychotherapie der Essstörungen (S. 24–42). Stuttgart:. Thieme.

Lacey, H. H. & Crisp, A. H. (1980): Hunger, food intake and weight: The impact of clomipramine on a refeeding anorexia nervosa population. Postgraduate Medical Journal, 56, S. 79–85.

Laessle, R., Schweiger, U. & Prike, K. M. (1988): Mood and orthostatic norepinephrine response in anorexia nervosa. Psychiatry Research, 24, S. 87–94.

Lamerz, A., Kuepper-Nybelen, J., Bruning, N., Wehle, C., Trost-Brinkhues, G., Brenner, H., Hebebrand, J. & Herpertz-Dahlmann, B. (2005): Prevalence of obesity, binge eating, and night eating in a cross-sectional field survey of 6-year-old children and their parents in a German urban population. Journal of Child Psychology and Psychiatry, 46, S. 385–393.

Laucht, M., Schmidt, M. H. & Esser, G. (2000): Risiko- und Schutzfaktoren in der Entwicklung von Kindern und Jugendlichen. Frühförderung interdisziplinär 19, S. 97–108.

Leibbrand, R. (2002): Adipositas: Verlauf und verlaufsbeeinflussende Faktoren. Verhaltenstherapie, 12, S. 327–333.

Le Grange, D. & Lock, J. (2005): The dearth of psychological treatment studies for anorexia nervosa. International Journal of Eating Disorders, 37, S. 79–91.

Le Grange, D., Crosby, R. D., Rathouz, P. J. & Leventhal, B. L. (2007): A randomized controlled comparison of family-based treatment and supportive psychotherapy for adolescent bulimia nervosa. Archives of General Psychiatry, 64, S. 1049–1056.

Legenbauer, T. & Vocks, S. (2005): Wer schön sein will, muss leiden? Göttingen: Hogrefe.

Lewinsohn, P. M., Striegel-Moore, R. H. & Seeley, J. R. (2000): Epidemiology and natural course of eating disorders in young women from adolescence to young adulthood. Journal of the American Academy of Child and Adolescent Psychiatry, 39, S. 1284–1292.

Linehan, M. M. (1993): Cognitive-behavioral treatment of borderline personality disorder. New York: Guilford.

Linehan, M. M. (1996): Dialektisch-Behaviorale Therapie der Borderline-Persönlichkeitsstörung. München: CIP-Medien.

Lock, J., Couturier, J. & Agras, W. S. (2006): Comparison of long-term outcomes in adolescents with anorexia nervosa treated with family therapy. Journal of the American Academy of Child and Adolescent Psychiatry, 45, S. 666–672.

Löwe, B., Zipfel, S., Buchholz, C., Dupont, Y., Reas, D. L. & Herzog, W. (2001): Long-term outcome of anorexia nervosa in a prospective 21-year follow-up study. Psychological Medicine, 31, S. 881–890.

McIntosh, V. V. W. et al. (2005): Three psychotherapies for anorexia nervosa: a randomized, controlled trial. American Journal of Psychiatry, 162, S. 741–747.

Marchi, M. & Cohen, P. (1990): Early childhood eating behaviours and adolescent eating disorders. American Journal of Academic Child and Adolescent Psychiatry, 29, S. 112–117.

Marcus, M. D. & Kalarchian, M. A. (2003): Binge Eating in children and adolescents. International Journal of Eating Disorders, 34, S. 47–57.

McGoldrick, M. & Gerson, R. (1990): Genogramme in der Familienberatung. Bern: Huber.

Meichenbaum, D. (1991): Intervention bei Stress. Anwendung und Wirkung des Stressimpfungstrainings. Bern: Huber.

Milos, G. F., Spindler, A. M., Ruggiero, G., Klaghofer, R. & Schnyder, U. (2002): Comorbidity of obsessive-compulsive disorders and duration of eating disorders. International Journal of Eating Disorders, 31, S. 284–289.

Milos, G. F., Spindler, A. M., Buddeberg, C. & Crameri, A. (2003): Axes I and II comorbidity and treatment experiences in eating disorder subjects. Psychotherapy and Psychosomatics, 72, 276–285.

Milos, G. F., Spindler, A. M., Schnyder, U. & Fairburn, C. G. (2005): Instability of eating disorder diagnoses: prospective study. British Journal of Psychiatry, 187, S. 573–578.

Minuchin, S. (1994): Familienszenen. Problemmuster und Therapien. Hamburg: Rowohlt.

Minuchin, S., Rosman, B. L. & Baker, L. (1986): Psychosomatische Krankheiten in der Familie. Stuttgart: Klett-Cotta.

Mishkind, M. E., Rodin, J., Silberstein, L. R. & Striegel-Moore, R. H. (1986): The embodiment of masculinity. Cultural, psychological and behavioral dimensions. American Behavioral Scientist, 29, S. 545–562.

Mitchell, J. E., Halmi, K., Wilson, G. T., Agras, W. S., Kraemer, H. & Crow, S. (2002): A randomized secondary treatment study of women with bulimia nervosa who fail to respond to CBT. International Journal of Eating Disorders, 32, S. 271–281.
Mitchell, J. E., Agras, S. & Wonderlich, S. (2006): Treatment of bulimia nervosa: where are we and where are we going? International Journal of Eating Disorders, 39, S. 1–7.
Müller, A., de Castro, M., Schlenk, R., Nkenke, E. & de Zwaan, M. (2005): Zahnschäden bei Patientinnen und Patienten mit bulimischen Essstörungen: Wie gehen Zahnärztinnen und Zahnärzte mit Betroffenen um? Deutsche Zahnärztliche Zeitschrift 60, S. 634–643.
Müller, M. J., Mast, M., Bosy-Westphal, A. & Danielzik, S. (2003): Diagnostik und Epidemiologie. In: Petermann, F. & Pudel, V. (Hrsg.): Übergewicht und Adipositas (S. 29–45). Göttingen, Hogrefe.
Munsch, S. (2003): Binge Eating. Kognitive Verhaltenstherapie bei Essanfällen. Weinheim: Beltz PVU.
Naab, S. (2005): Besonderheiten der Therapie von Kindern und Jugendlichen mit anorektischen und bulimischen Essstörungen. Psychotherapie, 10, S. 87–96.
Neumärker, K. J. (2000): Mortality rates and causes of death. European Eating Disorders Review, 8, S. 181–187.
Obermeier, K. (2007): Evaluation des Fertigkeitentrainings für Patientinnen mit Essstörungen und komorbider Borderline-Persönlichkeitsstörungssymptomatik in den intensivtherapeutischen Wohngemeinschaften ANAD e.V.-pathways. Unveröffentlichte Diplomarbeit an der Ludwig-Maximilians-Universität München, Department Psychologie.
O'Brien, K. M. & Vincent, N. K. (2003): Psychiatric comorbidity in anorexia and bulimia nervosa: nature, prevalence, and causal relationships. Clinical Psychology Review, 23, S. 57–74.
Orbach, S. (1979): Anti Diät Buch: Über die Psychologie der Dickleibigkeit, die Ursachen von Esssucht. München: Verlag Frauenoffensive.
Orbach, S. (1984): Anti Diät Buch II: Eine praktische Anleitung zur Überwindung von Esssucht. München: Verlag Frauenoffensive.
Orbach, S. (2003): Lob des Essens. München: Goldmann.
Orlinsky, D. E., Grawe, K. & Parks, B. K. (1994): Process and outcome in psychotherapy: noch einmal. In: Bergin, A. E. & Garfield, S. L. (Hrsg.): Handbook of psychotherapy and behaviour change (S. 270–376). New York: Wiley.
Osen, B. (2005): Psychopharmakotherapie bei Essstörungen. Psychotherapie in Psychiatrie, Psychotherapeutischer Medizin und Klinischer Psychologie, 10, S. 106–115.
Paul, T. & Thiel, A. (2005): EDI-2, Eating Disorder Inventory-2, Deutsche Version. Testmanual. Göttingen: Hogrefe.
Paul, T., Schwenkhagen, U. & Jacobi, C. (2004): Verhaltenstherapie der Anorexia nervosa. Psychotherapie im Dialog, 5, S. 12–23.
Petermann, F. & Häring, J. (2003): Elternschulung bei adipösen Kindern und Jugendlichen. In: Petermann, F. & Pudel, V. (Hrsg.): Übergewicht und Adipositas (S. 263–279). Göttingen: Hogrefe.
Pfeifer-Schaupp, H.-U. (1997): Jenseits der Familientherapie. Systemische Konzepte in der Sozialen Arbeit. Freiburg: Lambertus.
Pike, K. M., Walsh, B. T., Vitousek, K., Wilson, G. T. & Bauer, J. (2003): Cognitive behavior therapy in the posthospitalization treatment of anorexia nervosa. American Journal of Psychiatry, 160 S. 2046–2049.
Pope, H. G., Olivardia, R., Gruber, A. & Borowiecki, J. (1999): Evolving ideals of male body image as seen through action toys. International Journal of Eating Disorders, 26, S. 65–72.
Posch, W. (1999): Körper machen Leute, der Kult um die Schönheit. Frankfurt: Campus.
Potreck-Rose, F. & Jacob, G. (2006): Selbstzuwendung, Selbstakzeptanz, Selbstvertrauen. Psychotherapeutische Interventionen zum Aufbau von Selbstwertgefühl. Stuttgart: Klett-Cotta.
Pudel, V. (2001): Ernährung – Gewicht – Diät. Die Mythen und die Fakten. In: Reich, G. & Cierpka, M. (Hrsg.): Psychotherapie der Essstörungen (S. 1–23). Stuttgart: Thieme.
Pudel, V. (2003): Multimodale Prävention. In: Petermann, F. & Pudel, V. (Hrsg.): Übergewicht und Adipositas (S. 167–181). Göttingen: Hogrefe.

Pudel, V. & Westenhöfer, J. (1989): Fragebogen zum Essverhalten (FEV). Göttingen: Hogrefe.

Quadflieg, N. & Fichter, M. M. (2003): The course and outcome of bulimia nervosa. European Child & Adolescent Psychiatry, 12, S. 99–109.

Reas, D. L., Schoemaker, C., Zipfel, S. & Williamson, D. A. (2001): Prognostic value of duration of illness and early intervention in bulimia nervosa: A systematic review of the outcome literature. International Journal of Eating Disorders, 30, S. 1–10.

Reich, G. (2003a): Familienbeziehungen von Patientinnen mit Bulimia nervosa. Heidelberg: Asanger.

Reich, G. (2003b): Familientherapie der Essstörungen. Göttingen: Hogrefe.

Reich, G. (2004): Familienbeziehungen von Patientinnen mit Anorexie, Bulimie und einer nicht essgestörten Vergleichsgruppe. Psychotherapie im Dialog, 5, S. 67–69.

Reich, G. & Buss, C. (2002): Familienbeziehungen bei Bulimia und Anorexia nervosa. Familiendynamik, 27, S. 231–258.

Reich, G., Witte-Lakemann, G. & Killius, U. (2005): Qualitätssicherung in Beratung und ambulanter Therapie von Frauen und Mädchen mit Essstörungen. Göttingen: V&RUnipress.

Ricca, V., Mannucci, E., Zucchi, T., Rotella, C. M. & Faravelli, C. (2000): Cognitive-behavioural therapy for bulimia nervosa and binge eating disorder. Psychotherapy and Psychosomatics, 69, S. 287–295.

Richard, M., Bauer, S. & Kordy, H. (2005): Relapse in anorexia and bulimia nervosa – a 2.5-year follow-up study. European Eating Disorders Review, 13, S. 180–190.

Ringham, R., Klump, K., Kaye, W., Stone, D., Libman, S., Stowe, S. & Marcus, M. (2006): Eating disorder symptomatology among ballet dancers. International Journal of Eating Disorders, 39, S. 503–508.

RKI Robert Koch Institut (Hrsg.) (2003): Übergewicht und Adipositas. Gesundheitsberichterstattung des Bundes, Heft 16.

Rohling, J. (2007): Wirksamkeitsanalyse intensivtherapeutischer Wohngruppen für Mädchen und Frauen mit Essstörungen. Unveröffentlichte Diplomarbeit an der Georg-August-Universität Göttingen, Studiengang Psychologie.

Romano, S. J., Halmi, K. A., Sarkar, N. P., Koke, S. C. & Lee, J. S. (2002): A placebo-controlled study of fluoxetine in continued treatment of bulimia nervosa after successful acute fluoxetine treatment. American Journal of Psychiatry, 159, S. 96–102.

Rosenvinge, J. H., Martinussen, M. & Østensen, E. (2000): The comorbidity of eating disorders and personality disorders: A meta-analytic review of studies published between 1983 and 1998. Eating and Weight Disorders, 5, S. 52–61.

Russell, G. F. M. (1979): Bulimia nervosa: an ominous variant of anorexia nervosa? Psychological Medicine, 9, S. 429–448.

Russell, G. F. M. (2007): The changing face of eating disorders. Keynote lecture auf dem 1. Wissenschaftlichen Kongress der Deutschen Gesellschaft für Essstörungen e.V. (DGESS), Prien, 8. bis 10.11.2007.

Safer, D. L., Telch, C. F. & Agras, W. S. (2001): Dialectical behavior therapy for bulimia nervosa. American Journal of Psychiatry, 158, S. 632–634.

Santonastaso, P., Mondini, S. & Favaro, A. (2002): Are fashion models a group at risk for eating disorders and substance abuse? Psychotherapy and Psychosomatics, 71, S. 168–172.

Scheer, M. (2007): Männer mit Essstörungen in einer intensivtherapeutischen Wohngruppe. Unveröffentlichte Diplomarbeit an der Ludwig-Maximilians-Universität München, Department Psychologie.

Schepank, H. (1992): Genetic determinants in anorexia nervosa: Results of studies in twins. In: Herzog, W., Deter, H. D. & Vandereycken, W. (Hrsg.): The course of eating disorders (S. 241–256). Berlin: Springer.

von Schlippe, A. & Schweitzer, J. (1996): Lehrbuch der systemischen Therapie und Beratung. Göttingen: Vandenhoeck & Ruprecht.

Schmid, G. (2006): ANAD-pathways: Evaluation der Ernährungstherapie bei Essgestörten – eine Exante-Expost-Analyse. Unveröffentlichte Diplomarbeit an der Hochschule Niederrhein, Studiengang Oecotrophologie.

Schmidt, U. et al. (2007): A randomized controlled trial of family therapy and cognitive behavior therapy guided self-care for adolescents with bulimia nervosa and related disorders. American Journal of Psychiatry, 164, S. 591–598.

Schnarch, D. (2006): Die Psychologie sexueller Leidenschaft. Stuttgart: Klett-Cotta.

Schneider, J. A. & Agras, W. S. (1987): Bulimia in males: a matched comparison with females. International Journal of Eating Disorders, 6, S. 235–242.

Schoemaker, C. (1997): Does early intervention improve the prognosis in anorexia nervosa? A systematic review of the treatment outcome literature. International Journal of Eating Disorders, 22, S. 1–14.

Schweiger, U., Peters, A. & Sipos, V. (2003): Essstörungen. Stuttgart: Thieme.

Schweitzer, J. & von Schlippe, A. (2006): Lehrbuch der systemischen Therapie und Beratung II. Das störungsspezifische Wissen. Göttingen: Vandenhoeck & Ruprecht.

Selvini Palazzoli, M. (1984): Magersucht. Stuttgart: Klett-Cotta.

Senf, W. & Herpertz, S. (1996): Diabetes und Essstörungen – Besonderheiten in Therapie und Verlauf. Tagung der DGPPN und des Kuratoriums der Christina-Barz-Stiftung am 22./23.03.96 in Prien.

Seyfahrt, K. (2000): SuperSchlank? Zwischen Traumfigur und Essstörungen. München: Kösel.

Sharp, C. W., Clark, S. A., Dunan, J. R., Blackwood, D. H. R. & Shapiro, C. M. (1994): Clinical presentation of anorexia nervosa in males: 24 new cases. International Journal of Eating Disorders, 15, S. 125–134.

Simon, F. B. & Rech-Simon, C. (2000): Zirkuläres Fragen. Heidelberg: Carl-Auer-Systeme.

Sims, E. A., Goldman, R., Gluck, C., Horton, E. S., Kelleher, P. & Rowe, D. (1968): Experimental obesity in man. Transcript of the Associaton of American Physicians, 81, S. 153–170.

Sipos, V. & Schweiger, U. (2003): Psychologische Therapie von Essstörungen. Lengerich: Pabst.

Sipos, V. & Schweiger, U. (2005): Borderline-Persönlichkeitsstörung, Selbstverletzung und Essstörung. Psychotherapie in Psychiatrie, Psychotherapeutischer Medizin und Klinischer Psychologie, 10, S. 61–70.

Sipos, V. & Schweiger, U. (2006): Orthorexia nervosa. Phoenix, 4/2006, S. 11–13.

Stefano, S. C., Bacaltchuk, J., Blay, S. L. & Hay, P. (2006): Self-help treatments for disorders of recurrent binge eating: a systematic review. Acta Psychiatrica Scandinavica, 113, S. 452–459.

Steinhausen, H.-C. (2002): The outcome of anorexia nervosa in the 20th century. American Journal of Psychiatry, 159, S. 1284–1293.

Steinhausen, H.-C., Seidel, R. & Winkler Metzke, C. (2000): Evaluation of treatment and intermediate and longterm outcome of adolescent eating disorders. Psychological Medicine, 30, S. 1089–1098.

Steinhausen, H.-C., Boyadjieva, S., Griogoroiu-Serbanescu, M. & Neumärker, K.-J. (2003): The outcome of adolescent eating disorders. European Child & Adolescent Psychiatry, 12, S. 91–98.

Stice, E. (2002): Risk and maintenance factors for eating pathology: a meta-analytic review. Psychological Bulletin, 128, S. 825–848.

Stice, E., Presnell, K. & Spangler, D. (2002): Risk factors for binge eating onset in adolescent girls: a 2-year prospective investigation. Health Psychology, 21, S. 131–138.

Stroebe, W. (2003): Psychologische Steuerung des Essverhaltens. In: Petermann, F. & Pudel, V. (Hrsg.): Übergewicht und Adipositas (S. 87–101). Göttingen: Hogrefe.

Stunkard, A. J. & Messick, S. (1985): The three-factor eating questionnaire to measure dietary restraints, dishinibition and hunger. Journal of Psychosomatic Research, 29, S. 71–83.

Surman, C. B., Randall, E. T. & Biederman, J. (2006): Association between attention-deficit/hyperactivity disorder and bulimia nervosa: analysis of 4 case-control studies. Journal of Clinical Psychiatry, 67, S. 351–354.

Svirko, E. & Hawton, K. (2007): Self-injurious behavior and eating disorders: the extent and nature of the association. Suicide and Life-Threatening Behavior, 37, S. 409–421.

Telch, C. F., Agras, W. S. & Linehan, M. M. (2001): Dialectical behavior therapy for binge eating disorder. Journal of Consulting and Clinical Psychology, 69, S. 1061–1065.

Thiel, A. & Paul, T. (1988): Entwicklung einer deutschsprachigen Version des Eating-Disorder-Inventory (EDI): Zeitschrift für Differentielle und Diagnostische Psychologie, 9, S. 267–278.

Thiel, A., Jacobi, C., Horstmann, S., Paul, T., Nutzinger, D. O. & Schüßler, G. (1997): Eine deutschsprachige Version des Eating Disorder Inventory EDI-2. Psychotherapie, Psychosomatik, Medizinische Psychologie, 47, S. 365–376.

Thiel, A., Züger, M., Jacoby, G. E. & Schüssler, G. (1998): Thirty-month outcome in patients with anorexia or bulimia nervosa and concomitant obsessive-compulsive disorder. American Journal of Psychiatry, 155, S. 244–249.

Thiels, C. & Garthe, R. (2000): Prävalenz von Essstörungen unter Studierenden. Der Nervenarzt, 71, S. 552–558.

Thiels, C., Schmidt, U. H., Treasure, J., Garthe, R. & Troop, N. (1998): Wie wirksam und akzeptabel ist ein Selbstbehandlungsmanual mit begleitender Kurztherapie bei Bulimia nervosa. Nervenarzt, 69, S. 427–436.

Tierney, S. (2005): The treatment of adolescent anorexia nervosa: a qualitative study of the views of parents. Eating Disorders, S. 369–379.

Toman, E. (2002): Body mass index and its impact on the therapeutic alliance in the work with eating disorder patients. European Eating Disorders Review, 10, S. 168–178.

Tozzi, F. et al. (2005): Symptom fluctuation in eating disorders: correlates of diagnostic crossover. American Journal of Psychiatry, 162, S. 732–740.

Treasure, J., Gavan, K., Todd, G. & Schmidt, U. (2003): Changing the environment in eating disorders: Working with carersfamilies to improve motivation and facilitate change. European Eating Disorders Review, 11, S. 25–37.

Troisi, A. et al. (2005). Plasma ghrelin in anorexia, bulimia and binge-eating disorder: relations with eating patterns and circulating concentrations of cortisol and thyroid hormones. Neuroendocrinology, 81, S. 259–266.

Tuschen-Caffier, B. (2005): Essstörungen und Adipositas im Kindes- und Jugendalter. Kindheit und Entwicklung 14, S. 201–208.

Vandereycken, W. (2003): The place of inpatient care in the treatment of anorexia nervosa: questions to be answered. International Journal of Eating Disorders, 34, S. 409–422.

Vandereycken, W. (2007): Verleugnung und Widerstand bei Essstörungen. Keynote Lecture auf dem 1. Wissenschaftlichen Kongress der Deutschen Gesellschaft für Essstörungen e.V. (DGESS), Prien, 8. bis 10.11.2007.

Vandereycken, W., van Deth, R. & Meermann, R. (1992): Hungerkünstler Fastenwunder Magersucht. Eine Kulturgeschichte der Essstörungen. München: dtv.

Vitousek, K. B. & Ewald, L. S. (1993): Self-representation in eating disorders: a cognitive perspective. In: Segal, Z. & Blatt, S. (Hrsg.): The self in emotional disorders: Cognitive and psychodynamic perspectives (S. 221–257). New York: Guilford Press.

Vocks, S. & Legenbauer, T. (2005): Körperbildtherapie bei Anorexia und Bulimia Nervosa. Ein kognitiv-verhaltenstherapeutisches Behandlungsprogramm. Göttingen: Hogrefe.

Walsh, B. T., Agras, W. S., Devlin, M. J., Fairburn, C. G., Wilson, G. T., Kahn, C. & Chally, M. K. (2000): Fluoxetine for bulimia nervosa following poor response to psychotherapy. American Journal of Psychiatry, 157, S. 1332–1334.

Walsh, B. T., Fairburn, C. G., Mickley, D., Sysko, R. & Parides, M. K. (2004): Treatment of bulimia nervosa in a primary care setting. American Journal of Psychiatry, 161, S. 556–561.

Watzlawick, P. (2001): Anleitung zum Unglücklichsein. München: Piper.

Watzlawick, P., Beavin, J. H. & Jackson, D. (1967): Pragmatics of human communication. New York: Norton.

Weber, G. & Stierlin, H. (1989): In Liebe entzweit. Die Heidelberger Familientherapie der Magersucht. Hamburg: Rowohlt.

Welch, S. L. & Fairburn, C. G. (1996): Impulsivity or comorbidity in bulimia nervosa: a controlled study of deliberate self-harm and alcohol and drug misuse in a community sample. British Journal of Psychiatry, 169, S. 451–458.

Werner, E. E. (1999): Entwicklung zwischen Risiko und Resilienz. In: Opp, G., Fingerle, M. & Freytag, A. (Hrsg.): Was Kinder stärkt: Erziehung zwischen Risiko und Resilienz (S. 25–36). München: Ernst Reinhardt.

Westenhöfer, J. (2001): Prevalence of eating disorders and weight control practices in Germany in 1990 and 1997. International Journal of Eating Disorders, 29, S. 477–481.

Whittal, M. L., Agras, W. S. & Gould, R. A. (1999): Bulimia nervosa: a meta-analysis of psychosocial and pharmacological treatments. Behavior Therapy, 30, S. 117–135.

WHO (2000): Obesity: preventing and managing the global epidemic. WHO Technical Report Series 894, Genf.

Wilken, B. (2006): Methoden der kognitiven Umstrukturierung. Ein Leitfaden für die psychotherapeutische Praxis. Stuttgart: Kohlhammer.

Wilson, G. T. (2005): Psychological treatment of eating disorders. Annual Review of Clinical Psychology, 1, S. 439–465.

Wilson, G. T. & Sysko, R. (2006): Cognitive-behavioural therapy for adolescents with bulimia nervosa. European Eating Disorders Review, 14, S. 8–16.

Wilson, G. T., Fairburn, C. G. & Agras, W. S. (1997): Cognitive-behavioral therapy for bulimia nervosa. In: Garner, D. M. & Garfinkel, P. E. (Hrsg.): Handbook of treatment for eating disorders (S. 67–93). New York: Guilford Press.

Woodside, D. B., Garfinkel, P. E., Lin, E., Goering, P., Kaplan, A. S., Goldbloom, D. S. & Kennedy, S. H. (2001): Comparisons of men with full or partial eating disorders, men without eating disorders, and woman with eating disorders in the community. American Journal of Psychiatry, 158, S. 570–574.

Woodside, D. B. et al. (2002): Personality, perfectionism, and attitudes toward eating in parents of individuals with eating disorders. International Journal of Eating Disorders, 31, S. 290–299.

Wunderer, E. (2005): Zusammenarbeit mit Eltern bei der Prävention und Therapie von Ess-Störungen. ProJugend 3/2005, S. 25–26.

Wunderer, E. (2007): »Du sollst nicht essen ohne dich schuldig zu fühlen.« Pro-ANA-Websites verharmlosen Essstörungen als »Lifestyle«. Ernährungsumschau 4/07, S. 206–207.

Wunderer, E. & Schnebel, A. (2004): Neue Wege aus der Ess-Störung. Die geschlossene Behandlungskette als Verzahnung von Online-, ambulanten und stationären Angeboten. Blickpunkt, EFL-Beratung, Oktober 2004, S. 24–27.

Wunderer, E. & Schnebel, A. (2005): Essstörungen – wo bekomme ich Hilfe? Informations-, Beratungs- und Therapieangebote. Online-Familienhandbuch: www.familienhandbuch.de.

Wunderer, E. & Schnebel, A. (2006): Das Therapienetz Essstörungen. Integrierte Gesundheitsversorgung von PatientInnen mit Essstörungen. Forum Psychotherapeutische Praxis, 6, S. 31–33.

Wunderer, E., Schnebel, A. & Müller, E (2004): Pathways – Intensivtherapeutische Wohngruppen für Jugendliche und junge Erwachsene mit Essstörungen mit verhaltenstherapeutisch-integrativem Schwerpunkt. Psychotherapie im Dialog, 5, S. 63–66.

Wunderer, E., Schnebel, A., Müller, E. & Pecho, E. (2005): Schön schlank – oder schon krank? Essstörungen in der Arztpraxis aufspüren. MMW-Fortschritte der Medizin, 7, S. 44–47.

Wunderer, E., Müller, E., Obermeier, K. & Schnebel, A. (2007): Die Gruppentherapie der Borderline-Störung in therapeutischen Wohngruppen. Psychotherapie im Dialog, 8, S. 367–370.

Zanarini, M. C., Frankenburg, F. R., Dubo, E. D., Sickel, A. E., Trikha, A., Levin, A. & Reynolds, V. (1998): Axis I Comorbidity of Borderline Personality Disorder. American Journal of Psychiatry, 155, S. 1733–1739.

Zeeck, A. & Herzog, T. (2000): Behandlungsabbrüche bei der stationären Behandlung der Anorexia nervosa. Nervenarzt, 71, S. 565–572.

Zipfel, S. & Groß, G. (2005): Epidemiologie, Diagnostik und Differenzialdiagnostik von Essstörungen. Psychotherapie in Psychiatrie, Psychotherapeutischer Medizin und Klinischer Psychologie, 10, S. 54–60.

Zipfel, S., Löwe, B., Reas, D. L., Deter, H.-C. & Herzog, W. (2000): Long-term prognosis in anorexia nervosa: lessons from a 21-year follow-up study. Lancet, 355, S. 721–722.

Zipfel, S., Seibel, M. J., Löwe, B., Beumont, P. J., Kasperk, C. & Herzog, W. (2001): Osteoporosis in eating disorders: a follow-up study of patients with anorexia and bulimia nervosa. Journal of Clinical Endocrinology and Metabolism, 86, S. 5227–5233.

Zhu, A. J. & Walsh, B. T. (2002): Pharmacologic treatment of eating disorders. The Canadian Journal of Psychiatry, 47, S. 227–234.

Verzeichnis der Abbildungen

Verzeichnis der Therapievignetten

Verzeichnis der Arbeitsblätter

Alle Arbeitsblätter finden Sie zum ausdrucken auf der dem Buch beiliegenden CD. Die Seitenzahlen geben die Stelle im Buch an, an der auf das Arbeitsblatt verwiesen wird.